Thieme

# Referenz Radiologie – Herz

David Maintz
Bettina Baeßler
Jonas Dörner
Christian Houbois
Marcel C. Langenbach
Claas Philip Nähle
Lenhard Pennig

492 Abbildungen

Georg Thieme Verlag
Stuttgart • New York

*Bibliografische Information der Deutschen Nationalbibliothek*
Die Deutsche Nationalbibliothek verzeichnet diese Publikation in der Deutschen Nationalbibliografie; detaillierte bibliografische Daten sind im Internet über http://dnb.d-nb.de abrufbar.

Dieses und andere Bücher bequem im Thieme Webshop kaufen.

Ihre Meinung ist uns wichtig! Bitte schreiben Sie uns unter:
**www.thieme.de/service/feedback.html**


Georg Thieme Verlag KG
Oswald-Hesse-Straße 50, 70469 Stuttgart, Germany
www.thieme.com

Printed in Germany

Redaktion: Dr. Doris Kliem, Urbach
Zeichnungen: Christine Lackner, Ittlingen
Covergestaltung: © Thieme
Bildnachweis Cover: © pichitchai/stock.adobe.com
Satz: Druckhaus Götz GmbH, Ludwigsburg
Druck: Beltz Grafische Betriebe GmbH, Bad Langensalza

DOI 10.1055/b000 000 034

ISBN 978-3-13-242383-1

1 2 3 4 5 6

Auch erhältlich als E-Book:
eISBN (PDF) 978-3-13-242382-4
eISBN (epub) 978-3-13-242384-8

MIX
Papier | Fördert gute Waldnutzung
FSC® C089473

**Wichtiger Hinweis:** Wie jede Wissenschaft ist die Medizin ständigen Entwicklungen unterworfen. Forschung und klinische Erfahrung erweitern unsere Erkenntnisse, insbesondere was Behandlung und medikamentöse Therapie anbelangt. Soweit in diesem Werk eine Dosierung oder eine Applikation erwähnt wird, dürfen die Lesenden zwar darauf vertrauen, dass Autor*innen, Herausgeber*innen und Verlag große Sorgfalt darauf verwandt haben, dass diese Angabe dem Wissensstand bei Fertigstellung des Werkes entspricht.
Für Angaben über Dosierungsanweisungen und Applikationsformen kann vom Verlag jedoch keine Gewähr übernommen werden. Jede*r Benutzende ist angehalten, durch sorgfältige Prüfung der Beipackzettel der verwendeten Präparate und gegebenenfalls nach Konsultation eines/r Spezialist*in festzustellen, ob die dort gegebene Empfehlung für Dosierungen oder die Beachtung von Kontraindikationen gegenüber der Angabe in diesem Buch abweicht. Eine solche Prüfung ist besonders wichtig bei selten verwendeten Präparaten oder solchen, die neu auf den Markt gebracht worden sind. **Jede Dosierung oder Applikation erfolgt auf eigene Gefahr des Benutzenden.** Autor*innen und Verlag appellieren an alle Benutzenden, ihnen etwa auffallende Ungenauigkeiten dem Verlag mitzuteilen.
Marken, geschäftliche Bezeichnungen oder Handelsnamen werden nicht in jedem Fall besonders kenntlich gemacht. Aus dem Fehlen eines solchen Hinweises kann nicht geschlossen werden, dass es sich um einen freien Handelsnamen handelt.

Wo datenschutzrechtlich erforderlich, wurden die Namen und weitere Daten von Personen redaktionell verändert (Tarnnamen). Dies ist grundsätzlich der Fall bei Patient*innen, ihren Angehörigen und Freund*innen, z. T. auch bei weiteren Personen, die z. B. in die Behandlung von Patient*innen eingebunden sind.

# Vorwort

Die hier vorliegende *Referenz Radiologie – Herz* ist einerseits die erste Auflage zu diesem Thema und geht andererseits zu guten Teilen auf ein früheres Werk zurück: den Band *Herz* in der *Pareto-Reihe Radiologie* aus dem Jahre 2006, herausgegeben von Prof. Claus Claussen aus Tübingen und seinem Team. Konzept damals war es, die 80 % der wichtigsten Diagnosen in der Herzbildgebung mit stichwortartigen, konzentrierten Informationen zur Bildgebung und Klinik zu beschreiben.

Aus zwei Gründen war es angezeigt, nun ein neues Werk aufzulegen. Erstens hat sich die Herzbildgebung seit dem Jahre 2006 sowohl in der Modalität Computertomografie als auch in der Magnetresonanztomografie technisch signifikant weiterentwickelt und ist jeweils heute im klinischen Alltag etabliert. Dem tragen wir Rechnung. Zweitens sollte das Konzept der *Pareto-Reihe* ausgebaut werden. In die vorliegende *Referenz Radiologie – Herz* wurden daher mehr Diagnosen/Krankheitsbilder aufgenommen und diese wurden mit einer größeren Anzahl von Abbildungen dargestellt. Auf die Angaben zur Epidemiologie und klinischen Präsentation wird wie zuvor großen Wert gelegt, aber insgesamt ist die Abdeckung des jeweiligen Themas inhaltlich wesentlich umfassender. Wer sich über die wichtigsten Diagnosen in der Herzbildgebung einen kurzen, aber umfassenden Überblick verschaffen möchte, ist mit der *Referenz Radiologie – Herz* bestens bedient.

Allen Mitgliedern aus unserem Institut in Köln, die zu diesem Buch beigetragen haben, danken wir herzlich. Wir würden uns freuen, wenn das Buch bei unseren Leserinnen und Lesern Anklang findet und damit zu der weiteren kompetenten Verbreitung der Herzbildgebung beiträgt.

Köln, im Herbst 2024

David Maintz, für die Verfasser

# Anmerkung

Dieses Werk ist Teil der fächerübergreifenden Referenz- Reihe, die speziell auf die Bedürfnisse klinisch tätiger Ärztinnen und Ärzte ausgerichtet ist. Im Rahmen von fachlichen Überschneidungen steht dieses Werk im inhaltlichen Austausch mit anderen Referenz-Werken.

Folgende Werke der Referenz-Reihe sind bereits erschienen oder im Druck und über Thieme Webshop erhältlich oder vorbestellbar (unter https://shop.thieme.de – Suchbegriff „Referenz"):

## Anästhesie, Intensiv- und Notfallmedizin

- **Referenz Anästhesie** (Zacharowski, Marx)
- **Referenz Intensivmedizin** (Marx et al.)
- **Referenz Notfallmedizin** (Scholz et al.)

## Chirurgie

- **Referenz Allgemein- und Viszeralchirurgie – Leber und Gallenwege** (Pratschke, Schmelzle)
- **Referenz Allgemein- und Viszeralchirurgie – Pankreas** (Grützmann)
- **Referenz Allgemein- und Viszeralchirurgie – Unterer Gastrointestinaltrakt** (Sailer et al.)
- **Referenz Herzchirurgie** (Ennker et al.)
- **Referenz Orthopädie und Unfallchirurgie – Becken und Hüfte** (Grützner et al.)
- **Referenz Orthopädie und Unfallchirurgie – Knie** (Roth et al.)
- **Referenz Orthopädie und Unfallchirurgie – Wirbelsäule** (Rauschmann et al.)

## Dermatologie

- **Referenz Dermatologie** (Ludwig, Boehncke)

## Gynäkologie, Geburtshilfe und Perinatalmedizin

- **Referenz Geburtshilfe und Perinatalmedizin** (Rath et al.)
- **Referenz Gynäkologie** (Fehm et al.)

## Hals-, Nasen- Ohrenheilkunde

- **Referenz HNO-Heilkunde** (Guntinas-Lichius et al.)

## Innere Medizin

- **Referenz Endokrinologie und Diabetologie** (Diederich et al.)
- **Referenz Gastroenterologie** (Riemann et al.)
- **Referenz Hämatologie** (Kreuzer)
- **Referenz Kardiologie** (Ertl, Frantz)
- **Referenz Nephrologie** (Alscher)
- **Referenz Pneumologie** (Kroegel et al.)

## Neurologie und Psychiatrie

- **Referenz Neurologie** (Diener et al.)
- **Referenz Psychische Störungen** (Bauer et al.)

## Radiologie

- **Referenz Radiologie – Gastrointestinales System** (Brambs et al.)
- **Referenz Radiologie – Gefäße** (Grozdanovic)
- **Referenz Radiologie – Gehirn** (Forsting, Jansen)
- **Referenz Radiologie – Hand** (Schmitt, Grunz)
- **Referenz Radiologie – Interventionen** (Waldeck)
- **Referenz Radiologie – Kinderradiologie** (Staatz)
- **Referenz Radiologie – Knochentumoren** (Uhl et al.)
- **Referenz Radiologie – Kopf/Hals** (Cohnen et al.)

## Urologie

- **Referenz Urologie – Krankheitsbilder** (Merseburger et al.)
- **Referenz Urologie – Operationsmethoden** (Albers, Heidenreich)

# Abkürzungen

| | |
|---|---|
| **A.** | Arteria |
| **AIDS** | erworbenes Immunschwächesyndrom |
| **a.-p.** | anteroposterior |
| **CAD-RADS** | Coronary Artery Disease Reporting and Data System |
| **COPD** | chronisch-obstruktive Lungenerkrankung |
| **COVADIS** | Coronary Vasomotion Disorders International Study Group |
| **CT** | Computertomografie |
| **DOTATATE** | 8 Aminosäuren langes Peptid mit einem kovalent gebundenen bifunktionellen DOTA-Chelatbildner |
| **DOTATOC** | Edotreotid |
| **DTPA** | Diethylentriaminpentaessigsäure |
| **EKG** | Elektrokardiografie |
| **FDG** | Fluorodeoxyglukose |
| **HIV** | humanes Immunschwächevirus |
| **LGE** | Late Gadolinium Enhancement |
| **Lig.** | Ligamentum |
| **M./Mm.** | Musculus/Musculi |
| **MIP** | Maximumintensitätsprojektion |
| **MPR** | multiplanare Reformation |
| **MRT** | Magnetresonanztomografie |
| **NSTEMI** | Nicht-ST-Strecken-Elevationsmyokardinfarkt |
| **NYHA** | New York Heart Association |
| **p.-a.** | posteroanterior |
| **PET-CT** | Positronenemissionstomografie kombiniert mit Computertomografie |
| **R.** | Ramus |
| **RAO** | right-anterior-oblique |
| **SPAIR** | Spectral Attenuated Inversion Recovery |
| **SPECT** | Single-Photon-Emissionscomputertomografie |
| **SSFP** | Steady-state free precession |
| **STEMI** | ST-Strecken-Elevationsmyokardinfarkt |
| **T1w/T2w/T2*w** | T1-/T2-/T2*-gewichtet |
| **Tc** | Technetium |
| **TEE** | transösophageale Echokardiografie |
| **TIMI** | Thrombolysis in Myocardial Infarction |
| **TTE** | transthorakale Echokardiografie |
| **V./Vv.** | Vena/Venae |
| **VACTERL** | Akronym für die von Fehlbildungen betroffenen Regionen vertebral, anorektal, kardial, tracheal, ösophageal, renal und Extremitäten |
| **VIBE** | Volume-interpolated Breathhold Examination |

# Inhaltsverzeichnis

## IV Kardiomyopathie

# Autorenverzeichnis

Prof. Dr. med. David **Maintz**
https://orcid.org/0000-0002-8942-3776

Univ.-Prof. Dr. med. Bettina **Baeßler**
https://orcid.org/0000-0002-3244-3864

PD Dr. med. Jonas **Dörner**
https://orcid.org/0000-0003-1164-7590

PD Dr. med. Christian **Houbois**
https://orcid.org/0000-0003-1098-8801

Dr. med. Marcel C. **Langenbach**
https://orcid.org/0000-0002-8168-2714

Prof. Dr. med. Claas Philip **Nähle**
https://orcid.org/0000-0002-3786-1897

PD Dr. med. Lenhard **Pennig**
https://orcid.org/0000-0002-6606-9313

# Teil I

## Ischämische Herzkrankheit



I

# 1 Koronare Herzkrankheit

*Marcel C. Langenbach*

## 1.1 Einleitung

- **Definition:**
  - Manifestation der Atherosklerose an den Herzkranzarterien
  - führende Todesursache in Deutschland
  - Abkürzung: KHK

### 1.1.1 Epidemiologie

#### Häufigkeit

- Häufigste Todesursache in den Industrienationen
- hohe Prävalenz (ca. 5 %), bei der männlichen Bevölkerung 6–10 %

#### Altersgipfel

- Häufigkeit im Alter zunehmend
- Prävalenz im Alter > 65 Jahre bei > 20 % (männlich: ca. 28 %, weiblich: ca. 19 %)

#### Geschlechtsverteilung

- Männlich : weiblich = 4:1

#### Prädisponierende Faktoren

- Metabolisches Syndrom
- Adipositas
- arterielle Hypertonie
- Diabetes mellitus
- Hyperlipoproteinämie
- Hypercholesterinämie
- Nikotinabusus
- familiäre Disposition
- Lifestyle-Faktoren

### 1.1.2 Klinische Präsentation/Symptomatik

- Leitsymptom: Angina pectoris
- häufige Erstmanifestation: Myokardinfarkt, plötzlicher Herztod
- weitere Symptome:
  - Dyspnoe (vor allem belastungsabhängig)
  - Linksherzinsuffizienz
  - Herzrhythmusstörungen
- Unterscheidung zwischen akutem und chronischem Koronarsyndrom:
  - *akutes Koronarsyndrom:*
    - instabile Angina pectoris
    - akuter Myokardinfarkt (STEMI, NSTEMI)
  - *chronisches Koronarsyndrom:*
    - asymptomatisch
    - oft bei Diabetes mellitus
    - bei Frauen
    - in höherem Lebensalter
- Einteilung entsprechend den betroffenen Gefäßen und dem Versorgungsgebiet:
  - koronare Eingefäß-, Zwei- oder Dreigefäßeherzkrankheit
  - Hauptstammstenose (Hauptstamm der A. coronaria sinistra betroffen)

## 1.2 Methode der Wahl

- **Basisdiagnostik:**
  - Anamnese
  - körperliche Untersuchung
  - EKG
  - Echokardiografie
- **kardiale CT:** koronare CT-Angiografie
- **invasive Koronarangiografie:** nur bei sehr hoher Vortestwahrscheinlichkeit und gleichzeitig hoher Wahrscheinlichkeit für kardiovaskuläre Ereignisse

## 1.3 Pathognomonische Befunde

- Koronarstenosen mit kalzifizierten und weichen Plaques (CT, invasive Koronarangiografie, MRT)
- Wandbewegungsstörungen (Echokardiografie, MRT)
- Linksherzinsuffizienz (CT, Echokardiografie, MRT)
- myokardiale Perfusionsdefizite (MRT, Szintigrafie, PET-CT)
- kardiopulmonale Stauung (Röntgen, CT, Echokardiografie)

## 1.4 Befundbeschreibung

### 1.4.1 Echokardiografie

- Primär Stressechokardiografie
- Funktionsstörung des linken Ventrikels (regionale Hypo- bzw. Akinesien)
- linkskardiale Dilatation
- sekundäre Mitralinsuffizienz
- kardiopulmonale Stauungszeichen

### 1.4.2 Röntgen

- Oft unauffällig
- Linksherzvergrößerung
- kardiopulmonale Stauung (▸ Abb. 1.1), ggf. mit Pleuraerguss

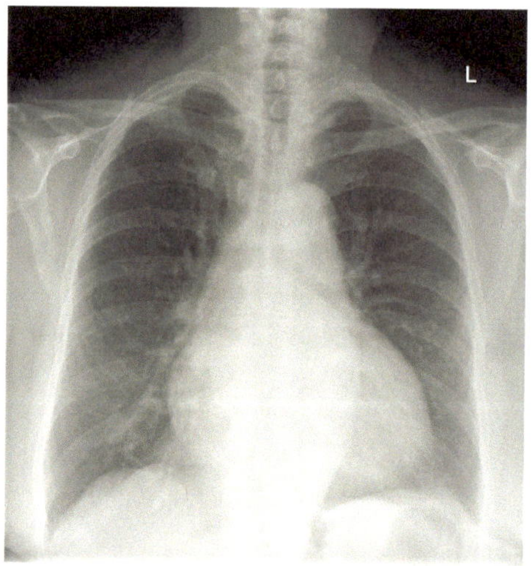


**Abb. 1.1 Koronare Herzkrankheit.** Röntgen-Thorax p.-a. einer 78-jährigen Patientin mit koronarer Herzkrankheit und global vergrößertem Herz. Etwas vermehrte pulmonale Gefäßzeichnung bei chronischer pulmonalvenöser Stauung.

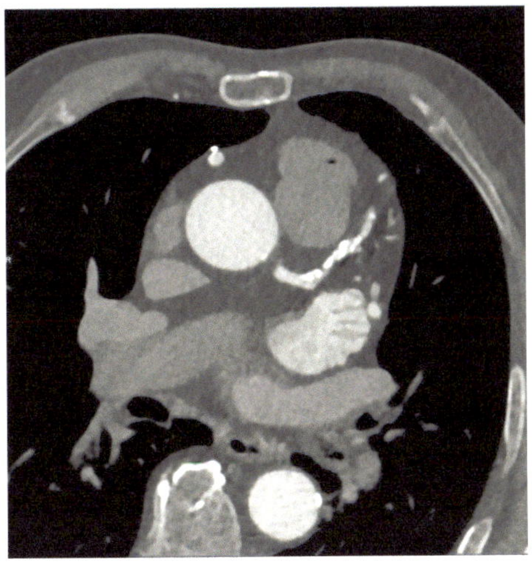

Abb. 1.2 **Koronare Herzkrankheit.** Kontrastmittelgestützte koronare CT-Angiografie eines 81-jährigen Patienten mit ausgeprägter, relevanter diffuser Koronarsklerose des proximalen und mittleren R. interventricularis anterior. Gemischte Plaques mit kalzifizierten und nicht kalzifizierten Anteilen.

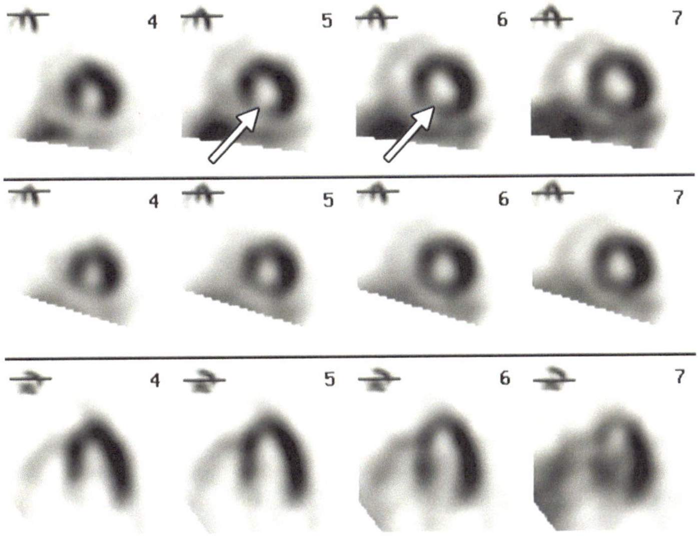


Abb. 1.3 **Koronare Herzkrankheit.** Apikale Perfusionsstörung (Pfeile) in der Myokardszintigrafie. (Quelle: Claussen CD, Miller S, Fenchel M. Kramer U, Riessen R. Pareto-Reihe Radiologie. Herz. Stuttgart: Thieme; 2006)

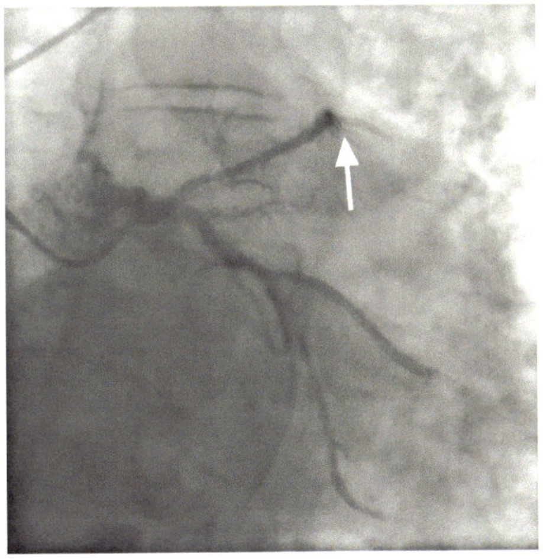

Abb. 1.4 **Koronare Herzkrankheit.** Koronarangiografie eines 64-jährigen Patienten mit hochgradiger relevanter Stenose im proximalen R. interventricularis anterior (Pfeil).

### 1.4.3 CT

- CT-Calcium-Scoring: Kalklast (Score nach Agatston)
- CT-Koronarangiografie: Beurteilung aller Plaques (kalzifiziert, weich, gemischt) hinsichtlich des Stenosegrads und der Morphologie (▸ Abb. 1.2)
- Zeichen der Linksherzinsuffizienz
- kardiale Auffälligkeiten, Koronaranomalien
- Einsatz der CT-basierten Messung der fraktionellen Flussreserve und der CT-Perfusion möglich, in der Klinik aufgrund der limitierten Verfügbarkeit aber von nachrangigem Stellenwert

### 1.4.4 MRT

- Befunde analog denen der Echokardiografie
- höhergradige Koronarstenosen in der MR-Koronarangiografie (nachrangiger Stellenwert)
- pathologische Myokardperfusion unter Belastung (Adenosin-stress-MRT)
- Darstellung der Narben und des Ödems (LGE, T2-Mapping)

### 1.4.5 Szintigrafie

- Nachweis und Quantifizierung einer myokardialen Perfusions- und Funktionsstörung (▸ Abb. 1.3)

### 1.4.6 Angiografie

- Invasive Koronarangiografie:
  - Darstellung und visuelle Beurteilung der Stenose (▸ Abb. 1.4)
  - invasive Messung der Druckgradienten (CT-basierte Messung der fraktionellen Flussreserve und der Resting full-Cycle Flow Ratio) über der Stenose zur Beurteilung der hämodynamischen Relevanz
  - Möglichkeit der Revaskularisation (perkutane transluminale koronare Angioplastie, perkutane Koronarintervention)

### 1.4.7 PET/PET-CT

- Einsatz analog zur Szintigrafie
- höhere räumliche Auflösung bei niedrigerer Strahlenexposition

## 1.5 Radiologische Differenzialdiagnosen

- Zu berücksichtigende Differenzialdiagnosen s. in ▸ Tab. 1.1

Tab. 1.1 Radiologische Differenzialdiagnosen der koronaren Herzkrankheit.

| Differenzialdiagnose | Bemerkungen |
|---|---|
| Koronaranomalie | • koronarer Fehlabgang<br>• lebensbedrohlich: ALCAPA-Syndrom, vor allem bei Belastung symptomatisch |
| Kardiomyopathie | • reduzierte linksventrikuläre Funktion<br>• unauffällige Koronararterien |
| Syndrom X | • pektanginöse Beschwerden<br>• keine morphologischen Auffälligkeiten |
| weitere Ursachen für Thoraxschmerz | • muskuloskelettal<br>• pulmonal<br>• oberer Gastrointestinaltrakt<br>• neurologisch |

ALCAPA = Anomalous left coronary Artery from the pulmonary Artery

## 1.6 Typische Fehler

- Diagnostik ungeachtet der Vortestwahrscheinlichkeit (diese entscheidet über das diagnostische Vorgehen)
- primäre invasive Diagnostik (nicht invasives Vorgehen primär präferieren)
- Übersehen extrakardialer Pathologien (in ca. 50 % der Fälle für Thoraxschmerzen verantwortlich)
- unzureichende Untersuchungsprotokolle in CT und MRT (diese müssen bekannt und validiert sein)

## 1.7 Was der Kliniker von mir wissen will

- Quantifizierung der Stenose (Gradangabe) sowie Lage und Ausmaß
- morphologische Plaquebeurteilung (Vorliegen einer Vulnerabilität)
- Klassifikation nach CAD-RADS
- Angabe der Kalklast (CT) anhand des Agatston-Scores
- Zeichen der Herzinsuffizienz
- Linksherzvergrößerung
- Ejektionsfraktion (Prognosefaktor)

## 1.8 Literatur

### 1.8.1 Quellenangaben

[1] Claussen CD, Miller S, Fenchel M. Kramer U, Riessen R. Pareto-Reihe Radiologie. Herz. Stuttgart: Thieme; 2006

### 1.8.2 Literatur zur weiteren Vertiefung

[1] Gutberlet M, Krieghoff C, Gohmann R et al. Die neuen 2019er-ESC-Leitlinien zur Diagnose und Management des chronischen Koronarsyndroms (CCS): Was ändert sich für die Bildgebung? Radiologie up2date 2019; 19 (4): 391–402. doi:10.1055/a-0966-5 977

[2] Knuuti J, Wijns W, Saraste A et al. 2019 ESC Guidelines for the diagnosis and management of chronic coronary syndromes: the Task Force for the diagnosis and management of chronic coronary syndromes of the European Society of Cardiology (ESC). Eur Heart J 2020; 41 (3): 407–477

# 2 Instabile Angina pectoris

*Marcel C. Langenbach*



## 2.1 Einleitung

- **Definition:** Form des akuten Koronarsyndroms bei symptomatischer koronarer Herzkrankheit

### 2.1.1 Epidemiologie

#### Häufigkeit

- Die Epidemiologie entspricht der der koronaren Herzkrankheit (hohe Prävalenz [ca. 5 %], bei der männlichen Bevölkerung 6–10 %).
- Zwischen 15 und 25 % der Patienten erleiden einen Myokardinfarkt innerhalb der ersten 3 Monate.

#### Altersgipfel

- Häufigkeit im Alter zunehmend

#### Geschlechtsverteilung

- Männlich : weiblich = 4:1

#### Prädisponierende Faktoren

- Metabolisches Syndrom
- Adipositas
- arterielle Hypertonie
- Diabetes mellitus
- Hyperlipoproteinämie
- Hypercholesterinämie
- Nikotinabusus
- familiäre Disposition
- Lifestyle-Faktoren

### 2.1.2 Klinische Präsentation/Symptomatik

- Erstmaliges Auftreten oder deutlich progredienter, typischer retrosternaler Schmerz
- Auftreten in Ruhe oder bei geringer Belastung
- Befundpersistenz über längeren Zeitraum (> 20 min)
- kein oder verzögertes Ansprechen auf Nitrate
- abzugrenzen von STEMI oder NSTEMI
- deutlich erhöhtes Infarktrisiko
- Formen:
  - *Ruheangina:* Beschwerden in Ruhe
  - *Crescendo-Angina:* Zunahme von Häufigkeit, Dauer und Intensität der Anfälle
  - *De-novo-Angina:* jede erstmalig aufgetretenen Angina-pectoris-Beschwerden

## 2.2 Methode der Wahl

- Invasive Koronarangiografie

## 2.3 Pathognomonische Befunde

- Koronarstenosen mit kalzifizierten und weichen Plaques, ggf. vollständiger Verschluss (CT, invasive Koronarangiografie)
- Wandbewegungsstörungen (Echokardiografie)
- akute Linksherzinsuffizienz, ggf. kardiale Dekompensation mit kardiopulmonaler Stauung (Röntgen, CT, Echokardiografie)

## 2.4 Befundbeschreibung

### 2.4.1 Angiografie

- Invasive Koronarangiografie:
  - Darstellung und visuelle Beurteilung der Stenose (▸ Abb. 2.1 und ▸ Abb. 2.2)
  - invasive Messung der Druckgradienten (CT-basierte Messung der fraktionellen Flussreserve und der Resting full-Cycle Flow Ratio) über der Stenose zur Beurteilung der hämodynamischen Relevanz
  - Möglichkeit der Revaskularisation (perkutane transluminale koronare Angioplastie, perkutane Koronarintervention)

### 2.4.2 CT

- Zum Ausschluss der Differenzialdiagnosen des akuten Thoraxschmerzes (z. B. Lungenembolie, Aortendissektion)
- Beurteilung der Stenosen und der koronaren Kalklast

### 2.4.3 Echokardiografie

- Regionale Wandbewegungsstörungen (Ausmaß variabel)
- primär diastolische Dysfunktion, sekundär systolische Dysfunktion
- kardiopulmonale Stauungszeichen

### 2.4.4 Röntgen

- Oft unauffällig
- Zeichen einer kardialen Dekompensation mit kardiopulmonaler Stauung, ggf. mit Pleuraerguss, Lungenödem und Linksherzvergrößerung

### 2.4.5 MRT

- Keine Indikation im akuten, instabilen Stadium

**Cave**

Bei Angina pectoris ist eine pharmakologische Belastung absolut kontraindiziert.

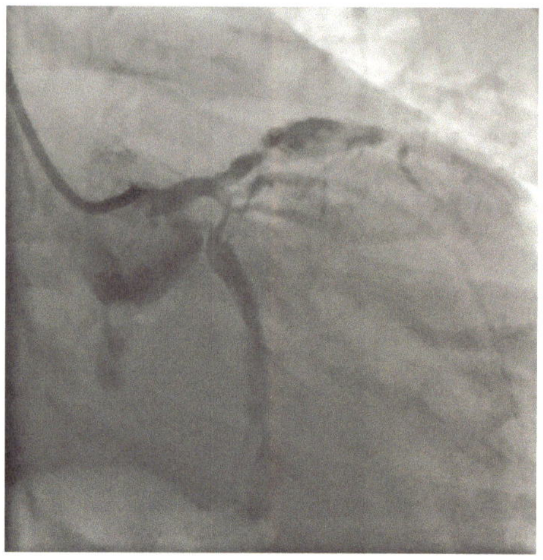

**Abb. 2.1 Instabile Angina pectoris.** Die invasive Koronarangiografie des 84-jährigen Patienten zeigt multisegmentale relevante Stenosen des R. interventricularis anterior, teils mit Ektasie des Gefäßes, und eine relevante Stenose des proximalen R. circumflexus.

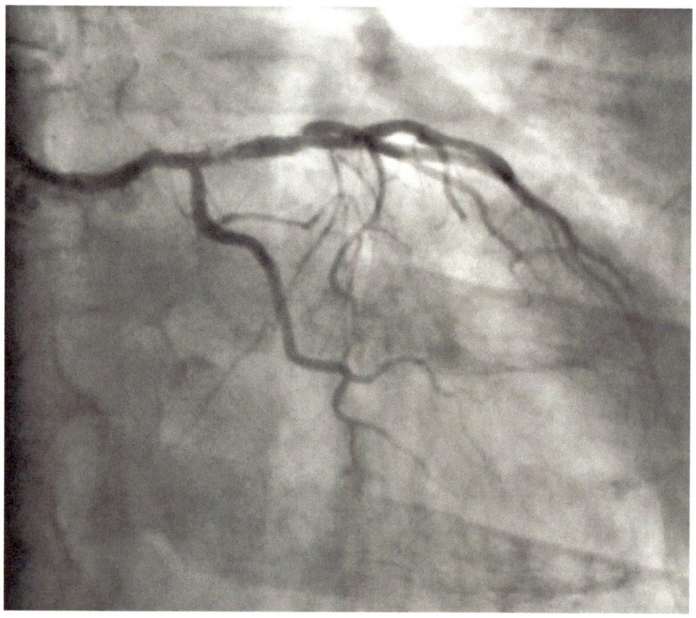

**Abb. 2.2 Instabile Angina pectoris.** 64-jähriger Patient mit Stent im proximalen R. interventricularis anterior und neuen Angina-pectoris-Beschwerden. Die invasive Koronarangiografie zeigt eine relevante In-Stent-Restenose des proximalen R. interventricularis anterior.

## 2.5 Radiologische Differenzialdiagnosen

- **Akuter Thoraxschmerz:**
  - akuter Myokardinfarkt
  - Aortendissektion
  - Lungenembolie
  - Myokarditis
  - Pneumothorax
  - Ösophagusruptur
- **weitere Koronarerkrankungen:**
  - Koronardissektion
  - Koronaranomalie
  - Prinzmetal-Angina

## 2.6 Typische Fehler

- Nichterkennen der Notfallsituation (analog zum Myokardinfarkt)
- Außerachtlassen extrakardialer Ursachen des Thoraxschmerzes
- unzureichendes Untersuchungsprotokoll im CT (ggf. Triple-Rule-out, wenn nötig)

## 2.7 Was der Kliniker von mir wissen will

- Quantifizierung der Stenose (Gradangabe) sowie Lage und Ausmaß
- morphologische Plaquebeurteilung (Vorliegen einer Vulnerabilität)
- linksventrikuläre Funktion
- Dekompensationszeichen
- Vorliegen von Anomalien

## 2.8 Literatur

### 2.8.1 Literatur zur weiteren Vertiefung


[1] Amsterdam EA, Wenger NK, Brindis RG et al. 2014 AHA/ACC guideline for the management of patients with non-ST-elevation acute coronary syndromes: executive summary: a report of the American College of Cardiology/American Heart Association Task Force on Practice Guidelines. Circulation 2014; 130 (25): 2354–2394. doi:10.1161/CIR.000 000 0000 000 133

[2] Collet JP, Thiele H, Barbato E et al. 2020 ESC Guidelines for the management of acute coronary syndromes in patients presenting without persistent ST-segment elevation. Eur Heart J 2021; 42 (14): 1289–1367. doi:10.1093/eurheartj/ehaa575

# 3 Akuter Myokardinfarkt

*Jonas Dörner*

## 3.1 Einleitung

- **Definition:** Anhaltende Minderdurchblutung des Herzmuskels mit Zelluntergang führt zum akuten Myokardinfarkt (mit „AMI" abgekürzt).
- **Diagnose:**
  - Diese erfolgt im Akutstadium mittels typischer EKG-Veränderungen und biochemischer Marker. Im Akutstadium sind nur schnell verfügbare bildgebende Verfahren wie die Echokardiografie einsetzbar.
  - Im subakuten Stadium gewinnen MRT und Myokardszintigrafie an Bedeutung.
- **Ätiologie, Pathophysiologie und Pathogenese:**
  - Bei ca. 95 % aller akuten Myokardinfarkte liegen atherosklerotisch veränderte Koronararterien mit zusätzlicher Bildung eines intrakoronaren Thrombus (sog. Koronarthrombose) zugrunde.
  - Ein akuter Myokardinfarkt ist fast immer Folge eines akuten Koronararterienverschlusses mit Minderperfusion des Herzmuskels und Untergang von Herzmuskelzellen.
  - Etwa 70 % der STEMI entstehen durch Ruptur eines vulnerablen Plaques.
  - Seltenere Ursachen sind langanhaltende Gefäßspasmen bei Prinzmetal-Angina, Embolien oder Dissektionen.

### 3.1.1 Epidemiologie

#### Häufigkeit

- Der akute Myokardinfarkt ist eine der führenden Todesursachen in den Industrienationen Nordamerika und Europa.
- Die Inzidenz beträgt in Deutschland ca. 300 Infarkte jährlich pro 100 000 Einwohnern.
- Jährlich erleiden in Deutschland ca. 280 000 Patienten einen Myokardinfarkt; ca. 30 % verlaufen initial tödlich. Mehr als die Hälfte der Todesfälle ereignet sich vor Erreichen der Klinik.

### 3.1.2 Klinische Präsentation/Symptomatik

- Eindeutige klinische Zeichen gibt es nicht; typisch ist der Gesamteindruck aus Blässe, ängstlich wirkendem Gesichtsausdruck, Erbrechen und Schweißneigung.
- Das EKG ist das wichtigste Untersuchungsverfahren. Dabei zeigen sich eine Überhöhung der T-Welle und ST-Strecken-Hebungen. Eine Herzrhythmusstörung ist eine häufige Komplikation.
- Zudem sind Zeichen einer verminderten Pumpfunktion mit Halsvenen- und/oder pulmonalvenöser Stauung zu erkennen.

## 3.2 Methode der Wahl

- Invasive Herzkatheteruntersuchung

## 3.3 Pathognomonische Befunde

- Darstellung des Gefäßverschlusses
- Erfassung einer regionalen und/oder globalen linksventrikulären Dysfunktion

## 3.4 Befundbeschreibung

### 3.4.1 Echokardiografie

- Reduzierte Pumpfunktion, insbesondere links
- regionale Wandbewegungsstörung unterschiedlichen Ausmaßes
- bei Papillarmuskelabriss akute Mitralinsuffizienz
- Nachweis eines intrakavitären Thrombus
- Nachweis eines Perikardergusses

### 3.4.2 Röntgen

- Oft Normalbefund
- bei ausgeprägtem Infarkt kardiale Dekompensation
- Zeichen einer Herzinsuffizienz:
  - Lungenödem
  - Pleuraergüsse
  - vergrößerter Herzschatten

### 3.4.3 CT

- Einsatz zum schnellen Ausschluss von Differenzialdiagnosen bei akutem Thoraxschmerz
- Atherosklerose der Koronararterien
- Koronarstenose
- Perfusionsminderung des infarzierten Myokardareals
- Nachweis eines intrakavitären Thrombus

### 3.4.4 MRT

- Funktionelle Befunde wie in der Echokardiografie
- Differenzierung einer belastungsinduzierten Ischämie von einem persistierenden Perfusionsdefekt
- Darstellung der Myocardial Salvage (Mismatch zwischen Ödem [erhöhtes T2w Signal] und später Kontrastmittelaufnahme des Infarkts [LGE] entspricht Area at Risk; ▸ Abb. 3.1)
- genaue Darstellung des Infarktausmaßes, insbesondere der Transmuralität
- Zeichen einer mikrovaskulären Obstruktion (▸ Abb. 3.2) bzw. von Einblutungen (assoziiert mit schlechtem Outcome)
- Nachweis eines intrakavitären Thrombus
- klinische Indikation erst im subakuten Stadium (nach > 24 h)

### 3.4.5 Szintigrafie

- Meist als $^{99m}$Tc-Sestamibi-SPECT
- Differenzierung einer belastungsinduzierten Ischämie von einem persistierenden Perfusionsdefekt
- Darstellung der Myocardial Salvage (nur in den ersten 8 h)

### 3.4.6 Angiografie

- Darstellung des Gefäßverschlusses
- Möglichkeit der interventionellen Revaskularisation mittels perkutaner transluminaler Angioplastie bzw. Stent-Implantation
- Erfassung einer regionalen und/oder globalen linksventrikulären Dysfunktion

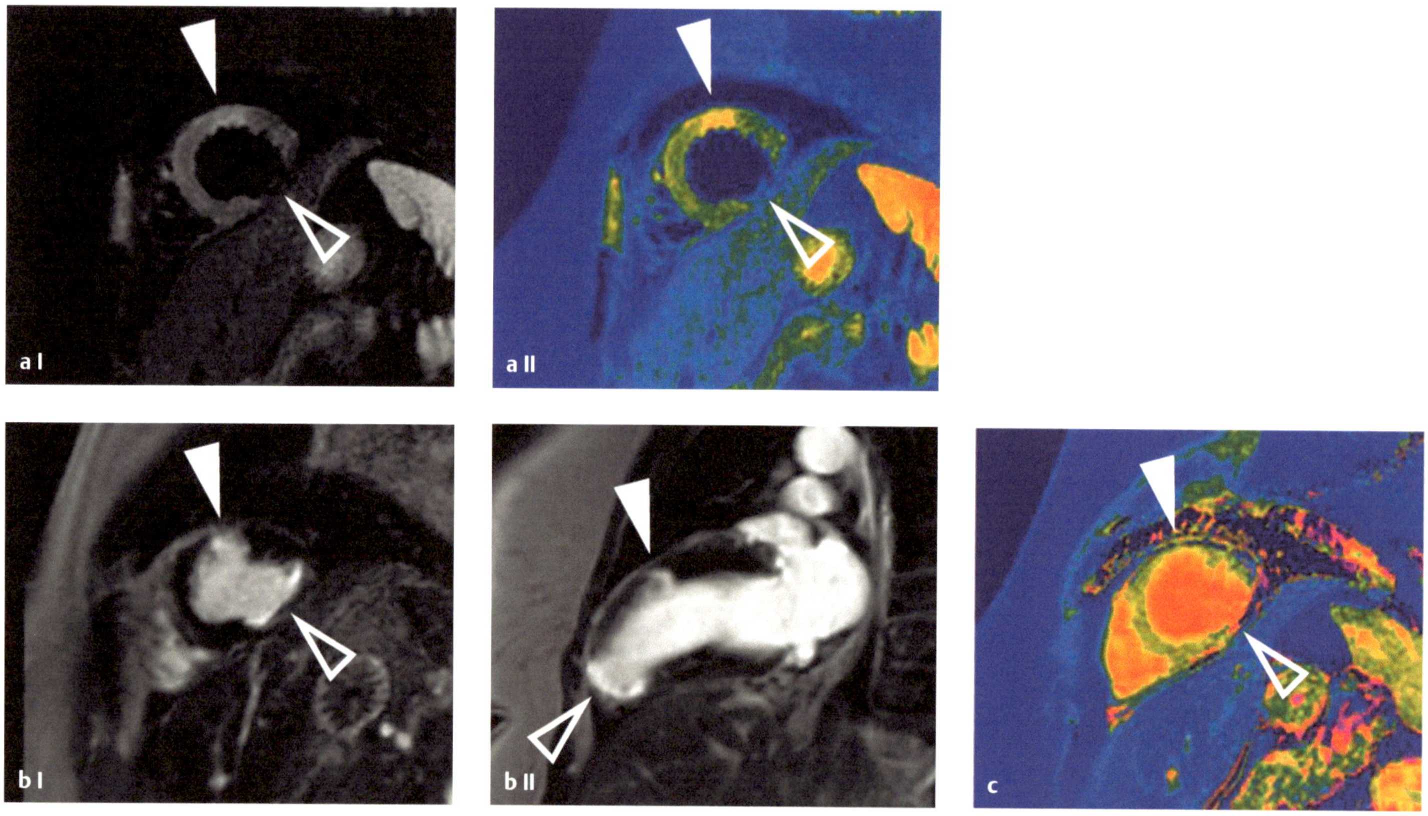


**Abb. 3.1 Akuter Myokardinfarkt.** 60-jährige Patientin mit Thoraxschmerz und EKG-Veränderungen, jedoch invasivem Ausschluss einer Makroangiopathie.

- **a** MRT, Ödembildgebung, mittventrikulärer Kurzachsenschnitt. Links: Myokardödem mittventrikulär-anterior (geschlossene Pfeilspitze), inferior Wandausdünnung ohne Ödem (offene Pfeilspitze). Rechts: korrespondierende Colour Map zur Illustration.
- **b** MRT, LGE, mittventrikulärer Kurzachsenschnitt und vertikale lange Achse. Links: LGE mittventrikulär-anterior nahezu vollständig transmural (geschlossene Pfeilspitze) im Bereich der Ödemzone. Zudem ältere transmurale Infarktnarbe inferior mit Wandausdünnung (offene Pfeilspitze) ohne Ödemnachweis. Rechts: korrespondierende vertikale lange Achse mit LGE in gleicher Lokalisation nahezu vollständig transmural mittventrikulär-anterior (gefüllte Pfeilspitze) sowie ältere Infarktnarbe inferior mit Wandausdünnung (Pfeilspitze).
- **c** MRT, T1-Mapping, mittventrikulärer Kurzachsenschnitt. Colour Map der T1-Zeitbestimmung des Myokards. Verlängerte T1-Zeit anterior (geschlossene Pfeilspitze) in orangeroter Farbe, verursacht durch das Myokardödem in gleicher Lokalisation. Beachte auch die fibrotisch umgewandelte Hinterwand bei altem Infarkt (offene Pfeilspitze).

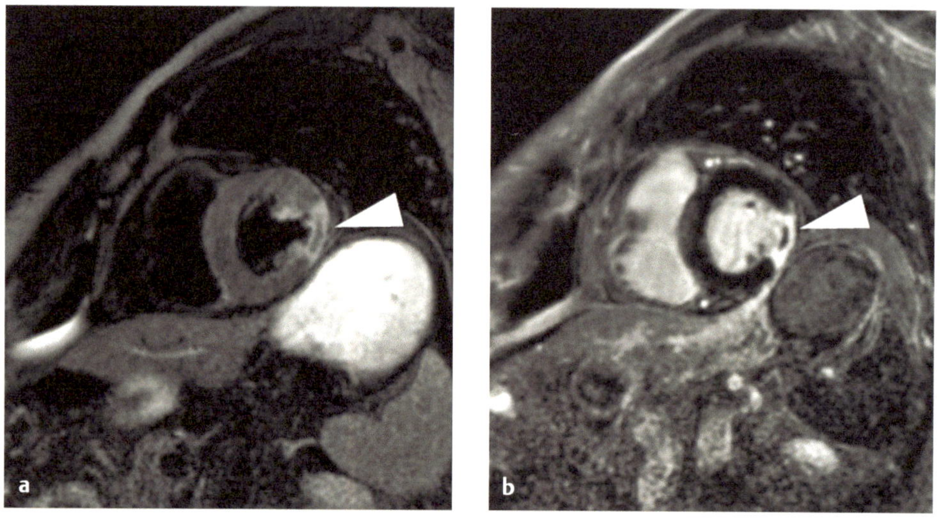


**Abb. 3.2 Akuter Myokardinfarkt.** 52-jähriger Patient mit plötzlichem Kammerflimmern unklarer Ätiologie und invasivem Ausschluss einer Makroangiopathie. Mittventrikulär-lateral Nachweis eines umschriebenen Ödems (**a**, **b**, Pfeilspitzen). Im LGE (**b**) zeigt sich neben einer transmuralen Kontrastmittelanreicherung eine subendokardial gelegene Kontrastmittelaussparung als Zeichen einer mikrovaskulären Obstruktion.

- **a** MRT, Ödembildgebung, mittventrikulärer Kurzachsenschnitt.
- **b** MRT, LGE, mittventrikulärer Kurzachsenschnitt.

Tab. 3.1 Radiologische Differenzialdiagnosen des akuten Myokardinfarkts.

| Differenzialdiagnose | Bemerkungen |
|---|---|
| Lungenembolie | • CT-Angiografie der Lungenstrombahn |
| Aortendissektion oder -ruptur | • CT-Angiografie der Aorta |
| Peri- bzw. Myokarditis | • nach Ausschluss einer Makroangiopathie<br>• MRT zur Gewebecharakterisierung |

CT = Computertomografie
MRT = Magnetresonanztomografie

## 3.5 Radiologische Differenzialdiagnosen

- Krankheitsbilder, die differenzialdiagnostisch zu beachten sind, s. in ▸ Tab. 3.1

## 3.6 Typische Fehler

M!

**Merke**

Bei Patienten mit akutem Thoraxschmerz muss der akute Myokardinfarkt stets in die Differenzialdiagnose eingeschlossen werden. Dies gilt auch für klinisch weniger ausgeprägte Fälle.

## 3.7 Was der Kliniker von mir wissen will

- Zeichen der Herzinsuffizienz wie pulmonalvenöse Stauung oder Lungenödem
- Pleura- oder Perikarderguss
- Myocardial Salvage, Area at Risk (MRT)
- globale und regionale linksventrikuläre Funktion
- Koronarverschluss (CT)
- Ausschluss weiterer Differenzialdiagnosen, insbesondere einer Dissektion

## 3.8 Literatur

### 3.8.1 Literatur zur weiteren Vertiefung

[1] Boersma E. Does time matter? A pooled analysis of randomized clinical trials comparing primary percutaneous coronary intervention and inhospital fibrinolysis in acute myocardial infarction patients. Eur Heart J 2006; 27: 779–788

[2] Hadamitzky M, Langhans M, Hausleiter J et al. The assessment of area at risk and myocardial salvage after coronary revascularization in acute myocardial infarction comparison between CMR and SPECT. JACC Cardiovasc Imaging 2013; 6 (3): 358–369

[3] Steg PG, James SK, Atar D et al.; Task Force on the management of ST-segment elevation acute myocardial infarction of the European Society of Cardiology (ESC). ESC guidelines for the management of acute myocardial infarction in patients presenting with ST-segment elevation: the task force on the management of ST-segment elevation acute myocardial infarction of the European Society of Cardiology (ESC). Eur Heart J 2012; 33 (20): 2569–2619

# 4 Chronischer Myokardinfarkt

*Jonas Dörner*

## 4.1 Einleitung

- **Definition:** Als chronischer Myokardinfarkt werden die Folgen einer 2–3 Monate zurückliegenden Minderdurchblutung des Herzmuskels mit Untergang von Herzmuskelzellen und entsprechender Narbenbildung bezeichnet.
- **Diagnose:** In diesem Stadium gewinnen elektiv verfügbare bildgebende Verfahren wie die MRT- und die SPECT-Untersuchung an Bedeutung. Infarziertes und minderperfundiertes, jedoch noch vitales Myokard kann damit zuverlässig differenziert werden, ebenso nicht transmurale und transmurale Myokardinfarkte.
- **Ätiologie, Pathophysiologie und Pathogenese:**
  - Es kommt zur fibrotischen Umwandlung, der regionalen Myokardnekrose, mit entsprechender Narbenbildung als Folge eines akuten Myokardinfarkts.
  - Auch Verkalkungen bzw. fettige Dystrophien des Infarktareals sind möglich.

### 4.1.1 Epidemiologie

#### Häufigkeit

- Es handelt sich um eine der führenden Todesursachen in den Industrienationen Nordamerika und Europa.
- Die Inzidenz beträgt in Deutschland ca. 300 Infarkte jährlich pro 100 000 Einwohnern.
- Jährlich erleiden in Deutschland ca. 280 000 Patienten einen Myokardinfarkt; ca. 70 % erreichen das chronische Stadium.

### 4.1.2 Klinische Präsentation/Symptomatik

- Variabel, abhängig vom Ausmaß des linksventrikulären Schadens
- Herzinsuffizienz bis zur Belastungs- oder Ruhedyspnoe
- Zeichen einer verminderten Pumpfunktion mit Halsvenen- und/oder pulmonalvenöser Stauung
- Herzrhythmusstörungen

## 4.2 Methode der Wahl

- Echokardiografie

## 4.3 Pathognomonische Befunde

- Regionale Wandausdünnung mit Funktionsstörung
- Dilatation des linken Ventrikels

## 4.4 Befundbeschreibung

### 4.4.1 Echokardiografie

- Reduzierte Pumpfunktion, insbesondere links
- regionale Wandbewegungsstörung unterschiedlichen Ausmaßes
- Dilatation des linken Ventrikels
- Thrombus- bzw. Aneurysmanachweis

### 4.4.2 Röntgen

- Bei kompensierter Herzfunktion oft Normalbefund
- Herzschatten evtl. vergrößert
- chronische pulmonalvenöse Stauung
- Stauungsfibrose bei rezidivierender Dekompensation

### 4.4.3 CT

- Reduzierte Wanddicke im Narbenbereich
- Nachweis möglicher Verkalkungen bzw. einer fettigen Dystrophie
- evtl. Perfusionsminderung des infarzierten Myokardareals
- evtl. Thrombusnachweis

### 4.4.4 MRT

- Funktionelle Befunde wie in der Echokardiografie
- Differenzierung einer belastungsinduzierten Ischämie von einem persistierenden Perfusionsdefekt mittels Vasodilatator-Stress-untersuchung
- genaue Darstellung der Transmuralität (▸ Abb. 4.1)
- Thrombusnachweis

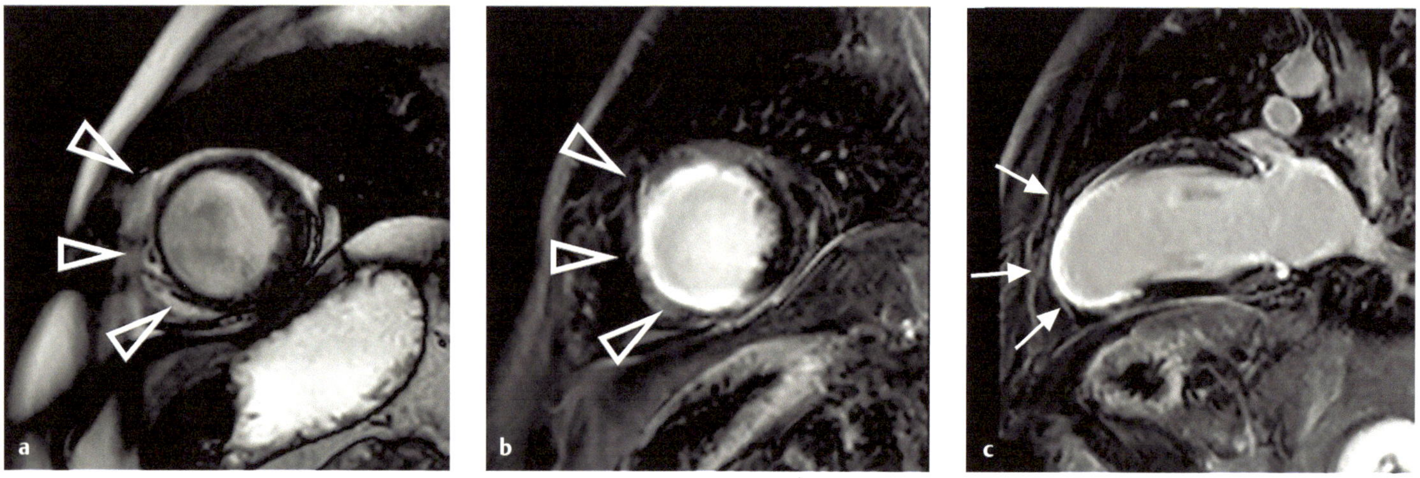


**Abb. 4.1 Chronischer Myokardinfarkt.** 47-jähriger, männlicher Patient.
**a** MRT, SSFP-Sequenz, apikaler Kurzachsenschnitt. Umschriebene Wandausdünnung des Myokards (Pfeilspitzen).
**b** MRT, LGE, apikaler Kurzachsenschnitt. Transmurale, vermehrt kontrastmittelaufnehmende Narbenregion im Bereich der Wandausdünnung (Pfeilspitzen).
**c** MRT, LGE, vertikale lange Achse. Korrespondierende vertikale lange Achse mit Darstellung der transmuralen, vermehrt kontrastmittelaufnehmenden Narbenregion der Herzspitze (Pfeilspitzen).

### 4.4.5 Szintigrafie

- Meist als $^{99m}$Tc-Sestamibi-SPECT
- Differenzierung einer belastungsinduzierten Ischämie von einem persistierenden Perfusionsdefekt

### 4.4.6 Angiografie

- Erfassung einer regionalen und/oder globalen linksventrikulären Dysfunktion

## 4.5 Radiologische Differenzialdiagnosen

- Andere Ursachen der Herzinsuffizienz, z. B.:
  - Kardiomyopathie
  - chronische Lungenerkrankung
  - Herzrhythmusstörung

## 4.6 Typische Fehler

**Merke**

Es gibt eine unbekannte Rate (bis zu 20 %) unerkannter Myokardinfarkte (sog. stummer Infarkt), die jedoch prognostisch relevant sind und in der MRT sicher nachgewiesen werden können.

## 4.7 Was der Kliniker von mir wissen will

- Ventrikelfunktion
- Zeichen der Herzinsuffizienz wie pulmonalvenöse Stauung oder Lungenödem
- Myokardvitalität
- Ausmaß der Infarzierung
- sekundäre Komplikationen (Ventrikelaneurysma, Ventrikelthrombus)

## 4.8 Literatur

### 4.8.1 Literatur zur weiteren Vertiefung

[1] Hunold P, Schlosser T, Vogt FM et al. Myocardial late enhancement in contrast-enhanced cardiac MRI: distinction between infarction scar and non-infarction-related disease. AJR Am J Roentgenol 2005; 184 (5): 1420–1426. doi:10.2214/ajr.184.5 018 41 420

[2] Wu E, Judd RM, Vargas JD et al. Visualisation of presence, location, and transmural extent of healed Q-wave and non-Q-wave myocardial infarction. Lancet 2001; 357 (9 249): 21–28

I

# 5 Ventrikelaneurysma

*Jonas Dörner*

## 5.1 Einleitung

- **Definition:** Vor allem bei ausgedehnten transmuralen Myokardinfarkten können im Verlauf morphologisch fassbare Veränderungen infolge des Gewebeumbaus auftreten, z. B. ein Ventrikelaneurysma.
- **Ätiologie, Pathophysiologie und Pathogenese:**
  - Meist ist das Ventrikelaneurysma Folge eines ausgedehnten transmuralen Myokardinfarkts. Seltener sind andere Ursachen (Myokarditis, arrhythmogene rechtsventrikuläre Kardiomyopathie, Trauma, nach Operation).
  - Infolge struktureller Myokardveränderungen (Narbengewebe, fettige Dystrophie) ist die Wandelastizität reduziert. Daher kommt es unter physiologischen Druckbedingungen zur Dilatation. Wegen des Totraumvolumens ist die Pumpfunktion eingeschränkt.
  - Meist ist das Ventrikelaneurysma an der linksventrikulären Herzspitze, seltener an der lateralen oder inferioren Wand des linken Ventrikels und am rechten Ventrikel lokalisiert.

### 5.1.1 Epidemiologie

#### Häufigkeit

- Auftreten in bis zu 15 % der Fälle als Komplikation nach STEMI

### 5.1.2 Klinische Präsentation/Symptomatik

- Zeichen der Herzinsuffizienz bis zur Belastungs- oder Ruhedyspnoe
- Zeichen einer verminderten Pumpfunktion mit Halsvenen- und/oder pulmonalvenöser Stauung
- evtl. Symptomatik der koronaren Herzkrankheit mit Angina pectoris, Dyspnoe und Herzrhythmusstörungen
- rezidivierende Embolien möglich (zerebrale ischämische Attacken, sog. kaltes Bein u. a.)

## 5.2 Methode der Wahl

- Echokardiografie

## 5.3 Pathognomonische Befunde

- Regionale Wandausdünnung und Dilatation
- Dyskinesie des Aneurysmas

## 5.4 Befundbeschreibung

### 5.4.1 Echokardiografie

- Regionale Wandausdünnung und Dilatation
- Dyskinesie des Aneurysmas
- eingeschränkte globale linksventrikuläre Funktion (Ejektionsfraktion < 50 %)
- evtl. Thrombusnachweis

### 5.4.2 Röntgen

- Linksventrikuläre Dilatation oder Kardiomegalie
- evtl. Stauungsfibrose bei rezidivierender Dekompensation

### 5.4.3 CT

- Reduzierte Wanddicke im Narbenbereich mit Ausbildung eines Aneurysmas
- Nachweis möglicher Verkalkungen bzw. fettiger Dystrophie
- evtl. Thrombusnachweis

### 5.4.4 MRT

- Funktionelle Befunde wie in der Echokardiografie (▸ Abb. 5.1)
- genaue Darstellung der Transmuralität
- evtl. Thrombusnachweis (▸ Abb. 5.2)

### 5.4.5 Angiografie

- Lävokardiografie: dilatierter Ventrikel mit Aneurysma und Dyskinesie
- bei koronarer Herzkrankheit Koronarstenose

## 5.5 Radiologische Differenzialdiagnosen

- Zusammenfassung der Differenzialdiagnosen s. in ▸ Tab. 5.1

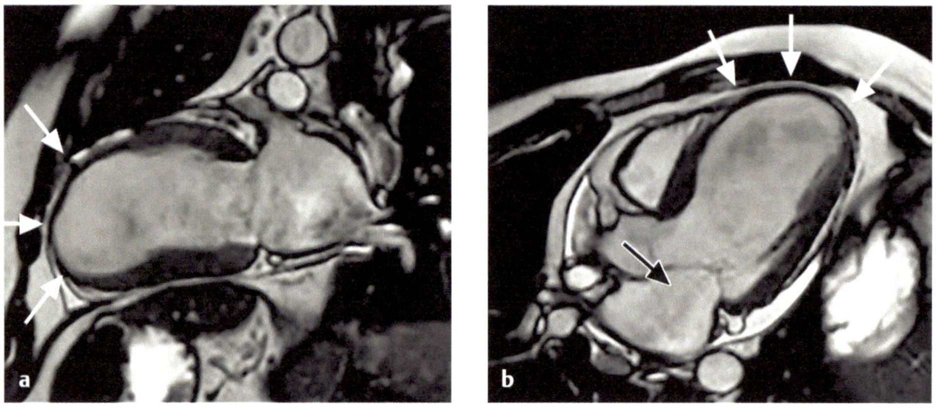


**Abb. 5.1 Ventrikelaneurysma.** 47-jähriger, männlicher Patient mit Ventrikelaneurysma des Apex nach Myokardinfarkt.

**a** MRT, SSFP-Sequenz, vertikale lange Achse. Umschriebene Wandausdünnung des apikalen Myokards (Pfeile) mit Ausbildung eines Herzspitzenaneurysmas.

**b** MRT, SSFP-Sequenz, Dreikammerblick. Umschriebene Wandausdünnung des apikalen Myokards (weiße Pfeile). Konsekutive funktionelle Mitralklappeninsuffizienz (schwarzer Pfeil) und Dilatation des linken Vorhofs.

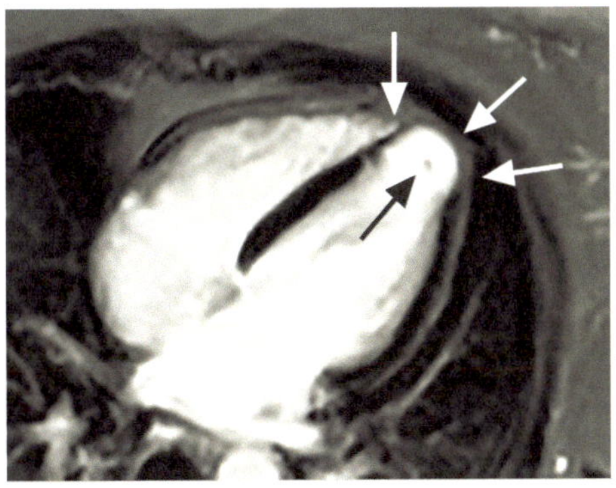

Abb. 5.2 **Ventrikelaneurysma.** 45-jährige Patientin mit Ventrikelaneurysma des Apex nach Myokardinfarkt mit parietalem Spitzenthrombus. MRT, LGE, Vierkammerblick. Umschriebenes Herzspitzenaneurysma (weiße Pfeile) mit kleinem parietalem Thrombus (schwarzer Pfeil).

Tab. 5.1 Radiologische Differenzialdiagnosen des Ventrikelaneurysmas.

| Differenzialdiagnose | Bemerkungen |
|---|---|
| **Kardiomyopathien** | • globale ventrikuläre Dilatation bei dilatativer Kardiomyopathie |
| **koronare Herzerkrankung** | • Pseudoaneurysma bei akutem Infarkt und Myokardperforation (Cave: Perikardtamponade!) |
| **andere Ursachen** | • im Röntgen-Thorax Vortäuschen eines Ventrikelaneurysmas durch intra- und extraperikardiale Raumforderungen (maligner Tumor, Zyste) oder Thoraxfehlbildungen möglich (Indikation zu weiterführender Schnittbildgebung) |

## 5.6 Typische Fehler

**Praxistipp**

Ventrikelaneurysmen neigen zu Thrombusbildung und arteriellen Embolien. Thromben sollten daher sorgfältig ausgeschlossen werden.

## 5.7 Was der Kliniker von mir wissen will

- Ventrikelfunktion
- Aneurysmagröße und -lage
- Ventrikelthrombus
- Zeichen der Herzinsuffizienz

## 5.8 Literatur

### 5.8.1 Literatur zur weiteren Vertiefung

[1] Delewi R, Zijlstra F, Piek JJ. Left ventricular thrombus formation after acute myocardial infarction. Heart 2012; 98 (23): 1743–1749

[2] Pfeffer MA, Braunwald E. Ventricular remodeling after myocardial infarction. Experimental observations and clinical implications. Circulation 1990; 81 (4): 1161–1172

I

# 6 Syndrom X (mikrovaskuläre Angina)

*Jonas Dörner*

## 6.1 Einleitung

- **Definition:**
  - „Kardiales Syndrom X" ist die alte Bezeichnung, heute wird das Krankheitsbild „mikrovaskuläre Angina" genannt.
  - Es handelt sich um eine Angina pectoris mit normalen Koronararterien.
  - Die mikrovaskuläre Angina ist charakterisiert durch eine Angina-pectoris-ähnliche Beschwerdesymptomatik bei fehlendem Nachweis einer Koronarobstruktion.
- **Klinische Kriterien der Coronary Vasomotion Disorders International Study Group** (wenn alle 4 Kriterien erfüllt sind, ist eine mikrovaskuläre Angina sicher):
  - Symptome einer Myokardischämie (Belastungs- und/oder Ruheangina oder Angina-pectoris-ähnliche Symptomatik,
  - objektivierbarer Nachweis einer Myokardischämie: EKG-Veränderungen während der Angina und unter Belastung, Nachweis einer reversiblen myokardialen Perfusionsstörung oder Wandbewegungsstörung,
  - Fehlen einer obstruktiven koronaren Herzkrankheit (< 50 % Stenose oder Fraction Flow Reserve > 80) in der Koronar-CT oder Angiografie,
  - Nachweis einer eingeschränkten mikrovaskulären Funktion:
    - eingeschränkte koronare Flussreserve: < 2,0 bis < 2,5,
    - koronarer mikrovaskulärer Spasmus unter Azetylcholingabe (Reproduzierbarkeit der Symptome [ischämietypische EKG-Veränderungen], aber kein Gefäßspasmus der epikardialen Koronararterien),
    - pathologische koronare mikrovaskuläre Resistance-Indizes,
    - koronares Slow-Flow-Phänomen: TIMI Frame Count > 25.
- **Ätiologie, Pathophysiologie und Pathogenese:**
  - Diese sind noch nicht vollständig verstanden. Es gibt dazu unterschiedliche Theorien.
  - Am gebräuchlichsten ist Folgende: Mikrovaskuläre Dysfunktion führt zu mikrovaskulärer Angina. Patienten scheinen eine erhöhte Empfindlichkeit gegenüber vasokonstriktorischen Stimuli und eine herabgesetzte Vasodilatatorkapazität zu haben.
  - Eine andere Theorie geht von erhöhter Schmerzempfindlichkeit (Hyperalgesie) gegenüber myokardialer Ischämie aus.

### 6.1.1 Epidemiologie

#### Häufigkeit

- Echte Prävalenz nicht bekannt

#### Altersgipfel

- Peri- oder postmenopausal

#### Geschlechtsverteilung

- Frauen bis zu fünfmal häufiger betroffen als Männer

### 6.1.2 Klinische Präsentation/Symptomatik

- Siehe klinische Kriterien der Coronary Vasomotion Disorders International Study Group

## 6.2 Methode der Wahl

- Invasive Koronarangiografie

## 6.3 Pathognomonische Befunde

- Ausschluss von signifikanten Koronarstenosen (< 50 % Stenose oder Fraction Flow Reserve > 80)
- Nachweis einer eingeschränkten mikrovaskulären Funktion:
  - eingeschränkte koronare Flussreserve: < 2,0 bis < 2,5
  - koronarer mikrovaskulärer Spasmus unter Azetylcholingabe (Reproduzierbarkeit der Symptome [ischämietypische EKG-Veränderungen], aber kein Gefäßspasmus der epikardialen Koronararterien)
  - pathologische koronare mikrovaskuläre Resistance-Indizes
- koronares Slow-Flow-Phänomen: TIMI Frame Count > 25

## 6.4 Befundbeschreibung

### 6.4.1 Echokardiografie

- In Ruhe normale Ventrikelfunktion
- evtl. Wandbewegungsstörung unter Belastung
- Messung der koronaren Flussgeschwindigkeit mittels Doppler-Ultraschall

### 6.4.2 CT

- Ausschluss von signifikanten Koronarstenosen
- CT fractional Flow Reserve

### 6.4.3 MRT

- Vasodilatatorstress: subendokardial eingeschränkte Perfusionsreserve und Perfusionsstörung unter Belastung (z. B. Adenosinstress; ▶ Abb. 6.1)
- vielversprechende Daten zum Nachweis mittels nativen T1-Mappings unter Adenosinstress
- Ausschluss eines Infarktareals

### 6.4.4 Szintigrafie

- Subendokardial eingeschränkte Perfusionsreserve und Perfusionsstörung unter Belastung (z. B. Adenosinstress)
- Ausschluss eines Infarktareals (fixierter Speicherdefekt)

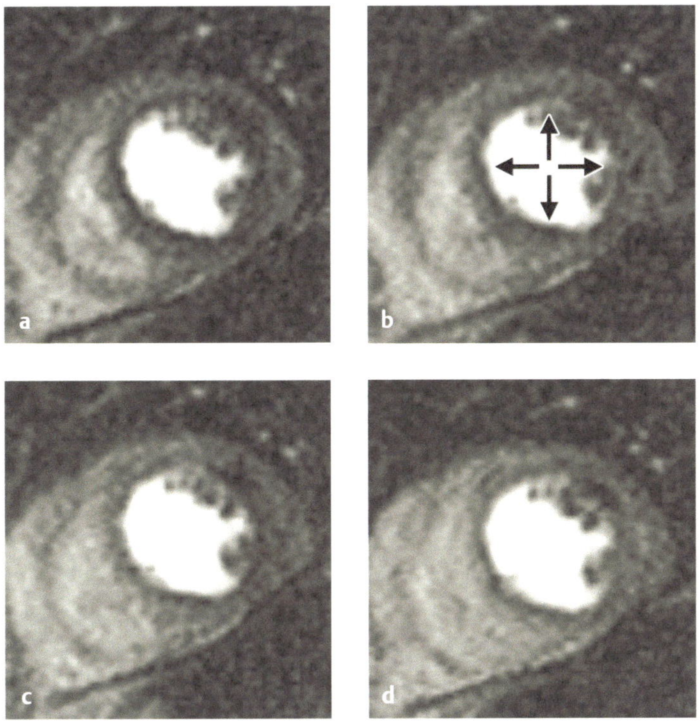


Abb. 6.1 **Syndrom X.** 54-jährige Patientin. MRT, Adenosinstress-Perfusionsuntersuchung. Zirkuläre subendokardiale Perfusionsstörung als Ausdruck einer Mikrozirkulationsstörung (Pfeile). Die Koronarangiografie (nicht gezeigt) war unauffällig. (Quelle: Claussen CD, Miller S, Fenchel M. Kramer U, Riessen R. Pareto-Reihe Radiologie. Herz. Stuttgart: Thieme; 2006)

### 6.4.5 Angiografie

- Ausschluss von signifikanten Koronarstenosen (< 50 % Stenose oder Fraction Flow Reserve > 80)
- Nachweis einer eingeschränkten mikrovaskulären Funktion:
  - eingeschränkte koronare Flussreserve: < 2,0 bis < 2,5
  - koronarer mikrovaskulärer Spasmus unter Azetylcholingabe (Reproduzierbarkeit der Symptome [ischämietypische EKG Veränderungen], aber kein Gefäßspasmus der epikardialen Koronararterien)
  - pathologische koronare mikrovaskuläre Resistance-Indizes
  - koronares Slow-Flow-Phänomen: TIMI Frame Count > 25

### 6.4.6 PET/PET-CT

- Nicht invasive Messung der koronaren Flussreserve: PET fractional Flow Reserve

## 6.5 Radiologische Differenzialdiagnosen

- **Kardiale Ursachen:**
  - koronare Herzkrankheit
  - Prinzmetal-Angina
  - links- oder rechtsventrikuläre Hypertrophie
  - Koronaranomalie
- **andere Ursachen:**
  - systemische Amyloidose mit kardialer Beteiligung
  - Diabetes mellitus, Hyperlipidämie, Zigarettenkonsum

## 6.6 Typische Fehler

**Merke**

M!

Bei Patienten mit klinisch typischem Bild einer belastungsabhängigen Angina pectoris und normalen Koronararterien müssen weitere Ursachen abgeklärt werden.

6

## 6.7 Was der Kliniker von mir wissen will

- Ausschluss einer signifikanten Koronarstenose
- Nachweis einer belastungsinduzierten Ischämie
- Ausschluss eines älteren Infarkts
- Ausschluss weiterer kardialer Ursachen (z. B. Hypertrophie)

## 6.8 Literatur

### 6.8.1 Quellenangaben

[1] Claussen CD, Miller S, Fenchel M. Kramer U, Riessen R. Pareto-Reihe Radiologie. Herz. Stuttgart: Thieme; 2006

### 6.8.2 Literatur zur weiteren Vertiefung

[1] Agrawal S, Mehta PK, Bairey Merz CN. Cardiac syndrome X: update 2014. Cardiology Clin 2014; 32 (3): 463–478

[2] Kaski JC. Pathophysiology and management of patients with chest pain and normal coronary arteriograms (cardiac syndrome X). Circulation 2004; 109 (5): 568–572

[3] Liu A, Wijesurendra RS, Liu JM et al. Gadolinium-free cardiac MR stress T1-mapping to distinguish epicardial from microvascular coronary disease. J Am Coll Cardiol 2018; 71 (9): 957–968

# 7 Prinzmetal-Angina (vasospastische Angina)

*Jonas Dörner*

## 7.1 Einleitung

- **Definition:** Sonderform der Angina pectoris mit transienter ST-Hebung im EKG
- **Ursache:** Koronarspasmus ohne höhergradige atherosklerotische Wandveränderungen
- **diagnostische Kriterien:**
  - auf Nitrate ansprechende Angina, typischerweise in Ruhe und oft nachts
  - assoziierte transiente, ischämietypische ST-Strecken-Veränderung
  - Koronararterienspasmus, definiert als > 90 % Konstriktion

### 7.1.1 Epidemiologie

#### Häufigkeit

- Unklare Prävalenz

#### Altersgipfel

- Häufiger bei Patienten < 50 Jahre als bei Älteren

### 7.1.2 Klinische Präsentation/Symptomatik

- Pektanginöse, meist chronisch rekurrierende Beschwerden
- qualitativ nicht von Angina pectoris bei Herzinfarkt zu unterscheiden, Kontext allerdings unterschiedlich:
  - üblicherweise symptomatisch in Ruhe, selten nach Belastung
  - Symptome oft in den Morgenstunden
  - Symptomdauer meist zwischen 5 und 15 min

## 7.2 Methode der Wahl

- EKG und invasive Koronarangiografie, ggf. mit pharmakologischem Provokationstest

## 7.3 Pathognomonische Befunde

- **EKG:** transiente ST-Strecken-Veränderungen
- **Koronarangiografie:** Nachweis von Koronargefäßspasmen ohne bzw. unter pharmakologischer Stimulation

## 7.4 Befundbeschreibung

### 7.4.1 Echokardiografie

- Bei akuter Ischämie evtl. regionale Wandbewegungsstörung (Hypo- oder Akinesie)

### 7.4.2 CT

- Ausschluss signifikanter Koronarstenosen

### 7.4.3 Angiografie

- Nachweis von Koronargefäßspasmen ohne bzw. unter pharmakologischer Stimulation (▸ Abb. 7.1)

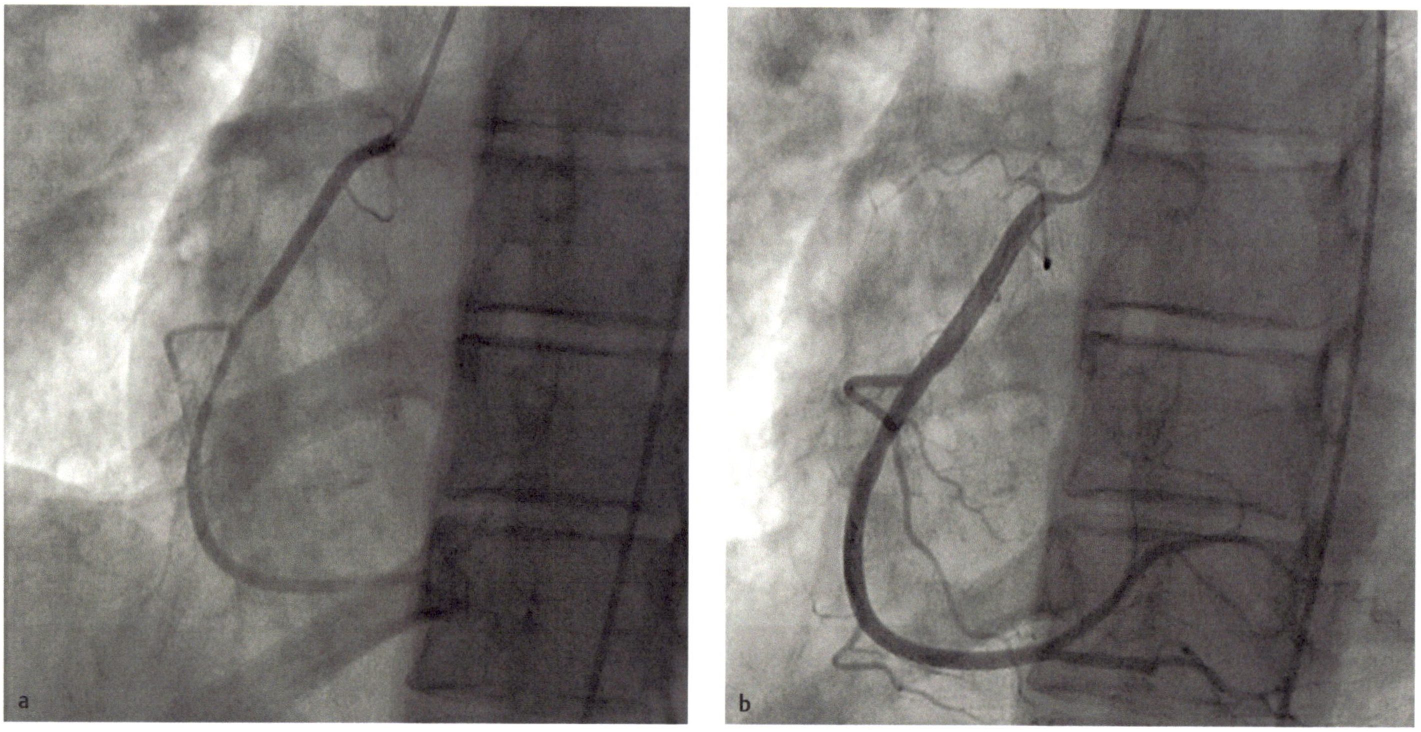


**Abb. 7.1 Vasospastische Angina.** Zur Diagnose der vasospastischen Angina sind die COVADIS-Kriterien zu berücksichtigen. Beim Provokationstest zeigen sich mehrere luminale Einengungen unterschiedlichen Stenosegrads in der rechten Koronararterie (**a**). Nach lokaler Gabe von Nitroglyzerin kommt es zu einer fast vollständigen Rückbildung dieser Stenosen (**b**).

**a** Invasive Koronarangiografie: Provokationstest. (Quelle: Nikolaou K, Kramer U, Alkadhi H, Kreitner K-F. Radiologische Differenzialdiagnostik Herz und große Gefäße. 1. Auflage. Stuttgart: Thieme; 2018)

**b** Invasive Koronarangiografie nach lokaler Nitroglyzeringabe. (Quelle: Nikolaou K, Kramer U, Alkadhi H, Kreitner K-F. Radiologische Differenzialdiagnostik Herz und große Gefäße. 1. Auflage. Stuttgart: Thieme; 2018)

## 7.5 Radiologische Differenzialdiagnosen

- Akutes Koronarsyndrom
- akute Perikarditis
- Tako-Tsubo-Kardiomyopathie
- nicht kardialer Brustschmerz

## 7.6 Typische Fehler

M!

**Merke**

Die Anamnese ist wegweisend (Dauer und Auftreten der Symptomatik). Bei passender Symptomatik und unauffälliger Koronarangiografie sollte die Prinzmetal-Angina in die Differenzialdiagnose einbezogen werden.

## 7.7 Was der Kliniker von mir wissen will

- Ausschluss einer koronaren Herzkrankheit oder anderer Differenzialdiagnosen bei akutem Thoraxschmerz

## 7.8 Literatur

### 7.8.1 Quellenangaben

[1] Nikolaou K, Kramer U, Alkadhi H, Kreitner K-F. Radiologische Differenzialdiagnostik Herz und große Gefäße. 1. Auflage. Stuttgart: Thieme; 2018

### 7.8.2 Literatur zur weiteren Vertiefung

[1] Montalescot G, Sechtem U, Achenbach S et al.; Task Force M. 2013 ESC guidelines on the management of stable coronary artery disease: the Task Force on the management of stable coronary artery disease of the European Society of Cardiology. Eur Heart J 2013; 34 (38): 2949–3 003

I

# 8 Aortokoronare Bypass-Operation

*Jonas Dörner*

## 8.1 Einleitung

- **Definition:** Die aortokoronare Bypass-Operation ist ein Verfahren zur chirurgischen Revaskularisation bei relevanter, meist fortgeschrittener koronarer Herzkrankheit. Dabei wird das Bypass-Gefäß distal des stenosierten Gefäßabschnitts anastomosiert.
- **Einteilung:**
  - venöser Bypass (z. B. V. saphena magna) mit höchster Verschlussrate,
  - arterieller Bypass (z. B. A. mammaria interna),
  - Mono-Graft (Versorgung einer Koronararterie über ein Graft),
  - sequenzieller Bypass (Versorgung mehrerer Koronararterien über ein Graft durch mehrere aufeinanderfolgende Anastomosen).
- **Indikation:** Eine Indikation besteht u. a. bei signifikanten Stenosen des linken koronaren Hauptstamms und bei Dreigefäßeerkrankungen mit linksventrikulärer Dysfunktion.

## 8.2 Methode der Wahl

- Konventionelle Katheterangiografie bzw. Koronarangiografie oder CT-Angiografie

## 8.3 Pathognomonische Befunde

- Selektive Darstellung der Bypass-Gefäße und der Koronararterien
- Darstellung von Gefäßstenosen und -verschlüssen
- Lävokardiogramm: Beurteilung der Myokardfunktion

## 8.4 Befundbeschreibung

### 8.4.1 Echokardiografie

- Regionale Funktionsstörung bei stattgehabtem Infarkt
- Darstellung des proximalen Abgangs des aortokoronaren Bypass aus der Aorta häufig möglich

### 8.4.2 CT

- Direkte Beurteilung des Bypass möglich (▶ Abb. 8.1 und ▶ Abb. 8.2)
- Alternative zur Katheterangiografie

### 8.4.3 MRT

- Direkte Beurteilung des Bypass möglich
- teils eingeschränkt durch Suszeptibilitätsartefakte insbesondere im Anastomosenbereich
- Flussmessung im Bypass-Gefäß möglich

### 8.4.4 Angiografie

- Selektive Darstellung der Bypass-Gefäße und der Koronararterien
- Darstellung von Gefäßstenosen und -verschlüssen
- Lävokardiogramm: Beurteilung der Myokardfunktion

## 8.5 Radiologische Differenzialdiagnosen

- Keine

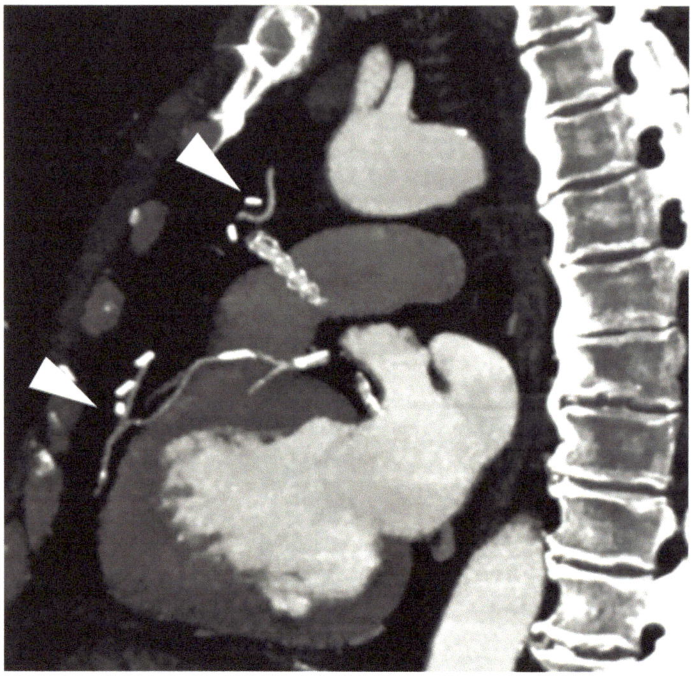

**Abb. 8.1 Aortokoronare Bypass-Operation.** 78-jähriger Patient mit A.-mammaria-interna-Bypass auf den R. interventricularis anterior (Pfeilspitzen). CT-Angiografie, MIP. Darstellung des Bypass und der Anastomosenregion.

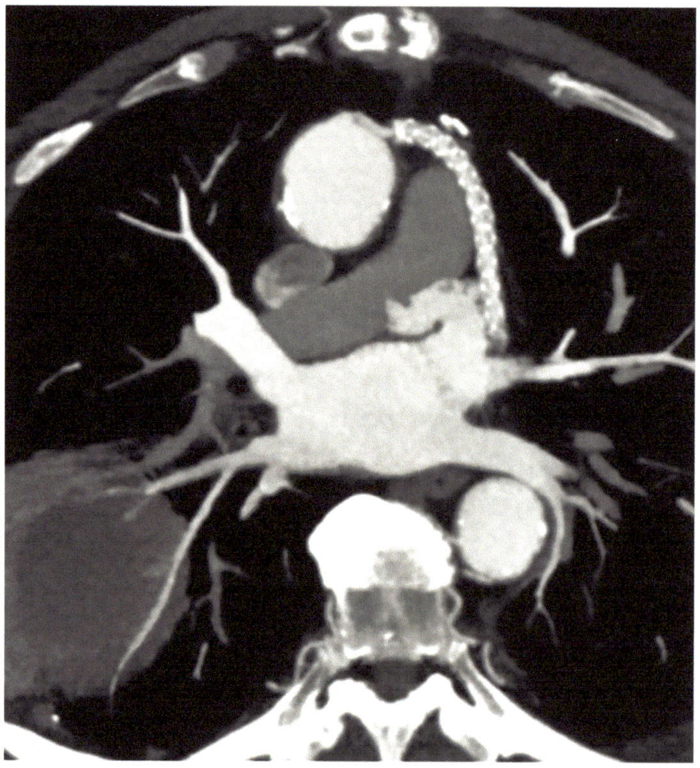

**Abb. 8.2 Aortokoronare Bypass-Operation.** 78-jähriger Patient mit aortokoronarem V.-saphena-magna-Bypass mit extern stabilisiertem Venen-Graft auf den R. circumflexus. CT-Angiografie, MIP.

## 8.6 Typische Fehler

- Keine

## 8.7 Was der Kliniker von mir wissen will

- Bypass-Offenheit
- Beurteilung der Anastomose
- regionale und globale Ventrikelfunktion
- Infarktnarbe
- Dilatation des linken Ventrikels

## 8.8 Literatur

### 8.8.1 Literatur zur weiteren Vertiefung

[1] Jungmann F, Emrich T, Mildenberger P et al. Multidetector computed tomography angiography (MD-CTA) of coronary artery bypass grafts – update 2017. RöFo 2018; 190 (3): 237–249

I

# 9 Koronaranomalien

*Jonas Dörner*

## 9.1 Einleitung

- **Definition:**
  - Zu den Koronaranomalien zählen ein atypischer Abgang, Verlauf oder Durchmesser und eine atypische Anzahl oder Mündung der rechten oder linken Koronararterie.
  - Klinisch bedeutsam ist u. a. der interarterielle Verlauf des Hauptstamms der linken Koronararterie zwischen der Aorta und dem Truncus pulmonalis (lebensbedrohliche Ursprungsvariante, ca. 10 % aller angeborenen Koronaranomalien).
- **Einteilung:** Es existieren verschiedene Einteilungen, u. a. nach der Anatomie (▶ Tab. 9.1).

### 9.1.1 Epidemiologie

#### Häufigkeit

- Prävalenz ca. 0,3–1,0 % bei Gesunden
- meist nur geringe klinische Relevanz (sog. benigne Anomalie)
- klinisch potenziell relevante Anomalien (sog. maligne Anomalien) deutlich seltener, Prävalenz < 0,1 %

#### Prädisponierende Faktoren

- Assoziiert mit angeborenen Herzfehlern, insbesondere bei der Fallot-Tetralogie

### 9.1.2 Klinische Präsentation/Symptomatik

- Leitsymptome:
  - belastungsabhängige Synkopen
  - Kammerflimmern
  - passagerer Linksschenkelblock
  - thorakale Schmerzen
  - Angstzustände

**Tab. 9.1** Einteilung der Koronaranomalien anhand der Anatomie.

| Lokalisation | Anomalie |
|---|---|
| Ursprung | • fehlender linker Hauptstamm<br>• Ursprung aus dem kontralateralen Sinus<br>• Ursprung der linken Koronararterie aus der Pulmonalarterie (Bland-White-Garland-Syndrom oder ALCAPA-Syndrom) |
| Verlauf | • interarteriell (zwischen Aorta und Truncus pulmonalis)<br>• präpulmonal (ventral des Truncus pulmonalis)<br>• retroaortal (dorsal der Aorta ascendens)<br>• intramyokardial im Septum |
| Anzahl oder Durchmesser | • Atresie oder Hypoplasie<br>• Duplikation |
| Mündung | • arteriovenöse Koronarfistel<br>• Koronararkade<br>• extrakardiale Mündung |

ALCAPA = Anomalous left coronary Artery from the pulmonary Artery

## 9.2 Methode der Wahl

- CT

## 9.3 Pathognomonische Befunde

- Nachweis und genaue Darstellung von Koronaranomalien

## 9.4 Befundbeschreibung

### 9.4.1 Echokardiografie

- Darstellung des Koronararterienursprungs mittels TTE und TEE
- Fisteldarstellung

### 9.4.2 CT

- Nachweis und genaue Darstellung von Koronaranomalien (▶ Abb. 9.1)

### 9.4.3 MRT

- Nachweis und Darstellung von Koronaranomalien
- Methode der Wahl bei Kindern

### 9.4.4 Angiografie

- Nachweis und Darstellung von Koronaranomalien
- gelegentlich Schwierigkeiten bei der Sondierung

## 9.5 Radiologische Differenzialdiagnosen

- Es gibt keine Differenzialdiagnosen zu Koronaranomalien.

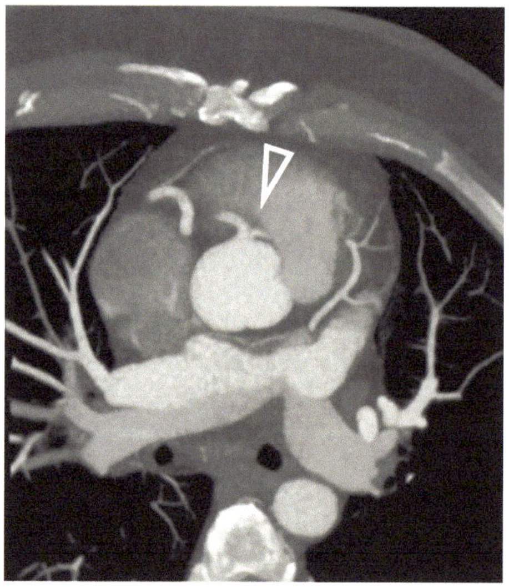

**Abb. 9.1 Koronaranomalie.** 55-jähriger Patient mit gemeinsamem Ursprung der linken und rechten Koronararterie aus dem rechten Koronarsinus (Pfeilspitze). Maligne Variante mit Verlauf der A. coronaria sinistra zwischen Aorta und rechtsventrikulärem Ausflusstrakt. Koronar-CT, MIP.

## 9.6 Typische Fehler

**Praxistipp**

Koronaranomalien sind wichtige Differenzialdiagnosen bei jüngeren kardial symptomatischen Patienten (z. B. Bland-White-Garland-Syndrom). Daher sollte immer auch eine Beurteilung der Aortenwurzel sowie der Koronarabgänge mittels Echokardiografie, CT oder MRT erfolgen.

## 9.7 Was der Kliniker von mir wissen will

- Vorliegen einer Koronaranomalie mit genauer Beschreibung des Befunds

## 9.8 Literatur

### 9.8.1 Literatur zur weiteren Vertiefung

[1] Shriki JE, Shinbane JS, Rashid MA et al. Identifying, characterizing, and classifying congenital anomalies of the coronary arteries. Radiographics 2012; 32 (2): 453–468

I

# 10 Bland-White-Garland-Syndrom

*Jonas Dörner*

## 10.1 Einleitung

- **Synonym:** Anomalous left coronary Artery Origin from pulmonary Artery; kurz: ALCAPA
- **Definition:**
  - Fehlabgang der linken (oder rechten) Koronararterie aus dem Pulmonalarterienhauptstamm (selten auch linke oder rechte A. pulmonalis)
  - wichtigste symptomatische angeborene Koronararterienfehlbildung im Kindesalter
- **Ätiologie, Pathophysiologie und Pathogenese:**
  - vor der Geburt folgenlos
  - postnatal Abfall des Lungengefäßwiderstands und schließlich Flussumkehr in der A. coronaria sinistra mit Ausbildung eines sog. Coronary-Steal-Mechanismus
  - Perfusion des linken Ventrikels abhängig von der Kollateralisierung über die rechte A. coronaria
  - Folgen u. a.:
    - Myokardischämie bis zum Infarkt
    - linksventrikuläre Dysfunktion
    - sekundäre Mitralklappeninsuffizienz
    - ventrikuläre Herzrhythmusstörungen

### 10.1.1 Epidemiologie

- Sehr seltene angeborene Anomalie (1:300 000 Lebendgeburten)

### 10.1.2 Klinische Präsentation/Symptomatik

- Das Bland-White-Garland-Syndrom wird meist in den ersten Lebenswochen symptomatisch (infantiler Typ), abhängig von der Kollateralisierung (10–15 % verfügen über eine gute Kollateralisierung und entwickeln erst im Erwachsenenalter Symptome).
- Es manifestiert sich mit Zeichen der Myokardischämie und Herzinsuffizienz wie Gedeihstörung, Kurzatmigkeit, vermehrtem Schwitzen, Trinkschwäche und erhöhter Infektanfälligkeit.

## 10.2 Methode der Wahl

- CT-Koronarangiografie

## 10.3 Pathognomonische Befunde

- Koronardarstellung mit Abgang der A. coronaria sinistra aus der Pulmonalarterie
- Darstellung von Kollateralen, die von der rechten Koronararterie ausgehen
- linksventrikuläre Dilatation

## 10.4 Befundbeschreibung

### 10.4.1 Echokardiografie

- Eingeschränkte linksventrikuläre Pumpfunktion
- linksventrikuläre Dilatation
- sekundäre Mitralinsuffizienz
- Dilatation der rechten A. coronaria
- retrograder Blutfluss aus der A. coronaria sinistra in die Pulmonalarterie
- Abgang der A. coronaria sinistra aus der Pulmonalarterie

### 10.4.2 Röntgen

- Meist normal
- evtl. Kardiomegalie (Herz/Thorax-Quotient > 0,5)
- kardiopulmonale Stauung

### 10.4.3 CT

- Koronardarstellung mit Abgang der A. coronaria sinistra aus der Pulmonalarterie
- Darstellung von Kollateralen, die von der rechten Koronararterie ausgehen
- linksventrikuläre Dilatation

### 10.4.4 MRT

- Koronardarstellung mit Abgang der A. coronaria sinistra aus der Pulmonalarterie (▸ Abb. 10.1 und ▸ Abb. 10.2)
- eingeschränkte linksventrikuläre Pumpfunktion
- linksventrikuläre Dilatation
- sekundäre Mitralinsuffizienz
- Beurteilung der Myokardperfusion und -vitalität
- Flussmessung in der A. coronaria sinistra

### 10.4.5 Szintigrafie

- Perfusionsstörung des linken Ventrikels

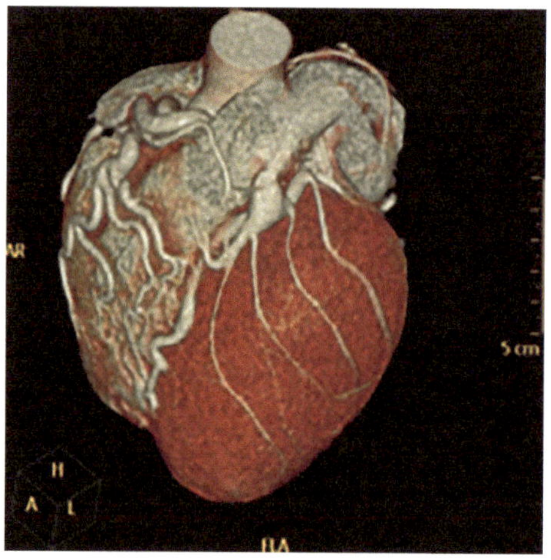


Abb. 10.1 **Bland-White-Garland-Syndrom.** 23-jähriger männlicher Patient, 3-D-VRT aus CT-Koronarangiografie. Die A. coronaria sinistra entspringt dem Truncus pulmonalis. Kurz nach Abgang der A. coronaria sinistra ist eine deutliche Ektasie des Hauptstamms zu erkennen. Kräftige rechte Koronararterie sowie kräftiger R. interventricularis anterior. Es bestehen multiple arterielle Verbindungen zwischen dem kräftigen R. marginalis dexter und dem R. interventricularis anterior.

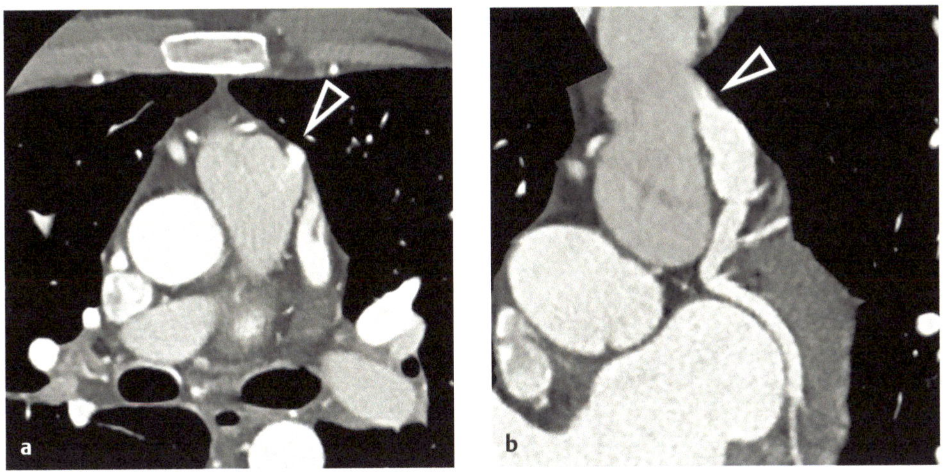


**Abb. 10.2 Bland-White-Garland-Syndrom.** 23-jähriger männlicher Patient. Die A. coronaria sinistra entspringt dem Truncus pulmonalis (Pfeilspitzen). Kurz nach Abgang der A. coronaria sinistra besteht eine deutliche Ektasie des Hauptstamms.
**a** CT-Koronarangiografie, axialer Datensatz.
**b** CT-Koronarangiografie, Curved MPR des Befunds.

### 10.4.6 Angiografie

- Koronardarstellung mit Abgang der A. coronaria sinistra aus der Pulmonalarterie
- retrograder Kontrastmittelfluss aus der rechten A. coronaria in die A. coronaria sinistra und die Pulmonalarterie
- Darstellung von Kollateralen, die von der rechten Koronararterie ausgehen
- eingeschränkte Ventrikelfunktion
- erhöhter linksventrikulärer enddiastolischer Druck

## 10.5 Radiologische Differenzialdiagnosen

- Koronaranomalien haben keine Differenzialdiagnosen.

## 10.6 Typische Fehler

**Merke**

Das Syndrom sollte vor allem bei jüngeren Erwachsenen als Differenzialdiagnose zur koronaren Herzkrankheit berücksichtigt werden. Zu beachten ist das deutlich erhöhte Risiko bei Belastungsuntersuchungen.

## 10.7 Was der Kliniker von mir wissen will

- Ursprung der A. coronaria sinistra
- Kollateralen aus der rechten A. coronaria
- linksventrikuläre Dilatation
- linksventrikuläre Funktion
- Myokardnarbe
- sekundäre Mitralinsuffizienz

## 10.8 Literatur

### 10.8.1 Literatur zur weiteren Vertiefung

[1] Peña E, Nguyen ET, Merchant N et al. ALCAPA syndrome: not just a pediatric disease. Radiographics 2009; 29 (2): 553–565

# 11 Kawasaki-Syndrom

*Jonas Dörner*

## 11.1 Einleitung

- **Definition:**
  - Vaskulitis der mittelgroßen arteriellen Gefäße unklarer Genese mit Bevorzugung der Koronararterien
  - in 25 % der Fälle Ausbildung von Koronaraneurysmen
- **Ätiologie:** vermutlich infektassoziiert mit Immunreaktion vornehmlich gegen Koronargefäße

### 11.1.1 Epidemiologie

#### Häufigkeit

- Weltweit erhebliche Unterschiede
- häufigstes Vorkommen in Japan mit einer Inzidenz von 265:100 000 Kindern
- in Europa selten mit einer Inzidenz von < 16:100 000 Kindern

#### Altersgipfel

- Sechster Lebensmonat bis 5. Lebensjahr

#### Geschlechtsverteilung

- Männlich : weiblich = 1,5:1

#### Prädisponierende Faktoren

- Mutmaßliche genetische Prädisposition der asiatischen Bevölkerung

### 11.1.2 Klinische Präsentation/Symptomatik

- Das Krankheitsbild folgt einem charakteristischen Krankheitsverlauf: initial hohes Fieber über mindestens 5 Tage, das nicht auf Antibiotika anspricht.
- Zudem müssen 4 von 5 der folgenden Symptome zur Diagnosesicherung vorhanden sein:
  - beidseitige Bindehautentzündung,
  - Veränderungen der Mundhöhle (Erdbeerzunge, spröde Lippen, Erythem),
  - polymorphes Exanthem,
  - Veränderungen der Extremitäten:
    - *akut:* Erythem der Handflächen und Fußsohlen sowie Ödeme von Händen und Füßen,
    - *subakut:* periunguale Schuppung an Fingern und Zehen,
  - zervikale Lymphadenopathie.

## 11.2 Methode der Wahl

- Echokardiografie

## 11.3 Pathognomonische Befunde

- Darstellung der Koronaraneurysmen

## 11.4 Befundbeschreibung

### 11.4.1 Echokardiografie

- Darstellung der Koronaraneurysmen
- Beurteilung der Herzfunktion
- Darstellung von Klappeninsuffizienzen (insbesondere der Mitralklappe)
- Darstellung des Perikardergusses im Falle der Mitbeteiligung von Perikard bzw. Myokard

### 11.4.2 CT

- Darstellung der Aneurysmen und Stenosen
- Nachweis von möglichen Verkalkungen

### 11.4.3 MRT

- Darstellung der Aneurysmen und Stenosen (▶ Abb. 11.1)
- Beurteilung der Herzfunktion (Goldstandard)
- Darstellung stattgehabter Ischämien mittels LGE
- Evaluation möglicher hämodynamisch relevanter Stenosen mittels Perfusionsbildgebung

### 11.4.4 Szintigrafie

- Alternative zur MRT bei Verdacht auf hämodynamisch relevante Stenose

### 11.4.5 Angiografie

- Darstellung der Aneurysmen und Stenosen

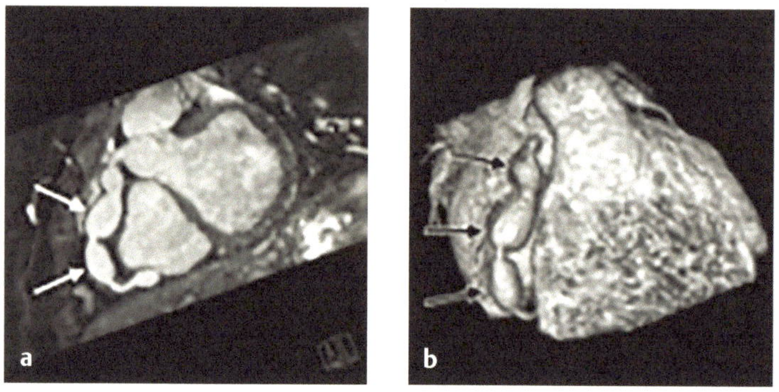


**Abb. 11.1 Kawasaki-Syndrom.** Dreijähriges Kind.

**a** MRT, MPR entlang des Gefäßverlaufs der rechten Koronararterie (Curved MPR). Multiple Koronaraneurysmen (Pfeile). (Quelle: Claussen CD, Miller S, Fenchel M. Kramer U, Riessen R. Pareto-Reihe Radiologie. Herz. Stuttgart: Thieme; 2006)

**b** MRT, 3-D-Oberflächenrekonstruktion einer SSFP-MR-Angiografie. Mehrere in Reihe angeordnete Aneurysmen der rechten Koronararterie (Pfeile). (Quelle: Claussen CD, Miller S, Fenchel M. Kramer U, Riessen R. Pareto-Reihe Radiologie. Herz. Stuttgart: Thieme; 2006)

Tab. 11.1 Radiologische Differenzialdiagnosen des Kawasaki-Syndroms.

| Differenzialdiagnose | Bemerkungen |
|---|---|
| juvenile idiopathische Arthritis | • zunächst ähnliches klinisches Bild, jedoch im Verlauf typischer Gelenkbefall<br>• sehr selten Dilatation der Koronararterien |
| Polyarteriitis nodosa | • Befall der Koronararterien möglich, jedoch differentes Verteilungsmuster und anderer klinischer Verlauf |

## 11.5 Radiologische Differenzialdiagnosen

- Zu den Differenzialdiagnosen s. in ▸ Tab. 11.1

## 11.6 Typische Fehler

- Außerachtlassen des Kawasaki-Syndroms bei Kindern < 5 Jahren und mit persistierendem Fieber
- Versäumen einer frühzeitigen Bildgebung mit Echokardiografie
- Unterlassen häufiger Follow-up-Untersuchungen, möglichst mit gleicher Modalität (entweder Echokardiografie oder MRT)
- keine Einordnung in eine Risikoklasse

## 11.7 Was der Kliniker von mir wissen will

- Vorliegen von Aneurysmen der Koronararterien
- Risikostratifizierung nach korrigierten Richtlinien der American Heart Association in 5 Klassen (dabei Risiko in Klasse I für das Ereignis eines Myokardinfarkts am niedrigsten und in Klasse V am höchsten):
  - *Klasse I:* keine morphologischen Veränderungen an den Koronararterien
  - *Klasse II:* vorübergehende Veränderungen an den Koronararterien, die sich nach 6–8 Wochen zurückbilden
  - *Klasse III:* kleine oder mittlere Aneurysmen in einer Hauptkoronararterie
  - *Klasse IV:* ein großes Aneurysma oder auch mehrere große Aneurysmen oder mehrfache und komplizierte Aneurysmen in derselben Koronararterie
  - *Klasse V:* Stenose einer Koronararterie
- Teilthrombosierung (Risikofaktor!)
- Myokard- und Klappenfunktion
- Zeichen eines Herzinfarkts

## 11.8 Literatur

### 11.8.1 Quellenangaben

[1] Claussen CD, Miller S, Fenchel M. Kramer U, Riessen R. Pareto-Reihe Radiologie. Herz. Stuttgart: Thieme; 2006

### 11.8.2 Literatur zur weiteren Vertiefung

[1] Newburger JW, Fulton DR. Kawasaki disease. Curr Treat Options Cardiovasc Med 2007; 9 (2): 148–158

# Teil II

## Herzinsuffizienz



II

# 12 Akute Herzinsuffizienz

*Bettina Baeßler*

## 12.1 Einleitung

- **Definition:**
  - Die akute Herzinsuffizienz ist keine eigenständige Erkrankung, sondern vielmehr ein Symptom, dem viele verschiedene kardiale wie auch nicht kardiale Ursachen zugrunde liegen können.
  - Sie kann dabei im Rahmen der Dekompensation einer chronischen Herzinsuffizienz wie auch im Rahmen einer plötzlich einsetzenden Manifestation der zugrunde liegenden Erkrankung auftreten.
- **Ätiologie:** Die häufigste Ursache für die akute Herzinsuffizienz ist der akute Myokardinfarkt.

### 12.1.1 Klinische Präsentation/Symptomatik

- Typische Symptome:
  - Dyspnoe
  - Tachypnoe
  - Orthopnoe
  - Tachykardie
  - Halsvenenstauung
  - Angina pectoris
  - Kaltschweißigkeit
  - Blässe
  - Angst
  - Unruhe
  - Schwindel
  - Synkopen
  - verminderte Belastbarkeit
  - Fatigue
  - Beinödeme

## 12.2 Methode der Wahl

- Echokardiografie
- ggf. Angiografie
- MRT und CT zur Ursachenforschung

## 12.3 Pathognomonische Befunde

- Stark abhängig von der zugrunde liegenden Ursache
- typisch: Dilatation der Herzhöhlen und eingeschränkte linksventrikuläre Funktion (Ejektionsfraktion < 50 %)

## 12.4 Befundbeschreibung

### 12.4.1 Echokardiografie

- Dilatierte Herzhöhlen (▸ Abb. 12.1a)
- eingeschränkte linksventrikuläre Funktion (Ejektionsfraktion < 50 %)
- je nach zugrunde liegender Ursache evtl. Hypertrophie
- evtl. Klappenfunktionsstörung
- evtl. Perikarderguss
- evtl. Dilatation der V. cava inferior

### 12.4.2 Röntgen

- Vergrößerter Herzschatten (kann aber auch normal sein!)
- vermehrte Lungengefäßzeichnung mit basoapikaler Umverteilung
- interstitielles bis hin zu alveolärem Lungenödem (▸ Abb. 12.1b)
- Pleuraerguss

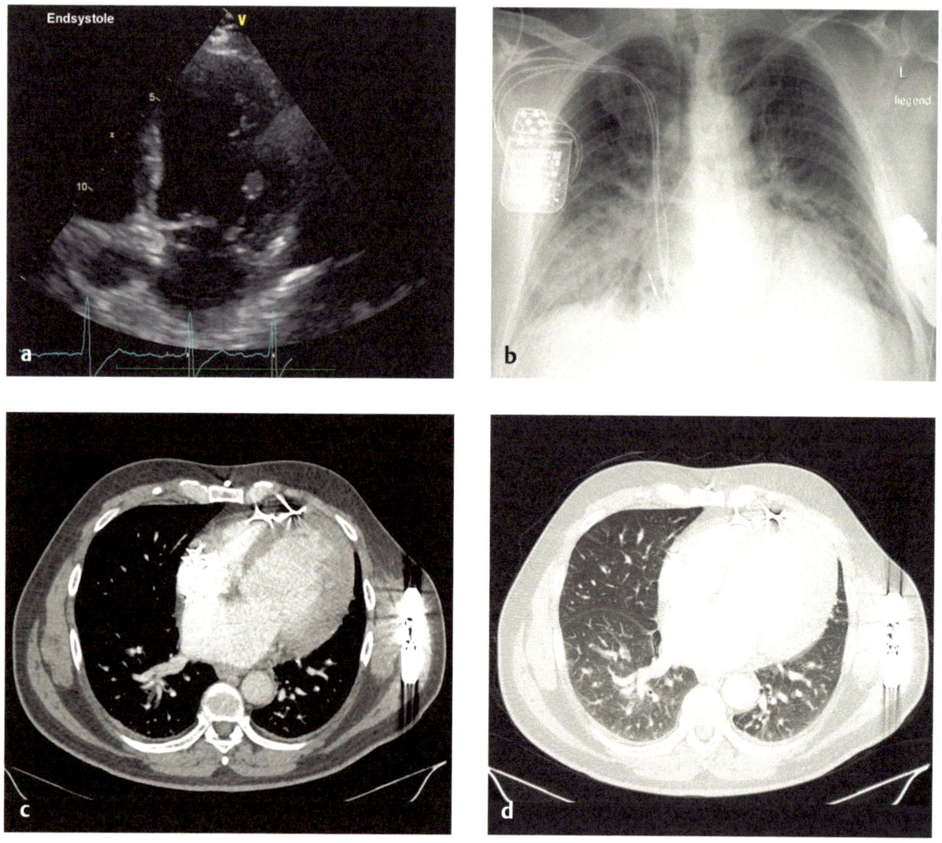


**Abb. 12.1 Akute Herzinsuffizienz.** 75-jähriger Patient mit akuter Herzinsuffizienz. Ursächlich für die akute kardiale Dekompensation war ein akuter Myokardinfarkt.

- **a** Echokardiografischer Vierkammerblick in der Endsystole. Es zeigt sich eine deutliche Dilatation des linken Ventrikels. Die linksventrikuläre Ejektionsfraktion war auf 28 % reduziert.
- **b** Röntgen-Thorax-Liegendaufnahme. Globale Vergrößerung des Herzschattens mit einliegendem Dreikammer-Herzschrittmacher. Darüber hinaus lässt sich eine intraaortale Ballonpumpe abgrenzen. Diffuse interstitielle Zeichnungsvermehrung sowie fleckförmige alveoläre Verdichtungen, betont perihilär, im Sinne eines alveolären Lungenödems.
- **c** CT, Weichteilfenster. Es zeigt sich eine deutliche Dilatation des linken Ventrikels und des linken Vorhofs bei einliegendem Dreikammer-Herzschrittmacher. Zeichen des interstitiellen Lungenödems.
- **d** CT, Lungenfenster. Ebenfalls Darstellung der dilatierten pulmonalvenösen Gefäße, einer interstitiellen Zeichnungsvermehrung sowie diffuser milchglasartiger Verdichtungen. Noch kein größerer Pleuraerguss.

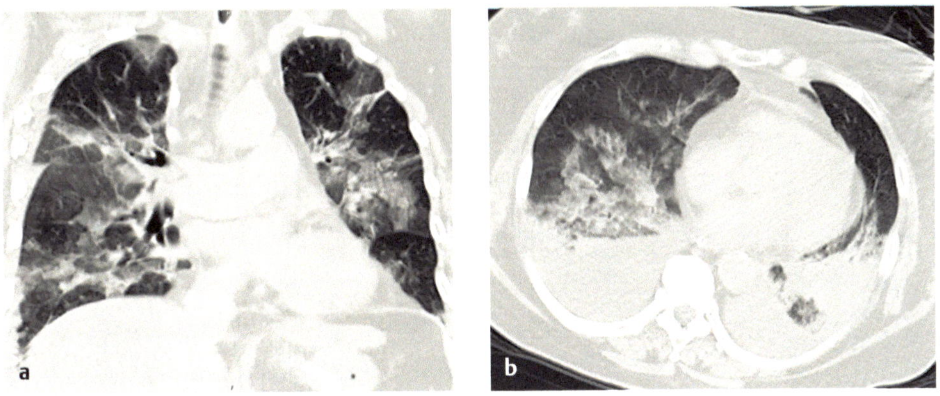

**Abb. 12.2 Akute Herzinsuffizienz.** CT-Thorax-Untersuchung einer 69-jährigen Patientin mit akuter Herzinsuffizienz im Rahmen eines akuten Myokardinfarkts. Sowohl in der koronaren als auch in der axialen Rekonstruktion lassen sich perihiläre interstitielle sowie alveoläre Verdichtungen im Sinne eines Lungenödems abgrenzen. Ausgedehnte Pleuraergüsse beidseits mit angrenzenden Belüftungsstörungen.

**a** CT, koronare Rekonstruktion. (Quelle: Claussen CD, Miller S, Fenchel M. Kramer U, Riessen R. Pareto-Reihe Radiologie. Herz. Stuttgart: Thieme; 2006)

**b** CT, axiale Rekonstruktion. (Quelle: Claussen CD, Miller S, Fenchel M. Kramer U, Riessen R. Pareto-Reihe Radiologie. Herz. Stuttgart: Thieme; 2006)

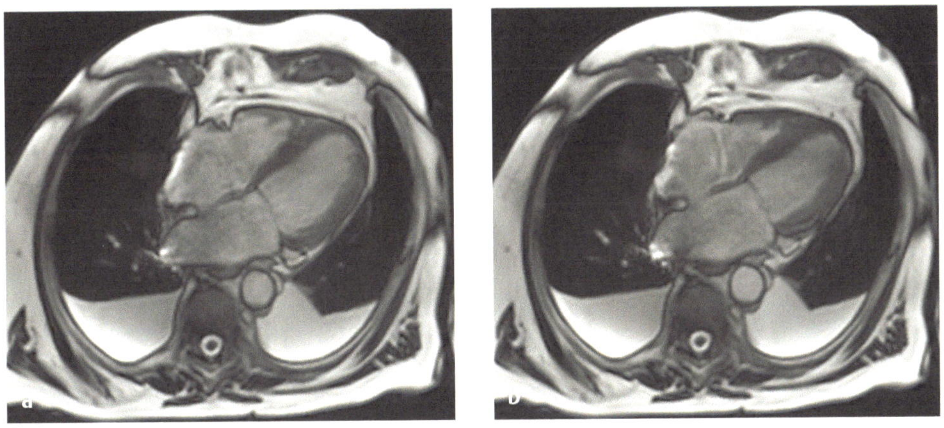

**Abb. 12.3 Akute Herzinsuffizienz.** 63-jähriger Patient mit akuter Herzinsuffizienz unklarer Ätiologie. Es zeigen sich im MRT eine deutlich verminderte Kontraktionsfähigkeit des linken Ventrikels mit einer Ejektionsfraktion von 32 % und eine deutliche Dilatation des linken Ventrikels sowie beider Vorhöfe. Deutliche Pleuraergüsse beidseits.

**a** Kardiale MRT, Cine-Aufnahmen im Vierkammerblick in der Enddiastole.

**b** Kardiale MRT, Cine-Aufnahmen im Vierkammerblick in der Endsystole

### 12.4.3 CT

- Befunde wie im Röntgen-Thorax (▶ Abb. 12.1c, ▶ Abb. 12.1d und ▶ Abb. 12.2)
- evtl. Nachweis der zugrunde liegenden Ursache, z. B. Lungenarterienembolie, Aortendissektion, Pneumonie

### 12.4.4 Angiografie

- Funktionsstörung des linken Ventrikels
- bei zugrunde liegender koronarer Herzkrankheit Koronarstenose bzw. -verschluss

### 12.4.5 MRT

- Befunde wie in der Echokardiografie (▶ Abb. 12.3)
- evtl. Hinweis auf zugrunde liegende kardiale Ursache, z. B. Myokarditis, Ischämie bzw. Infarkt, Klappenvitium oder Kardiomyopathie

## 12.5 Radiologische Differenzialdiagnosen

- Zu den Differenzialdiagnosen s. ▶ Tab. 12.1

## 12.6 Typische Fehler

M!

**Merke**

Die Differenzialdiagnose der akuten Herzinsuffizienz ist breit gefächert. Daher sollte die Ätiologie stets ausreichend geklärt werden.

## 12.7 Was der Kliniker von mir wissen will

- Schweregrad
- Ventrikelfunktion
- Lungenödem
- Abgrenzung von pulmonalen Ursachen einer Dyspnoe

**Cave**

Eine neu aufgetretene Herzinsuffizienz peri- oder postpartal sollte an die Möglichkeit einer peri- oder postpartalen Kardiomyopathie denken lassen.

II

Tab. 12.1 Radiologische Differenzialdiagnosen der akuten Herzinsuffizienz.

| Differenzialdiagnose | Bemerkungen |
|---|---|
| **Andere Ursachen einer Dyspnoe** | |
| restriktive oder obstruktive Lungenerkrankungen | • Differenzierung mittels nativer CT-Thorax-Untersuchung<br>• Lungenfunktionstest |
| Pneumonie | • Differenzierung mittels Röntgen-Thorax- und/oder nativer CT-Thorax-Untersuchung sowie Laborwerten meist problemlos möglich |
| Pneumothorax | • Differenzierung mittels Röntgen-Thorax- und/oder nativer CT-Thorax-Untersuchung problemlos möglich |
| Lungenembolie | • Differenzierung mittels CT-Angiografie der Pulmonalarterien meist problemlos möglich<br>• Röntgen bei Lungenembolie nicht zielführend |
| **Andere Ursachen eines Schockzustands** | |
| septischer Fokus | • schwierige Differenzialdiagnostik |
| akute Blutung (z. B. gastrointestinal) | • Labordiagnostik (Hämoglobin)<br>• Anamnese<br>• ggf. CT-Angiografie zur Blutungssuche (triphasisch) |
| **Wichtige Differenzialdiagnose für die akute linksventrikuläre Funktionsstörung insbesondere bei Frauen nach einem „Stressereignis“** | |
| Tako-Tsubo-Syndrom | • Funktionsstörung in der Regel nur vorübergehend und meist innerhalb von Stunden, manchmal Tagen, vollständig reversibel<br>• Ätiologie dieser Erkrankung nach wie vor unklar |

CT = Computertomografie

## 12.8 Literatur

### 12.8.1 Quellenangaben


[1] Claussen CD, Miller S, Fenchel M. Kramer U, Riessen R. Pareto-Reihe Radiologie. Herz. Stuttgart: Thieme; 2006


### 12.8.2 Literatur zur weiteren Vertiefung


[1] Kawel-Boehm N, Maceira A, Valsangiacomo Buechel ER et al. Normal values for cardiovascular magnetic resonance in adults and children. J Cardiovasc Magn Reson 2015; 17 (1): 29

[2] Ponikowski P, Voors AA, Anker SD et al. 2016 ESC Guidelines for the diagnosis and treatment of acute and chronic heart failure: The Task Force for the diagnosis and treatment of acute and chronic heart failure of the European Society of Cardiology (ESC) feveloped with the special contribution of the Heart Failure Association (HFA) of the ESC. Eur Heart J 2016; 37 (27): 2129–2200

[3] Schulz-Menger J, Bluemke DA, Bremerich J et al. Standardized image interpretation and post processing in cardiovascular magnetic resonance. Society for Cardiovascular Magnetic Resonance (SCMR) board of trustees task force on standardized post processing. J Cardiovasc Magn Resonance 2020; 22 (19)

[4] White RD, Patel MR, Abbara S et al. 2013 ACCF/ACR/ASE/ASNC/SCCT/SCMR appropriate utilization of cardiovascular imaging in heart failure: an executive summary: a joint report of the ACR Appropriateness Criteria (R) Committee and the ACCF Appropriate Use Criteria Task Force. J Am Coll Radiol 2013; 10 (7): 493–500

# 13 Chronische Herzinsuffizienz mit erhaltener Pumpfunktion

*Bettina Baeßler*

## 13.1 Einleitung

- **Definition:** Die chronische Herzinsuffizienz stellt eher einen Symptomenkomplex als eine klar definierte Erkrankung dar.
- **Ätiologie:** Die häufigsten Ursachen einer chronischen Herzinsuffizienz sind koronare Herzkrankheit und arterielle Hypertonie, aber auch Herzklappenfehler, Kardiomyopathien und Arrhythmien.
- **Einteilung:** Der Bildgebung kommt somit beim Nachweis ursächlicher Krankheitsbilder und auch primär eine Rolle bei der Zuordnung der Herzinsuffizienz zu einer der 3 folgenden Klassen zu; diese Einteilung beruht auf der Bestimmung der linksventrikulären Ejektionsfraktion und der Analyse der diastolischen Herzfunktion:
  - chronische Herzinsuffizienz mit erhaltener Pumpfunktion (Heart Failure with preserved Ejection Fraction; kurz: HFpEF),
  - chronische Herzinsuffizienz mit gering reduzierter Pumpfunktion (Heart Failure with mildly reduced Ejection Fraction; kurz: HFmrEF),
  - chronische Herzinsuffizienz mit eingeschränkter Pumpfunktion (Heart Failure with reduced Ejection Fraction; kurz: HFrEF).

### 13.1.1 Klinische Präsentation/Symptomatik

- **Typisch:**
  - Dyspnoe
  - Tachypnoe
  - Orthopnoe
  - verminderte Belastbarkeit
  - Fatigue
  - Beinödeme
- **weniger typisch:**
  - nächtlicher Husten
  - Appetitlosigkeit
  - Verwirrtheit
  - Depressionen
  - Palpitationen
  - Schwindel
  - Synkopen

**Merke**

M!

Es ist auch ein asymptomatisches Auftreten der chronischen Herzinsuffizienz mit erhaltener Pumpfunktion möglich.

## 13.2 Methode der Wahl

- Echokardiografie zum Nachweis einer strukturellen Herzerkrankung und/oder einer diastolischen Dysfunktion
- zur Diagnose der chronischen Herzinsuffizienz mit erhaltener Pumpfunktion sind jedoch neben der Bildgebung noch weitere klinische Kriterien erforderlich:
  - Symptome mit oder ohne Zeichen der Herzinsuffizienz
  - linksventrikuläre Ejektionsfraktion ≥ 50 %
  - erhöhte Level des Brain natriuretic Peptide
  - mindestens ein weiteres Kriterium:
    - relevante strukturelle Herzerkrankung (linksventrikuläre Hypertrophie oder Lungenembolie)
    - diastolische Dysfunktion

**Merke**

M!

Insgesamt ist die Diagnose einer chronischen Herzinsuffizienz mit erhaltener Pumpfunktion eine Herausforderung.

## 13.3 Pathognomonische Befunde

- **Echokardiografie:** Nachweis einer diastolischen Dysfunktion bei erhaltener linksventrikulärer Ejektionsfraktion (≥ 50 %)
- **invasive Katheterdruckmessungen:** erhöhte linksventrikuläre Füllungsdrücke

## 13.4 Befundbeschreibung

### 13.4.1 Echokardiografie

- Linksventrikuläre Ejektionsfraktion ≥ 50 % (auch bei einer erhaltenen linksventrikulären Pumpfunktion kann eine Herzinsuffizienz vorliegen!)
- erhöhter linksatrialer Volumenindex > 34 ml/m$^2$ oder linksventrikulärer Massenindex ≥ 115 g/m$^2$ (Männer) bzw. ≥ 95 g/m$^2$ (Frauen)
- E/e' ≥ 13 und mittleres e' septal und lateral < 9 cm/s
- andere (indirekte) Messungen: longitudinaler Strain und Trikuspidalis-Rückstromgeschwindigkeit (Tricuspid Regurgitation Velocity)
- ggf. Durchführung eines Stresstests, dabei Erhöhung von E/e' auf ≥ 13
- Zeichen einer zugrunde liegenden strukturellen Herzerkrankung (z. B. Narben, Hypertrophie des linken Ventrikels, Aneurysmen, Perikarderguss, Klappenpathologien)

### 13.4.2 Angiografie

- Pulmonalkapillärer Verschlussdruck ≥ 15 mmHg oder linksventrikulärer enddiastolischer Druck ≥ 16 mmHg

### 13.4.3 MRT

- Goldstandard für die Bestimmung der kardialen Volumina und der systolischen Funktion
- Darstellung der Ursache für die Herzinsuffizienz (z. B. ischämisch oder nicht ischämisch)
- Nachweis einer Fibrose bzw. Narbenbildung mittels LGE-Bildgebung und T1-Mapping
- ggf. Nachweis myokardialer Eisenablagerungen im Rahmen einer zugrunde liegenden Siderose mittels T2*-Bildgebung und/oder -Mapping

Tab. 13.1 Radiologische Differenzialdiagnosen der chronischen Herzinsuffizienz mit erhaltener Pumpfunktion.

| Differenzialdiagnose | Bemerkungen |
|---|---|
| andere Ursachen einer Dyspnoe (Lungenerkrankungen, Pneumonie, Lungenarterienembolie) | • meist gute Differenzialdiagnostik mittels CT-Thorax-Untersuchung möglich |
| insgesamt breite Differenzialdiagnose des Symptoms Herzinsuffizienz | – |

CT = Computertomografie

### 13.4.4 CT

- Nachweis eines interstitiellen oder alveolären Lungenödems
- Nachweis anderer, der Symptomatik des Patienten zugrunde liegender Ursachen (z. B. interstitielle Lungenerkrankungen oder Bronchialkarzinome)
- nicht invasiver Nachweis einer ursächlichen koronaren Herzkrankheit mittels CT-Koronarangiografie

### 13.4.5 Röntgen

- Die Röntgenuntersuchung des Thorax hat keinen hohen Stellenwert bei der Abklärung einer chronischen Herzinsuffizienz mit erhaltener Pumpfunktion.
- Aufgrund der diastolischen Funktionsstörung kann eine signifikante Herzinsuffizienz ohne jegliche auf dem Röntgenbild abgrenzbare Herzvergrößerung vorliegen.
- Gegebenenfalls lässt sich ein interstitielles Lungenödem nachweisen (Vergrößerung des Herzschattens, Kerley-Linien, Pleuraerguss).
- Die Röntgenuntersuchung des Thorax kann helfen, alternative Ursachen für die Symptomatik des Patienten aufzudecken (z. B. interstitielle Lungenerkrankungen oder Bronchialkarzinome), wenngleich dabei die CT des Thorax vorzuziehen ist.

## 13.5 Radiologische Differenzialdiagnosen

- Zu berücksichtigende Differenzialdiagnosen s. in ▸ Tab. 13.1

## 13.6 Typische Fehler

- Die diastolische Funktionsstörung kann leicht übersehen werden, wenn nicht gezielt nach ihr gesucht wird.
- Insgesamt ist die Diagnostik schwierig und es gibt eine breite Palette an Differenzialdiagnosen.

## 13.7 Was der Kliniker von mir wissen will

- Morphologischer und funktioneller Herzstatus
- Vorliegen einer diastolischen Dysfunktion
- Hinweise auf die Ätiologie der Herzinsuffizienz
- pulmonale Zeichen einer Linksherzinsuffizienz
- Abgrenzung von pulmonalen Ursachen einer Dyspnoe
- Ausmaß einer Fibrose (MRT)

**Cave**

Eine neu aufgetretene Herzinsuffizienz peri- oder postpartal sollte an die Möglichkeit einer peri- oder postpartalen Kardiomyopathie denken lassen.

## 13.8 Literatur

### 13.8.1 Literatur zur weiteren Vertiefung


[1] Kawel-Boehm N, Maceira A, Valsangiacomo Buechel ER et al. Normal values for cardiovascular magnetic resonance in adults and children. J Cardiovasc Magn Reson 2015; 17 (1): 29

[2] Ponikowski P, Voors AA, Anker SD et al. 2016 ESC Guidelines for the diagnosis and treatment of acute and chronic heart failure: The Task Force for the diagnosis and treatment of acute and chronic heart failure of the European Society of Cardiology (ESC) feveloped with the special contribution of the Heart Failure Association (HFA) of the ESC. Eur Heart J 2016; 37 (27): 2129–2200

[3] Schulz-Menger J, Bluemke DA, Bremerich J et al. Standardized image interpretation and post processing in cardiovascular magnetic resonance. Society for Cardiovascular Magnetic Resonance (SCMR) board of trustees task force on standardized post processing. J Cardiovasc Magn Resonance 2020; 22 (19)

[4] White RD, Patel MR, Abbara S et al. 2013 ACCF/ACR/ASE/ASNC/SCCT/SCMR appropriate utilization of cardiovascular imaging in heart failure: an executive summary: a joint report of the ACR Appropriateness Criteria (R) Committee and the ACCF Appropriate Use Criteria Task Force. J Am Coll Radiol 2013; 10 (7): 493–500

# 14 Chronische Herzinsuffizienz mit gering reduzierter Pumpfunktion

*Bettina Baeßler*

## 14.1 Einleitung

- **Definition:** Die chronische Herzinsuffizienz stellt eher einen Symptomenkomplex als eine klar definierte Erkrankung dar.
- **Ätiologie:** Die häufigsten Ursachen einer chronischen Herzinsuffizienz sind koronare Herzkrankheit und arterielle Hypertonie, aber auch Herzklappenfehler, Kardiomyopathien und Arrhythmien.
- **Einteilung:** Der Bildgebung kommt somit beim Nachweis ursächlicher Krankheitsbilder und auch primär eine Rolle bei der Zuordnung der Herzinsuffizienz zu einer der 3 folgenden Klassen zu; diese Einteilung beruht auf der Bestimmung der linksventrikulären Ejektionsfraktion und der Analyse der diastolischen Herzfunktion:
  - chronische Herzinsuffizienz mit erhaltener Pumpfunktion (Heart Failure with preserved Ejection Fraction; kurz: HFpEF),
  - chronische Herzinsuffizienz mit gering reduzierter Pumpfunktion (Heart Failure with mildly reduced Ejection Fraction; kurz: HFmrEF),
  - chronische Herzinsuffizienz mit eingeschränkter Pumpfunktion (Heart Failure with reduced Ejection Fraction; kurz: HFrEF).

### 14.1.1 Klinische Präsentation/Symptomatik

- **Typisch:**
  - Dyspnoe
  - Tachypnoe
  - Orthopnoe
  - verminderte Belastbarkeit
  - Fatigue
  - Beinödeme
- **weniger typisch:**
  - nächtlicher Husten
  - Appetitlosigkeit
  - Verwirrtheit
  - Depressionen
  - Palpitationen
  - Schwindel
  - Synkopen

## 14.2 Methode der Wahl

- Echokardiografie und invasive Katheterdruckmessungen (Goldstandard) zum Nachweis einer strukturellen Herzerkrankung und/oder einer diastolischen Dysfunktion
- zur Diagnose der chronischen Herzinsuffizienz mit gering reduzierter Pumpfunktion jedoch neben der Bildgebung noch weitere klinische Kriterien erforderlich:
  - Symptome mit oder ohne Zeichen der Herzinsuffizienz
  - linksventrikuläre Ejektionsfraktion 40–49 %
  - erhöhte Level des Brain natriuretic Peptide
  - mindestens ein weiteres Kriterium:
    - relevante strukturelle Herzerkrankung (linksventrikuläre Hypertrophie oder Lungenembolie)
    - diastolische Dysfunktion

## 14.3 Pathognomonische Befunde

- **Echokardiografie:** Nachweis einer diastolischen Dysfunktion bei linksventrikulärer „Borderline“-Ejektionsfraktion (40–49 %)
- **invasive Katheterdruckmessungen:** erhöhte linksventrikuläre Füllungsdrücke

## 14.4 Befundbeschreibung

### 14.4.1 Echokardiografie

- Linksventrikuläre Ejektionsfraktion 40–49 %
- erhöhter linksatrialer Volumenindex > 34 ml/m² oder linksventrikulärer Massenindex ≥ 115 g/m² (Männer) bzw. ≥ 95 g/m² (Frauen)
- E/e' ≥ 13 und mittleres e' septal und lateral < 9 cm/s
- andere (indirekte) Messungen: longitudinaler Strain und Trikuspidalis-Rückstromgeschwindigkeit (Tricuspid Regurgitation Velocity)
- ggf. Durchführung eines Stresstests, dabei Erhöhung von E/e' auf ≥ 13
- Zeichen einer zugrunde liegenden strukturellen Herzerkrankung (z. B. Narben, Hypertrophie des linken Ventrikels, Aneurysmen, Perikarderguss, Klappenpathologien)

### 14.4.2 Angiografie

- Pulmonalkapillärer Verschlussdruck ≥ 15 mmHg oder linksventrikulärer enddiastolischer Druck ≥ 16 mmHg

### 14.4.3 MRT

- Goldstandard für die Bestimmung der kardialen Volumina und der systolischen Funktion
- Darstellung der Ursache für die Herzinsuffizienz (z. B. ischämisch oder nicht ischämisch)
- Nachweis einer Fibrose bzw. Narbenbildung mittels LGE-Bildgebung und T1-Mapping
- ggf. Nachweis myokardialer Eisenablagerungen im Rahmen einer zugrunde liegenden Siderose mittels T2*-Bildgebung und/oder -Mapping

### 14.4.4 CT

- Nachweis eines interstitiellen oder alveolären Lungenödems
- Nachweis anderer, der Symptomatik des Patienten zugrunde liegender Ursachen (z. B. interstitielle Lungenerkrankungen oder Bronchialkarzinom)
- nicht invasiver Nachweis einer ursächlichen koronaren Herzkrankheit mittels CT-Koronarangiografie

### 14.4.5 Röntgen

- Die Röntgenuntersuchung des Thorax hat keinen hohen Stellenwert bei der Abklärung einer chronischen Herzinsuffizienz mit gering reduzierter Pumpfunktion.

14

II

Tab. 14.1 Radiologische Differenzialdiagnosen der chronischen Herzinsuffizienz mit gering reduzierter Pumpfunktion.

| Differenzialdiagnose | Bemerkungen |
|---|---|
| andere Ursachen einer Dyspnoe (Lungenerkrankungen, Pneumonie, Lungenarterienembolie) | • meist gute Differenzialdiagnostik mittels CT-Thorax-Untersuchung möglich |
| insgesamt breite Differenzialdiagnose des Symptoms Herzinsuffizienz | – |

CT = Computertomografie

- Aufgrund der diastolischen Funktionsstörung kann eine signifikante Herzinsuffizienz ohne jegliche auf dem Röntgenbild abgrenzbare Herzvergrößerung vorliegen.
- Gegebenenfalls lassen sich pulmonalvenöse Stauungszeichen nachweisen (Vergrößerung des Herzschattens, Kerley-Linien, Pleuraerguss).
- Die Röntgenuntersuchung des Thorax kann helfen, alternative Ursachen für die Symptomatik des Patienten aufzudecken (z. B. interstitielle Lungenerkrankungen oder Bronchialkarzinom), wenngleich dabei die CT des Thorax vorzuziehen ist.

## 14.5 Radiologische Differenzialdiagnosen

- Überblick über die möglichen Differenzialdiagnosen s. in ▸ Tab. 14.1

## 14.6 Typische Fehler

- Die diastolische Funktionsstörung kann leicht übersehen werden, wenn nicht gezielt nach ihr gesucht wird.
- Insgesamt ist die Diagnostik schwierig und es gibt eine breite Palette an Differenzialdiagnosen.

**Praxistipp**

Es sollte eine möglichst exakte Volumetrie (am besten reproduzierbar mittels MRT) zur Bestimmung der linksventrikulären Funktion durchgeführt werden, da die Einordnung in die Kategorie chronische Herzinsuffizienz mit gering reduzierter Pumpfunktion auf einem recht engen Bereich an Werten der linksventrikulären Ejektionsfraktion beruht. Dies ist auch für das Erkennen einer Progredienz in Richtung chronische Herzinsuffizienz mit eingeschränkter Pumpfunktion wichtig.

## 14.7 Was der Kliniker von mir wissen will

- Morphologischer und funktioneller Herzstatus
- Hinweise auf die Ätiologie der Herzinsuffizienz
- pulmonale Zeichen einer Linksherzinsuffizienz
- Abgrenzung von pulmonalen Ursachen einer Dyspnoe
- Ausmaß einer Fibrose (MRT)

**Cave**

Eine neu aufgetretene Herzinsuffizienz peri- oder postpartal sollte an die Möglichkeit einer peri- oder postpartalen Kardiomyopathie denken lassen.

## 14.8 Literatur

### 14.8.1 Literatur zur weiteren Vertiefung

[1] Kawel-Boehm N, Maceira A, Valsangiacomo Buechel ER et al. Normal values for cardiovascular magnetic resonance in adults and children. J Cardiovasc Magn Reson 2015; 17 (1): 29

[2] Ponikowski P, Voors AA, Anker SD et al. 2016 ESC Guidelines for the diagnosis and treatment of acute and chronic heart failure: The Task Force for the diagnosis and treatment of acute and chronic heart failure of the European Society of Cardiology (ESC) feveloped with the special contribution of the Heart Failure Association (HFA) of the ESC. Eur Heart J 2016; 37 (27): 2129–2200

[3] Schulz-Menger J, Bluemke DA, Bremerich J et al. Standardized image interpretation and post processing in cardiovascular magnetic resonance. Society for Cardiovascular Magnetic Resonance (SCMR) board of trustees task force on standardized post processing. J Cardiovasc Magn Resonance 2020; 22 (19)

[4] White RD, Patel MR, Abbara S et al. 2013 ACCF/ACR/ASE/ASNC/SCCT/SCMR appropriate utilization of cardiovascular imaging in heart failure: an executive summary: a joint report of the ACR Appropriateness Criteria (R) Committee and the ACCF Appropriate Use Criteria Task Force. J Am Coll Radiol 2013; 10 (7): 493–500

# 15 Chronische Herzinsuffizienz mit eingeschränkter Pumpfunktion

*Bettina Baeßler*

## 15.1 Einleitung

- **Definition:** Die chronische Herzinsuffizienz stellt eher einen Symptomenkomplex als eine klar definierte Erkrankung dar.
- **Ätiologie:** Die häufigsten Ursachen einer chronischen Herzinsuffizienz sind koronare Herzkrankheit und arterielle Hypertonie, aber auch Herzklappenfehler, Kardiomyopathien und Arrhythmien.
- **Einteilung:** Der Bildgebung kommt somit beim Nachweis ursächlicher Krankheitsbilder und auch primär eine Rolle bei der Zuordnung der Herzinsuffizienz zu einer der 3 folgenden Klassen zu; diese Einteilung beruht auf der Bestimmung der linksventrikulären Ejektionsfraktion und der Analyse der diastolischen Herzfunktion:
  - chronische Herzinsuffizienz mit erhaltener Pumpfunktion (Heart Failure with preserved Ejection Fraction; kurz: HFpEF),
  - chronische Herzinsuffizienz mit gering reduzierter Pumpfunktion (Heart Failure with mildly reduced Ejection Fraction; kurz: HFmrEF),
  - chronische Herzinsuffizienz mit eingeschränkter Pumpfunktion (Heart Failure with reduced Ejection Fraction; kurz: HFrEF).

### 15.1.1 Epidemiologie

#### Häufigkeit

- Etwa 10 % der 80-Jährigen

#### Altersgipfel

- Häufigkeit mit steigendem Alter zunehmend

#### Prädisponierende Faktoren

- Koronare Herzkrankheit
- Klappenerkrankungen
- arterielle Hypertonie
- Myokarditis
- Kardiomyopathien
- Arrhythmien

### 15.1.2 Klinische Präsentation/Symptomatik

- **Typisch:**
  - Dyspnoe
  - Tachypnoe
  - Orthopnoe
  - verminderte Belastbarkeit
  - Fatigue
  - Beinödeme
- **weniger typisch:**
  - nächtlicher Husten
  - Appetitlosigkeit
  - Verwirrtheit
  - Depressionen
  - Palpitationen
  - Schwindel
  - Synkopen

## 15.2 Methode der Wahl

- Echokardiografie
- zur Diagnose der chronischen Herzinsuffizienz mit eingeschränkter Pumpfunktion jedoch neben der Bildgebung noch klinische Symptome und Zeichen einer Herzinsuffizienz erforderlich:
  - Symptome mit oder ohne Zeichen der Herzinsuffizienz
  - linksventrikuläre Ejektionsfraktion < 40 %

## 15.3 Pathognomonische Befunde

- Echokardiografie: linksventrikuläre Ejektionsfraktion < 40 %

## 15.4 Befundbeschreibung

### 15.4.1 Echokardiografie

- Linksventrikuläre Ejektionsfraktion < 40 % (▸ Abb. 15.1a)
- Dilatation der Ventrikel und Vorhöfe
- Zeichen einer zugrunde liegenden strukturellen Herzerkrankung (z. B. Narben, Hypertrophie des linken Ventrikels, Aneurysmen, Perikarderguss, Klappenpathologien)

### 15.4.2 Angiografie

- Oft Klärung der Differenzialdiagnosen einer koronaren Herzkrankheit mittels Koronarangiografie erforderlich
- in der Lävokardiografie eingeschränkte Funktion und Dilatation des linken Ventrikels

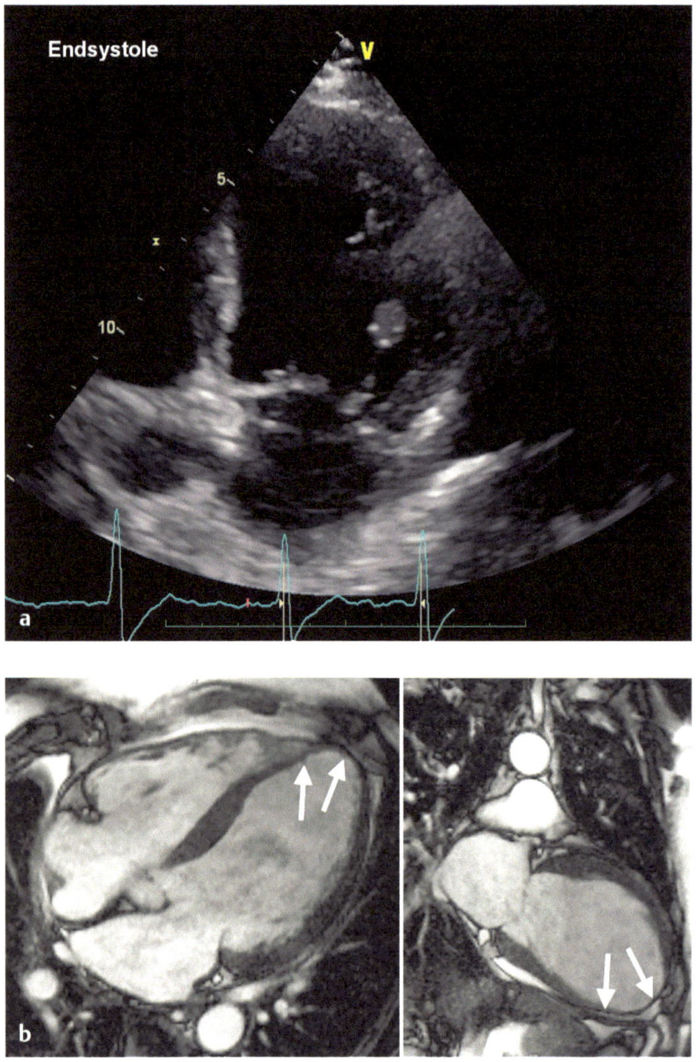


Abb. 15.1 **Chronische Herzinsuffizienz mit eingeschränkter Pumpfunktion.** 75-jähriger Patient mit schwerer chronischer Herzinsuffizienz mit eingeschränkter Pumpfunktion durch eine koronare Dreigefäß-Herzkrankheit.

**a** Echokardiografischer Vierkammerblick in der Endsystole. Es zeigt sich eine deutliche Dilatation des linken Ventrikels, die linksventrikuläre Ejektionsfraktion war auf 28 % reduziert.

**b** Kardiale MRT, Cine-Sequenz im Vier- (links) und Zweikammerblick (rechts). Kardiomegalie und apikal sowie inferior gelegene Infarktnarben mit Ausdünnung der Ventrikelwand (Pfeile). (Quelle: Claussen CD, Miller S, Fenchel M. Kramer U, Riessen R. Pareto-Reihe Radiologie. Herz. Stuttgart: Thieme; 2006)

### 15.4.3 MRT

- Goldstandard für die Bestimmung der kardialen Volumina und der systolischen Funktion; linksventrikuläre Ejektionsfraktion < 40 %
- Darstellung der Ursache für die Herzinsuffizienz (z. B. ischämisch oder nicht ischämisch; ▸ Abb. 15.1b)
- Nachweis einer Fibrose bzw. Narbenbildung mittels LGE-Bildgebung und T1-Mapping
- ggf. Nachweis myokardialer Eisenablagerungen im Rahmen einer zugrunde liegenden Siderose mittels T2*-Bildgebung und/oder -Mapping

### 15.4.4 CT

- Nachweis eines interstitiellen oder alveolären Lungenödems (▸ Abb. 15.2 und ▸ Abb. 15.3)
- Nachweis anderer, der Symptomatik des Patienten zugrunde liegender Ursachen (z. B. interstitielle Lungenerkrankungen oder Bronchialkarzinom)
- nicht invasiver Nachweis einer ursächlichen koronaren Herzkrankheit mittels CT-Koronarangiografie

### 15.4.5 Röntgen

- Gegebenenfalls gelingt der Nachweis eines interstitiellen oder alveolären Lungenödems (Vergrößerung des Herzschattens, Kerley-Linien, Pleuraerguss; ▸ Abb. 15.4).
- Die Röntgenuntersuchung des Thorax kann helfen, alternative Ursachen für die Symptomatik des Patienten aufzudecken (z. B. interstitielle Lungenerkrankungen oder Bronchialkarzinome), wenngleich dabei die CT des Thorax vorzuziehen ist.

## 15.5 Radiologische Differenzialdiagnosen

- Überblick über die infrage kommenden Differenzialdiagnosen s. in ▸ Tab. 15.1

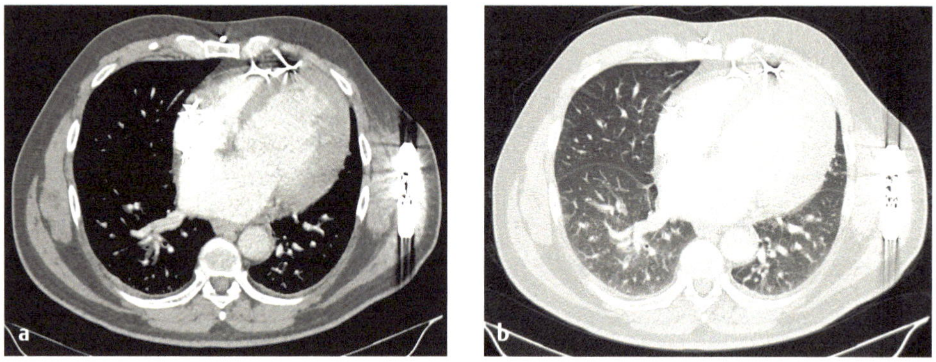


Abb. 15.2 **Chronische Herzinsuffizienz mit eingeschränkter Pumpfunktion.** CT-Thoraxuntersuchung eines 75-jährigen Patienten mit akuter Dekompensation einer chronischen Herzinsuffizienz mit eingeschränkter Pumpfunktion.

**a** Im Weichteilfenster zeigt sich eine deutliche Dilatation des linken Ventrikels und des linken Vorhofs bei einliegendem Dreikammer-Herzschrittmacher. Vermehrte pulmonalvenöse Gefäßfüllung.

**b** Im Lungenfenster sind ebenfalls die dilatierten pulmonalvenösen Gefäße zu sehen, dazu eine interstitielle Zeichnungsvermehrung sowie diffuse milchglasartige Verdichtungen. Noch kein größerer Pleuraerguss.

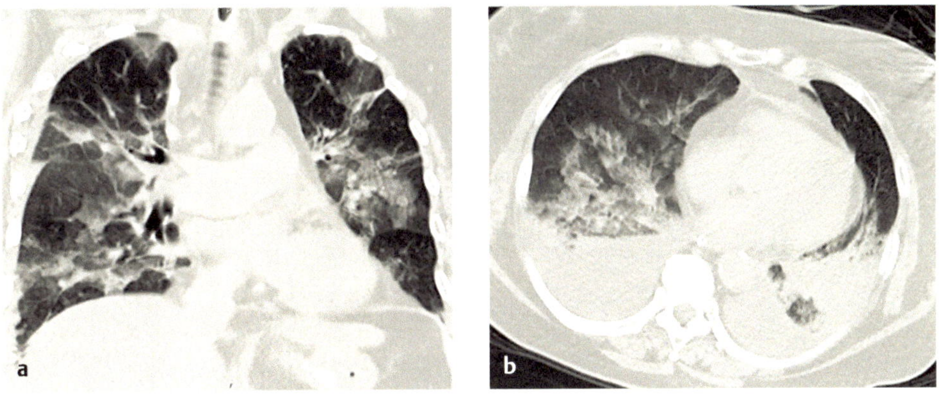


**Abb. 15.3 Chronische Herzinsuffizienz mit eingeschränkter Pumpfunktion.** CT-Thoraxuntersuchung einer 69-jährigen Patientin mit akuter Dekompensation einer chronischen Herzinsuffizienz mit eingeschränkter Pumpfunktion. Sowohl in der koronaren als auch in der axialen Rekonstruktion lassen sich perihiläre interstitielle sowie alveoläre Verdichtungen im Sinne eines Lungenödems abgrenzen. Ausgedehnte Pleuraergüsse beidseits mit angrenzenden Belüftungsstörungen.

**a** Koronare Rekonstruktion. (Quelle: Claussen CD, Miller S, Fenchel M. Kramer U, Riessen R. Pareto-Reihe Radiologie. Herz. Stuttgart: Thieme; 2006)

**b** Axiale Rekonstruktion. (Quelle: Claussen CD, Miller S, Fenchel M. Kramer U, Riessen R. Pareto-Reihe Radiologie. Herz. Stuttgart: Thieme; 2006)

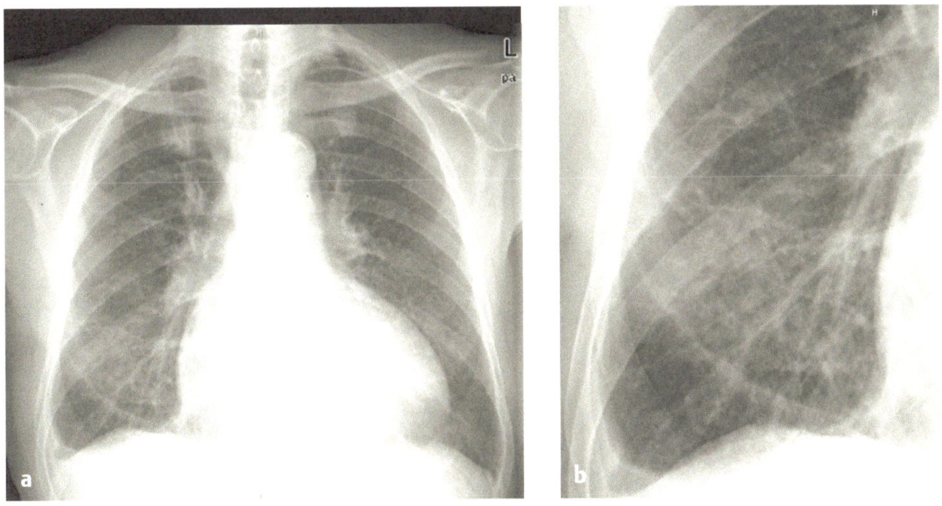


**Abb. 15.4 Chronische Herzinsuffizienz mit eingeschränkter Pumpfunktion.** Schwere chronische Herzinsuffizienz mit eingeschränkter Pumpfunktion durch eine koronare Dreigefäß-Herzkrankheit. Röntgen-Thorax-Untersuchung p.-a. mit Kardiomegalie, Dilatation der pulmonalvenösen Gefäße, Randwinkelerguss rechts und Kerley-B-Linien.

**a** Röntgen-Thorax p.-a. (Quelle: Claussen CD, Miller S, Fenchel M. Kramer U, Riessen R. Pareto-Reihe Radiologie. Herz. Stuttgart: Thieme; 2006)

**b** Ausschnittsvergrößerung von **b**. (Quelle: Claussen CD, Miller S, Fenchel M. Kramer U, Riessen R. Pareto-Reihe Radiologie. Herz. Stuttgart: Thieme; 2006)

**Tab. 15.1** Radiologische Differenzialdiagnosen der chronischen Herzinsuffizienz mit eingeschränkter Pumpfunktion.

| Differenzialdiagnose | Bemerkungen |
|---|---|
| andere Ursachen einer Dyspnoe (Lungenerkrankungen, Pneumonie, Lungenarterienembolie) | • meist gute Differenzialdiagnostik mittels CT-Thorax-Untersuchung möglich |
| insgesamt breite Differenzialdiagnose des Symptoms Herzinsuffizienz | – |

CT = Computertomografie

## 15.6 Typische Fehler

### Cave

Die Befunde im Röntgen Thorax korrelieren bei chronischer Herzinsuffizienz mit eingeschränkter Pumpfunktion nur schlecht mit der Funktion des linken Ventrikels. Daher muss die Interpretation im Kontext mit den klinischen Symptomen und den Befunden anderer bildgebender Verfahren erfolgen.

### Merke

Bei Vorhofflimmern oder anderen Tachykardien ist eine MRT oder CT des Herzes oft nicht durchführbar. Neue, schnelle MRT-Techniken erlauben jedoch teils dennoch eine adäquate Untersuchung bei freier Atmung.

II

## 15.7 Was der Kliniker von mir wissen will

- Morphologischer und funktioneller Herzstatus
- Hinweise auf die Ätiologie der Herzinsuffizienz
- pulmonale Zeichen einer Linksherzinsuffizienz
- Abgrenzung von pulmonalen Ursachen einer Dyspnoe
- Ausmaß einer Fibrose (MRT)

**Cave**

Eine neu aufgetretene Herzinsuffizienz peri- oder postpartal sollte an die Möglichkeit einer peri- oder postpartalen Kardiomyopathie denken lassen.

## 15.8 Literatur

### 15.8.1 Quellenangaben

[1] Claussen CD, Miller S, Fenchel M. Kramer U, Riessen R. Pareto-Reihe Radiologie. Herz. Stuttgart: Thieme; 2006

### 15.8.2 Literatur zur weiteren Vertiefung

[1] Kawel-Boehm N, Maceira A, Valsangiacomo Buechel ER et al. Normal values for cardiovascular magnetic resonance in adults and children. J Cardiovasc Magn Reson 2015; 17 (1): 29

[2] Ponikowski P, Voors AA, Anker SD et al. 2016 ESC Guidelines for the diagnosis and treatment of acute and chronic heart failure: The Task Force for the diagnosis and treatment of acute and chronic heart failure of the European Society of Cardiology (ESC) feveloped with the special contribution of the Heart Failure Association (HFA) of the ESC. Eur Heart J 2016; 37 (27): 2129–2200

[3] Schulz-Menger J, Bluemke DA, Bremerich J et al. Standardized image interpretation and post processing in cardiovascular magnetic resonance. Society for Cardiovascular Magnetic Resonance (SCMR) board of trustees task force on standardized post processing. J Cardiovasc Magn Resonance 2020; 22 (19)

[4] White RD, Patel MR, Abbara S et al. 2013 ACCF/ACR/ASE/ASNC/SCCT/SCMR appropriate utilization of cardiovascular imaging in heart failure: an executive summary: a joint report of the ACR Appropriateness Criteria (R) Committee and the ACCF Appropriate Use Criteria Task Force. J Am Coll Radiol 2013; 10 (7): 493–500

# 16 Herztransplantation

*Bettina Baeßler*

## 16.1 Einleitung

- **Definition:** Die Herztransplantation ist eine anerkannte Behandlungsmöglichkeit bei Patienten mit fortgeschrittener Herzinsuffizienz. Neben der Knappheit von Spenderorganen sind die größten Herausforderungen die fehlende Effektivität und die Komplikationen der nach einer Transplantation erforderlichen immunsuppressiven Therapie (z. B. antikörpervermittelte Abstoßung, Infektionen, arterielle Hypertonie, Nierenversagen, Malignome, Transplantatvaskulopathie).
- **Diagnostik:**
  - Die bildgebenden Befunde bei Patienten vor Herztransplantation entsprechen weitgehend den Veränderungen bei chronischer Herzinsuffizienz mit eingeschränkter Pumpfunktion.
  - Die postoperative Bildgebung nach Herztransplantation zielt insbesondere auf die frühzeitige Detektion einer Abstoßungsreaktion und einer Transplantatvaskulopathie ab.

## 16.2 Methode der Wahl

- **Myokardbiopsie:** Abstoßungsreaktion
- **Angiografie:** Transplantatvaskulopathie

**Praxistipp**

Es existieren bislang keine absolut sicheren bildgebenden Befunde bei einer Abstoßungsreaktion nach Herztransplantation. Allerdings werden verschiedene bildgebende Verfahren (Methode der ersten Wahl: Echokardiografie) für das routinemäßige Monitoring der Patienten verwendet, um bei Verdacht auf eine Abstoßungsreaktion rechtzeitig eine Myokardbiopsie für die Diagnosesicherung initiieren zu können.

## 16.3 Pathognomonische Befunde

- Ein für die Transplantatabstoßung spezifischer Befund existiert nicht.
- Die Bildgebung kann vielmehr nur Hinweise liefern, die dann mittels Myokardbiopsie weiter verifiziert werden müssen.

## 16.4 Befundbeschreibung

### 16.4.1 Angiografie

- **Akute Abstoßung:**
  - Postoperativ ist die Rechtsherzbiopsie Goldstandard beim Verdacht auf eine akute Abstoßung. Allerdings ist sie invasiv, mit einer Komplikationsrate von etwa 6 %.
  - Es besteht eine relativ große Inter-Observer-Variabilität zwischen verschiedenen Pathologen bezüglich der Graduierung einer Abstoßungsreaktion.
- **Transplantatvaskulopathie:**
  - Im Langzeitverlauf ist die Koronarangiografie der Goldstandard zum Nachweis einer Transplantatvaskulopathie:
    - *Grad 0:* keine detektierbare angiografische Läsion,
    - *Grad 1* (mild): linker Hauptstamm < 50 % oder primäres Gefäß mit maximaler Läsion < 70 % oder Stenose irgendeines Astes < 70 % (einschließlich diffuser Verengungen) ohne Transplantatdysfunktion,
    - *Grad 2* (intermediär): linker Hauptstamm < 50 % oder einzelnes primäres Gefäß > 70 % oder isolierte Stenose eines Astes > 70 % in Ästen von 2 Systemen ohne Transplantatdysfunktion,
    - *Grad 3* (schwer): linker Hauptstamm > 50 % oder ≥ 2 primäre Gefäße > 70 % oder isolierte Stenose eines Astes > 70 % in Ästen aller 3 Systeme; oder Grad 1 und 2 mit Transplantatdysfunktion (definiert als linksventrikuläre Ejektionsfraktion < 45 %) oder mit signifikanter physiologischer Einschränkung.
  - Allerdings bestehen auch dabei Einschränkungen (Beurteilung nur des Arterienlumens, nicht der Arterienwand).

### 16.4.2 Sonografie

- Aufgrund der Einschränkungen der Beurteilbarkeit der Arterienwand in der Angiografie wird zunehmend auch der intravaskuläre Ultraschall bei Transplantatvaskulopathie eingesetzt. Er ist auf dem Weg zum neuen Goldstandard.
- Er detektiert Intimaverdickungen. Intimaverdickungen ≥ 0,5 mm im ersten Jahr nach Transplantation sind mit schlechtem Outcome assoziiert.

### 16.4.3 Echokardiografie

- **Normaler postoperativer Befund:**
  - vermehrte linksventrikuläre Myokarddicke und Myokardmasse innerhalb der ersten 3 Monate nach Transplantation
  - frühzeitig nach Transplantation Normalisierung der linksventrikulären Funktion
- **akute Abstoßung:**
  - myokardiale Wandverdickung
  - verstärkte Echogenität
  - Perikarderguss
  - diastolische und systolische Dysfunktion (aber: Bei früher Abstoßung ist die systolische Funktion meist normal! Der Schweregrad einer Funktionseinschränkung ist nicht mit dem Schweregrad einer Abstoßung assoziiert!)
  - ggf. Veränderung von Strain-Parametern im Tissue Doppler Imaging oder Speckle Tracking
- **Transplantatvaskulopathie:**
  - Definition der Transplantatdysfunktion im Rahmen einer Transplantatvaskulopathie als linksventrikuläre Ejektionsfraktion < 45 %
  - Stressechokardiografie für die Detektion einer Transplantatvaskulopathie (allerdings nur moderate Sensitivität)

### 16.4.4 MRT

- Funktionelle Befunde wie in der Echokardiografie
- bei Abstoßung fokal oder diffus erhöhtes T2w Signal (▸ Abb. 16.1)
- LGE bei Vorhandensein einer Fibrose
- verlängerte T1- und T2-Relaxationszeiten (Ödem und/oder Fibrose)
- normale T2-Relaxationszeiten (T2-Mapping): hoher negativer prädiktiver Wert für das Vorhandensein einer akuten Abstoßungsreaktion (die Studienlage weist immer mehr in Richtung von T2 als neuem Biomarker für die akute Transplantatabstoßung)
- Transplantatvaskulopathie: Testung mittels Stress-MRT möglich, allerdings in der Routine (noch) nicht etabliert

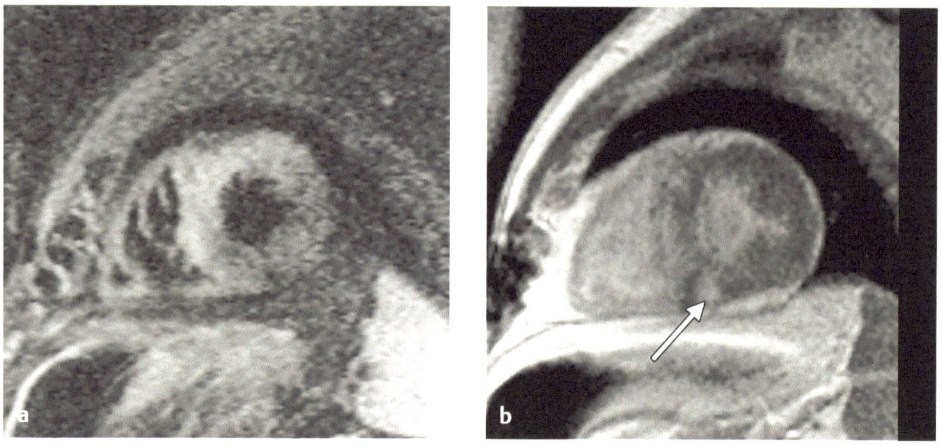


**Abb. 16.1 Herztransplantation.** Chronische Abstoßung nach Herztransplantation. 63-jähriger Patient im 4. Jahr nach Herztransplantation.

**a** MRT, fettgesättigte T2w Darkblood-Turbo-Spin-Echo-Sequenz, Kurzachsenschnitt. Deutliche Myokardhypertrophie und septal erhöhte Signalintensität aufgrund einer chronischen Abstoßung. (Quelle: Claussen CD, Miller S, Fenchel M. Kramer U, Riessen R. Pareto-Reihe Radiologie. Herz. Stuttgart: Thieme; 2006)

**b** Inversion-Recovery-Gradienten-Echo-Sequenz nach Kontrastmittelgabe. Diffus erhöhte Kontrastmittelaufnahme, fokal vermehrt im Bereich des inferioren Septums (Pfeil). (Quelle: Claussen CD, Miller S, Fenchel M. Kramer U, Riessen R. Pareto-Reihe Radiologie. Herz. Stuttgart: Thieme; 2006)

### 16.4.5 PET/PET-CT

- SPECT/PET:
  - kein Stellenwert bei der akuten Abstoßungsreaktion
  - Transplantatvaskulopathie: Perfusionsbildgebung (Perfusionsdefekt in > 3 Segmenten ist mit schlechtem Outcome assoziiert)
  - damit Ausschluss einer hämodynamisch signifikanten Transplantatvaskulopathie möglich

### 16.4.6 CT

- Diese hat keinen Stellenwert bei der akuten Abstoßungsreaktion.
- Transplantatvaskulopathie:
  - In Studien wurde gezeigt, dass mittels koronarer CT-Angiografie Stenosen sensitiver detektiert werden können als mittels Angiografie.
  - Die koronare CT-Angiografie ermöglicht die akkurate Detektion von Lumenirregularitäten.
  - Ihr Befund hat einen guten negativen prädiktiven Wert: Die Abwesenheit einer CT-angiografisch diagnostizierten Transplantatvaskulopathie ist mit einem guten 5-Jahres-Outcome assoziiert
- Unter Immunsuppression erlaubt sie den Ausschluss von Sekundärmalignomen wie Lymphomen bzw. der Posttransplantation lymphoproliferative Disorder sowie von Hauttumoren, viszeralen Tumoren und dem Kaposi-Sarkom.

### 16.4.7 Röntgen

- Vergrößerte Herzsilhouette durch Missverhältnis zwischen Empfängerperikard und Spenderherz
- pulmonale Stauung oder Infektion
- Pneumomediastinum
- Pneumothorax
- Pneumoperikard und Mediastinalverbreiterung

**Cave**

Bei entsprechender Klinik können Pneumomediastinum und Mediastinalverbreiterung auch Zeichen einer Mediastinitis sein (Indikation zur CT).

## 16.5 Radiologische Differenzialdiagnosen

- **Postoperative Mediastinalverbreiterung:**
  - normaler postoperativer Befund
  - Differenzialdiagnosen: Einblutung, Mediastinitis, Aortendissektion oder Pseudoaneurysma
- **postoperative pulmonale Infiltrate:**
  - bakterielle Pneumonie
  - atypische Pneumonie inklusive Zytomegalievirus-Pneumonie
  - Einblutungen

## 16.6 Typische Fehler

**Praxistipp**

Abstoßung und Transplantatvaskulopathie sind frühzeitig nicht einfach zu erkennen, und bislang ist der Goldstandard invasiv. Deshalb muss die Indikation für andere, nicht invasive Untersuchungsverfahren großzügig gestellt werden. Insbesondere die MRT ist aufgrund des hohen negativen prädiktiven Wertes für eine akute Abstoßungsreaktion wertvoll.

## 16.7 Was der Kliniker von mir wissen will

- Funktionsbeurteilung des Herzes
- Hinweise für Abstoßung oder Transplantatvaskulopathie
- postoperative Komplikationen
- Infektionen
- Malignome

## 16.8 Literatur

### 16.8.1 Quellenangaben

[1] Claussen CD, Miller S, Fenchel M. Kramer U, Riessen R. Pareto-Reihe Radiologie. Herz. Stuttgart: Thieme; 2006

### 16.8.2 Literatur zur weiteren Vertiefung

[1] Mehra MR, Crespo-Leiro MG, Dipchand A et al. International Society for Heart and Lung Transplantation working formulation of a standardized nomenclature for cardiac allograft vasculopathy 2010. J Heart Lung Transplant 2010; 29 (7): 717–727

[2] Olymbios M, Kwiecinski J, Berman DS et al. Imaging in heart transplant patients. JACC Cardiovasc Imaging 2018; 11 (10): 1514–1530

[3] Ponikowski P, Voors AA, Anker SD et al. 2016 ESC Guidelines for the diagnosis and treatment of acute and chronic heart failure: The Task Force for the diagnosis and treatment of acute and chronic heart failure of the European Society of Cardiology (ESC) feveloped with the special contribution of the Heart Failure Association (HFA) of the ESC. Eur Heart J 2016; 37 (27): 2129–2200

## 16.9 Wichtige Internetadressen

- Organspende: Kontakte und Ansprechpersonen im Themenbereich Organ- und Gewebespende: https://www.organspende-info.de/adressen/links-und-adressen/selbsthilfegruppen

# Teil III

## Erworbene Vitien

III

# 17 Aortenstenose

*Bettina Baeßler*

## 17.1 Einleitung

- **Definition:** Die Aortenstenose (kurz: AS) ist die primäre Klappenerkrankung, die in Europa und Nordamerika am häufigsten zu einer Klappenintervention oder einem operativen Klappenersatz führt.
- **Ursachen:** Degenerative Veränderungen der Aortenklappensegel sind die häufigsten Ursachen einer Aortenstenose; eine bikuspide Klappe wirkt prädisponierend. Durch den demografischen Wandel steigt die Prävalenz der Aortenstenose stetig an.

### 17.1.1 Klinische Präsentation/Symptomatik

- Lange asymptomatisch
- Erstdiagnose: häufig Zufallsbefund bei der Auskultation (Systolikum)
- bei symptomatischer Aortenstenose 3 Leitsymptome:
  - Angina pectoris
  - Synkope
  - Dyspnoe

## 17.2 Methode der Wahl

- Echokardiografie

## 17.3 Pathognomonische Befunde

- Echokardiografie:
  - Verkalkung und/oder Fibrosierung der Aortenklappe mit eingeschränkter Klappenöffnungsfläche
  - semiquantitative Abschätzung des Druckgradienten und der Klappenöffnungsfläche mit der modifizierten Bernoulli-Gleichung (Druckgradient [mmHg] = $4v^2$) und der Kontinuitätsgleichung
  - anfangs normal großer linker Ventrikel mit guter systolischer Funktion
  - meist diastolische Dysfunktion
  - Myokardhypertrophie

## 17.4 Befundbeschreibung

### 17.4.1 Echokardiografie

- Verkalkung und/oder Fibrosierung der Aortenklappe mit eingeschränkter Klappenöffnungsfläche
- semiquantitative Abschätzung des Druckgradienten und der Klappenöffnungsfläche mit der modifizierten Bernoulli-Gleichung (Druckgradient [mmHg] = $4v^2$) und der Kontinuitätsgleichung
- anfangs normal großer linker Ventrikel mit guter systolischer Funktion
- meist diastolische Dysfunktion
- Myokardhypertrophie
- Schweregradeinteilung anhand der Geschwindigkeit über der Klappe ($v_{max}$), des maximalen Druckgradienten ($\Delta p_m$), der Klappenöffnungsfläche, des Schlagvolumens ($SV_i$) und der linksventrikulären Ejektionsfraktion
- schwere Aortenstenose:
  - Klappenöffnungsfläche < 1,0 $cm^2$
  - Klappenöffnungsflächenindex < 0,6 $cm^2/m^2$
  - mittlerer Druckgradient > 40 mmHg (bei Patienten mit normaler Auswurfleistung bzw. normalem transvalvulärem Fluss)
  - maximale Flussgeschwindigkeit > 4,0 m/s (bei Patienten mit normaler Auswurfleistung bzw. normalem transvalvulärem Fluss)
  - Geschwindigkeitsquotient < 0,25

### 17.4.2 MRT

- Meist nicht erforderlich
- Befunde wie in der Echokardiografie, aber bessere Darstellung der angrenzenden Gefäße
- zur Bestimmung der hämodynamischen Relevanz Flussquantifizierung (Phasenkontrastflussmessung) oder Planimetrie der Klappenöffnungsfläche
- genaue Bestimmung der Myokardhypertrophie
- Detektion einer myokardialen Fibrose mittels LGE (prognostische Aussage noch unklar)

**Merke**

M!

Die Ausprägung eines Jets in der MRT-Cine-Bildgebung (▸ Abb. 17.1) sagt primär nichts über den Schweregrad der Klappenstenose aus! Die Quantifizierung erfolgt ausschließlich in der Echokardiografie oder mittels MRT-Phasenkontrastflussmessung.

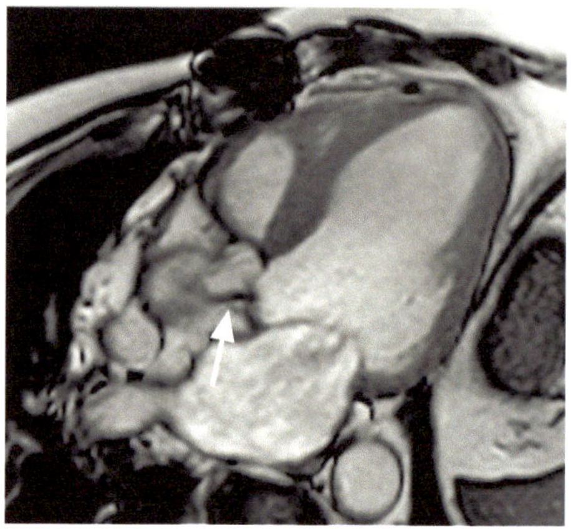

**Abb. 17.1 Aortenstenose.** 75-jähriger Patient mit hochgradiger valvulärer Aortenstenose. In der MRT-Cine-Bildgebung (Dreikammerblick) deutliche Flussbeschleunigung (sog. Jet) im linksventrikulären Ausflusstrakt (Pfeil).

### 17.4.3 CT

- Verkalkungen der Aortenklappe oder des Aortenanulus (▸ Abb. 17.2a)
- evtl. Linksherzvergrößerung und Myokardhypertrophie
- klinische Relevanz vor allem bei der Planung des minimalinvasiven Aortenklappenersatzes

### 17.4.4 Röntgen

- Eventuell Verkalkungen der Aortenklappe oder des Aortenanulus
- evtl. Linksherzvergrößerung, Abrundung der Herzspitze (sog. aortale Herzkonfiguration; ▸ Abb. 17.2b), evtl. poststenotische Dilatation

### 17.4.5 Angiografie

- Invasive Messung des Druckgradienten über der Klappe
- Berechnung der Klappenöffnungsfläche
- Koronarangiografie zum Ausschluss einer koronaren Herzkrankheit vor Klappenersatz

## 17.5 Radiologische Differenzialdiagnosen

- Siehe in ▸ Tab. 17.1 zu den Differenzialdiagnosen der Aortenstenose

## 17.6 Typische Fehler

- Fehleinschätzung der hämodynamischen Relevanz einer Aortenstenose auf Grundlage bildmorphologischer Kriterien

## 17.7 Was der Kliniker von mir wissen will

- Schweregrad der Aortenstenose
- Klappenöffnungsfläche
- Myokardhypertrophie und linksventrikuläre Funktion
- Aortenpathologic

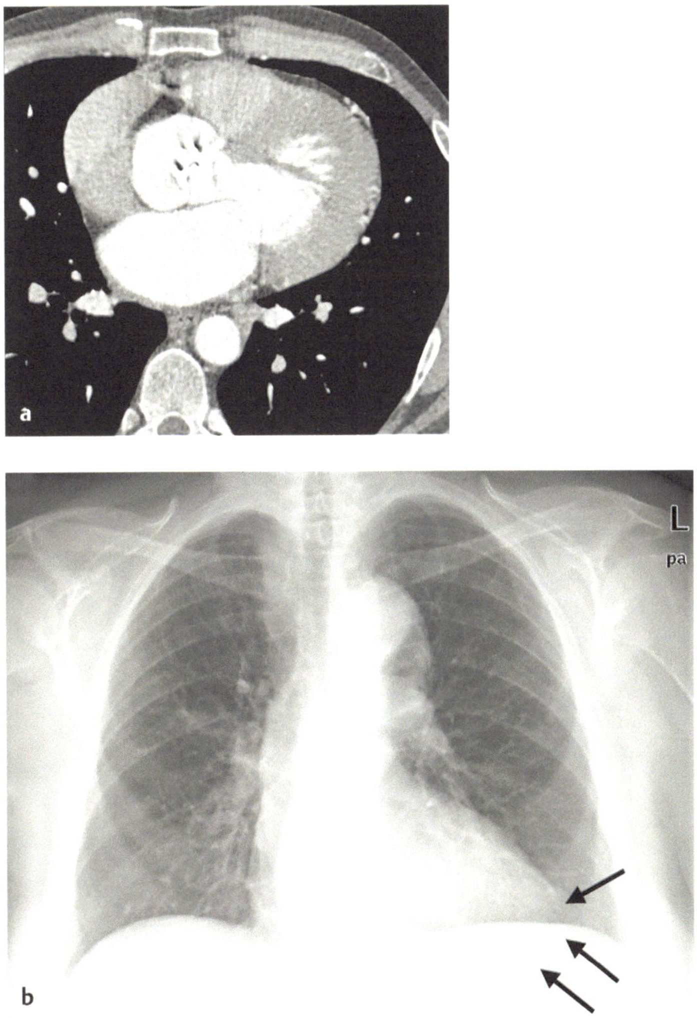


**Abb. 17.2 Aortenstenose.** Patient mit hochgradiger Aortenstenose (Klappenöffnungsfläche 0,8 cm²).

**a** Multislice-CT. Verkalkte Aortenklappe und Linksherzhypertrophie aufgrund der chronischen Druckbelastung. (Quelle: Claussen CD, Miller S, Fenchel M. Kramer U, Riessen R. Pareto-Reihe Radiologie. Herz. Stuttgart: Thieme; 2006)

**b** Präoperativer Röntgen-Thorax p.-a. Aortal konfiguriertes Herz mit abgerundeter Herzspitze und Linksherzverbreiterung (Pfeile). Ektatisch elongierte, rechts randbildende Aorta ascendens. (Quelle: Claussen CD, Miller S, Fenchel M. Kramer U, Riessen R. Pareto-Reihe Radiologie. Herz. Stuttgart: Thieme; 2006)

**Tab. 17.1** Radiologische Differenzialdiagnosen der Aortenstenose.

| Differenzialdiagnose | Bemerkungen |
|---|---|
| **Andere Klappenvitien** | |
| **Aorteninsuffizienz** | • mittels funktioneller Bildgebung (Echokardiografie, MRT) unproblematische Differenzialdiagnose<br>• Cave: oft kombinierte Vitien |
| **Mitralstenose** | • mittels funktioneller Bildgebung (Echokardiografie, MRT) unproblematische Differenzialdiagnose |
| **Kombinierte Klappenvitien** | |
| **Myokardhypertrophie** | – |
| **arterielle Hypertonie** | – |
| **hypertrophe Kardiomyopathie** | • meist familiäre Belastung<br>• fokales Auftreten möglich (z. B. isoliert septal oder apikal)<br>• in der obstruktiven Form auch Ursache einer Stenose des linksventrikulären Ausflusstrakts (diese ist jedoch subvalvulär lokalisiert) |
| **sekundäre Kardiomyopathien** | • z. B. Amyloidose oder Glukagenosen, die mit einer Myokardverdickung einhergehen<br>• Differenzierung mittels MRT möglich |

MRT = Magnetresonanztomografie

## 17.8 Literatur

### 17.8.1 Quellenangaben

[1] Claussen CD, Miller S, Fenchel M. Kramer U, Riessen R. Pareto-Reihe Radiologie. Herz. Stuttgart: Thieme; 2006

### 17.8.2 Literatur zur weiteren Vertiefung

[1] Baumgartner H, Falk V, Bax JJ et al. 2017 ESC/EACTS Guidelines for the management of valvular heart disease. Eur Heart J 2017; 38 (36): 2739–2791

[2] Deutsche Gesellschaft für Kardiologie – Herz- und Kreislaufforschung e.V. ESC Pocket Guidelines: Herzklappenerkrankungen, 2012. Im Internet: https://leitlinien.dgk.org/files/2014_PLL_Herzklappenerkrankung_Internet.pdf (Stand: 17.08.2023)

# 18 Aorteninsuffizienz

*Bettina Baeßler*

## 18.1 Einleitung

- **Definition:** Aorteninsuffizienz beschreibt die unzureichende Schließfähigkeit der Aortenklappe, bei der Blut aus der Aorta in den linken Ventrikel zurückfließt.
- **Prognose:** Problematisch ist, dass Symptome bei der Aorteninsuffizienz (kurz: AI) erst relativ spät im Krankheitsverlauf auftreten und das Auftreten von Symptomen mit einer schlechten Prognose assoziiert ist. Der optimale Zeitpunkt einer Intervention (z. B. eines operativen Klappenersatzes) im Hinblick auf die Langzeitprognose ist deshalb Gegenstand von Diskussionen.

### 18.1.1 Epidemiologie

#### Häufigkeit

- Die Aorteninsuffizienz ist insgesamt seltener als die Aortenstenose.

### 18.1.2 Klinische Präsentation/Symptomatik

- Lange Zeit symptomlos
- typischer Pulsus celer et altus (hohe Pulsrate, hohe Blutdruckamplitude)
- später Belastungsdyspnoe
- paroxysmale nächtliche Dyspnoe und Orthopnoe
- Angina pectoris seltener als bei der Aortenstenose
- bei akuter Aorteninsuffizienz reflektorische Tachykardie und Lungenstauung

## 18.2 Methode der Wahl

- Echokardiografie

## 18.3 Pathognomonische Befunde

- Regurgitationsjet über der Aortenklappe (Farb-Doppler, aber auch sichtbar in Cine-MRT und MRT-Flussmessungen, bei Letzteren auch quantifizierbar)

## 18.4 Befundbeschreibung

### 18.4.1 Echokardiografie

- Morphologisch veränderte Klappentaschen (verdickt, sklerosiert, Vegetationen)
- Koaptationsdefekt der Klappensegel
- Regurgitationsjet im Farb-Doppler
- semiquantitative Beurteilung des Schweregrads der Aorteninsuffizienz
- linksventrikuläre Dilatation mit normaler Ejektionsfraktion
- bei schwerer Aorteninsuffizienz holodiastolische Flussumkehr in der Aorta descendens (enddiastolisches Volumen > 20 cm/s)
- verbreiterte V. contracta (bei schwerer Aorteninsuffizienz > 6 mm)
- evtl. Myokardhypertrophie oder Aortenektasie
- im Spätstadium schwere Gefügedilatation und eingeschränkte linksventrikuläre Funktion
- sekundäre Mitralinsuffizienz

### 18.4.2 Röntgen

- Kein Stellenwert bei der Diagnostik einer Aorteninsuffizienz, sondern lediglich Abbildung der Folgen einer schweren Aorteninsuffizienz und einer potenziellen Dekompensation
- linksventrikuläre Dilatation
- Ektasie der Aorta ascendens (▶ Abb. 18.1a)
- bei dekompensierter Aorteninsuffizienz evtl. Dilatation des linken Vorhofs und chronische Stauungszeichen

### 18.4.3 CT

- Befund wie im Röntgenbild
- genaue Darstellung der thorakalen Aorta
- in der EKG-synchronisierten Multidetektor-CT Beurteilung der Klappenmorphologie

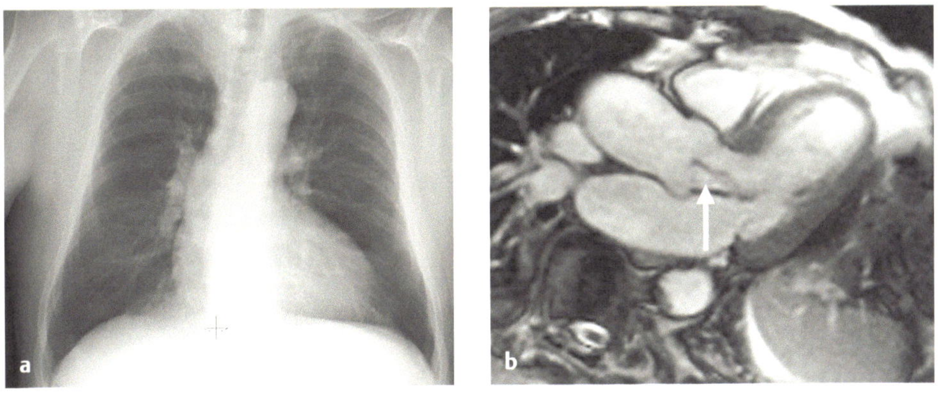


**Abb. 18.1 Aorteninsuffizienz.** Patient mit Aorteninsuffizienz Grad III.

**a** Röntgen-Thorax p.-a. Typische Herzkonfiguration mit Dilatation des linken Ventrikels als Ausdruck der chronischen Volumenüberlastung und Ektasie der Aorta ascendens, die rechts randbildend ist. (Quelle: Claussen CD, Miller S, Fenchel M. Kramer U, Riessen R. Pareto-Reihe Radiologie. Herz. Stuttgart: Thieme; 2006)

**b** Cine-MRT-Sequenz im Dreikammerblick mit Darstellung des linksventrikulären Ausflusstrakts. Zentraler Insuffizienzjet (Pfeil) über der Aortenklappe. Der Insuffizienzjet erreicht das anteriore Mitralklappensegel (evtl. auskultierbar als Austin-Flint-Geräusch). (Quelle: Claussen CD, Miller S, Fenchel M. Kramer U, Riessen R. Pareto-Reihe Radiologie. Herz. Stuttgart: Thieme; 2006)

### 18.4.4 MRT

- Befunde wie im Röntgen und CT
- zusätzlich funktionelle Informationen
- Insuffizienzjet als infravalvulärer diastolischer Signalverlust des Blutstroms erkennbar (turbulente Strömung; ▸ Abb. 18.1b)
- Quantifizierung der linksventrikulären Funktion (enddiastolisches Volumen, Ejektionsfraktion) und der Regurgitationsfraktion (Flussmessung in Phasenkontrasttechnik)
- Darstellung einer myokardialen Fibrose mittels LGE und ggf. T1-Mapping

**Merke**

Das Ausmaß des Regurgitationsjets in den Cine-Aufnahmen korreliert nicht mit der Schwere der Aorteninsuffizienz! Die Quantifizierung ist verlässlich lediglich mittels MRT-gestützter Phasenkontrastflussmessung möglich.

### 18.4.5 Angiografie

- Linksherzkatheter zum Ausschluss einer koronaren Herzkrankheit vor der Operation
- Bestimmung des Druckgradienten über der Aortenklappe (Ausschluss eines kombinierten Vitiums)

## 18.5 Radiologische Differenzialdiagnosen

- Zu beachtende Differenzialdiagnosen s. in ▸ Tab. 18.1

Tab. 18.1 Radiologische Differenzialdiagnosen der Aorteninsuffizienz.

| Differenzialdiagnose | Bemerkungen |
|---|---|
| Erkrankungen der Aortenwurzel | • Aortenektasie<br>• Aortenaneurysma<br>• Aortendissektion<br>• Marfan-Syndrom |
| bikuspide Aortenklappe | • inkompletter Klappenschluss |
| rheumatoide Erkrankungen | • entzündlich-degenerative Veränderungen des Klappenapparats |

## 18.6 Typische Fehler

**Praxistipp**

In der MRT können bereits bei hämodynamisch nicht relevanten Vitien deutliche Flussphänomene entstehen. Die Relevanz einer Aorteninsuffizienz sollte daher anhand objektivierbarer Parameter wie linksventrikulärer Funktion und Regurgitationsfraktion festgelegt werden. Die Quantifizierung erfolgt dabei üblicherweise echokardiografisch.

## 18.7 Was der Kliniker von mir wissen will

- Hämodynamische Relevanz der Aorteninsuffizienz (Regurgitationsfraktion, linksventrikuläre Dilatation, Ejektionsfraktion)
- ursächliche Aortenerkrankungen
- Myokardhypertrophie bzw. -fibrose
- sekundäre Mitralklappeninsuffizienz
- Zeichen der Herzinsuffizienz wie Lungenstauung bzw. Lungenödem

## 18.8 Literatur

### 18.8.1 Quellenangaben

[1] Claussen CD, Miller S, Fenchel M. Kramer U, Riessen R. Pareto-Reihe Radiologie. Herz. Stuttgart: Thieme; 2006

### 18.8.2 Literatur zur weiteren Vertiefung

[1] Baumgartner H, Falk V, Bax JJ et al. 2017 ESC/EACTS Guidelines for the management of valvular heart disease. Eur Heart J 2017; 38 (36): 2739–2791

[2] Deutsche Gesellschaft für Kardiologie – Herz- und Kreislaufforschung e.V. ESC Pocket Guidelines: Herzklappenerkrankungen, 2012. Im Internet: https://leitlinien.dgk.org/files/2014_PLL_Herzklappenerkrankung_Internet.pdf (Stand: 17.08.2023)

# 19 Mitralstenose

*Jonas Dörner*

## 19.1 Einleitung

- **Definition:** Die Mitralstenose (kurz: MS) ist eine Verengung der Mitralklappe unterschiedlichen Schweregrads (▸ Tab. 19.1) und führt zu einer Druckbelastung des linken Vorhofs.
- **Ätiologie, Pathophysiologie und Pathogenese:**
  - Sie entsteht meist auf der Basis eines rheumatischen Vitiums (in 95 % der Fälle), seltener kongenital (Parachute-Valve) oder infolge von Mukopolysaccharidosen. Eine sekundäre Stenose bildet sich aufgrund einer Obstruktion bei Tumor oder Vegetation aus.
  - Im Rahmen des rheumatischen Fiebers kommt es zur Fusion der Kommissuren oder der Klappensegel (Latenzzeit 20–30 Jahre). Diffuse Verdickungen, Fibrosierungen und/oder Verkalkungen können den gesamten Klappenapparat betreffen und auch auf die Chordae tendineae und Kommissuren (Funnel-Shape) übergreifen.
  - Mit abnehmender Klappenöffnungsfläche (normal: 4–5 $cm^2$) entsteht ein Druckgradient zwischen linkem Vorhof und linkem Ventrikel. Die Folgen sind eine eingeschränkte diastolische Füllung des linken Ventrikels und ein erhöhter Druck im linken Vorhof. Dies führt zu einer Druckerhöhung im kleinen Kreislauf bis zur pulmonalen Hypertonie und Rechtsherzdekompensation.

### 19.1.1 Epidemiologie

#### Altersgipfel

- Klinische Manifestation zwischen dem 50. und 70. Lebensjahr

**Tab. 19.1** Einteilung des Schweregrads einer Mitralstenose.

| Parameter | Leicht | Mittel | Schwer |
|---|---|---|---|
| Öffnungsfläche ($cm^2$) | > 1,5 | 1,0–1,5 | < 1,0 |
| mittlerer Druckgradient (mmHg) | < 5 | 5–10 | > 10 |

#### Geschlechtsverteilung

- Weiblich : männlich = 2:1

### 19.1.2 Klinische Präsentation/Symptomatik

- Belastungsdyspnoe
- tachykardes Vorhofflimmern
- Minderung der Leistungsfähigkeit
- Hämoptysen als Ausdruck der akuten Lungenstauung
- Facies mitralis (rötlich-livide Verfärbung der Wangen)
- in 25 % der Fälle pektanginöse Beschwerden

## 19.2 Methode der Wahl

- Echokardiografie

## 19.3 Pathognomonische Befunde

- Morphologische Veränderungen
- erhöhter transvalvulärer Druckgradient und erhöhte Flussgeschwindigkeit
- planimetrisch reduzierte Klappenöffnungsfläche
- Dilatation des linken Vorhofs
- Zeichen der Rechtsherzbelastung (bzw. -vergrößerung)

## 19.4 Befundbeschreibung

### 19.4.1 Echokardiografie

- Morphologische Veränderungen
- erhöhter transvalvulärer Druckgradient und erhöhte Flussgeschwindigkeit
- planimetrisch reduzierte Klappenöffnungsfläche (▸ Abb. 19.1)
- Dilatation des linken Vorhofs
- Zeichen der Rechtsherzbelastung (bzw. -vergrößerung)

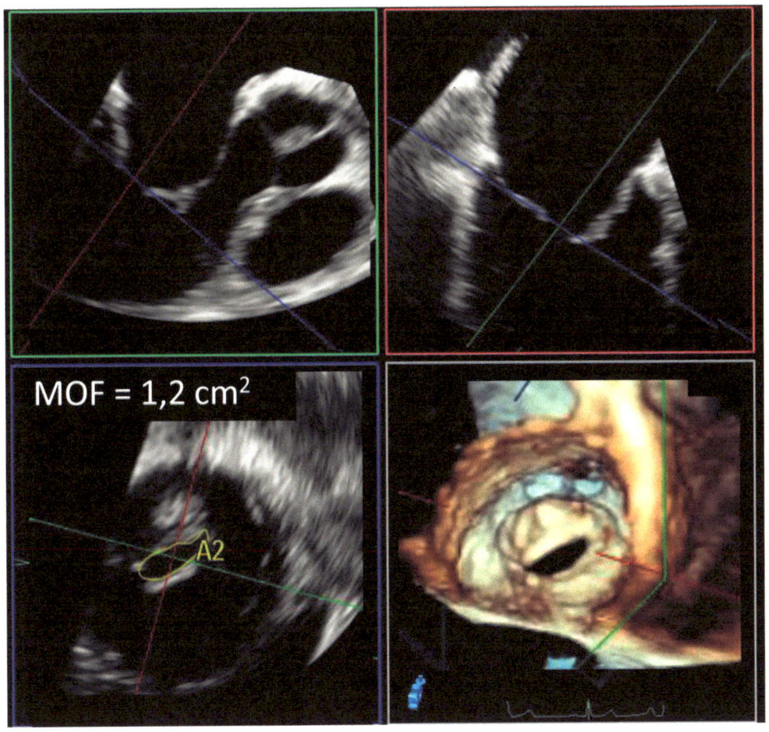


**Abb. 19.1 Mitralstenose.** 3-D-Rekonstruktion einer stenotischen Mitralklappenöffnung. Die korrekte Darstellung der zu planimetrierenden Fläche A2 wird durch die orthogonale Anpassung zweier Schnittebenen sichergestellt (Double-oblique-Technik, multiplanare Rekonstruktion).
A2 = zu planimetrierende Fläche
MOF = Öffnungsfläche der Mitralklappe
(Quelle: Flachskampf FA. Kursbuch Echokardiographie. 2. Aufl. Stuttgart: Thieme; 2021)

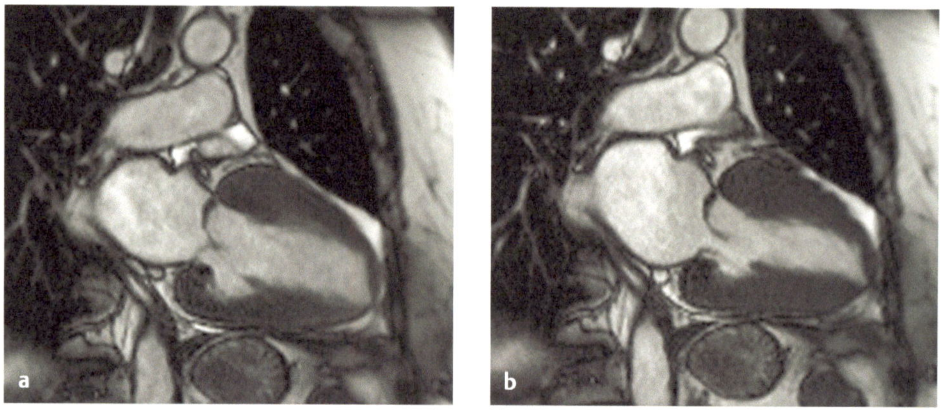


**Abb. 19.2 Mitralstenose.** 84-jährige Patientin.
**a** MRT, SSFP-Sequenz. Frühsystolische Phase mit geschlossener Mitralklappe.
**b** Nur restriktive Öffnung des verdickten, anterioren Mitralsegels in der Diastole.

### 19.4.2 Röntgen

- Vergrößerung des linken Vorhofs (Kernschatten, Spreizung der Trachealbifurkation)
- prominentes Pulmonalissegment
- chronische Lungenstauung (Kerley-Linien)
- evtl. Verkalkung der Klappe
- bei manifester Rechtsherzdekompensation Kardiomegalie und Pleuraerguss

### 19.4.3 CT

- Abklärung der Ätiologie
- morphologische Veränderungen
- planimetrisch reduzierte Klappenöffnungsfläche
- Nachweis einer obstruierenden Struktur bzw. Raumforderung

### 19.4.4 MRT

- Visualisierung des Jetphänomens (Flow Void, Cine-SSFP)
- erhöhter transvalvulärer Druckgradient und erhöhte Flussgeschwindigkeit in der Phasenkontrastflussmessung
- Dilatation des linken Vorhofs
- planimetrisch reduzierte Klappenöffnungsfläche (▸ Abb. 19.2)
- Zeichen der Rechtsherzbelastung (bzw. -vergrößerung)
- Nachweis und Charakterisierung einer obstruierenden Struktur bzw. Raumforderung

### 19.4.5 Angiografie

- Invasive Druckmessung bei Diskrepanz zwischen klinischem und Echokardiografiebefund
- evtl. Rechts- und Linksherzkatheter unter Belastung
- präoperativ Koronarangiografie bei einem Alter von > 45 Jahren zum Ausschluss einer koronaren Herzkrankheit
- evtl. interventionelle Therapie (Ballonvalvuloplastie)

## 19.5 Radiologische Differenzialdiagnosen

- **Primär:**
  - rheumatisch (am häufigsten)
  - degenerativ (selten)
  - kongenital (selten)
- **sekundär:**
  - Vorhofmyxom (häufig)
  - Vegetationen, Thromben (selten, eher Insuffizienz)

## 19.6 Typische Fehler

**Merke**

Der Schweregrad einer Mitralstenose sowie der optimale Therapieansatz und -zeitpunkt sind sorgsam (und nicht immer einfach) festzulegen.

**Cave**

Bei linksatrialen Thromben sind rezidivierende Embolien möglich.

## 19.7 Was der Kliniker von mir wissen will

- Ätiologie
- Klappenöffnungsfläche
- transvalvulärer Druckgradient
- Vorliegen von Thromben

## 19.8 Literatur

### 19.8.1 Quellenangaben

[1] Flachskampf FA. Kursbuch Echokardiographie. 2. Aufl. Stuttgart: Thieme; 2021

### 19.8.2 Literatur zur weiteren Vertiefung

[1] Nishimura RA, Otto CM, Bonow RO et al. 2017 AHA/ACC focused update of the 2014 AHA/ACC guideline for the management of patients with valvular heart disease: a report of the American College of Cardiology/American Heart Association Task Force on Clinical Practice Guidelines. J Am Coll Cardiol 2017; 70 (2): 252–289

# 20 Mitralinsuffizienz

*Jonas Dörner*

## 20.1 Einleitung

- **Definition:** Die Mitralinsuffizienz (kurz: MI) ist eine inkomplette Adaption der Klappenränder. Es findet ein systolischer Rückfluss von Blut aus dem linken Ventrikel in den linken Vorhof statt.
- **Einteilung:** Ätiologisch wird zwischen akuter und chronischer Mitralinsuffizienz unterschieden, bei chronischer Mitralinsuffizienz zudem zwischen primärer (valvulärer) und sekundärer Form (aufgrund einer linksventrikulären Dilatation).
- **Ätiologie, Pathophysiologie und Pathogenese:**
  - *Akute Mitralinsuffizienz:* meist bei Sehnenfadenabriss (rheumatisch, inflammatorisch, selten traumatisch oder Papillarmuskelinfarkt); pulmonalvenöse Stauung mit Lungenödem; Abnahme des effektiven Schlagvolumens und Volumenüberlastung.
  - *Chronische Mitralinsuffizienz:* linksatrialer Druckanstieg; Dilatation des linken Vorhofs, im Spätstadium auch des linken Ventrikels; Formen:
    - primäre (valvuläre) Form: rheumatisch oder degenerativ (60–75 % der Fälle) oder infolge einer infektiösen Endokarditis (2–5 % der Fälle); zudem Auftreten bei Mitralklappenprolaps (primär: Morbus Barlow; sekundär: Flail Leaflet durch Sehnenfadenabriss);
    - sekundäre (funktionelle) Form: bei Dilatation des linken Ventrikels (dilatative oder ischämische Kardiomyopathie).

### 20.1.1 Epidemiologie

#### Häufigkeit

- Häufigste valvuläre Dysfunktion
- Prävalenz unbekannt

#### Altersgipfel

- Prävalenz mit dem Lebensalter steigend
- prädominant in einem Alter > 65 Jahre

### 20.1.2 Klinische Präsentation/Symptomatik

- **Akute Mitralinsuffizienz:**
  - Zeichen der akuten Herzinsuffizienz bis zum Lungenödem
  - kardiogener Schock mit reduzierter Auswurfleistung
- **chronische Mitralinsuffizienz:**
  - jahrelang Beschwerdefreiheit
  - linksatriale und später linksventrikuläre Dilatation
  - evtl. Vorhofflimmern
  - bei Dekompensation Zeichen der Herzinsuffizienz

## 20.2 Methode der Wahl

- Echokardiografie

## 20.3 Pathognomonische Befunde

- Nachweis der Insuffizienz mit Farb-Doppler; zu bestimmende Parameter:
  - Länge und Breite des Regurgitationsjets
  - Pressure Half Time
  - Regurgitationsvolumen
  - Regurgitationsöffnungsfläche (effektive sog. Regurgitant Orifice Area)
- strukturelle Veränderungen des Klappenapparats
- vergrößerter linker Vorhof und Ventrikel
- Einteilung nach Carpentier (▸ Tab. 20.1)

## 20.4 Befundbeschreibung

### 20.4.1 Echokardiografie

- Nachweis der Insuffizienz mit Farb-Doppler; zu bestimmende Parameter (▸ Tab. 20.2):
  - Länge und Breite des Regurgitationsjets (▸ Abb. 20.1)
  - Pressure Half Time
  - Regurgitationsvolumen
  - Regurgitationsöffnungsfläche (effektive sog. Regurgitant Orifice Area)
- strukturelle Veränderungen des Klappenapparats
- vergrößerter linker Vorhof und Ventrikel

**Tab. 20.1** Funktionelle Einteilung der Mitralinsuffizienz nach Carpentier.

| Typ | Beschreibung |
|---|---|
| I | normal |
| II | Prolaps (exzessive Segelbewegung) |
| IIIa | restriktive Öffnung |
| IIIb | restriktiver Schluss |

**Tab. 20.2** Graduierung der Mitralinsuffizienz in der Echokardiografie.

| Schweregrad | Leicht | Mittel | Schwer |
|---|---|---|---|
| V. contracta (mm) | 1–3 | 4–6 | > 7 |
| Regurgitationsvolumen (ml) | < 30 | 30–59 | > 60 |
| Regurgitationsöffnungsfläche ($cm^2$) | < 0,20 | 0,20–0,39 | ≥ 0,40 |

V. = Vena

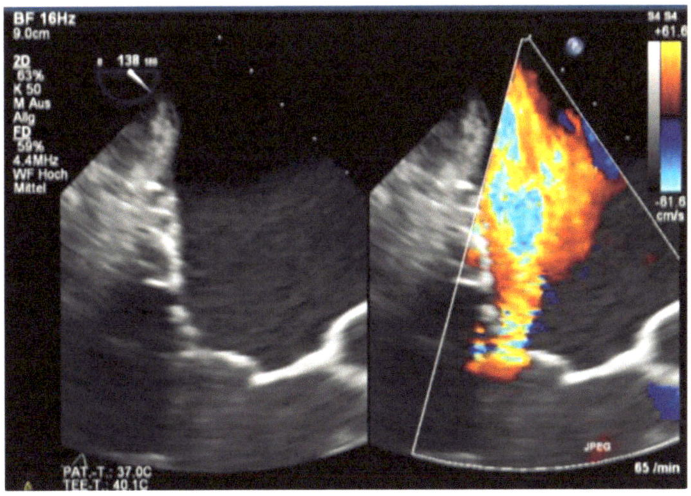


**Abb. 20.1 Mitralinsuffizienz.** Echokardiografie. Im Farb-Doppler (rechte Seite) ausgeprägter Reflux in den linken Vorhof über die zentral insuffiziente Mitralklappe.

III

### 20.4.2 Röntgen

- **Akute Mitralinsuffizienz:**
  - normale Herzgröße
  - Lungenödem
- **chronische Mitralinsuffizienz:**
  - verstrichene Herztaille bei Mitralkonfiguration
  - Dilatation von linkem Vorhof und Ventrikel
  - im Spätstadium Zeichen der pulmonalen Hypertension
  - Mitralklappenverkalkung

### 20.4.3 CT

- Klärung der Ätiologie:
  - *primär:* Morphologie der Segel (Verdickung, Kalzifikation, Vegetation), Prolaps
  - *sekundär:* dilatative Kardiomyopathie, ischämisch versus nicht ischämisch
- Planimetrie der Regurgitationsöffnungsfläche (effektive Regurgitant Orifice Area)
- Differenzierung des Morbus Barlow von der sekundären Form des Mitralklappenprolapses (Flail Leaflet) bei Sehnenfadenabriss
- Quantifizierung der Kalzifikation des Mitralklappenanulus zur Interventionsplanung

### 20.4.4 MRT

- Darstellung des Regurgitationsjets in der Cine-Bildgebung
- Quantifizierung der Dilatation von linkem Vorhof und Ventrikel (▸ Abb. 20.2)
- Klärung der Ursache:
  - Papillarmuskelabriss bei Infarzierung
  - Dilatation des Anulus bei dilatativer Kardiomyopathie
  - Systolic anterior Movement bei hypertropher obstruktiver Kardiomyopathie
  - Mitralklappenprolaps
- Planimetrie der Regurgitationsöffnungsfläche (effektive Regurgitant Orifice Area; ▸ Tab. 20.3)
- volumetrische Berechnung des Regurgitationsvolumens: linksventrikuläres Schlagvolumen abzüglich des rechtsventrikulären Schlagvolumens (nur valide bei Kompetenz der übrigen Klappen)
- Berechnung der Regurgitationsfraktion: Division des Regurgitationsvolumens durch das linksventrikuläre Schlagvolumen
- Bestimmung des Regurgitationsvolumens aus der Differenz des linksventrikulären Schlagvolumens (Volumetrie) abzüglich des Schlagvolumens der Aorta ascendens aus der Phasenkontrastflussmessung

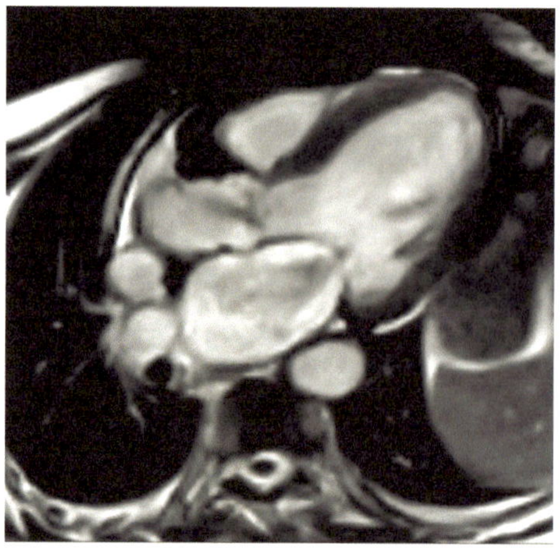

**Abb. 20.2 Mitralinsuffizienz.** 74-jährige Patientin. MRT, SSFP-Sequenz, Systole. Systolischer, zentraler Jet über die Mitralklappe in den linken Vorhof bei mittelgradiger, sekundärer Mitralinsuffizienz. Dilatierter linker Ventrikel und dilatiertes linkes Atrium. Zudem Jetphänomen über der Aortenklappe bei restriktiver Klappenöffnung.

**Tab. 20.3** Graduierung der Mitrainsuffizienz in der MRT.

| Schweregrad | Leicht | Mittel | Schwer |
|---|---|---|---|
| Regurgitationsvolumen (ml/Herzschlag) | < 30 | 30–60 | > 60 |
| Regurgitationsfraktion (%) | < 30 | 30–50 | > 50 |
| Regurgitationsöffnungsfläche (cm²) | < 0,20 | 0,20–0,40 | > 0,40 |

### 20.4.5 Angiografie

- Linksherzkatheter primär zum Ausschluss einer koronaren Herzkrankheit vor der Operation
- Lävokardiografie zur Darstellung der Mitralinsuffizienz
- Rechtsherzkatheter zur Bestimmung des pulmonalarteriellen Mitteldrucks und des pulmonalen Kapillardrucks
- Ausschluss eines kombinierten Vitiums

## 20.5 Radiologische Differenzialdiagnosen

- **Primär (valvulär):**
  - infektiöse Endokarditis (akute Mitralinsuffizienz)
  - rheumatisch (chronische Mitralinsuffizienz)
  - degenerativ (chronische Mitralinsuffizienz)
  - Mitralklappenprolaps (chronische Mitralinsuffizienz)
- **sekundär (funktionell):**
  - dilatative Kardiomyopathie (ischämisch oder nicht ischämisch; chronische Mitralinsuffizienz)
  - rheumatische, traumatische, inflammatorische Sehnenfadenruptur (akute Mitralinsuffizienz)

## 20.6 Typische Fehler

**Merke** M!

Die Bestimmung der hämodynamischen Relevanz und des optimalen Operationszeitpunkts einer Mitralinsuffizienz kann schwierig sein. Neben der klinischen Einschätzung ist evtl. der Einsatz mehrerer Verfahren notwendig (Echokardiografie und MRT oder invasive Diagnostik).

## 20.7 Was der Kliniker von mir wissen will

- Primäre oder sekundäre Mitralinsuffizienz
- Ätiologie
- Graduierung

## 20.8 Literatur

### 20.8.1 Literatur zur weiteren Vertiefung

[1] Nishimura RA, Otto CM, Bonow RO et al. 2017 AHA/ACC focused update of the 2014 AHA/ACC guideline for the management of patients with valvular heart disease: a report of the American College of Cardiology/American Heart Association Task Force on Clinical Practice Guidelines. J Am Coll Cardiol 2017; 70 (2): 252–289

# 21 Pulmonalstenose

*Bettina Baeßler*

## 21.1 Einleitung

- **Definition:** Bei der Pulmonalstenose (kurz: PS) handelt es sich um eine Verengung der Herzklappe zwischen rechter Herzkammer und Lungenkreislauf.
- **Ätiologie:**
  - Die Pulmonalstenose kommt nahezu ausschließlich (zu ca. 95 %) kongenital vor (8–12 % aller Herzfehler) und ist meist mit anderen Vitien kombiniert (z. B. Auftreten im Rahmen einer Fallot-Tetralogie).
  - Erworbene Formen sind äußerst selten.
- **Einteilung:**
  - Die Einteilung der Pulmonalstenose erfolgt nach dem gemessenen Druckgradienten über der Klappe:
    - *leichte Pulmonalstenose:* 25–40 mmHg,
    - *mittelgradige Pulmonalstenose:* 40–60 mmHg,
    - *hochgradige Pulmonalstenose:* > 60 mmHg.
  - Die häufigste Form der Pulmonalstenose ist die domförmige Pulmonalklappe (40–60 % der Fälle), gefolgt von der dysplastischen Pulmonalklappe (20–30 % der Fälle). Bi- und quadrikuspide Pulmonalklappen sind extrem selten.

### 21.1.1 Klinische Präsentation/Symptomatik

- Lange asymptomatisch
- im Spätstadium Angina pectoris, Belastungsdyspnoe, Fatigue und Palpitationen (Symptome meist erst ab einem maximalen Druckgradienten > 25 mmHg)

## 21.2 Methode der Wahl

- Echokardiografie

## 21.3 Pathognomonische Befunde

- Eingeschränkte Klappenöffnung
- systolische Domstellung der Pulmonalklappe (ca. 40–60 %)
- rechtsventrikuläre Hypertrophie durch Druckbelastung (später Dilatation bei Dekompensation)
- poststenotische Dilatation der Pulmonalarterie (nicht mit dem Schweregrad der Pulmonalstenose assoziiert)

## 21.4 Befundbeschreibung

### 21.4.1 Echokardiografie

- Eingeschränkte Klappenöffnung
- systolische Domstellung der Pulmonalklappe (ca. 40–60 % der Fälle; ▸ Abb. 21.1)
- Quantifizierung des Schweregrads im Farb-Doppler durch Abschätzung des Druckgradienten anhand der maximalen Flussgeschwindigkeit (modifizierte Bernoulli-Gleichung)
- rechtsventrikuläre Hypertrophie durch Druckbelastung (später Dilatation bei Dekompensation)
- poststenotische Dilatation der Pulmonalarterie (nicht mit dem Schweregrad der Pulmonalstenose assoziiert)

### 21.4.2 MRT

- Befunde wie in der Echokardiografie
- Indikation vor allem zur Abklärung kongenitaler Vitien (▸ Abb. 21.2)
- systolischer Flow Void bzw. Jet über der Pulmonalklappe
- Ausschluss einer externen Kompression oder mechanischen Obstruktion (subvalvuläre Hypertrophie)

### 21.4.3 Röntgen

- Anfangs normal
- später rechter Ventrikel, rechter Vorhof und Pulmonalarterie erweitert
- evtl. Zeichen der Rechtsherzinsuffizienz (Einflussstauung, Pleuraerguss)

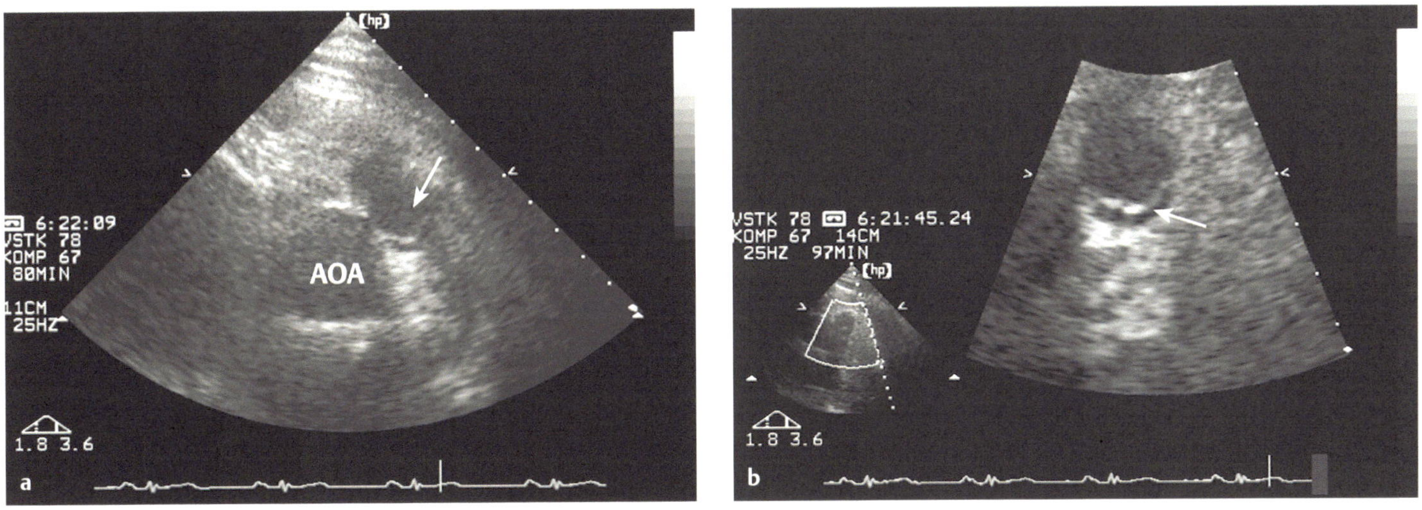


**Abb. 21.1 Pulmonalstenose.** Valvuläre Pulmonalstenose (Pfeile) mit typischem Doming im modifizierten Kurzachsenschnitt.
AOA = Aorta ascendens
**a** Echokardiografie. (Quelle: Flachskampf FA. Kursbuch Echokardiographie. Stuttgart: Thieme; 2004)
**b** Ausschnittvergrößerung. Die Klappensegel sind relativ zart. (Quelle: Flachskampf FA. Kursbuch Echokardiographie. Stuttgart: Thieme; 2004)

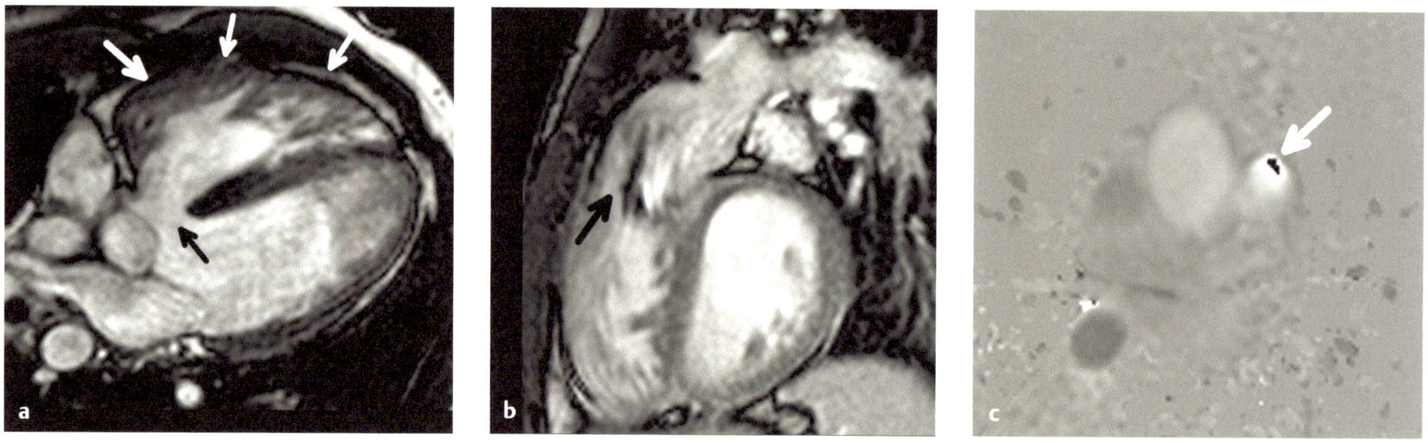


**Abb. 21.2 Pulmonalstenose.** 24-jährige Patientin mit unkorrigierter Fallot-Tetralogie mit hochgradiger Pulmonalstenose als Zufallsbefund.

**a** Die MRT-Cine-Sequenz im Vierkammerblick zeigt einen großen Ventrikelseptumdefekt (schwarzer Pfeil) mit der überreitenden Aorta. Ausgeprägte Hypertrophie des rechten Ventrikels mit Hypertrabekularisierung (weiße Pfeile).

**b** Die Cine-Sequenz über dem rechtsventrikulären Ausflusstrakt erbringt den Nachweis der Pulmonalstenose durch Darstellung eines Flussbeschleunigungsjets (Pfeil). Ebenfalls Nachweis der rechtsventrikulären Hypertrophie.

**c** Die Phasenkontrastbildgebung orthograd im rechtsventrikulären Ausflusstrakt bestätigt das Vorliegen einer Pulmonalstenose durch Nachweis von deutlichen Aliasing-Artefakten (Pfeil).

- Chen-Zeichen: Prominenz der Gefäße an der linken Lungenbasis im Vergleich zur rechten Seite, bedingt durch einen bevorzugten turbulenten Fluss in die linke Pulmonalarterie

### 21.4.4 CT

- Anfangs normal
- später rechter Ventrikel und Pulmonalarterie erweitert
- evtl. Zeichen der Rechtsherzinsuffizienz (Einflussstauung, Pleuraerguss)
- genaue Darstellung der pulmonalarteriellen Strombahn

### 21.4.5 Angiografie

- Im Rahmen der Therapie
- zur invasiven Druckmessung
- vorwiegend bei kongenitalen Vitien

## 21.5 Radiologische Differenzialdiagnosen

- Radiologische Differenzialdiagnosen der Pulmonalstenose:
  - rheumatisches Fieber
  - häufig kombinierte Vitien mit degenerativer Kalzifikation mehrerer Klappen
  - kongenitale Vitien, oft vergesellschaftet mit weiteren komplexen Fehlbildungen wie Vorhofseptumdefekt, Ventrikelseptumdefekt, Fallot-Tetralogie oder -Pentalogie

## 21.6 Typische Fehler

**Merke** M!

- Bei Karzinoidsyndrom ist die Pulmonalstenose oft mit einer Trikuspidalklappenerkrankung kombiniert.
- Wenn bei einem jungen Patienten die Pulmonalarterien in der Röntgen- oder CT-Thoraxdiagnostik dilatiert sind, sollte an das Vorliegen einer kongenitalen Pulmonalstenose gedacht werden.
- Die Differenzierung zwischen einer valvulären und einer subvalvulären Pulmonalstenose kann sehr schwierig sein.

## 21.7 Was der Kliniker von mir wissen will

- Quantifizierung der Pulmonalstenose
- Morphologie der Klappe
- Mobilität der Klappe
- Rechtsherzfunktion
- Myokardhypertrophie
- rechtsventrikuläre Dilatation
- poststenotische Dilatation
- Status der pulmonalen Gefäße
- Zeichen der Rechtsherzinsuffizienz

## 21.8 Literatur

### 21.8.1 Quellenangaben

[1] Flachskampf FA. Kursbuch Echokardiographie. Stuttgart: Thieme; 2004

### 21.8.2 Literatur zur weiteren Vertiefung

[1] Pignatelli RH, Noel C, Reddy SCB. Imaging of the pulmonary valve in the adults. Curr Opin Cardiol 2017; 32 (5): 529–540

[2] Saremi F, Gera A, Yen Ho S et al. CT and MR imaging of the pulmonary valve. RadioGraphics 2014; 34 (1): 51–71

[3] Sharma R, Hacking C, Weerakkody Y. Pulmonary valve stenosis. Radiopaedia.org 2022. doi.org/10.53 347/rID-57 547

# 22 Pulmonalinsuffizienz

*Lenhard Pennig*

## 22.1 Einleitung

- **Definition:** Bei der Pulmonalinsuffizienz (kurz: PI) liegt ein ungenügender Verschluss der Pulmonalklappe in der Diastole mit konsekutiver Volumenbelastung des rechten Ventrikels vor.

### 22.1.1 Epidemiologie

#### Häufigkeit

- Seltenes Vitium

#### Altersgipfel

- **1. Gipfel:** in der Adoleszenz (nach Korrektur einer Pulmonalstenose bei Fallot-Tetralogie)
- **2. Gipfel:** im fortgeschrittenen Erwachsenenalter (bei pulmonaler Hypertonie)

#### Geschlechtsverteilung

- Männlich : weiblich = 1 : 1

#### Prädisponierende Faktoren

- **Primäre Pulmonalinsuffizienz:**
  - angeboren
  - extrem selten
- **sekundäre Pulmonalinsuffizienz:**
  - erworben
  - vor allem bei pulmonaler Hypertonie und iatrogen (nach Korrektur einer Pulmonalstenose bei Fallot-Tetralogie)
  - seltener entzündlich bedingt (Endokarditis der Pulmonalklappe) oder bei Dilatation der Pulmonalarterien (Aneurysma, Morbus Behçet)

### 22.1.2 Klinische Präsentation/Symptomatik

- Meistens symptomfrei
- häufig erst bei schwerer Pulmonalinsuffizienz Symptome der Rechtsherzinsuffizienz
- je nach Genese begleitende Symptome der pulmonalen Hypertonie

## 22.2 Methode der Wahl

- **Echokardiografie:** vor allem in der Adoleszenz
- **MRT:** vor allem bei Erwachsenen, generell bei eingeschränktem Schallfenster und zur Volumetrie des rechten Ventrikels, hier MRT Goldstandard

## 22.3 Pathognomonische Befunde

- Rückfluss über der Pulmonalklappe bzw. dem rechtsventrikulären Ausflusstrakt (Regurgitationsjet; Echokardiografie, MRT)

## 22.4 Befundbeschreibung

### 22.4.1 Echokardiografie

- Quantifizierung des Insuffizienzgrads (mittels Farb-Doppler; ▸ Abb. 22.1) und der rechtsventrikulären Ejektionsfraktion (reduziert)
- Dilatation von rechtem Vorhof und Ventrikel, Hypertrophie des rechtsventrikulären Myokards, sekundäre Trikuspidalinsuffizienz
- Klappenvegetationen bei Endokarditis

### 22.4.2 MRT

- Quantifizierung des Insuffizienzgrads (mittels Phasenkontrastmessung):
  - *milde Pulmonalinsuffizienz:* Regurgitationsfraktion 0–30 %
  - *moderate Pulmonalinsuffizienz:* Regurgitationsfraktion 31–50 %
  - *schwere Pulmonalinsuffizienz:* Regurgitationsfraktion > 50 %
- Quantifizierung der rechtsventrikulären Ejektionsfraktion (reduziert) und Volumetrie des rechten Ventrikels (mittels transversaler Cine-Sequenz; ▸ Abb. 22.2), hier MRT Goldstandard
- Dilatation von rechtem Vorhof und Ventrikel, Hypertrophie des rechtsventrikulären Myokards, sekundäre Trikuspidalinsuffizienz
- MRT vor allem bei angeborenen bzw. operierten Vitien und zur Beurteilung der in der Echokardiografie eingeschränkt beurteilbaren Strukturen (Pulmonalklappenanulus, rechtsventrikulärer Ausflusstrakt, Pulmonalarterien)

### 22.4.3 CT

- Rechtsherzvergrößerung
- Dilatation der Pulmonalarterien
- exakte Beurteilung der Pulmonalarterien bis in die Peripherie
- Evaluation der pulmonalen Hypertonie

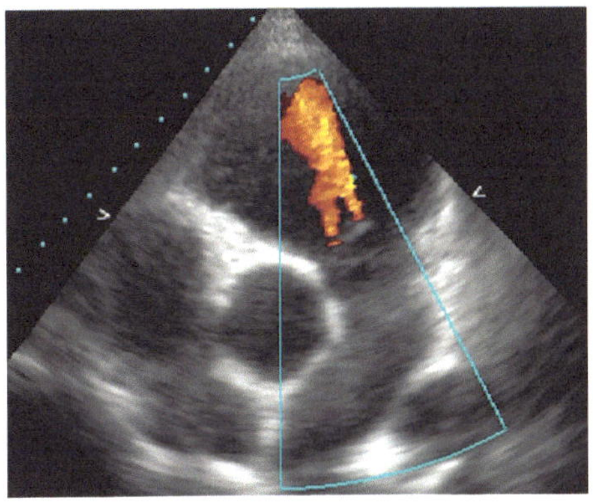

**Abb. 22.1 Pulmonalinsuffizienz.** Echokardiografie. Duplexsonografische Darstellung des Insuffizienzjets über der Pulmonalklappe, der bis in die Mitte des rechten Ventrikels reicht. (Quelle: Böhmeke T, Doliva R. Der Echo-Guide. Stuttgart: Thieme; 2004)

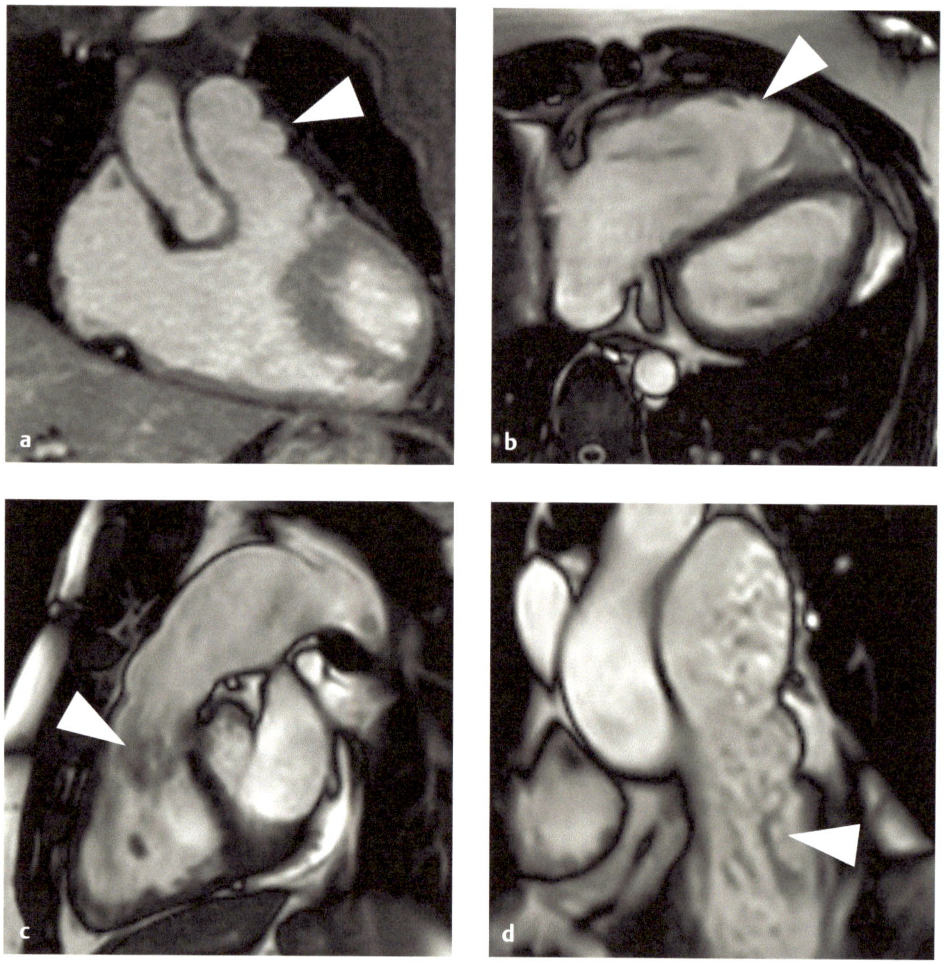


**Abb. 22.2 Pulmonalinsuffizienz.** 43-jähriger Patient mit Zustand nach Valvulotomie einer Pulmonalstenose. Es zeigen sich eine Dilatation des Truncus pulmonalis (**a**, Pfeilspitze) und des rechten Ventrikels (**b**, Pfeilspitze) bei deutlich sichtbarem Regurgitationsjet über der Pulmonalklappe (**c**, **d**, Pfeilspitzen).

**a** MR-Angiografie ohne Kontrastmittel.
**b** Balanced SSFP-Cine-MRT-Sequenz, transversal.
**c** Balanced SSFP-Cine-MRT-Sequenz, rechtsventrikulärer Ausflusstrakt in parasagittaler Schichtführung.
**d** Balanced SSFP-Cine-MRT-Sequenz, rechtsventrikulärer Ausflusstrakt in parakoronarer Schichtführung.

**Tab. 22.1** Radiologische Differenzialdiagnosen der Pulmonalinsuffizienz.

| Differenzialdiagnose | Bemerkungen |
|---|---|
| Ebstein-Anomalie, andere Ursachen der Rechtsherzinsuffizienz | • Dilatation von rechtem Ventrikel und rechtem Vorhof<br>• bei Ebstein-Anomalie Verlagerung des Trikuspidalklappenanulus nach apikal |

### 22.4.4 Röntgen

- Rechtsherzvergrößerung
- Dilatation der Pulmonalarterien (prominentes Pulmonalissegment, im Seitbild weitgehende Verschattung des Retrosternalraums)

## 22.5 Radiologische Differenzialdiagnosen

- Mögliche Differenzialdiagnosen s. in ▸ Tab. 22.1

## 22.6 Typische Fehler

- Cave: Untersucherabhängigkeit der Echokardiografie.
- fehlerhafte Akquisition bzw. Planung der Cine-Sequenzen in der MRT
- fehlerhafte Phasenkontrastmessung (z. B. Aliasing) in der MRT
- fehlende Beurteilung der Pulmonalarterien

## 22.7 Was der Kliniker von mir wissen will

- Insuffizienzgrad
- rechtsventrikuläre Ejektionsfraktion und Volumetrie des rechten Ventrikels
- Beurteilung der pulmonalarteriellen Strombahn und des rechten Vorhofs sowie der Trikuspidalklappe

## 22.8 Literatur

### 22.8.1 Quellenangaben

[1] Böhmeke T, Doliva R. Der Echo-Guide. Stuttgart: Thieme; 2004

### 22.8.2 Literatur zur weiteren Vertiefung

[1] Baumgartner H, De Backer J, Babu-Narayan SV et al. 2020 ESC Guidelines for the management of adult congenital heart disease. Eur Heart J 2021; 42: 563–645. doi:10.1093/eurheartj/ehaa554

# 23 Trikuspidalstenose

*Lenhard Pennig*

## 23.1 Einleitung

- **Definition:** Die Trikuspidalstenose (kurz: TS) ist eine Verengung der Öffnungsfläche der Trikuspidalklappe.
- **Ätiologie:** Sie ist fast ausschließlich entzündlicher Genese und tritt häufig in Kombination mit Vitien der Mitral- (führend Mitralstenose) und Aortenklappe (führend Aortenstenose) auf.

### 23.1.1 Epidemiologie

#### Häufigkeit

- Seltenes Vitium
- bei bis zu 7 % aller Patienten mit rheumatischem Fieber

#### Geschlechtsverteilung

- Männlich : weiblich = 2:3

#### Prädisponierende Faktoren

- **Primäre Trikuspidalstenose:**
  - angeboren
  - extrem selten
- **sekundäre Trikuspidalstenose:**
  - erworben
  - vor allem durch das rheumatische Fieber, das durch eine chronische Entzündung zu einer Verdickung, Kalzifikation, Immobilisation und Verengung der Trikuspidalklappe führt

### 23.1.2 Klinische Präsentation/Symptomatik

- Primär symptomfrei
- häufig erst bei schwerer Trikuspidalstenose Symptome der Rechtsherzinsuffizienz

## 23.2 Methode der Wahl

- Echokardiografie

## 23.3 Pathognomonische Befunde

- Echokardiografie:
  - Stenosejet
  - verdickte, echogenitätsangehobene Segel mit diastolischem sog. Doming mit verminderter Separationsbewegung
  - Klappenvegetationen

## 23.4 Befundbeschreibung

### 23.4.1 Echokardiografie

- Stenosejet
- verdickte, echogenitätsangehobene Segel mit diastolischem Doming mit verminderter Separationsbewegung (▸ Abb. 23.1)
- Quantifizierung des Stenosegrads (mittels Farb-Doppler bzw. Bestimmung des Druckgradienten)
- Dilatation des rechten Vorhofs und der Vv. cavae
- Klappenvegetationen (vor allem in der TEE), Thromben

### 23.4.2 MRT

- Keine Indikation, Zufallsbefund (Stenosejet)
- ggf. zum Ausschluss von begleitenden Thromben der Herzhöhlen

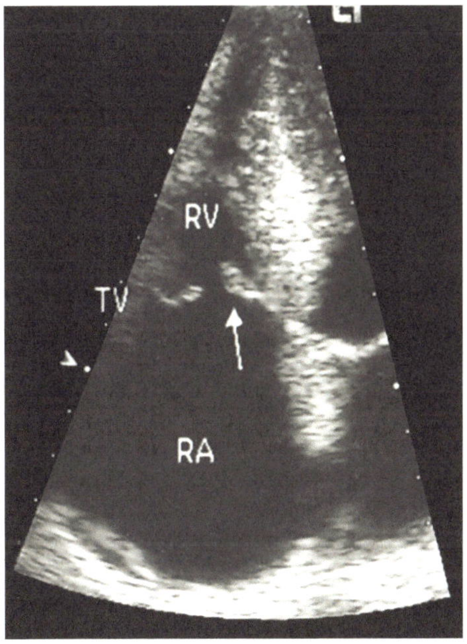


**Abb. 23.1 Trikuspidalstenose.** Echokardiografie, Vierkammerblick. Verdickung und Domstellung der Trikuspidalsegel (Pfeil). Rechter Vorhof vergrößert.
RA = rechter Vorhof
RV = rechter Ventrikel
TV = Trikuspidalklappe (Quelle: Flachskampf FA. Kursbuch Echokardiographie. Stuttgart: Thieme; 2004)

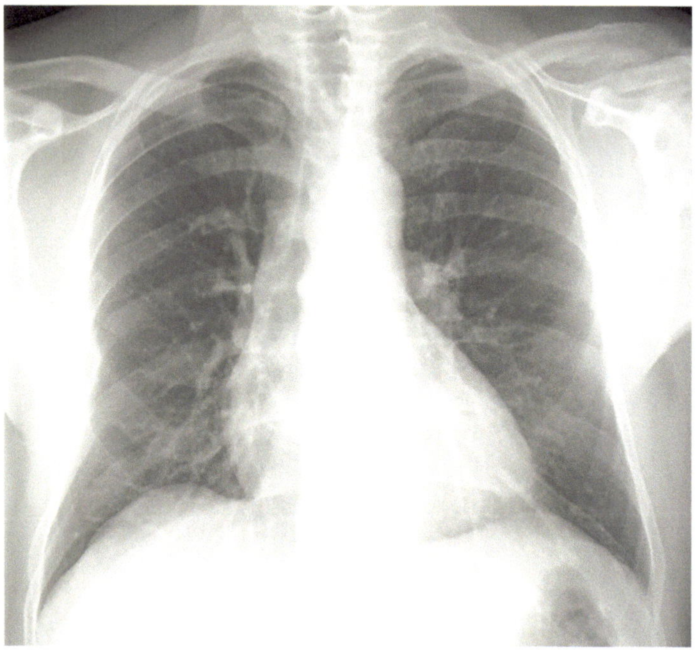

**Abb. 23.2 Trikuspidalstenose.** 38-jähriger Patient mit rheumatisch erworbener Trikuspidalklappenstenose. Röntgen-Thorax p.-a. Vergrößerung des rechten Vorhofs. Klinisch bestanden eine Belastungsdyspnoe und gestaute Halsvenen. (Quelle: Claussen CD, Miller S, Fenchel M. Kramer U, Riessen R. Pareto-Reihe Radiologie. Herz. Stuttgart: Thieme; 2006)

### 23.4.3 Röntgen

- Dilatation des rechten Vorhofs (▸ Abb. 23.2)

## 23.5 Radiologische Differenzialdiagnosen

- Differenzialdiagnosen der Trikuspidalstenose s. in ▸ Tab. 23.1

**Tab. 23.1** Radiologische Differenzialdiagnosen der Trikuspidalstenose.

| Differenzialdiagnose | Bemerkungen |
|---|---|
| Raumforderungen | • Thromben oder Myxome, die ohne primäre Pathologie der Trikuspidalklappe zu einer Verengung führen |

## 23.6 Typische Fehler

- Cave: Untersucherabhängigkeit der Echokardiografie.
- fehlende Evaluation der übrigen Herzklappen (vor allem Mitral- und Aortenklappe)

## 23.7 Was der Kliniker von mir wissen will

- Stenosegrad
- begleitende Vitien
- Thromben
- Dilatation des rechten Vorhofs

## 23.8 Literatur

### 23.8.1 Quellenangaben

[1] Claussen CD, Miller S, Fenchel M. Kramer U, Riessen R. Pareto-Reihe Radiologie. Herz. Stuttgart: Thieme; 2006

[2] Flachskampf FA. Kursbuch Echokardiographie. Stuttgart: Thieme; 2004

### 23.8.2 Literatur zur weiteren Vertiefung

[1] Baumgartner H, De Backer J, Babu-Narayan SV et al. 2020 ESC Guidelines for the management of adult congenital heart disease. Eur Heart J 2021; 42: 563–645. doi:10.1093/eurheartj/ehaa554

# 24 Trikuspidalinsuffizienz

*Bettina Baeßler*

## 24.1 Einleitung

- **Definition:** Eine Trikuspidalinsuffizienz (kurz: TI) liegt bei undichter Trikuspidalklappe vor.
- **Ätiologie:**
  - Sie ist als isoliertes Klappenvitium extrem selten und beruht meist auf einer Dilatation des Klappenrings infolge primärer Klappenfehlbildungen (z. B. Ebstein-Anomalie, Trikuspidalklappenprolaps in 20 % der Fälle eines Mitralklappenprolapses, Marfan-Syndrom) oder sekundärer Veränderungen der Klappe (z. B. bei rheumatischem Fieber, Endokarditis, Cor pulmonale, Linksherzdekompensation).
  - Die sekundäre Trikuspidalinsuffizienz ist weitaus häufiger als die primäre Form (70–85 % der Fälle).

### 24.1.1 Epidemiologie

#### Häufigkeit

- Gemeinsam mit anderen Klappenvitien ist die meist asymptomatische und hämodynamisch nicht relevante Trikuspidalinsuffizienz sehr häufig anzutreffen (bei etwa 70 % aller Menschen).

### 24.1.2 Klinische Präsentation/Symptomatik

- Erst bei schweren Formen symptomatisch
- anfangs unspezifische Symptome (Leistungsabfall, Rhythmusstörungen)
- später bei manifester Rechtsherzinsuffizienz Stauungssymptome (Leberstauung, portale Hypertension, Aszites) und Zeichen der pulmonalen Hypertension

## 24.2 Methode der Wahl

- Echokardiografie

## 24.3 Pathognomonische Befunde

- Regurgitationsjet über der Trikuspidalklappe (Echokardiografie)
- Dilatation von rechtem Vorhof und Ventrikel

## 24.4 Befundbeschreibung

### 24.4.1 Echokardiografie

- Beurteilung der Klappenmorphologie
- Dilatation von rechtem Vorhof und Ventrikel
- Darstellung und Graduierung des Schweregrads der Trikuspidalinsuffizienz mit Farb-Doppler:
  - *leichte Trikuspidalinsuffizienz:*
    - rechter Ventrikel und Vorhof sowie Vv. cavae normal
    - zentraler Jet < 5 $cm^2$
    - systolische Dominanz des Lebervenenflusses
  - *moderate Trikuspidalinsuffizienz:*
    - rechter Ventrikel und Vorhof sowie Vv. cavae normal oder pathologisch
    - zentraler Jet < 5–10 $cm^2$
    - V. contracta < 0,7 cm
    - abgeflachter systolischer Lebervenenfluss
  - *schwere Trikuspidalinsuffizienz:*
    - rechter Ventrikel und Vorhof sowie Vv. cavae dilatiert
    - zentraler Jet > 10 $cm^2$
    - Regurgitationsvolumen > 45 ml
    - V. contracta > 0,7 cm
    - systolische Flussinversion in den Lebervenen
- bei hochgradiger Trikuspidalinsuffizienz dilatierte Lebervenen mit systolischer Flussumkehr und V. cava inferior ohne Atemmodulation
- Abschätzung des pulmonalarteriellen Druckes bei Verdacht auf sekundäre Trikuspidalinsuffizienz (ab einem Druckgradienten von > 55 mmHg)

### 24.4.2 Röntgen

- Veränderungen unspezifisch und meist subtil
- Vergrößerung von rechtem Vorhof und Ventrikel
- verminderte Lungengefäßzeichnung
- bei Linksherzdekompensation auch vermehrte Lungengefäßzeichnung
- chronische Stauung und Kardiomegalie möglich (▶ Abb. 24.1)
- prominente V. azygos und Vv. cavae

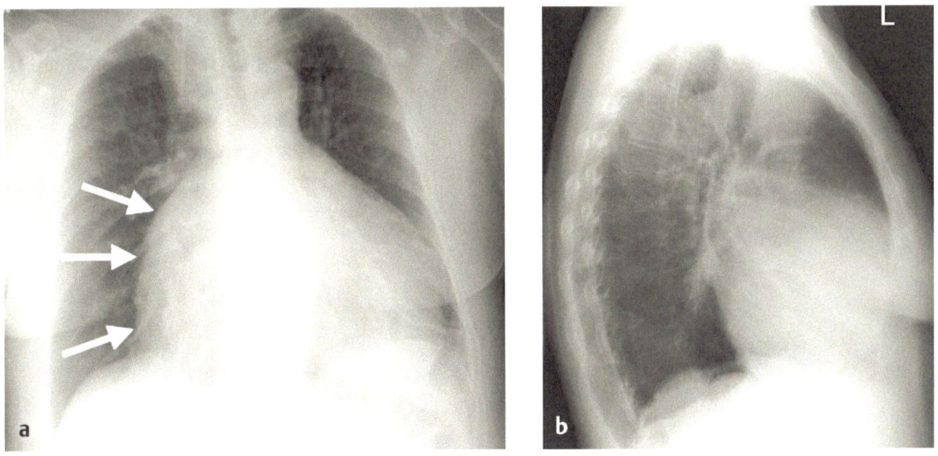


Abb. 24.1 **Trikuspidalinsuffizienz.** Sekundäre Trikuspidalinsuffizienz bei Linksherzinsuffizienz. Kardiomegalie, ausgeprägte Vergrößerung von rechtem Vorhof und Ventrikel mit fortgeschrittener Verschattung des Retrosternalraums durch den rechten Ventrikel (Pfeile). In Relation zur Herzgröße mäßige pulmonalvenöse Stauungskomponente. Nebenbefundlich zentraler Venenkatheter.

**a** Röntgen-Thorax p.-a. (Quelle: Claussen CD, Miller S, Fenchel M. Kramer U, Riessen R. Pareto-Reihe Radiologie. Herz. Stuttgart: Thieme; 2006)

**b** Röntgen-Thorax seitlich. (Quelle: Claussen CD, Miller S, Fenchel M. Kramer U, Riessen R. Pareto-Reihe Radiologie. Herz. Stuttgart: Thieme; 2006)

Tab. 24.1 Radiologische Differenzialdiagnosen der Trikuspidalinsuffizienz.

| Differenzialdiagnose | Bemerkungen |
|---|---|
| Ebstein-Anomalie | • typische Anatomie mit Verlagerung einer fehlgebildeten Trikuspidalklappe in den rechten Ventrikel, wodurch der obere Abschnitt des rechten Ventrikels funktionell atrialisiert wird<br>• sekundäre Trikuspidalinsuffizienz |
| infektiöse Endokarditis | – |
| iatrogene Klappenschädigung | • Verletzung des Klappenapparats durch Schrittmachersonde oder Rechtsherzkatheter<br>• bildmorphologisch nicht zu differenzieren |



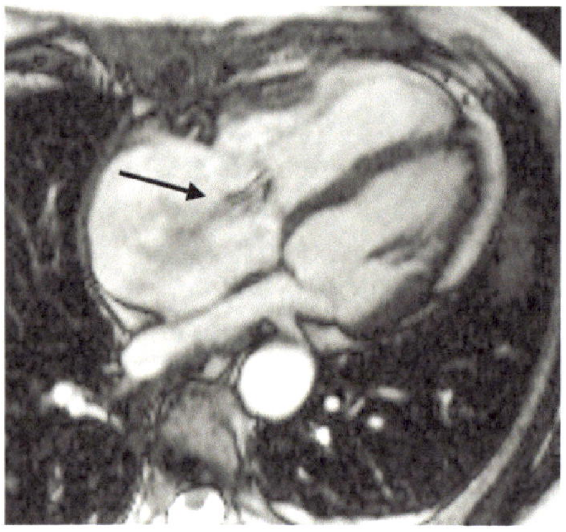

Abb. 24.2 **Trikuspidalinsuffizienz.** 60-jähriger Patient mit Trikuspidalinsuffizienz (Zufallsbefund). MRT, SSFP-Sequenz im Vierkammerblick. Insuffizienzjet über der Trikuspidalklappe während der Systole (Pfeil). (Quelle: Claussen CD, Miller S, Fenchel M. Kramer U, Riessen R. Pareto-Reihe Radiologie. Herz. Stuttgart: Thieme; 2006)

### 24.4.3 CT

- Wie im Röntgen
- gelegentlich kräftige Kontrastierung der V. cava inferior und der Lebervenen als Zeichen der Rechtsherzbelastung

### 24.4.4 Angiografie

- In der Regel nicht indiziert
- invasive Bestimmung der rechtskardialen und pulmonalarteriellen Druckwerte möglich

### 24.4.5 MRT

- In der Regel nicht indiziert
- Trikuspidalinsuffizienz als Zusatz- oder Zufallsbefund bei anderen kardialen Erkrankungen (▸ Abb. 24.2) oder auch bei asymptomatischen Individuen

## 24.5 Radiologische Differenzialdiagnosen

- Infrage kommende Differenzialdiagnosen s. in ▸ Tab. 24.1

## 24.6 Typische Fehler

**Merke**

M!

Eine Reihe häufiger Erkrankungen kann zu einer sekundären Trikuspidalinsuffizienz führen. Dies sollte bei der Diagnostik der jeweiligen Grunderkrankung stets berücksichtigt werden.

## 24.7 Was der Kliniker von mir wissen will

- Morphologie der Herzhöhlen
- Schweregrad der Trikuspidalinsuffizienz
- rechtsventrikuläre Funktion
- Zeichen der Rechtsherzinsuffizienz (V. cava, Lebervenen, Aszites, Ödeme)

## 24.8 Literatur

### 24.8.1 Quellenangaben

[1] Claussen CD, Miller S, Fenchel M. Kramer U, Riessen R. Pareto-Reihe Radiologie. Herz. Stuttgart: Thieme; 2006

### 24.8.2 Literatur zur weiteren Vertiefung

[1] Frater R. Tricuspid insufficiency. J Thorac Cardiovasc Surg 2001; 122: 427–429
[2] Hahn RT, Chandrashekhar Y. Tricuspid regurgitation. JACC Cardiovasc Imaging 2019; 12 (3): 572
[3] Saremi F, Hassani C, Millan-Nunez V et al. Imaging evaluation of tricuspid valve: analysis of morphology and function with CT and MRI. Am J Roentgenol 2015; 204 (5): W531–W542
[4] Weerakkody Y, Foster T, Rasuli B et al. Tricuspid valve regurgitation. Radiopaedia.org 2023. doi.org/10.53 347/rID-24 229

# 25 Kombiniertes Vitium

*Lenhard Pennig*

## 25.1 Einleitung

- **Definition:**
  - Von einem kombinierten Vitium spricht man bei gleichzeitig vorliegender Insuffizienz und Stenose einer Herzklappe.
  - Primär ist die Aorten- oder Mitralklappe betroffen (seltener die Pulmonalklappe).

### 25.1.1 Epidemiologie

#### Häufigkeit

- Im Vergleich zur isolierten Aortenstenose bzw. -insuffizienz und Mitralstenose bzw. -insuffizienz seltener

#### Altersgipfel

- 50.–60. Lebensjahr (kombiniertes Vitium der Aortenklappe)

#### Geschlechtsverteilung

- Bei Frauen eher Mitralklappe, bei Männern eher Aortenklappe betroffen

#### Prädisponierende Faktoren

- Degenerative Klappenerkrankungen
- bikuspide Klappe (Aortenklappe)
- rheumatisches Fieber (vor allem Mitralklappe)
- Bindegewebserkrankungen

### 25.1.2 Klinische Präsentation/Symptomatik

- Je nach hämodynamisch führendem Klappenfehler (Aortenstenose bzw. -insuffizienz oder Mitralstenose bzw. -insuffizienz)

## 25.2 Methode der Wahl

- Echokardiografie

## 25.3 Pathognomonische Befunde

- Gleichzeitiges Vorliegen von Regurgitation und turbulentem, beschleunigtem Fluss über der entsprechenden Klappe (Echokardiografie, MRT)

## 25.4 Befundbeschreibung

### 25.4.1 Echokardiografie

- **2-D-Echokardiografie:** Verkalkungen der betroffenen Klappe mit turbulentem, beschleunigtem Fluss und reduzierter Klappenöffnungsfläche (Stenose) sowie Regurgitation (Insuffizienz)
- **3-D-Echokardiografie:** genauere Beurteilung der Struktur der Aortenklappe inklusive linksventrikulärem Ausflusstrakt sowie der Struktur der Mitralklappe
- **Volumetrie des linken Ventrikels**
- **Stressechokardiografie:** zur Differenzierung von schwerer von pseudoschwerer Aortenstenose

### 25.4.2 MRT

- Turbulenter, beschleunigter Fluss (sog. Stenosejet) und Regurgitation (Insuffizienz) über der betroffenen Klappe im Sinne signalarmer Flussartefakte in der Cine-Sequenz (▸ Abb. 25.1)
- reduzierte Klappenöffnungsfläche (Stenose; für diesen Fall vorzugsweise auf den Sinus aortae gekippte balanced SSFP-Cine-Sequenz verwenden)
- Phasenkontrastmessung zur Quantifizierung der Vitien, vor allem bei Diskrepanz zwischen Echokardiografiebefund und Klinik
- Volumetrie des linken Ventrikels und Bestimmung der Myokardmasse

### 25.4.3 CT

- Kalzium-Scoring der Aortenklappe

### 25.4.4 Angiografie

- Herzkatheter, wenn die nicht invasive Diagnostik inkonklusiv ist

## 25.5 Radiologische Differenzialdiagnosen

- Isolierte Stenosen bzw. Insuffizienzen der Klappen

## 25.6 Typische Fehler

- Cave: Untersucherabhängigkeit der Echokardiografie.
- fehlerhafte Akquisition bzw. Planung der Cine-Sequenzen in der MRT
- fehlerhafte Phasenkontrastmessung in der MRT (z. B. Aliasing)

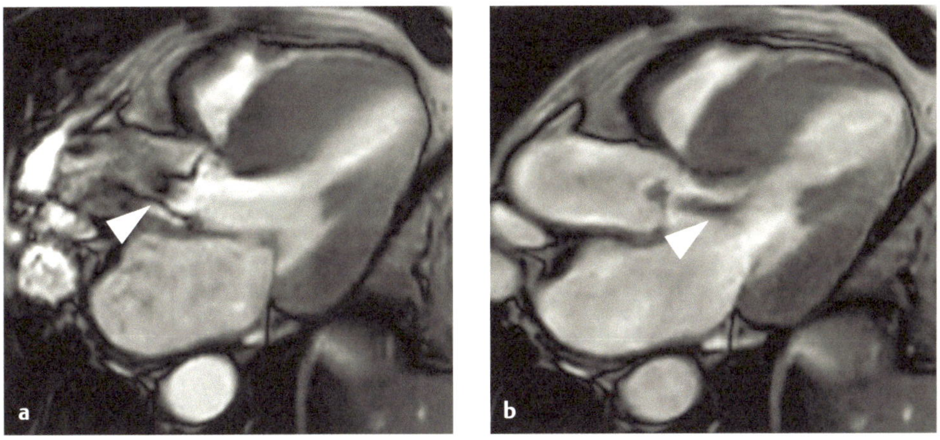


**Abb. 25.1 Kombiniertes Aortenklappenvitium.** 61-jähriger Patient mit kardialer Amyloidose und deutlicher linksventrikulärer Hypertrophie. Es zeigen sich verdickte Taschen der Aortenklappe mit deutlichem Jet über der Klappe in der Ventrikelsystole (**a**, Pfeilspitze) und reduzierter Klappenöffnungsfläche sowie Rückfluss in den Ventrikel während der Diastole (**b**, Pfeilspitze).

**a** MRT, balanced SSFP-Cine-Sequenz, Dreikammerblick, Systole.

**b** MRT, balanced SSFP-Cine-Sequenz, Dreikammerblick, Diastole.

**Cave**

Hämodynamische Konsequenzen von gemischten Vitien mit Einfluss auf Blutfluss und Ventrikelfunktion können die echokardiografische Diagnose und Quantifizierung einschränken.

## 25.7 Was der Kliniker von mir wissen will

- Hämodynamisch führende Komponente des Vitiums
- Quantifizierung der einzelnen Komponenten
- Bestimmung der Klappenmorphologie
- begleitende Vitien an anderen Klappen

## 25.8 Literatur

### 25.8.1 Literatur zur weiteren Vertiefung


[1] Unger P, Pibarot P, Tribouilloy C et al. Multiple and mixed valvular heart diseases. Circ Cardiovasc Imaging 2018; 11 (8): e007 862. doi:10.1161/CIRCIMAGING.118 007 862

[2] Zilberszac R, Gabriel H, Schemper M et al. Outcome of combined stenotic and regurgitant aortic valve disease. J Am Coll Cardiol 2013; 61 (14): 1489–1495. doi:10.1016/j.jacc.2012.11.070

# 26 Mitralklappenprolaps

*Marcel C. Langenbach*

## 26.1 Einleitung

- **Definition:**
  - Abkürzung: MKP
  - Dysfunktion der Mitralklappen
  - systolische Vorwölbung eines oder beider Mitralsegel in den linken Vorhof um > 2 mm im Langachsenblick, mit oder ohne Verdickung der Segel
  - klassischer Prolaps: Verdickung der Segel auf ≥ 5 mm
  - Befund meist im posterioren mittleren Segel

### 26.1.1 Epidemiologie

#### Häufigkeit

- Häufigste Klappenanomalie in den Industrienationen
- Prävalenz ca. 2–3 %, ca. 4 % mit hämodynamisch relevanter Mitralklappeninsuffizienz

#### Geschlechtsverteilung

- Männlich : weiblich = 1 : 1

#### Prädisponierende Faktoren

- Histologische Veränderungen des Klappengewebes (Verdacht auf myxomatöse Degeneration, Extremform mit Ruptur der Chordae tendineae)
- Disproportion zwischen linkem Ventrikel und Klappengröße
- Bindegewebserkrankungen (z. B. Ehlers-Danlos-Syndrom, Marfan-Syndrom)

### 26.1.2 Klinische Präsentation/Symptomatik

- Meist asymptomatisch, Zufallsbefund in der Auskultation (mittel- bis spätsystolischer Klick assoziiert mit hochfrequentem Crescendo-Decrescendo-Spätsystolikum)
- Palpitationen möglich
- manifeste, hämodynamisch relevante Mitralklappeninsuffizienz mit Herzinsuffizienz
- Herzrhythmusstörungen
- Endokarditis
- erhöhtes Risiko für plötzlichen Herztod

## 26.2 Methode der Wahl

- Echokardiografie

## 26.3 Pathognomonische Befunde

- Systolischer Prolaps einer oder beider Klappensegel über die Klappenebene in den Vorhof (Echokardiografie, MRT)
- Vergrößerung des linken Vorhofs (Echokardiografie, Röntgen, MRT)
- pulmonalvenöse Stauung (Echokardiografie, Röntgen, MRT)

## 26.4 Befundbeschreibung

### 26.4.1 Echokardiografie

- Mittels TTE oder TEE (sensitiver) möglich
- systolischer Prolaps eines oder beider Segel über die Klappenebene (Verbindungslinie zwischen den Aufhängungspunkten der Klappen am Anulus) in den linken Vorhof um > 2 mm
- Klappenmorphologie
- Schweregrad der Insuffizienz
- Beurteilung der atrialen und ventrikulären Größe sowie der Funktion

### 26.4.2 Röntgen

- Meist unauffällig
- bei schwererer Mitralklappeninsuffizienz dilatiertes, ggf. mitral konfiguriertes Herz (zeltförmig, gerade linke Kontur)
- dilatierter linker Vorhof mit Aufspreizung der Trachealbifurkation und Verlagerung des Ösophagus nach dorsal
- pulmonalvenöse Stauung

### 26.4.3 MRT

- Nicht indiziert zur Diagnostik
- oft Zufallsbefund bei hoher Prävalenz mit den gleichen Kriterien wie in der Echokardiografie (▸ Abb. 26.1)
- Beurteilung der Insuffizienz, teils schwierig bei unterschiedlicher Ausprägung je nach Pulsfrequenz

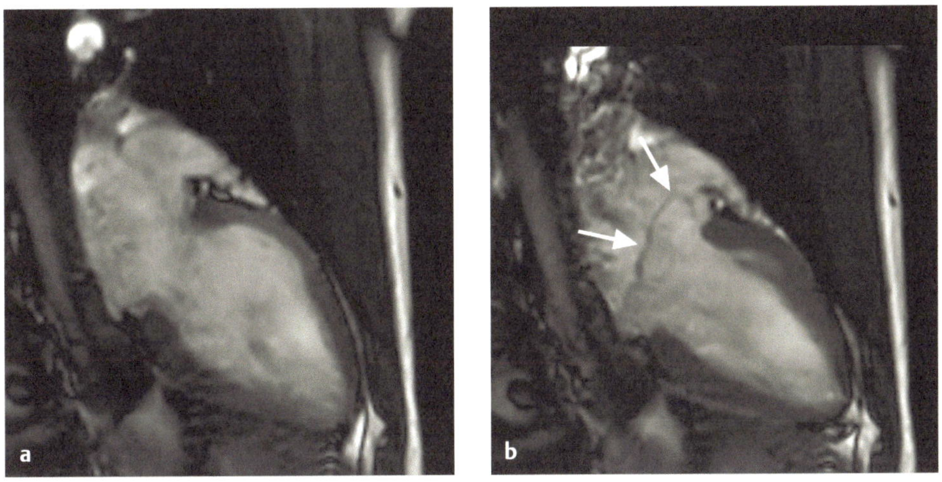


Abb. 26.1 **Mitralklappenprolaps.** 24-jähriger Patient mit Marfan-Syndrom.
**a** MRT, balanced SSFP-Cine-Sequenz, Zweikammerblick, Diastole. Verdicktes posteriores Mitralsegel bei echokardiografisch gesicherter Mitralinsuffizienz.
**b** MRT, balanced SSFP-Cine-Sequenz, Zweikammerblick, Systole. Prolaps der Mitralklappensegel über die Ebene des Mitralklappenrings hinaus in den linken Vorhof (Pfeile).

- quantitative Analyse des Insuffizienzjets, ggf. indirekte Parameter (Vorhofgröße, pulmonalvenöse Stauung) zur Abschätzung der hämodynamischen Relevanz
- genaue Bestimmung mit Schlagvolumenausgleich zwischen rechtem und linkem Ventrikel möglich



### 26.4.4 CT

- Nicht indiziert zur Diagnostik
- Zufallsbefund bei Akquisition des gesamten Herzzyklus (Dynamik)
- Unschärfe durch Bewegungsartefakte möglich

## 26.5 Radiologische Differenzialdiagnosen

- **Primäre Mitralinsuffizienz**
- **andere Ursachen der Herzinsuffizienz:**
  - weitere Vitien
  - sekundäre Mitralinsuffizienz bei Degeneration oder koronarer Herzkrankheit
  - dilatative Kardiomyopathie
  - Myokarditis

## 26.6 Typische Fehler

**Merke**

M!

Ein Mitralklappenprolaps ist oft ein Zufallsbefund ohne Krankheitswert. Sein klinischer Stellenwert ist abhängig von der hämodynamischen Relevanz. Deshalb muss diese evaluiert werden.

## 26.7 Was der Kliniker von mir wissen will

- Klappenmorphologie und -funktion
- Schweregrad der Mitralinsuffizienz
- Morphologie des linken Vorhofs und Ventrikels
- Zeichen einer Herzinsuffizienz oder pulmonalvenösen Stauung

## 26.8 Literatur

### 26.8.1 Literatur zur weiteren Vertiefung

[1] Hayek E, Gring CN, Griffin BP. Mitral valve polaps. Lancet 2005; 365 (9 458): 507–518. doi:10.1016/S 0140–6 736(05)17 869–6

# 27 Klappenprothesen

*Marcel C. Langenbach*

## 27.1 Einleitung

- **Definition:**
  - Eine Klappenprothese ist der Ersatz einer Herzklappe durch eine mechanische oder biologische Prothese.
  - Die Implantation von Klappenprothesen macht ca. 20 % aller Herzoperationen in Deutschland aus, der Aortenklappenersatz ca. 50 % und der Mitralklappenersatz 30 % dieser Fälle.
  - Die Verwendung verschiedener Klappentypen ist möglich. Am häufigsten wird ein mechanischer Klappenersatz implantiert (in ca. 60 % der Fälle). Biologische Klappenprothesen (von Schwein oder Rind) sowie Homografts (Leichenklappen) sind ebenfalls möglich.
- **Techniken:** Neben offenen Operationsverfahren gewinnen zunehmend minimalinvasive und kathetergestützte interventionelle Verfahren an Stellenwert, vor allem für die Aortenklappen und die Mitralklappe (Mitra-Clip):
  - *offen-chirurgisch:*
    - in Vollnarkose unter Verwendung einer Herz-Lungen-Maschine,
    - mediane Sternotomie und Eröffnung des Herzes bzw. der Aorta,
    - Aortenklappenersatz: subkoronare Technik (Erhalt der Koronarabgänge) oder mit Ersatz der Aorta ascendens und Reimplantation der Koronargefäße;
  - *minimalinvasiv:*
    - Transkatheter-Aortenklappenimplantation,
    - für Patienten mit hohem Operationsrisiko;
  - *mechanische Prothesen:*
    - isoliert oder mit Ersatz der Aorta ascendens als klappentragendes Konduit mit Reimplantation der Koronargefäße,
    - thrombogen (Antikoagulation lebenslang),
    - bessere Haltbarkeit;
  - *biologische Klappen:*
    - hämodynamische Vorteile, am besten gerüstfreie Prothesen (Stentless),
    - nur passagere Antikoagulation notwendig,
    - Haltbarkeit begrenzt, Reoperationsrate nach 10 Jahren ca. 20–30 %,
    - Ersetzen des Homografts nach ca. 15 Jahren erforderlich.
- **Indikationen:**
  - hochgradige Stenose oder Insuffizienz einer Klappe mit Symptomatik,
  - häufigste Indikation: valvuläre Aortenklappenstenose im Rahmen isolierter (90 % der Fälle) oder kombinierter Vitien (10 % der Fälle),
  - für Patienten ohne Symptomatik strenge Indikationsstellung in Abhängigkeit von objektivierbaren Faktoren (Pumpfunktion bzw. Klappenöffnungsfläche).
- **Kontraindikationen:**
  - *für offen-chirurgische Verfahren:* sehr hohes Operations- oder Narkoserisiko,
  - *für kathetergestützte Verfahren:* vaskuläre Limitationen (zu kleiner Gefäßdiameter, Dissektion, Elongation bzw. Kinking der Aorta oder der Iliakalgefäße).
- **Präoperative Diagnostik:**
  - *für offen-chirurgische Verfahren:* häufig präoperative CT mit der Frage nach dem Abstand vom Sternum zur Herzspitze sowie nach retrosternalen Auffälligkeiten (wichtig für den Zugangsweg und die Sternotomie),
  - *für kathetergestützte Verfahren:* Klappengröße, Abgänge der Koronararterien und Zugangsweg,
  - *Herzkatheter:* zum Ausschluss einer koronaren Herzkrankheit.
- **Postoperatives Management:**
  - Intensivaufenthalt mit regelmäßigen Röntgen-Thoraxuntersuchungen und Echokardiografie,
  - geringe Regurgitation normal.
- **Ergebnisse:** Langzeitüberleben nach 5 Jahren ca. 75 %, nach 10 Jahren ca. 50 % und nach 15 Jahren ca. 30 %.

## 27.2 Methode der Wahl

- CT
- Röntgen-Thorax

## 27.3 Pathognomonische Befunde

- Wiederherstellung der Klappenfunktion
- Verbesserung der kardialen Pumpfunktion

## 27.4 Befundbeschreibung

### 27.4.1 Sonografie

- Darstellung postoperativer Komplikationen:
  - Pneumothorax
  - Hämatothorax, Blutung
  - Wund- oder Protheseninfekt, ggf. mit Abszess

### 27.4.2 Echokardiografie

- **Präoperativ:** zur Beurteilung der Klappen- und Herzfunktion
- **postoperativ:**
  - Verlaufskontrolle, Erkennen von Restenosen oder -insuffizienzen
  - Darstellung postoperativer Komplikationen:
    - Nahtinsuffizienz des Aortenersatzes, Endoleak
    - Prothesendysfunktion
    - Dissektion, Aneurysma
    - Lungenarterienembolie (indirekte Zeichen)

### 27.4.3 Röntgen

- Röntgen-Thorax postoperativ:
  - Beispiele in ▸ Abb. 27.1 und ▸ Abb. 27.2
  - Darstellung postoperativer Komplikationen:
    - Perikarderguss (Bocksbeutelform des Herzes)
    - Klappendislokation, ggf. mit Verschluss der Koronargefäße, paravalvuläres Leck
    - Pneumothorax
    - Pneumonie
    - Stauungszeichen
    - Hämatothorax, Blutung

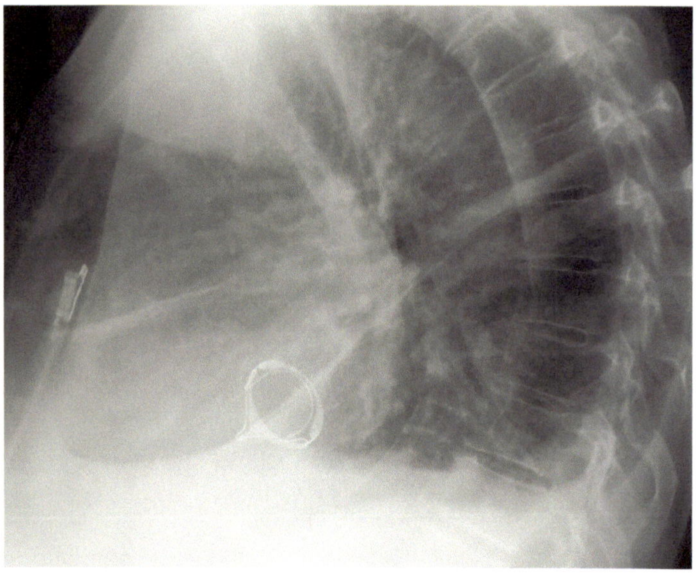

**Abb. 27.1 Klappenprothese.** 77-jährige Patientin mit Mitralklappenersatz in typischer Position; mechanische Prothese. Im Röntgen-Thorax geringe retrokardiale Dystelektasen postoperativ.

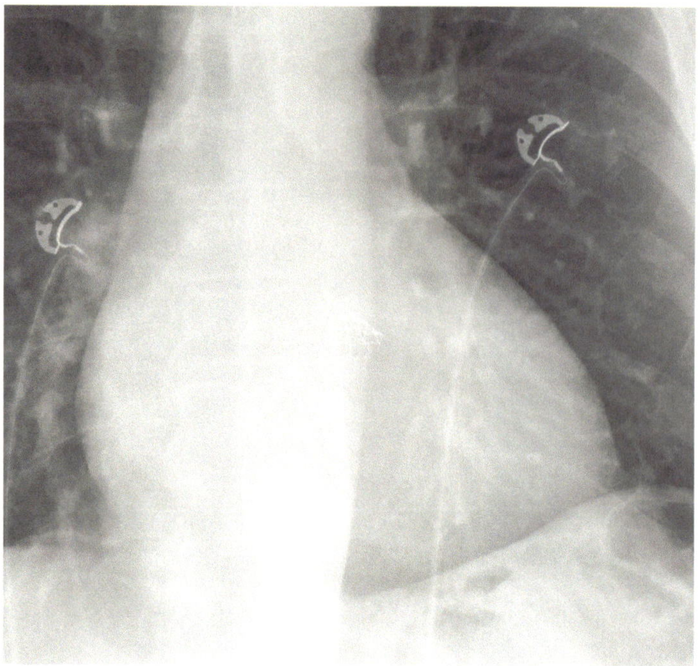

**Abb. 27.2 Klappenprothese.** Zustand nach Transkatheter-Aortenklappenimplantation bei einem 77-jährigen Patienten. Im Röntgen-Thorax regelhaft einliegende Klappenprothese.

### 27.4.4 CT

- Transkatheter-Aortenklappenimplantation: präoperativ Planungs-CT zur Beurteilung der Klappengröße und des Zugangswegs
- alternativ zur Echokardiografie bei eingeschränkten Schallverhältnissen: Verlaufskontrolle mittels kardialer CT (▸ Abb. 27.3)
- Darstellung postoperativer Komplikationen:
  - Perikarderguss
  - Klappendislokation, ggf. mit Verschluss der Koronargefäße, paravalvuläres Leck
  - Nahtinsuffizienz des Aortenersatzes, Endoleak
  - Pneumothorax
  - Pneumonie
  - Stauungszeichen
  - Hämatothorax, Blutung
  - Wund- oder Protheseninfekt, ggf. mit Abszess
  - Dissektion, Aneurysma
  - Embolien (pulmonal, zerebral)

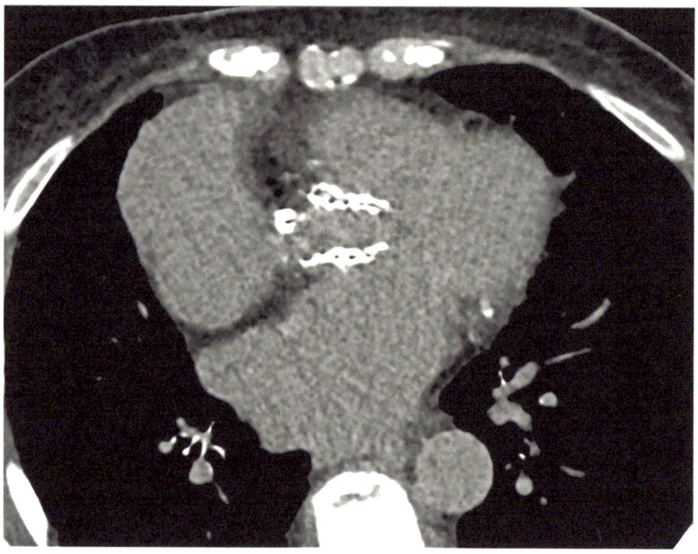

**Abb. 27.3 Klappenprothese.** Aortenklappenersatz nach Transkatheter-Aortenklappenimplantation in situ bei einer 74-jährigen Patientin. CT.

### 27.4.5 MRT

- Gegebenenfalls zur Erkennung postoperativer Embolien (pulmonal, zerebral)

**Cave**

Vor Durchführung eines MRT mit einliegender Klappenprothese ist die MR-Kompatibilität der Prothese abzuklären.

## 27.5 Radiologische Differenzialdiagnosen

- Anderweitiges Fremdmaterial, ggf. disloziert
- Verkalkungen

## 27.6 Typische Fehler

- Unzureichende Darstellbarkeit der Klappe und einer möglichen Pathologie in der Echokardiografie (ergänzende CT erwägen)
- Artefakte durch bereits einliegendes Fremdmaterial (Klappe, Stent, Schrittmacher)
- unzureichendes CT-Protokoll, falsche Kontrastierung (rechtes bzw. linkes Herz) oder falsche Herzphase (variable Größe des Klappenanulus)
- unvollständige Auswertbarkeit des Zugangswegs bei kathetergestützten Verfahren

## 27.7 Was der Kliniker von mir wissen will

M!

### Merke

Wichtig ist nach Klappenprothesenimplantation das Erkennen postoperativer Komplikationen, sowohl in der routinemäßigen Echokardiografie und im Röntgen-Thorax wie auch in der CT.

## 27.8 Literatur

### 27.8.1 Literatur zur weiteren Vertiefung

[1] Gummert JF, Funkat AK, Beckmann A et al. Cardiac surgery in Germany during 2010: a report on behalf of the German Society for Thoracic and Cardiovascular Surgery. Thorac Cardiovasc Surg 2011; 59 (5): 259–267. doi:10.1055/s-0030-1 271 191

[2] Head SJ, Celik M, Kappetein AP. Mechanical versus bioprosthetic aortic valve replacement. Eur Heart J 2017; 38 (28): 2183–2191. doi:10.1093/eurheartj/ehx141

27

# 28 Aortenklappenersatz nach Ross

Bettina Baeßler

III

## 28.1 Einleitung

- **Definition:**
  - zunehmend angewendete, technisch anspruchsvolle Operationstechnik mit hervorragenden Langzeitergebnissen
  - im Jahr 1967 von Ross erstmals am Menschen durchgeführt
- **Indikationen:**
  - isolierte Aortenklappenveränderung bei jüngeren Patienten (11–50 Jahre)
  - bei Kindern und Jugendlichen sehr gute Ergebnisse, da die in Aortenposition implantierte Pulmonalklappe sich in dem wachsenden Organismus sehr gut adaptiert
  - keine Notwendigkeit einer Antikoagulationstherapie, somit gut geeignet für Kinder bzw. Jugendliche und Frauen mit Kinderwunsch
- **Technik** (▸ Abb. 28.1):
  - *Aortenklappenersatz:* mit Pulmonalis-Autograft
  - *Pulmonalklappenersatz:* mit aortalem oder pulmonalem Homograft (Leichenklappe) oder mit Bioprothese

## 28.2 Methode der Wahl

- Echokardiografie

## 28.3 Pathognomonische Befunde

- Pulmonalklappe in Aortenposition
- Darstellung einer trikuspiden Taschenklappe
- evtl. Aorteninsuffizienz (mögliche Komplikation)
- Beurteilung der rechtsventrikulären und linksventrikulären Funktion und des rechtsventrikulären Ausflusstrakts
- Darstellung des Homografts in Pulmonalisposition

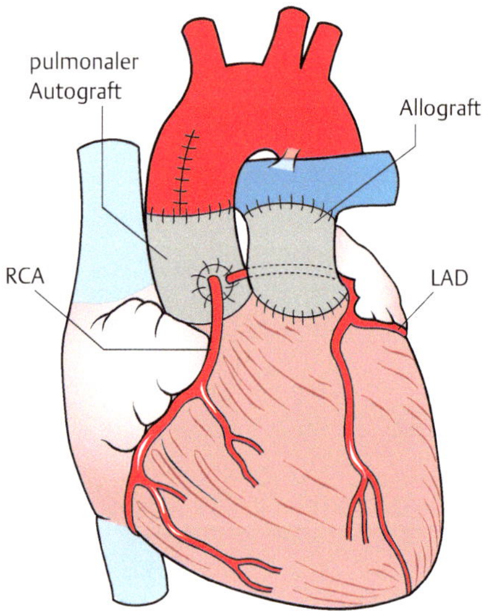


**Abb. 28.1 Aortenklappenersatz nach Ross.** Prinzip der Ross-Operation. Die erkrankte Aortenklappe wird durch die Pulmonalklappe desselben Patienten ersetzt. Anstelle der Pulmonalklappe wird ein aortaler oder pulmonaler Homograft bzw. eine Bioprothese implantiert.
LAD = R. interventricularis anterior
RCA = A. coronaria dextra (Quelle: Claussen CD, Miller S, Fenchel M. Kramer U, Riessen R. Pareto-Reihe Radiologie. Herz. Stuttgart: Thieme; 2006)

## 28.4 Befundbeschreibung

### 28.4.1 Echokardiografie

- Pulmonalklappe in Aortenposition
- Darstellung einer trikuspiden Taschenklappe
- evtl. Aorteninsuffizienz (mögliche Komplikation)
- Beurteilung der rechtsventrikulären und linksventrikulären Funktion und des rechtsventrikulären Ausflusstrakts
- Darstellung des Homografts in Pulmonalisposition

### 28.4.2 MRT

- Befunde wie in der Echokardiografie (▸ Abb. 28.2)

### 28.4.3 Röntgen

- Bei regelrechter Klappenfunktion postoperativ unauffälliger kardiopulmonaler Befund
- Homograft oder Bioprothese in Position der Pulmonalklappe

### 28.4.4 CT

- Wie im Röntgenbild
- bessere Beurteilbarkeit der angrenzenden Gefäßstrukturen

### 28.4.5 Angiografie

- Bei Erwachsenen invasiver Ausschluss einer koronaren Herzkrankheit vor der Operation

## 28.5 Radiologische Differenzialdiagnosen

- Aortenklappenersatz

## 28.6 Typische Fehler

**Merke** M!

Die Hospitalmortalität liegt nach Aortenklappenersatz nach Ross international bei ca. 2,5 %, sodass während der frühen postoperativen Phase eine intensive Überwachung notwendig ist.

## 28.7 Was der Kliniker von mir wissen will

- Hinweise auf Klappendysfunktion
- Ventrikelfunktion
- Pulmonalinsuffizienz
- Rechtsherzdilatation

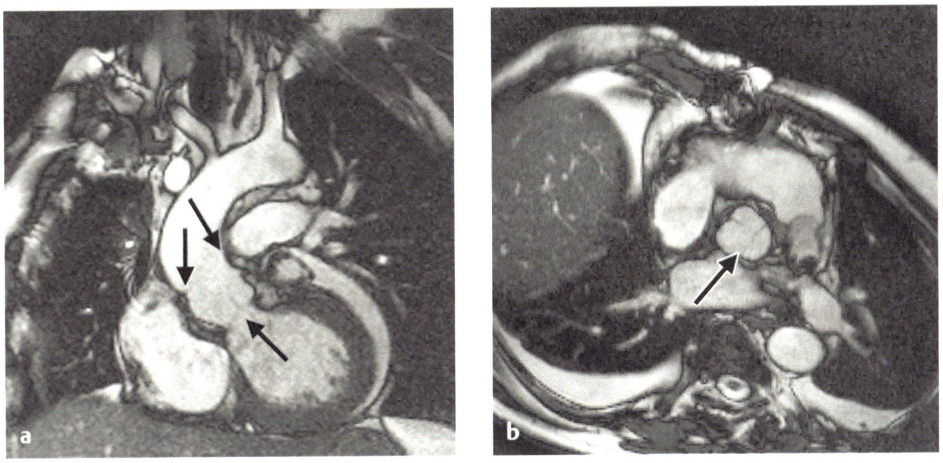


**Abb. 28.2 Aortenklappenersatz nach Ross.** 55-jähriger Patient nach Ross-Operation.

**a** MRT, SSFP-Sequenz, Darstellung des linksventrikulären Ausflusstrakts. Die Anastomose und die geschlossene Pulmonalklappe in Aortenposition sind erkennbar (Pfeile). Nebenbefundlich noch geringer postoperativer Perikarderguss. (Quelle: mit freundlicher Genehmigung von B. Djavidani, Diagnosticum Bayern Mitte, Eichstätt)

**b** MRT, SSFP-Sequenz, Schichtposition parallel zur Klappenebene. Darstellung der diastolisch geschlossenen Klappe mit zarten Klappentaschen (Pfeil). Nebenbefundlich Pleuraerguss beidseits. (Quelle: mit freundlicher Genehmigung von B. Djavidani, Diagnosticum Bayern Mitte, Eichstätt)



## 28.8 Literatur

### 28.8.1 Quellenangaben

[1] Claussen CD, Miller S, Fenchel M. Kramer U, Riessen R. Pareto-Reihe Radiologie. Herz. Stuttgart: Thieme; 2006

### 28.8.2 Literatur zur weiteren Vertiefung

[1] Cleveland Clinic. Ross procedure, 2022. Internet: https://my.clevelandclinic.org/health/treatments/16 744-aortic-valve-ross-procedure (Stand: 19.08.2023)

[2] Kröner A, Bennink G. Ross-OP. Internet: https://www.cardio-guide.com/therapie/ross-op/ (Stand: 19.08.2023)

[3] Muresian H. The Ross procedure: new insights into the surgical anatomy. Ann Thorac Surg 2006; 81: 495–501

[4] Sievers HH, Schmidtke C, Kaps M et al. Aortenklappenersatz mit pulmonalem Autograft – Ross-Operation. Dt Ärztebl 1998; 95 (46): A2922–A2930

# 29 Aortenklappenrekonstruktion

*Marcel C. Langenbach*

III

## 29.1 Einleitung

- **Definition:**
  - Die Aortenklappenrekonstruktion (kurz: AKR; Aortic Valve Reconstruction) ist ein selten verwendetes operatives Verfahren (1 % aller Aortenklappeneingriffe) zur Wiederherstellung der Aortenklappenfunktion ohne den Einsatz einer Prothese.
  - Der Vorteil besteht in der Belassung der patienteneigenen Klappe mit optimalen hämodynamischen Eigenschaften sowie der Vermeidung einer lebenslangen Antikoagulation und einer Reoperation.
  - Eine Rekonstruktion ist möglich bei Insuffizienz einer morphologisch intakten Aortenklappe, häufig verursacht durch degenerative Veränderungen der Aorta mit einem Aneurysma der Aorta ascendens oder einer Aortendissektion Typ A. Dafür sind verschiedene Verfahren etabliert, die zunehmend auch kombiniert werden.
- **Techniken:**
  - *Verfahren nach David:*
    - Reimplantation der gesamten Aortenklappe in eine Gefäßprothese,
    - Modifikation möglich, mit dem Ziel, einen Kontakt der Taschen mit der Prothesenwand in der Systole zu verhindern (Erhalt der Sinuswände, größerer Prothesendurchmesser auf Sinusebene; sog. David-V),
    - Neuimplantation der Koronargefäße nötig,
    - Einnähen der Gefäßprothese auf Höhe der Klappenebene und in die Aorta;
  - *Verfahren nach Yacoub:*
    - Remodellierung der Klappe durch Resektion der Sinus aortae und partiell der Aorta ascendens, Ersatz durch eine kronenförmige Prothese (Ersatz der Sinuswände), Belassen der Aortenklappen,
    - Neuimplantation der Koronargefäße nötig;
  - *laterale Kommissurorrhafie* (▶ Abb. 29.1):
    - Resektion überschüssigen Gewebes an der Sinuswand mit Straffung der Klappenränder mittels basisnaher Naht,
    - Belassen von Klappenapparat, Aorta und Koronargefäßen;

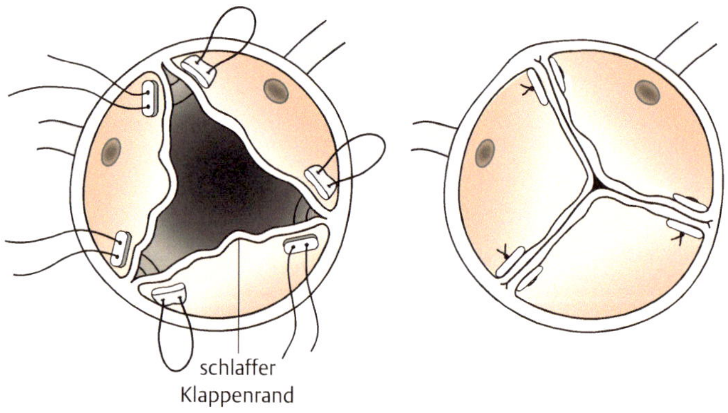


**Abb. 29.1 Aortenklappenrekonstruktion.** Durch eine seitliche Klappennaht (laterale Kommissurorrhafie) werden die schlaffen Klappenränder gestrafft. Damit wird die bestehende Aorteninsuffizienz unter Belassen des originären Klappenapparats beseitigt. (Quelle: Claussen CD, Miller S, Fenchel M. Kramer U, Riessen R. Pareto-Reihe Radiologie. Herz. Stuttgart: Thieme; 2006)

  - *isolierte Klappenrekonstruktion:* Rekonstruktion einer einzelnen Klappe mittels verschiedener Verfahren.
- **Indikationen:**
  - symptomatische Aortenklappeninsuffizienz,
  - isoliertes Aortenvitium,
  - degenerative Erweiterung der Aorta ascendens,
  - bikuspide Aortenklappe,
  - Marfan-Patienten,
  - Typ-A-Dissektion,
  - Endokarditis,
  - Vergrößerung des Autografts nach Ross-Operation,
  - Neugeborene mit angeborener Aortenklappeninsuffizienz.
- **Kontraindikationen:**
  - degenerative Veränderungen der Klappe,
  - übliche Kontraindikationen bezüglich des Operations- oder Narkoserisikos.
- **Präoperative Diagnostik:** Herzkatheter zum Ausschluss einer koronaren Herzkrankheit.
- **Postoperatives Management:** Intensivaufenthalt mit regelmäßigen Röntgen-Thoraxuntersuchungen und Echokardiografie.
- **Ergebnisse:**
  - Langzeitüberleben abhängig von der Ursache der Insuffizienz,
  - keine Einschränkung durch die Operation.

**Praxistipp**

Vor allem Kinder mit bikuspider Aortenklappe oder anderen angeborenen isolierten Aortenklappenvitien profitieren von einer frühen Operation. Neben den etablierten Techniken kommen zum Aortenklappenersatz vor allem bei jüngeren Patienten zunehmend minimalinvasive Verfahren zum Einsatz. Erste 10- bis 15-Jahres-Ergebnisse bei jüngeren Patienten sind positiv, mit einem perioperativen Risiko < 1 %.

## 29.2 Methode der Wahl

- Echokardiografie
- Röntgen-Thorax
- CT
- ggf. MRT

## 29.3 Pathognomonische Befunde

- Wiederherstellung der Klappenfunktion
- Verbesserung der kardialen Pumpfunktion
- Prävention vaskulärer Komplikationen bei Aortenaneurysma

## 29.4 Befundbeschreibung

- Darstellung genereller postoperativer Komplikationen nach kardialen Eingriffen:
  - Perikard- oder Pleuraerguss
  - Pneumonie
  - Pneumothorax
  - Infektion
  - Blutung bzw. Hämatothorax
  - kardiopulmonale Stauung

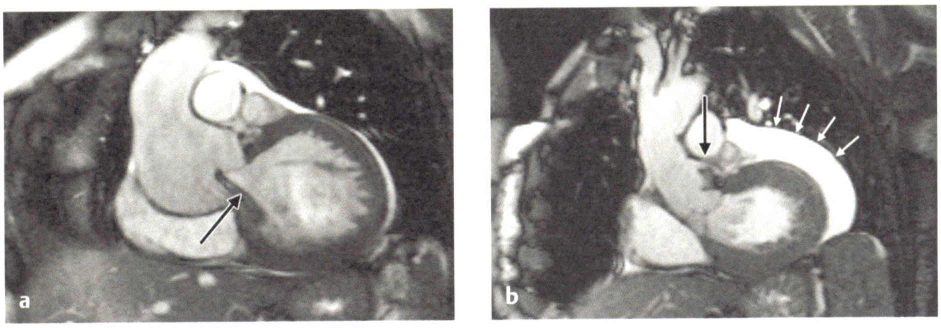


**Abb. 29.2 Aortenklappenrekonstruktion.** 62-jähriger Patient mit sekundärer Aorteninsuffizienz durch Aneurysma der Aortenwurzel. MRT, SSFP-Sequenz mit Darstellung des linksventrikulären Ausflusstrakts.

**a** Vor der Operation deutliche diastolische Regurgitation über der Aortenklappe (Pfeil), Aneurysma der Aortenwurzel. (Quelle: Claussen CD, Miller S, Fenchel M. Kramer U, Riessen R. Pareto-Reihe Radiologie. Herz. Stuttgart: Thieme; 2006)

**b** Nach prothetischem Ersatz der Aorta ascendens und Reimplantation der Koronararterien (Pfeil = linke Koronararterie) regelrechter Klappenschluss. Früh postoperativ noch deutlicher Perikarderguss (kleine Pfeile). (Quelle: Claussen CD, Miller S, Fenchel M. Kramer U, Riessen R. Pareto-Reihe Radiologie. Herz. Stuttgart: Thieme; 2006)

### 29.4.1 Sonografie

- Darstellung postoperativer Komplikationen: Wund- oder Protheseninfekt, ggf. mit Abszess

### 29.4.2 Echokardiografie

- **Präoperativ:**
  - Bestimmung des Insuffizienzgrads und der Klappengröße
  - Beurteilung der Klappen- und Herzfunktion
- **Verlaufskontrolle:**
  - morphologisch unauffällige Klappe
  - oft geringe bis mittelgradige Restinsuffizienzen
  - Remodelling der präoperativen linksventrikulären Dilatation
- **postoperativ:** Darstellung postoperativer Komplikationen:
  - Klappendysfunktion (Insuffizienz oder Stenose)
  - Nahtinsuffizienz des Aortenersatzes, Endoleak
  - Dissektion, Aneurysma

### 29.4.3 CT

- **Präoperativ:** Beurteilung der Klappengröße
- **Verlaufskontrolle:**
  - alternativ zur Echokardiografie bei eingeschränkten Schallverhältnissen
  - kardiale CT mit Beurteilung der Klappenfunktion (4-D-CT) und der Koronargefäße (EKG-Triggerung)
- **postoperativ:** Darstellung postoperativer Komplikationen:
  - Klappendysfunktion (Insuffizienz oder Stenose)
  - Nahtinsuffizienz des Aortenersatzes, Endoleak
  - Wund- oder Protheseninfekt, ggf. mit Abszess
  - Dissektion, Aneurysma

### 29.4.4 MRT

- Keine generelle Indikation
- präoperativ ergänzend zur Echokardiografie zur morphologischen und quantitativen Auswertung der Klappen- und Herzfunktion (▸ Abb. 29.2)
- keine Kontraindikationen für eine MRT nach Aortenklappenrekonstruktion

## 29.5 Radiologische Differenzialdiagnosen

- Pathologien, die mit einer Verdickung der Aortenklappe einhergehen und postoperativen Veränderungen ähnlich sind:
  - Thrombusanhaftungen
  - entzündliche Veränderungen, beispielsweise im Rahmen einer Endokarditis
  - umoren (z. B. Fibroelastom)

## 29.6 Typische Fehler

- Beurteilung des Operationsergebnisses bereits intraoperativ durch einen transösophagealen Ultraschall

## 29.7 Was der Kliniker von mir wissen will

M!

**Merke**

Wichtig ist nach Aortenklappenrekonstruktion das Erkennen postoperativer Komplikationen, sowohl in der routinemäßigen Echokardiografie und im Röntgen-Thorax wie auch in der CT.

## 29.8 Literatur

### 29.8.1 Quellenangaben

[1] Claussen CD, Miller S, Fenchel M. Kramer U, Riessen R. Pareto-Reihe Radiologie. Herz. Stuttgart: Thieme; 2006

### 29.8.2 Literatur zur weiteren Vertiefung

[2] Albes JM. Aortic valve reconstruction: Why, when, and how? Thorac Cardiovasc Surg 2010; 58 (2): 61–68. doi:10.1055/s-0029-1 240 618

[3] Girdauskas E, Petersen J, Detter C et al. Minimal-invasive Aortenklappenrekonstruktion. Standardtherapie für junge Patienten mit Aortenklappeninsuffizienz? Kardiologe 2018; 12: 194–208. doi:10.1007/s12 181-018-0254-5

# 30 Minimalinvasiver Aortenklappenersatz

*Bettina Baeßler*

III

## 30.1 Einleitung

- **Indikation des Eingriffs:** Neben dem offenen Aortenklappenersatz setzt sich der minimalinvasive Aortenklappenersatz (Transcatheter aortic Valve Implantation, kurz: TAVI, bzw. Transcatheter aortic Valve Replacement, kurz: TAVR) insbesondere (jedoch inzwischen nicht ausschließlich) bei älteren, multimorbiden Patienten, die ein deutlich erhöhtes Operationsrisiko haben und somit von einer wesentlich weniger invasiven Prozedur profitieren, immer mehr durch.
- **Indikation der Bildgebung:** Die Bildgebung dient dabei – nach Diagnosestellung und Stellung der Indikation für den Eingriff – primär der Planung des Eingriffs und der Detektion eines erhöhten Komplikationsrisikos (z. B. erschwerter Zugangsweg durch arteriosklerotisch veränderte Gefäße, starke Verkalkungen des Aortenklappenrings).

## 30.2 Methode der Wahl

- CT
- Echokardiografie

## 30.3 Pathognomonische Befunde

- Routinemäßige Planung der Prozedur des minimalinvasiven Aortenklappenersatzes mittels CT-Angiografie von Thorax und Abdomen

## 30.4 Befundbeschreibung

### 30.4.1 CT

- In der Regel erfolgt die routinemäßige Planung des Eingriffs des minimalinvasiven Aortenklappenersatzes mittels CT-Angiografie von Thorax und Abdomen. Meist wird mit einer reduzierten Kontrastmitteldosis gearbeitet, um die Nierenfunktion der oft hochbetagten Patienten, die viele Komorbiditäten zeigen, zu schonen.
- Entscheidend ist die standardisierte Messung des Aortenanulus (Durchmesser, Perimeter, Fläche, Abstand des Anulus zu den beiden Koronarostien; ▶ Abb. 30.1) und der Aorta (Aorta ascendens, Sinus Valsalva), anhand derer die Prothesengröße bestimmt wird.
- Darüber hinaus wird der optimale Zugangsweg in der Becken-Bein-Achse bestimmt (minimaler Durchmesser).

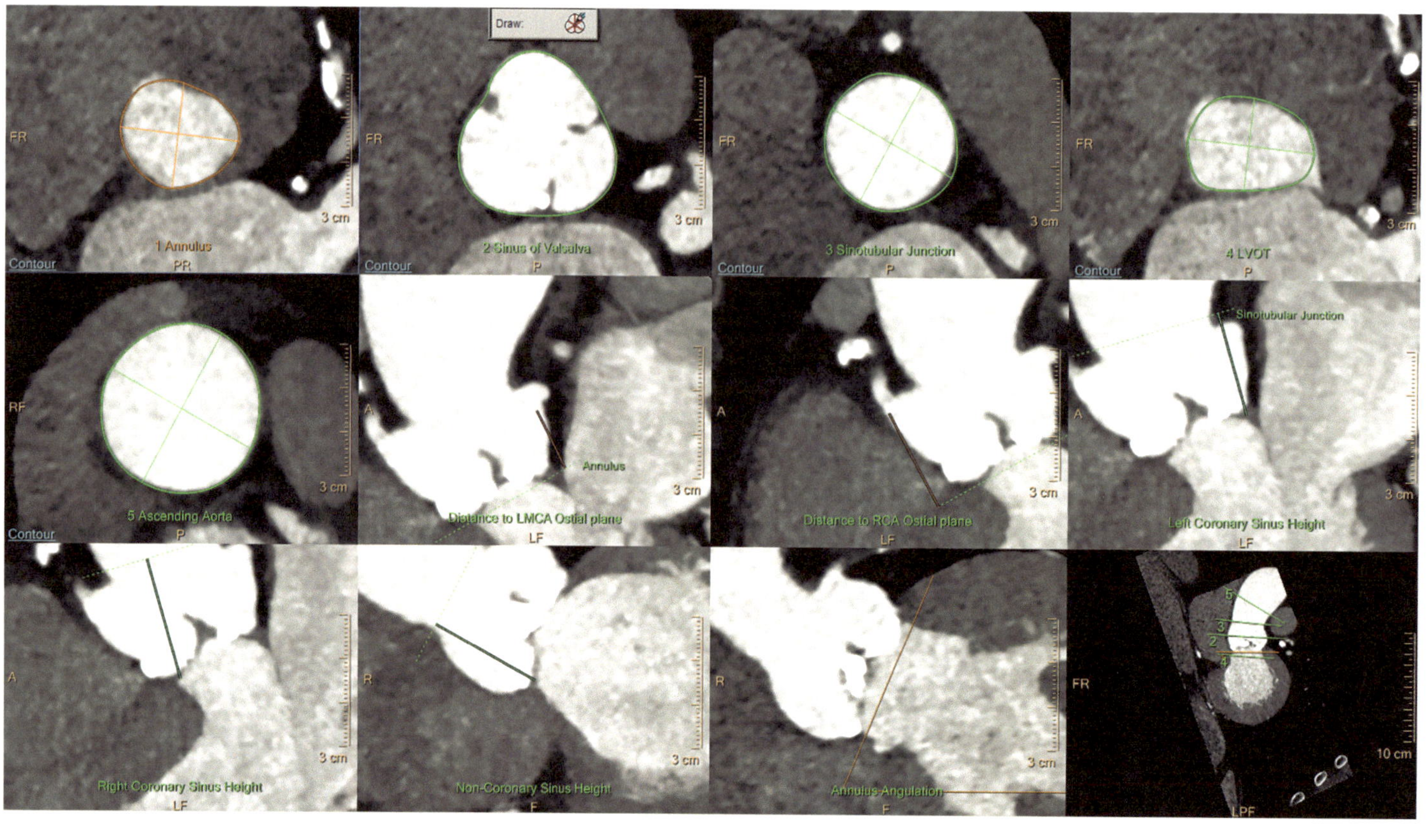


**Abb. 30.1 Minimalinvasiver Aortenklappenersatz.** Planung mit Messparametern für Aortenanulus und Aorta (Aortenanulus-Sizing), basierend auf einer kontrastmittelgestützten (80 ml Kontrastmittel), EKG-getriggerten CT-Angiografie bei einem 86-jährigen Patienten mit hochgradiger Aortenstenose.
LMCA = A. coronaria sinistra
LVOT = linksventrikulärer Ausflusstrakt
RCA = A. coronaria dextra

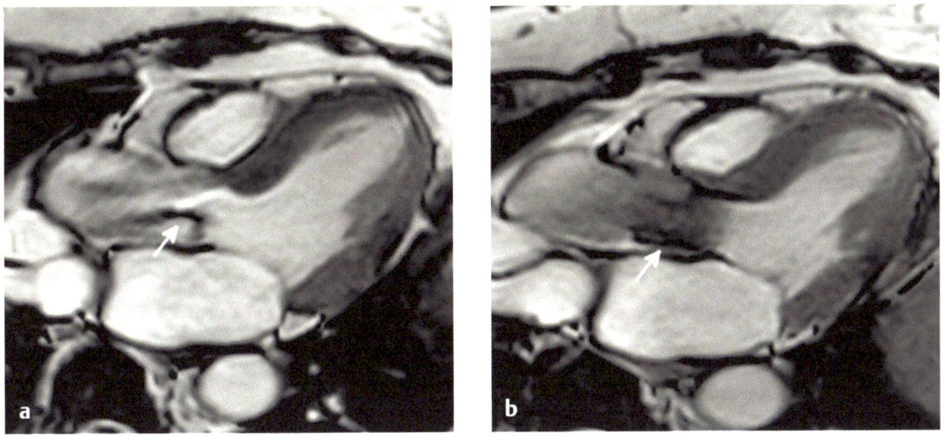

**Abb. 30.2 Minimalinvasiver Aortenklappenersatz.** 82-jähriger Patient vor und nach minimalinvasivem Aortenklappenersatz. MRT-Cine-Bildgebung, Dreikammerblick.

**a** Vor der Prozedur deutliche Flussbeschleunigung (Jet) im linksventrikulären Ausflusstrakt (Pfeil).

**b** Nach der Prozedur zeigen sich ausgeprägte Artefakte im Bereich der eingesetzten Klappenprothese (Pfeil).

**Tab. 30.1** Radiologische Differenzialdiagnosen bei Zustand nach minimalinvasivem Aortenklappenersatz.

| Differenzialdiagnose | Bemerkungen |
|---|---|
| konventioneller Klappenersatz | • meist nur der Klappenring auf dem Röntgenbild sichtbar<br>• bei TAVI in der Regel größere Prothesen, allerdings schnelle Entwicklung neuer Prothesendesigns mit unterschiedlicher Röntgenmorphologie |

TAVI = minimalinvasiver Aortenklappenersatz

### 30.4.2 Echokardiografie

- Die bei der CT beschriebenen Messungen können auch echokardiografisch vorgenommen werden.
- Allerdings hat sich die CT-basierte Messung in der klinischen Routine aufgrund der größeren Genauigkeit und der geringeren Inter-Observer-Variabilität mittlerweile etabliert.

### 30.4.3 MRT

- Grundsätzlich ist die Planung des minimalinvasiven Aortenklappenersatzes auch mittels MRT möglich (▸ Abb. 30.2).
- Allerdings ist dies aufgrund des deutlich größeren Zeitaufwands und der höheren Kosten bei fehlendem Mehrwert keine klinische Routine.

### 30.4.4 Röntgen

- Abgrenzbarkeit der Klappe im linken Ventrikel (nach Ersatz)
- evtl. Linksherzvergrößerung, Abrundung der Herzspitze (sog. aortale Herzkonfiguration)
- evtl. poststenotische Dilatation (vor allem bei minimalinvasivem Aortenklappenersatz)

### 30.4.5 Angiografie

- Invasive Messung des Druckgradienten über der Klappe
- Berechnung der Klappenöffnungsfläche
- Koronarangiografie zum Ausschluss einer parallel bestehenden koronaren Herzkrankheit vor Klappenersatz (dann ggf. Planung des offenen Klappenersatzes mit zeitgleicher Bypass-Operation)

## 30.5 Radiologische Differenzialdiagnosen

- Bildgebende Differenzialdiagnose s. in ▸ Tab. 30.1

## 30.6 Typische Fehler

- Ungenaue Messung der Anulusparameter und dadurch fehlerhaftes Prothesen-Sizing (mit der möglichen katastrophalen Folge einer Anulusruptur oder einer paravalvulären Leckage)
- Übersehen relevanter Nebenbefunde

## 30.7 Was der Kliniker von mir wissen will

- Die korrekte Bestimmung der Aortenanulusparameter ist entscheidend für die Wahl der richtigen Klappenprothese.
- Ein besonderes Augenmerk sollte bei diesem speziellen Patientenkollektiv auch auf relevanten Neben- bzw. Zusatzbefunden liegen.

## 30.8 Literatur

### 30.8.1 Literatur zur weiteren Vertiefung

[1] Achenbach S, Delgado V, Hausleiter J et al. SCCT expert consensus document on computed tomography imaging before transcatheter aortic valve implantation (TAVI)/transcatheter aortic valve replacement (TAVR). J Cardiovasc Comput Tomogr 2012; 6 (6): 366–380. doi:10.1016/j.jcct.2012.11.002

[2] Baumgartner H, Falk V, Bax JJ et al. 2017 ESC/EACTS Guidelines for the management of valvular heart disease. Eur Heart J 2017; 38 (36): 2739–2791

[3] Blanke P, Schoepf UJ, Leipsic JA. CT in transcatheter aortic valve replacement. Radiology 2013; 269 (3): 650–669

[4] Deutsche Gesellschaft für Kardiologie – Herz- und Kreislaufforschung e.V. ESC Pocket Guidelines: Herzklappenerkrankungen, 2012. Im Internet: https://leitlinien.dgk.org/files/2014_PLL_Herzklappenerkrankung_Internet.pdf (Stand: 17.08.2023)

# Teil IV

## Kardiomyopathie



IV

# 31 Dilatative Kardiomyopathie

*Bettina Baeßler*

## 31.1 Einleitung

- **Definition:**
  - Die dilatative Kardiomyopathie (kurz: DCM) ist definiert als linksventrikuläre Dilatation und Funktionsstörung in Abwesenheit einer koronaren Herzkrankheit oder abnormer Füllungszustände relativ zum Grad der Funktionseinschränkung.
  - Die dilatative Kardiomyopathie kann jedoch nicht als einzelne, spezifische Erkrankung interpretiert werden, sondern ist vielmehr ein unspezifischer Phänotyp, der die gemeinsame Antwort des Myokards auf verschiedenste genetische und Umweltfaktoren darstellt.
- **Ätiologie:**
  - Eine der häufigsten Ursachen einer dilatativen Kardiomyopathie ist dabei die Myokarditis.
  - Darüber hinaus wird derzeit noch davon ausgegangen, dass eine idiopathische Form der dilatativen Kardiomyopathie existiert, wenngleich dieser Punkt zunehmend als strittig angesehen wird.

### 31.1.1 Klinische Präsentation/Symptomatik

- Alle Stadien der Herzinsuffizienz
- Belastungsdyspnoe
- Herzrhythmusstörungen
- plötzlicher Herztod

## 31.2 Methode der Wahl

- **Echokardiografie**
- **MRT:** genaueste Methode für Morphologie und LGE
- **Koronarangiografie:** oft zum Ausschluss einer koronaren Herzkrankheit erforderlich
- **Myokardbiopsie:** oft einziges Mittel zur Differenzierung der Ursachen einer dilatativen Kardiomyopathie (idiopathisch, entzündlich oder ischämisch)

## 31.3 Pathognomonische Befunde

- Eingeschränkte systolische Funktion und Dilatation eines oder beider Ventrikel (linksventrikuläre Ejektionsfraktion < 50 %; alle Bildgebungsmodalitäten)

## 31.4 Befundbeschreibung

### 31.4.1 Echokardiografie

- Eingeschränkte systolische Funktion und Dilatation eines oder beider Ventrikel (linksventrikuläre Ejektionsfraktion < 50 %)

### 31.4.2 MRT

- Befunde wie in der Echokardiografie (▸ Abb. 31.1 und ▸ Abb. 31.2a)

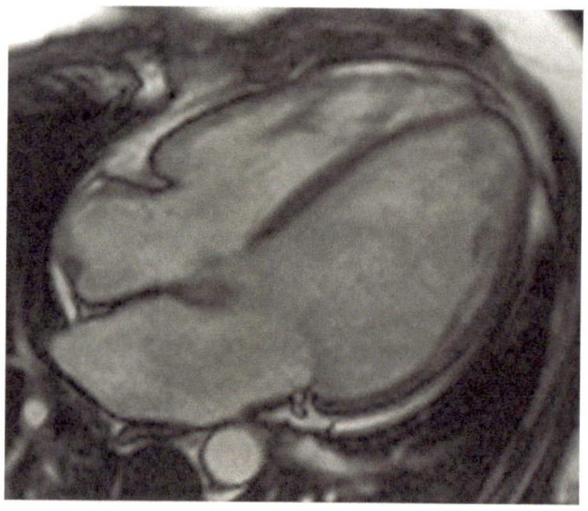

**Abb. 31.1 Dilatative Kardiomyopathie.** MRT-Cine-Sequenz im Vierkammerblick bei einem 53-jährigen Patienten mit postinflammatorischer dilatativer Kardiomyopathie. Dilatation insbesondere des linken Ventrikels mit Ausdünnung des Myokards. Prominente Pulmonalvenen als Zeichen der chronischen Herzinsuffizienz mit eingeschränkter Pumpfunktion.

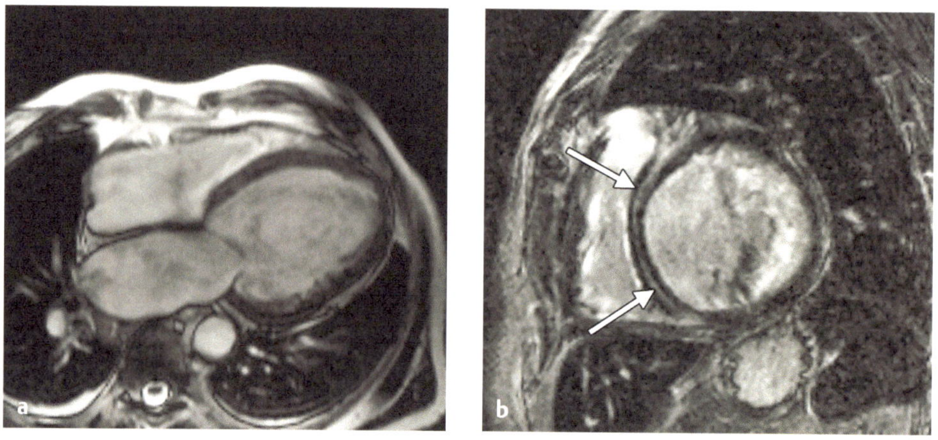

**Abb. 31.2 Dilatative Kardiomyopathie.** 72-jähriger Patient.

**a** Cine-MRT-Sequenz im Vierkammerblick. Kardiomegalie und vorherrschende linksventrikuläre Dilatation. Geringe Pleuraergüsse und Dilatation der Pulmonalvenen als Zeichen der chronischen Herzinsuffizienz mit eingeschränkter Pumpfunktion. (Quelle: Claussen CD, Miller S, Fenchel M. Kramer U, Riessen R. Pareto-Reihe Radiologie. Herz. Stuttgart: Thieme; 2006)

**b** LGE-Bildgebung im Kurzachsenschnitt. Streifige intramurale Kontrastmittelanreicherung im Septum (Pfeile) als Zeichen einer regionalen Fibrosierung. (Quelle: Claussen CD, Miller S, Fenchel M. Kramer U, Riessen R. Pareto-Reihe Radiologie. Herz. Stuttgart: Thieme; 2006)

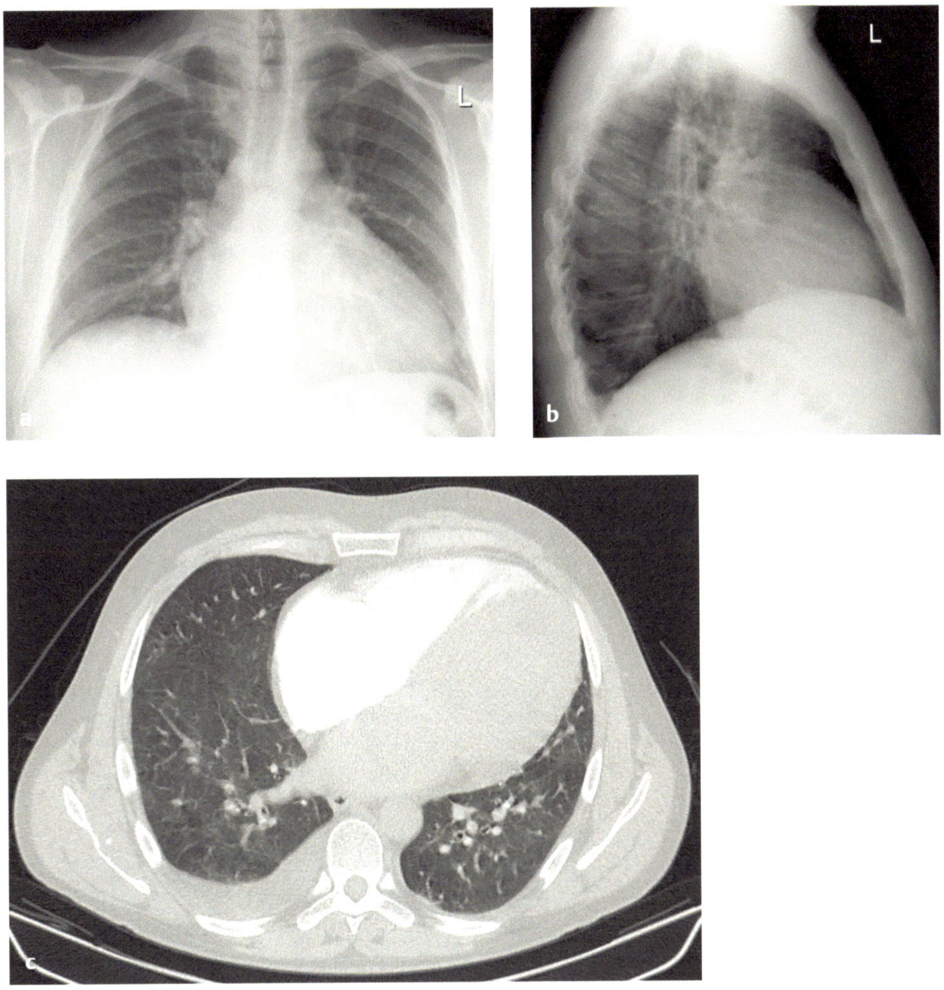

**Abb. 31.3 Dilatative Kardiomyopathie.** 45-jähriger Patient mit postinflammatorischer dilatativer Kardiomyopathie. Im Röntgenbild (**a**, **b**) globale Herzdilatation mit pathologischem Herz-Thorax-Quotienten und Verlegung des Retrosternalraums. Geringer dorsaler Randwinkelerguss sowie basoapikale Umverteilung der pulmonalvenösen Gefäße bei chronischer Herzinsuffizienz. Auch in der kontrastverstärkten CT-Thoraxuntersuchung (**c**) zeigt sich die globale Dilatation des Herzes unter Betonung des linken Ventrikels. Pleuraerguss rechts und Zeichen der pulmonalvenösen Stauung im Rahmen der chronischen Herzinsuffizienz mit eingeschränkter Pumpfunktion.

**a** Röntgen-Thorax p.-a.
**b** Röntgen-Thorax seitlich.
**c** Kontrastverstärkte CT-Thoraxuntersuchung.



**Tab. 31.1** Radiologische Differenzialdiagnosen der dilatativen Kardiomyopathie.

| Differenzialdiagnose | Bemerkungen |
|---|---|
| andere Kardiomyopathien | • insbesondere Myokarditis, bei ihr oft sehr schwierige Differenzierung, selbst in der Biopsie<br>• ischämische Kardiomyopathie<br>• toxische Kardiomyopathien |
| Tako-Tsubo-Syndrom | • gekennzeichnet durch die meist vollständige Reversibilität der linksventrikulären Dilatation und Funktionsstörung innerhalb von Minuten, Stunden oder Tagen<br>• in der Regel kein LGE (Ausnahmen bestätigen die Regel!) |

LGE = Late Gadolinium Enhancement

- darüber hinaus in einigen Fällen typisches, meist streifenförmiges fokales LGE in der Lateralwand oder im Septum (Midwall Striae), das sich vom segmentalen Verteilungsmuster eines Myokardinfarkts unterscheidet (▸ Abb. 31.2b)
- MRT-morphologisch teilweise deutliche Überschneidungen mit dem LGE-Verteilungsmuster bei Myokarditis (aber auch pathophysiologisch deutliche Überschneidungen, da die dilatative Kardiomyopathie oft postentzündlich oder durch eine inflammatorische Kardiomyopathie bedingt ist)
- charakteristischer Befund der dilatativen Kardiomyopathie: linksventrikuläre Dysfunktion (aufgrund der mannigfaltigen Ursachen einer dilatativen Kardiomyopathie zeigen die übrigen Befunde eine große Variationsbreite)
- MRT: Lieferung wichtiger Hinweise auf die zugrunde liegende Ursache (z. B. akute Inflammation) einer dilatativen Kardiomyopathie; dabei entscheidende Rolle der Ödembildgebung (T2w, T2-Mapping)

### 31.4.3 Röntgen

- Globale Vergrößerung des Herzes (▸ Abb. 31.3a und ▸ Abb. 31.3b)
- evtl. Dilatation der Pulmonalgefäße
- Pleuraerguss je nach Kompensationsstatus

### 31.4.4 CT

- Wie im Röntgenbild
- ggf. sensitivere Detektion von Stauungszeichen (▸ Abb. 31.3c)

### 31.4.5 Angiografie

- Ausschluss einer koronaren Herzkrankheit bzw. eines Myokardinfarkts im Sinne einer ischämischen Genese der Herzdilatation

## 31.5 Radiologische Differenzialdiagnosen

- Zu berücksichtigende Differenzialdiagnosen s. in ▸ Tab. 31.1

IV

## 31.6 Typische Fehler

**Praxistipp**

Das klinische Bild der primären (genetisch disponierten) dilatativen Kardiomyopathie deckt sich mit dem einer koronaren Mehrgefäßherzkrankheit und des Endstadiums toxischer Schädigungen (Chemotherapeutika, Alkohol) oder dem Zustand nach (viraler) Myokarditis. Die bildgebende Diagnostik kann deshalb nur im Kontext mit weiteren Parametern (Vorgeschichte, Labor, Koronarstatus usw.) interpretiert werden. Oft ist eine Differenzierung der Ätiologie einer dilatativen Kardiomyopathie auch dann (und selbst in der Biopsie) nicht sicher möglich.

## 31.7 Was der Kliniker von mir wissen will

- Abgrenzung gegenüber anderen Kardiomyopathien und einer koronaren Dreigefäßeherzkrankheit
- morphologischer und funktioneller Status (Myokardmasse, Ventrikelvolumina, Ejektionsfraktion)
- Ausschluss einer behandelbaren Ursache der dilatativen Kardiomyopathie bei der Evaluation hinsichtlich der Implantation eines implantierbaren Defibrillators und/oder eines Schrittmachers

**Merke**

- Bei Schwangeren kann sich die dilatative Kardiomyopathie im Rahmen einer peri- oder postpartalen Kardiomyopathie manifestieren.
- Bei Kindern ist die häufigste Ursache einer dilatativen Kardiomyopathie die Myokarditis.

## 31.8 Literatur

### 31.8.1 Quellenangaben

[1] Claussen CD, Miller S, Fenchel M. Kramer U, Riessen R. Pareto-Reihe Radiologie. Herz. Stuttgart: Thieme; 2006

### 31.8.2 Literatur zur weiteren Vertiefung

[1] Japp AG, Gulati A, Cook SA et al. The diagnosis and evaluation of dilated cardiomyopathy. J Am Coll Cardiol 2016; 67 (25): 2996–3 010

[2] Kawel-Boehm N, Maceira A, Valsangiacomo Buechel ER et al. Normal values for cardiovascular magnetic resonance in adults and children. J Cardiovasc Magn Reson 2015; 17 (1): 29

[3] Ponikowski P, Voors AA, Anker SD et al. 2016 ESC Guidelines for the diagnosis and treatment of acute and chronic heart failure: The Task Force for the diagnosis and treatment of acute and chronic heart failure of the European Society of Cardiology (ESC) feveloped with the special contribution of the Heart Failure Association (HFA) of the ESC. Eur Heart J 2016; 37 (27): 2129–2200

[4] Schulz-Menger J, Bluemke DA, Bremerich J et al. Standardized image interpretation and post processing in cardiovascular magnetic resonance. Society for Cardiovascular Magnetic Resonance (SCMR) board of trustees task force on standardized post processing. J Cardiovasc Magn Resonance 2020; 22 (19)

[5] White RD, Patel MR, Abbara S et al. 2013 ACCF/ACR/ASE/ASNC/SCCT/SCMR appropriate utilization of cardiovascular imaging in heart failure: an executive summary: a joint report of the ACR Appropriateness Criteria (R) Committee and the ACCF Appropriate Use Criteria Task Force. J Am Coll Radiol 2013; 10 (7): 493–500

# 32 Hypertrophe obstruktive Kardiomyopathie

*Bettina Baeßler*

## 32.1 Einleitung

- **Definition:**
  - Die hypertrophe obstruktive Kardiomyopathie (kurz: HOCM) ist eine genetisch bedingte Erkrankung, die vorwiegend autosomal-dominant vererbt wird.
  - Die obstruktive Form der hypertrophen Kardiomyopathie ist mit ca. 25 % deutlich seltener als die nicht obstruktive Form.
- **Pathogenese:** Es kommt zu strukturellen Veränderungen des kontraktilen Apparats und zu einer Beeinträchtigung des myozytären Energiestoffwechsels. Dadurch entwickelt sich eine Hypertrophie des Myokards eines oder beider Ventrikel. Dabei ist der linke Ventrikel mit 70 % deutlich häufiger betroffen.
- **Diagnostik:**
  - Eine genetische Testung ist möglich.
  - LGE ist ein negativer prognostischer Marker und trägt zur Indikation einer Implantation eines implantierbaren Kardioverter-Defibrillators bei.

### 32.1.1 Klinische Präsentation/Symptomatik

- Uncharakteristisch und oft asymptomatisch (Zufallsbefund)
- Dyspnoe
- Palpitationen (Arrhythmien)
- Synkopen
- Abgeschlagenheit
- Angina pectoris, auch in Ruhe
- typische Ursache des plötzlichen Herztods bei Leistungssportlern (neben der Myokarditis)

## 32.2 Methode der Wahl

- Als erstes Verfahren stets Echokardiografie
- dann MRT als Referenzverfahren

## 32.3 Pathognomonische Befunde

- Myokardhypertrophie mit einer Myokarddicke > 15 mm in mindestens einem Segment (fokal oder generalisiert; Echokardiografie, MRT)
- durch Venturi-Effekt Systolic-anterior-Motion-Phänomen (kurz: SAM-Phänomen) der Mitralklappe (Echokardiografie, MRT)
- Flussbeschleunigung im linksventrikulären Ausflusstrakt (MRT-Cine-Bildgebung und/oder Phasenkontrastflussmessung)

## 32.4 Befundbeschreibung

### 32.4.1 Echokardiografie

- Myokardhypertrophie mit einer Myokarddicke > 15 mm in mindestens einem Segment
- evtl. eingeschränkte systolische und diastolische Funktion
- durch Venturi-Effekt Systolic-anterior-Motion-Phänomen der Mitralklappe, ggf. mit assoziierter Insuffizienz
- Flussbeschleunigung im linksventrikulären Ausflusstrakt

### 32.4.2 MRT

- Befunde wie in der Echokardiografie (▸ Abb. 32.1a und ▸ Abb. 32.1b)
- zusätzlich nicht segmentales, fokales (oft diffuses und flaues) LGE des Myokards (▸ Abb. 32.1e)
- Flussbeschleunigung im linksventrikulären Ausflusstrakt (MRT-Cine-Bildgebung und/oder Phasenkontrastflussmessung; ▸ Abb. 32.1c und ▸ Abb. 32.1d)

**Merke** M!

Der Nachweis von LGE hat bei der hypertrophen obstruktiven Kardiomyopathie prognostische Bedeutung und wird bei der Indikationsstellung zu einer Implantation eines implantierbaren Kardioverter-Defibrillators als wichtiger Entscheidungsfaktor herangezogen.

### 32.4.3 Röntgen

- Uncharakteristisch
- evtl. indirekte Zeichen der Myokardhypertrophie (angehobene und abgerundete linke Herzkontur)
- bei fortgeschrittener Erkrankung vergrößerter Herzschatten und Zeichen der Herzinsuffizienz

### 32.4.4 CT

- Myokardhypertrophie
- bei fortgeschrittener Erkrankung vergrößertes Herz und Zeichen der Herzinsuffizienz

### 32.4.5 Angiografie

- Gegebenenfalls zum Ausschluss einer koronaren Herzkrankheit

## 32.5 Radiologische Differenzialdiagnosen

- Zusammenfassung möglicher Differenzialdiagnosen s. in ▸ Tab. 32.1

## 32.6 Typische Fehler

- Keine Berücksichtigung klinischer und anamnestischer Informationen, die für die Abgrenzung im Rahmen der Differenzialdiagnose relevant sind
- Fehlinterpretation eines globalen Ödems bei der Myokarditis als Myokardhypertrophie

## 32.7 Was der Kliniker von mir wissen will

- Quantifizierung der Myokardhypertrophie und der Ventrikelfunktion
- Obstruktion des linksventrikulären Ausflusstrakts
- Kontrastverhalten (MRT)
- Abgrenzung im Rahmen der Differenzialdiagnose

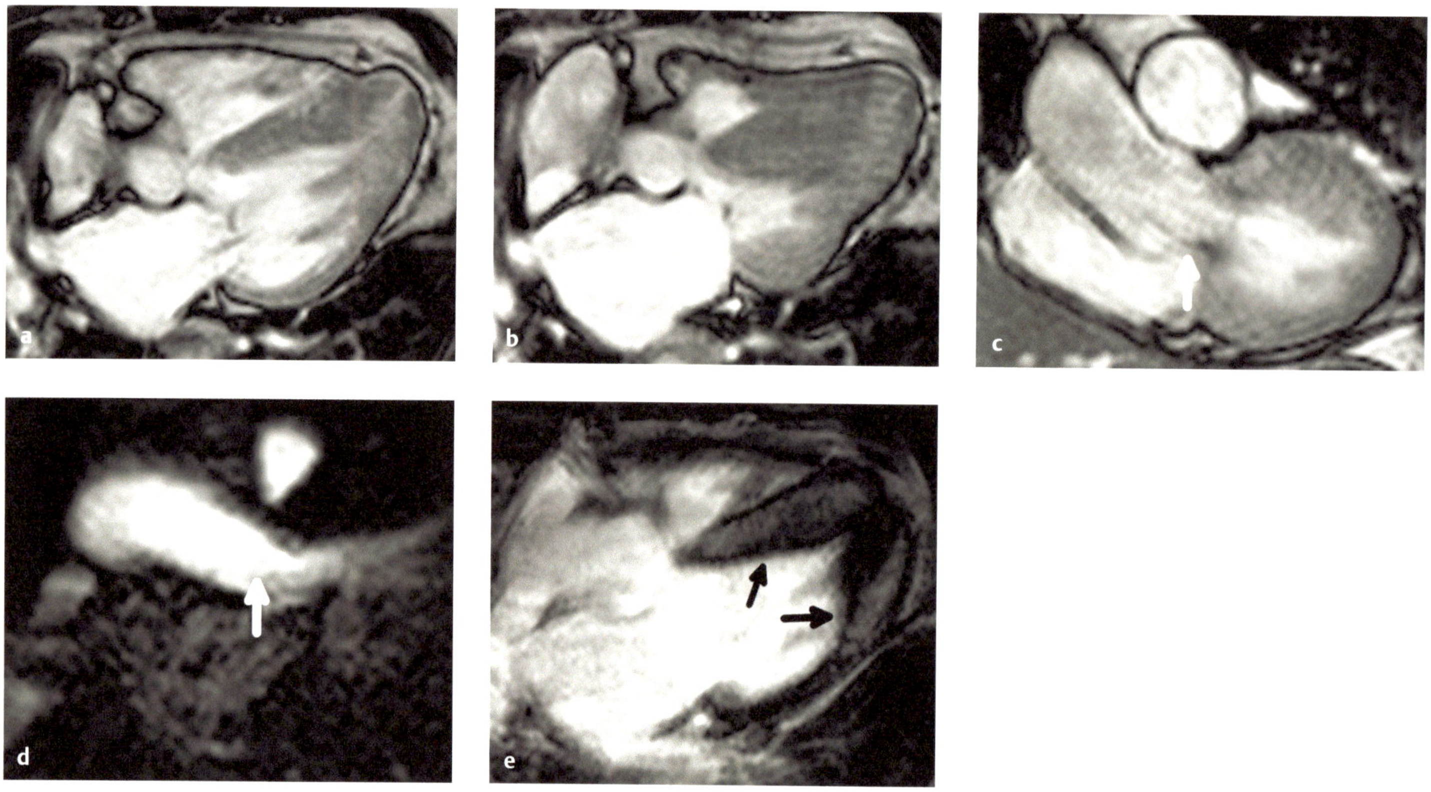

**Abb. 32.1 Hypertrophe obstruktive Kardiomyopathie.** 36-jähriger Patient mit apikal und septal betonter hypertropher obstruktiver Kardiomyopathie. In der Cine-MRT-Sequenz im Dreikammerblick deutliche Myokardhypertrophie, betont apikal und septal, mit lediglich noch residual abgrenzbarem Ventrikellumen in der Enddiastole (**a**). In der Systole (**b**) Vorwölbung des hypertrophierten Septums als „Wulst" in den linksventrikulären Ausflusstrakt. Nebenbefundlich Jet über der Mitralklappe im Sinne einer durch das Systolic-anterior-Movement-Phänomen der Mitralklappe bedingten Mitralinsuffizienz. Deutliche Myokardhypertrophie mit bereits in der Cine-Sequenz nachweisbarem Jet im linksventrikulären Ausflusstrakt (**c**, Pfeil). In der Phasenkontrastbildgebung deutliche Flussbeschleunigung im linksventrikulären Ausflusstrakt (**d**, Pfeil). Diese Merkmale dienen dem Nachweis der obstruktiven Komponente einer hypertrophen Kardiomyopathie. In der LGE-Bildgebung zeigt sich ein diffuses, sehr flaues LGE der hypertrophen Myokardareale (**e**, Pfeile), das leicht mit Artefakten bei zu kurz gewählter Inversionszeit verwechselt werden kann. Ein solch flaues, diffuses LGE ist jedoch typisch für die hypertrophe Kardiomyopathie.

**a** Cine-MRT-Sequenz im Dreikammerblick in der Enddiastole.
**b** Cine-MRT-Sequenz im Dreikammerblick in der Endsystole.
**c** Cine-MRT-Sequenz in koronarer Orientierung am linksventrikulären Ausflusstrakt.
**d** In-Plane-Phasenkontrastbildgebung über dem linksventrikulären Ausflusstrakt.
**e** LGE-MRT-Bildgebung im Dreikammerblick.

**Tab. 32.1** Radiologische Differenzialdiagnosen der hypertrophen obstruktiven Kardiomyopathie.

| Differenzialdiagnose | Bemerkungen |
|---|---|
| **Andere Kardiomyopathien mit Myokardhypertrophie** | |
| HNOCM | • Unterschied lediglich im Vorhandensein einer Obstruktion des LVOT<br>• deshalb Nachweis der LVOT-Obstruktion zwingend notwendig für die Diagnose der HOCM (Echokardiografie, Cine-MRT-Bildgebung, MRT-Flussmessungen) |
| Amyloidose | • charakteristische Kontrastmittelkinetik, dadurch meist sichere Differenzierung von der HCM möglich<br>• Differenzierung über Mapping evtl. möglich |
| Siderose | • pathognomonisch: niedrige T2*- (und T1- sowie T2-)Relaxationszeiten des Myokards<br>• somit Abgrenzung gegen die HCM gut möglich |
| Aortenstenose | • Differenzialdiagnose möglicherweise schwierig (Stenose des LVOT kann bei der Aortenstenose auch subvalvulär lokalisiert sein; Hypertrophie kann einer HCM ähneln, und auch das LGE kann ähnlich aussehen) |
| arterielle Hypertonie | • Ausschlussdiagnostik<br>• fehlende Flussbeschleunigung im LVOT |
| „Sportlerherz" | • Ausschlussdiagnostik<br>• fehlende Flussbeschleunigung im LVOT<br>• Cave: LGE kann vorkommen! |

HCM = hypertrophe Kardiomyopathie
HNOCM = hypertrophe nicht obstruktive Kardiomyopathie
HOCM = hypertrophe obstruktive Kardiomyopathie
LGE = Late Gadolinium Enhancement
LVOT = linksventrikulärer Ausflusstrakt
MRT = Magnetresonanztomografie

## 32.8 Literatur

### 32.8.1 Literatur zur weiteren Vertiefung

[1] Authors/Task Force members, Elliott PM, Anastasakis A et al. 2014 ESC Guidelines on diagnosis and management of hypertrophic cardiomyopathy: the Task Force for the Diagnosis and Management of Hypertrophic Cardiomyopathy of the European Society of Cardiology (ESC). Eur Heart J 2014; 35 (39): 2733–2779. doi:10.1093/eurheartj/ehu284

[2] Robinson A, Kramer CM. Imaging in hyertrophic cardiomyopathy. Am Coll Cardiol 2018. Internet: https://www.acc.org/latest-in-cardiology/articles/2018/04/20/08/41/imaging-in-hypertrophic-cardiomyopathy (Stand: 19.08.2023)

## 32.9 Wichtige Internetadressen

- HOCM Deutschland e. V., Initiative für Menschen mit HCM / HOCM: https://hocm.de

# 33 Hypertrophe nicht obstruktive Kardiomyopathie

*Bettina Baeßler*



## 33.1 Einleitung

- **Definition:**
  - Die hypertrophe Kardiomyopathie (kurz: HCM) ist eine genetisch bedingte Erkrankung, die vorwiegend autosomal-dominant vererbt wird.
  - Die nicht obstruktive Form der hypertrophen Kardiomyopathie ist mit ca. 75 % deutlich häufiger als die obstruktive Form.
  - Grundsätzlich handelt es sich um ein und dasselbe Krankheitsbild. Einziger Unterschied ist die Obstruktion. Insofern ist vieles identisch.
- **Pathogenese:** Es kommt zu strukturellen Veränderungen des kontraktilen Apparats und zu einer Beeinträchtigung des myozytären Energiestoffwechsels. Dadurch entwickelt sich eine Hypertrophie des Myokards eines oder beider Ventrikel. Dabei ist der linke Ventrikel mit 70 % deutlich häufiger betroffen.
- **Diagnostik:**
  - Eine genetische Testung ist möglich.
  - LGE ist ein negativer prognostischer Marker und trägt zur Indikation einer Implantation eines implantierbaren Kardioverter-Defibrillators bei.

### 33.1.1 Klinische Präsentation/Symptomatik

- Uncharakteristisch und oft asymptomatisch (Zufallsbefund)
- Dyspnoe
- Palpitationen (Arrhythmien)
- Synkopen
- Abgeschlagenheit
- Angina pectoris, auch in Ruhe
- typische Ursache des plötzlichen Herztods bei Leistungssportlern (neben der Myokarditis) durch Arrhythmien

## 33.2 Methode der Wahl

- Als erstes Verfahren stets Echokardiografie
- dann MRT als Referenzverfahren

## 33.3 Pathognomonische Befunde

- Myokardhypertrophie mit einer Myokarddicke > 15 mm in mindestens einem Segment (fokal oder generalisiert; Echokardiografie, MRT)

## 33.4 Befundbeschreibung

### 33.4.1 Echokardiografie

- Myokardhypertrophie mit einer Myokarddicke > 15 mm in mindestens einem Segment
- evtl. eingeschränkte systolische und diastolische Funktion
- keine Flussbeschleunigung im linksventrikulären Ausflusstrakt (Differenzialdiagnose zur hypertrophen obstruktiven Kardiomyopathie)

### 33.4.2 MRT

- Befunde wie in der Echokardiografie (▸ Abb. 33.1)
- zusätzlich nicht segmentales, fokales (oft diffuses und flaues) LGE des Myokards (▸ Abb. 33.2 und ▸ Abb. 33.3)
- keine Flussbeschleunigung im linksventrikulären Ausflusstrakt (Differenzialdiagnose zur hypertrophen obstruktiven Kardiomyopathie).

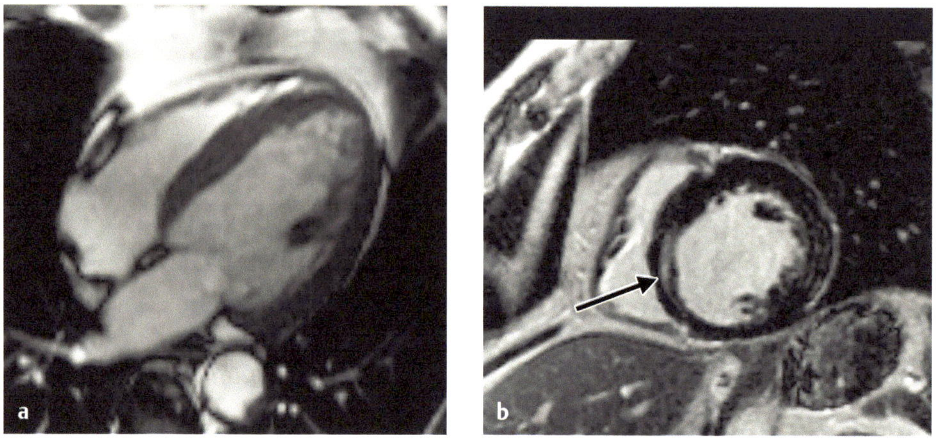


**Abb. 33.1 Hypertrophe nicht obstruktive Kardiomyopathie.** Junger Patient.

**a** MRT-Cine-Sequenz im Vierkammerblick. Myokardhypertrophie beider Ventrikel sowie hypertrophierte Papillarmuskeln. Rein bildmorphologisch ist eine Differenzierung etwa von einem Sportlerherz oder einer Hypertrophie bedingt durch eine arterielle Hypertonie nicht möglich. (Quelle: Claussen CD, Miller S, Fenchel M. Kramer U, Riessen R. Pareto-Reihe Radiologie. Herz. Stuttgart: Thieme; 2006)

**b** LGE-Bildgebung in einem Kurzachsenschnitt. Lineares intramurales LGE im Septum (Pfeil) als Zeichen einer regionalen Fibrosierung. Eher untypisches Bild einer hypertrophen Kardiomyopathie. (Quelle: Claussen CD, Miller S, Fenchel M. Kramer U, Riessen R. Pareto-Reihe Radiologie. Herz. Stuttgart: Thieme; 2006)

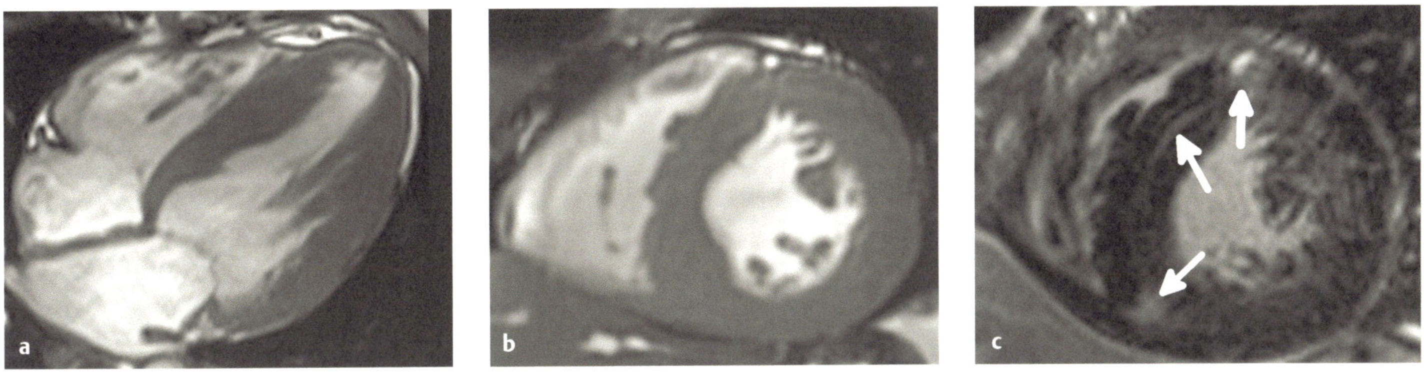


**Abb. 33.2 Hypertrophe nicht obstruktive Kardiomyopathie.** 54-jähriger Patient mit globaler Form einer hypertrophen nicht obstruktiven Kardiomyopathie. Die MRT-Cine-Bildgebung (**a**, **b**) zeigt eine globale Hypertrophie insbesondere des linken Ventrikels. In der LGE-Bildgebung sind eine recht charakteristische fokale Kontrastmittelanreicherung an den Insertionsstellen des rechten Ventrikels (**c**, Pfeile), ein intramural im Septum gelegenes lineares LGE sowie eine diffuse Signalsteigerung des lateralen Myokards zu sehen. Eine Kontrastmittelanreicherung findet auch im rechtsventrikulären Myokard statt. Das ausgedehnte LGE ist ein ungünstiger prognostischer Faktor und prädisponiert für Arrhythmien. In solchen Fällen ist oft die prophylaktische Implantation eines implantierbaren Kardioverter-Defibrillators indiziert.
**a** MRT-Cine-Sequenz im Vierkammerblick.
**b** MRT-Cine-Bildgebung in einem mittventrikulären Kurzachsenschnitt.
**c** LGE-Bildgebung im Kurzachsenschnitt.

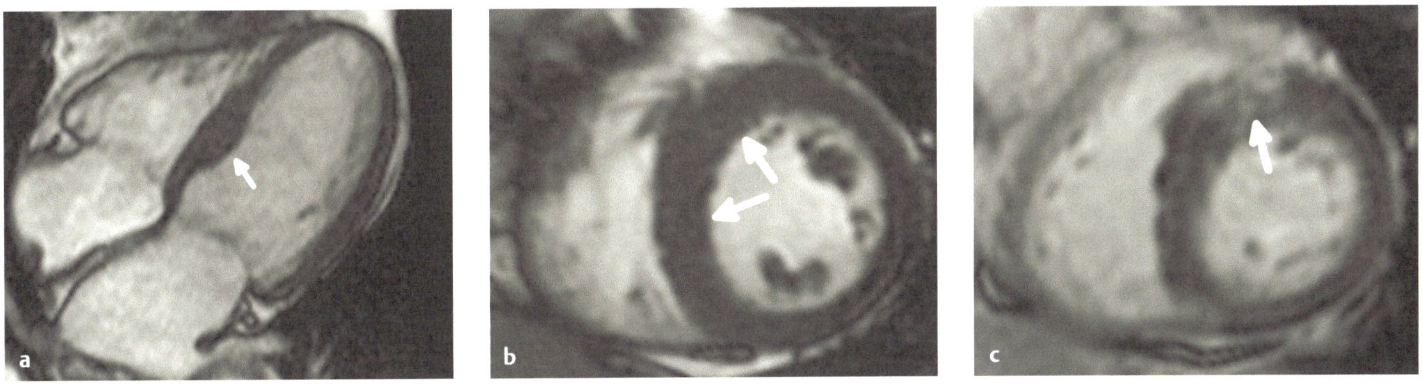


**Abb. 33.3 Hypertrophe nicht obstruktive Kardiomyopathie.** 36-jährige Patientin mit fokaler Form einer hypertrophen nicht obstruktiven Kardiomyopathie im Septum. Die MRT-Cine-Bildgebung zeigt eine fokale, isolierte Hypertrophie des Septums (**a**, **b**, Pfeile), während das übrige Myokard nicht hypertrophiert imponiert. Korrespondierende, diffuse Kontrastmittelaufnahme in der LGE-Bildgebung (**c**, Pfeil).
**a** MRT-Cine-Sequenz im Vierkammerblick.
**b** MRT-Cine-Bildgebung in einem mittventrikulären Kurzachsenschnitt.
**c** LGE-Bildgebung im Kurzachsenschnitt.

**Merke** M!

Der Nachweis von LGE hat bei der hypertrophen nicht obstruktiven Kardiomyopathie prognostische Bedeutung und wird bei der Indikationsstellung zu einer Implantation eines implantierbaren Kardioverter-Defibrillators als wichtiger Entscheidungsfaktor herangezogen.

### 33.4.3 Röntgen

- Uncharakteristisch
- evtl. indirekte Zeichen der Myokardhypertrophie (angehobene und abgerundete linke Herzkontur)
- bei fortgeschrittener Erkrankung vergrößerter Herzschatten und Zeichen der Herzinsuffizienz

### 33.4.4 CT

- Myokardhypertrophie
- bei fortgeschrittener Erkrankung vergrößertes Herz und Zeichen der Herzinsuffizienz

### 33.4.5 Angiografie

- Gegebenenfalls zum Ausschluss einer koronaren Herzkrankheit

## 33.5 Radiologische Differenzialdiagnosen

- Überblick über mögliche Differenzialdiagnosen s. in ▸ Tab. 33.1

Tab. 33.1 Radiologische Differenzialdiagnosen der hypertrophen nicht obstruktiven Kardiomyopathie.

| Differenzialdiagnose | Bemerkungen |
|---|---|
| **Andere Kardiomyopathien mit Myokardhypertrophie** | |
| HOCM | • Unterschied lediglich im Fehlen einer Obstruktion des LVOT<br>• deshalb zwingend notwendig für die Diagnose der HNOCM: Nachweis des Fehlens einer LVOT-Obstruktion (Echokardiografie, Cine-MRT-Bildgebung, MRT-Flussmessungen) |
| Amyloidose | • charakteristische Kontrastmittelkinetik, dadurch meist sichere Differenzierung von der HCM möglich<br>• Differenzierung evtl. über Mapping möglich |
| Siderose | • pathognomonisch: niedrige T2*- (und T1- sowie T2-)Relaxationszeiten des Myokards<br>• somit Abgrenzung gegen die HCM gut möglich |
| Aortenstenose | • Differenzialdiagnose möglicherweise schwierig (Stenose des LVOT kann bei der Aortenstenose auch subvalvulär lokalisiert sein; Hypertrophie kann einer HCM ähneln, und auch das LGE kann ähnlich aussehen) |
| arterielle Hypertonie | • Ausschlussdiagnostik<br>• fehlende Flussbeschleunigung im LVOT |
| „Sportlerherz" | • Ausschlussdiagnostik<br>• fehlende Flussbeschleunigung im LVOT<br>• Cave: LGE kann vorkommen! |

HCM = hypertrophe Kardiomyopathie
HNOCM = hypertrophe nicht obstruktive Kardiomyopathie
HOCM = hypertrophe obstruktive Kardiomyopathie
LGE = Late Gadolinium Enhancement
LVOT = linksventrikulärer Ausflusstrakt
MRT = Magnetresonanztomografie

## 33.6 Typische Fehler

- Keine Berücksichtigung klinischer und anamnestischer Informationen, die für die Abgrenzung im Rahmen der Differenzialdiagnose relevant sind
- Fehlinterpretation eines globalen Ödems bei der Myokarditis als Myokardhypertrophie

## 33.7 Was der Kliniker von mir wissen will

- Quantifizierung der Myokardhypertrophie und der Ventrikelfunktion
- Obstruktion des linksventrikulären Ausflusstrakts für die Differenzierung einer hypertrophen obstruktiven von der hypertrophen nicht obstruktiven Kardiomyopathie
- Kontrastverhalten (MRT)
- Abgrenzung im Rahmen der Differenzialdiagnose

## 33.8 Literatur

### 33.8.1 Quellenangabe

[1] Claussen CD, Miller S, Fenchel M. Kramer U, Riessen R. Pareto-Reihe Radiologie. Herz. Stuttgart: Thieme; 2006

### 33.8.2 Literatur zur weiteren Vertiefung

[1] Authors/Task Force members, Elliott PM, Anastasakis A et al. 2014 ESC Guidelines on diagnosis and management of hypertrophic cardiomyopathy: the Task Force for the Diagnosis and Management of Hypertrophic Cardiomyopathy of the European Society of Cardiology (ESC). Eur Heart J 2014; 35 (39): 2733–2779. doi:10.1093/eurheartj/ehu284

[2] Robinson A, Kramer CM. Imaging in hyertrophic cardiomyopathy. Am Coll Cardiol 2018. Internet: https://www.acc.org/latest-in-cardiology/articles/2018/04/20/08/41/imaging-in-hypertrophic-cardiomyopathy (Stand: 19.08.2023)

## 33.9 Wichtige Internetadressen

- HOCM Deutschland e. V., Initiative für Menschen mit HCM / HOCM: https://hocm.de

# 34 Arrhythmogene rechtsventrikuläre Kardiomyopathie

*Christian P. Houbois*

## 34.1 Einleitung

- **Definition:**
  - Die arrhythmogene rechtsventrikuläre Kardiomyopathie (kurz: ARVC) ist eine seltene primäre Kardiomyopathie.
  - Sie ist eine häufige Ursache des plötzlichen Herztods bei jungen Patienten und Patientinnen.
- **Pathogenese:**
  - Eine Mutation in Genen, die für Desmosomen kodieren, führen eine Störung bzw. Destabilisierung der Kardiomyozytenverbindungen herbei.
  - Die Folge ist ein lipomatöser und/oder fibrotischer Umbau des rechtsventrikulären Myokards. Es kann neben dem rechtsventrikulären auch das linksventrikuläre Myokard betroffen sein.
- **Diagnostik:**
  - Zurzeit gibt es keine Methode, die die arrhythmogene rechtsventrikuläre Kardiomyopathie (ARVC) allein diagnostizieren oder ausschließen kann.
  - Daher wird ein multimodales Diagnosekonzept verwendet, das klinische und bildgebende Befunde vereint.

### 34.1.1 Epidemiologie

#### Häufigkeit

- Selten
- Häufigkeit 1:1000–1:5 000

#### Altersgipfel

- 2.–4. Lebensjahrzehnt

#### Geschlechtsverteilung

- Männlich : weiblich = 3:1

#### Prädisponierende Faktoren

- Familiär gehäuft
- autosomal-dominante Vererbung

### 34.1.2 Klinische Präsentation/Symptomatik

- Klinisch lebensbedrohliche Arrhythmien
- Synkopen
- plötzlicher Herztod
- Rechtsherzinsuffizienz

## 34.2 Methode der Wahl

- Multimodales Diagnosekonzept gemäß den modifizierten Task-Force-Kriterien aus dem Jahr 2010 mit Major- und Minorkriterien oder gemäß den neuen internationalen Padua-Kriterien
- bildgebende Erstlinienmodalität: Echokardiografie
- bei bestehendem Verdacht Kardio-MRT

## 34.3 Pathognomonische Befunde

- Globale oder regionale systolische Wandbewegungsstörungen mit Akinesien, Dyskinesien oder Mikroaneurysmen
- asynchrone Wandbewegung aufgrund unterschiedlicher maximaler Kontraktion zu verschiedenen Zeiten
- Fokus: Triangle of Dysplasia im rechten Ventrikel:
  - rechtsventrikulärer Einflusstrakt
  - rechtsventrikulärer Ausflusstrakt
  - Apex
- rechtsventrikuläre Dilatation
- Mitbeteiligung des linken Ventrikels in seltenen Fällen (besonders der inferioren Wand)

## 34.4 Befundbeschreibung

### 34.4.1 Echokardiografie

- Detektion globaler bzw. regionaler Wandbewegungsstörungen im rechten Ventrikel
- verbreiterter rechtsventrikulärer Ausflusstrakt
- Dilatation des rechten Ventrikels mit reduzierter Funktion (rechtsventrikuläre Ejektionsfraktion)

### 34.4.2 MRT

- Zuverlässigste Methode zur Bestimmung der Volumina sowie der Funktion des rechten Ventrikels (▸ Abb. 34.1, ▸ Abb. 34.2 und ▸ Abb. 34.3)

## 34.5 Radiologische Differenzialdiagnosen

- Zu beachtende Differenzialdiagnosen s. in ▸ Tab. 34.1

## 34.6 Typische Fehler

- Fehlinterpretation eines Outpouching bzw. einer regionalen Wandbewegungsstörung der lateralen Wand bzw. des Apex des rechten Ventrikels in Höhe des Moderatorbands (dieses Areal hat häufig verschiedene Kontraktionsmuster, die auch bei gesunden Patienten vorkommen können)
- Überdiagnose von Mikroaneurysmen und damit falsch-positive Befunde
- Fehlinterpretation der Normvariante Butterfly-Apex (unterschiedliche Länge des Apex von rechtem und linkem Ventrikel; dadurch wirkt der Apex des rechten Ventrikels dyskinetisch)

**Merke**

Bildgebend kann eine arrhythmogene rechtsventrikuläre Kardiomyopathie nicht ausgeschlossen werden.

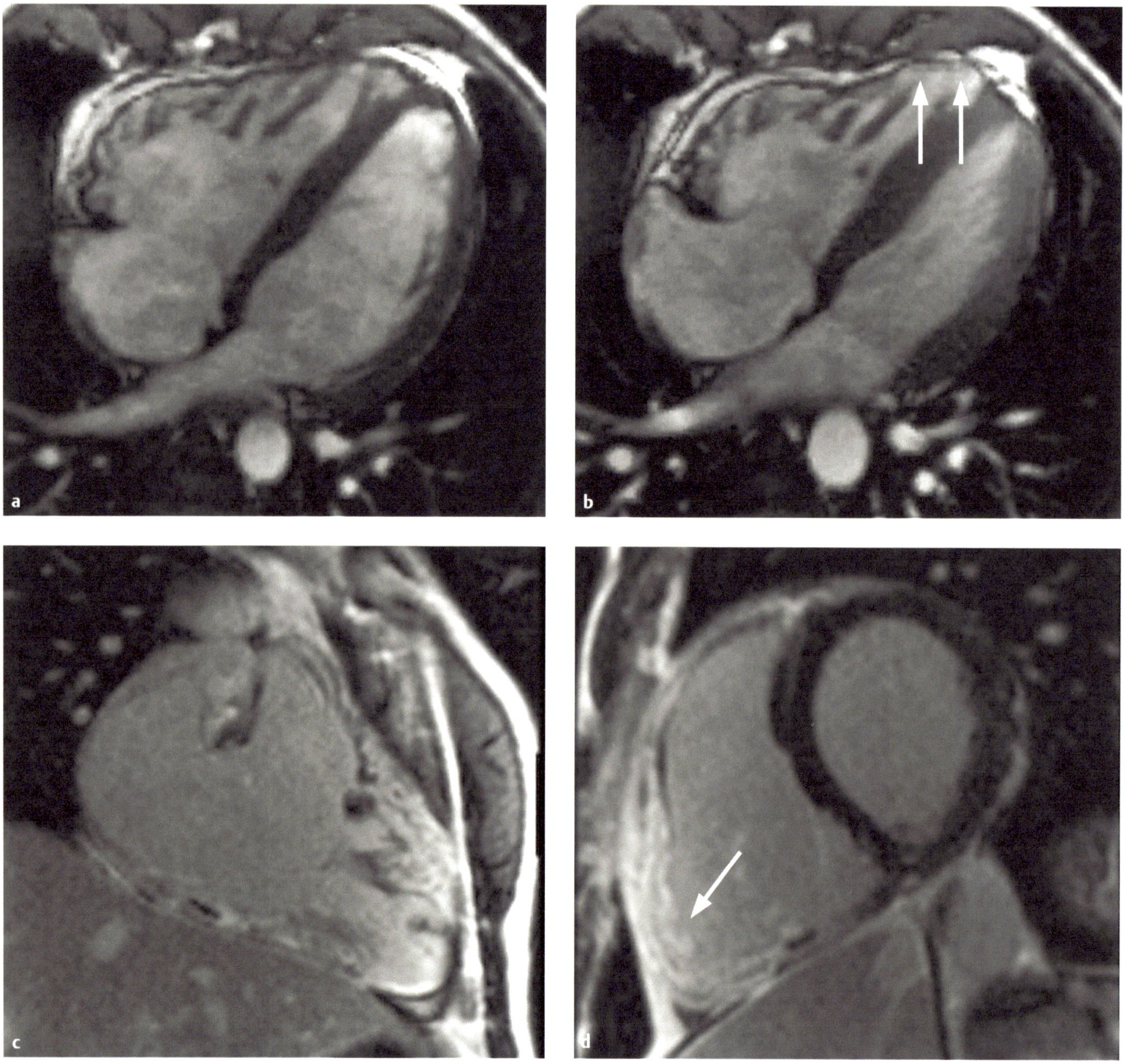


**Abb. 34.1 Arrhythmogene rechtsventrikuläre Kardiomyopathie.** Patient mit deutlicher Vergrößerung und globaler Funktionseinschränkung des rechten Ventrikels bei relativ kleinem rechtem Vorhof. Typisches Aneurysma der freien Wand des rechten Ventrikels (**b**, Pfeile) und großflächige Fibrosierungen der Wand des rechten Ventrikels.

- **a** Cine-SSFP-MRT-Sequenz, Vierkammerblick, Enddiastole. (Quelle: Nikolaou K, Kramer U, Kreitne K-F, Alkadhi H. Radiologische Differenzialdiagnostik Herz und große Gefäße. Stuttgart: Thieme; 2019)
- **b** Cine-SSFP-MRT-Sequenz, Vierkammerblick, Endsystole. Die Pfeile zeigen das Aneurysma im rechtsventrikulären Apex, das sich als typische umschriebene Dyskinesie in der Systole nach außen vorwölbt. (Quelle: Nikolaou K, Kramer U, Kreitne K-F, Alkadhi H. Radiologische Differenzialdiagnostik Herz und große Gefäße. Stuttgart: Thieme; 2019)
- **c** T1w Inversion-Recovery-MRT-Sequenz, rechter Zweikammerblick. In der gesamten freien Wand des rechten Ventrikels multiple Areale mit Kontrastmittelanreicherung. (Quelle: Nikolaou K, Kramer U, Kreitne K-F, Alkadhi H. Radiologische Differenzialdiagnostik Herz und große Gefäße. Stuttgart: Thieme; 2019)
- **d** T1w Inversion-Recovery-MRT-Sequenz, mittventrikulärer Kurzachsenschnitt. Großflächige Kontrastmittelanreicherung der freien Wand des rechten Ventrikels (Pfeil). (Quelle: Nikolaou K, Kramer U, Kreitne K-F, Alkadhi H. Radiologische Differenzialdiagnostik Herz und große Gefäße. Stuttgart: Thieme; 2019)

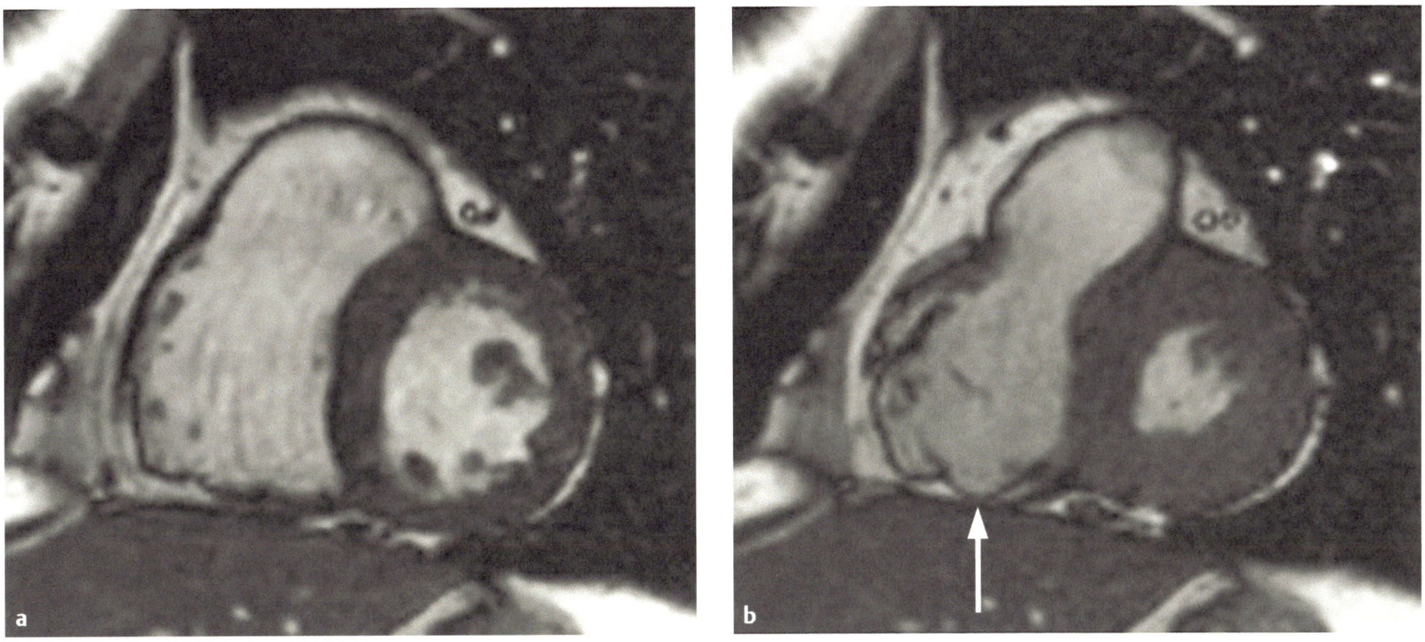


**Abb. 34.2 Arrhythmogene rechtsventrikuläre Kardiomyopathie.** Vergrößerung und nur geringe globale Funktionseinschränkung des rechten Ventrikels. Kleines Aneurysma der inferioren Wand des rechten Ventrikels (**b**, Pfeil).

**a** Cine-SSFP-MRT-Sequenz, basaler Kurzachsenschnitt, Enddiastole. (Quelle: Nikolaou K, Kramer U, Kreitne K-F, Alkadhi H. Radiologische Differenzialdiagnostik Herz und große Gefäße. Stuttgart: Thieme; 2019)

**b** Cine-SSFP-MRT-Sequenz, basaler Kurzachsenschnitt, Endsystole. Der Pfeil zeigt das sehr kleine Aneurysma in der inferioren Wand des rechten Ventrikels mit Dyskinesie und Wandausdünnung. (Quelle: Nikolaou K, Kramer U, Kreitne K-F, Alkadhi H. Radiologische Differenzialdiagnostik Herz und große Gefäße. Stuttgart: Thieme; 2019)

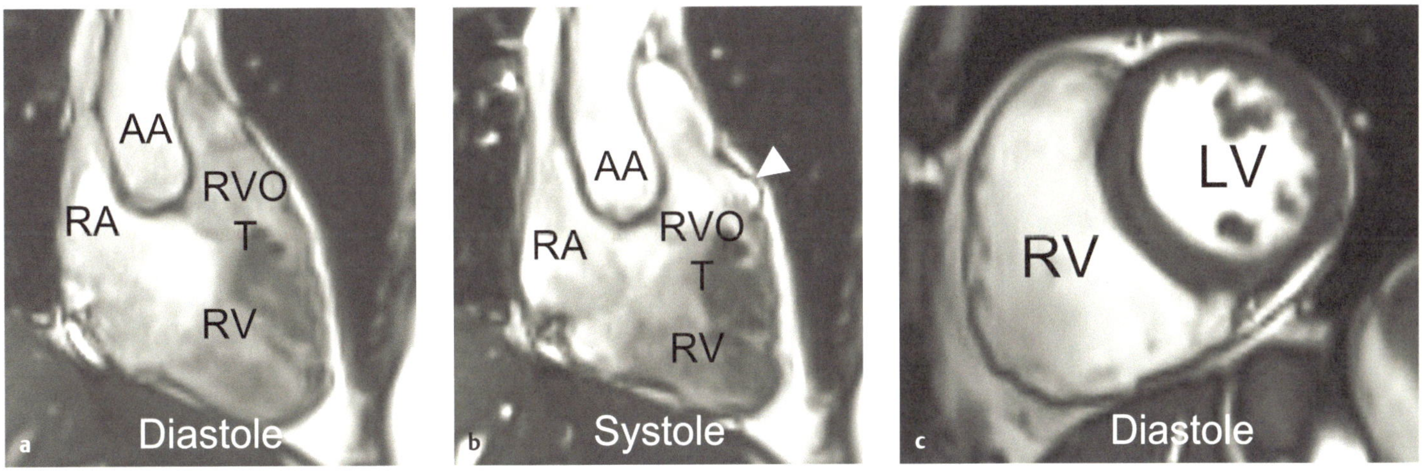


**Abb. 34.3 Arrhythmogene rechtsventrikuläre Kardiomyopathie.** 54-jährige weibliche Patientin mit Verdacht auf arrhythmogene rechtsventrikuläre Kardiomyopathie. Im Dreikammerblick des rechten Ventrikels markiert die Pfeilspitze (**b**) die Dyskinesie im Übergang der anterioren basalen Vorderwand zum rechtsventrikulären Ausflusstrakt. Die Funktion des rechten Ventrikels ist mittelgradig eingeschränkt, mit einer rechtsventrikulären Ejektionsfraktion von 39 % und einem rechtsventrikulären enddiastolischen Volumenindex von 99 ml/m$^2$. Studie in Übereinstimmung mit den Majorkriterien für die arrhythmogene rechtsventrikuläre Kardiomyopathie.

AA = Aorta ascendens
LV = linker Ventrikel
RA = rechter Vorhof
RV = rechter Ventrikel
RVOT = rechtsventrikulärer Ausflusstrakt

**a** Balanced SSFP-Cine-MRT-Sequenz, rechter Ventrikel, Dreikammerblick, Diastole.

**b** Balanced SSFP-Cine-MRT-Sequenz, rechter Ventrikel, Dreikammerblick, Systole.

**c** Balanced SSFP-Cine-MRT-Sequenz, kurze Achse, mittventrikuläre Schicht.

Tab. 34.1 Radiologische Differenzialdiagnosen der arrhythmogenen rechtsventrikulären Kardiomyopathie.

| Differenzialdiagnose | Bemerkungen |
|---|---|
| **Myokarditis** | • typisches LGE-Verteilungsmuster mit „patchy“ mittventrikulären Arealen oder epikardialen linearen Anreicherungen<br>• dilatierter linker und rechter Ventrikel und reduzierte Funktion<br>• keine Aneurysmen<br>• keine Veränderungen im RVOT |
| **Sarkoidose** | • typisches LGE-Verteilungsmuster mit linearen mittventrikulären Arealen basal-anteroseptal, allerdings andere LGE-Verteilungsmuster möglich<br>• keine Veränderungen im RVOT |
| **dilatative Kardiomyopathie** | • vergrößerte Volumina des rechten und linken Ventrikels sowie reduzierte Funktion<br>• typisches LGE-Verteilungsmuster mit linearen mittventrikulären Anreicherungen im Ventrikelseptum<br>• keine Aneurysmen<br>• keine Veränderungen im RVOT |
| **Brugada-Syndrom** | • Vergrößerung der RVOT-Fläche<br>• regionale rechtsventrikuläre Wandbewegungsstörungen möglich, aber nicht beweisend für die Erkrankung, da Überlappung mit Gesunden<br>• kein LGE |
| **Uhl-Anomalie** | • fehlende Anlage des rechtsventrikulären Myokards mit signifikanter Wandverdünnung |
| **idiopathische RVOT-Tachykardie** | • von der arrhythmogenen rechtsventrikulären Kardiomyopathie bildgebend nicht zu unterscheiden |

LGE = Late Gadolinium Enhancement
RVOT = rechtsventrikulärer Ausflusstrakt

## 34.7 Was der Kliniker von mir wissen will

- Volumina und Funktion von rechtem und linkem Ventrikel, unterschiedlich nach Geschlecht
- Vorliegen von regionalen Wandbewegungsstörungen

## 34.8 Literatur

### 34.8.1 Quellenangaben

[1] Nikolaou K, Kramer U, Kreitne K-F, Alkadhi H. Radiologische Differenzialdiagnostik Herz und große Gefäße. Stuttgart: Thieme; 2019

### 34.8.2 Literatur zur weiteren Vertiefung

[1] Corrado D, Thiene G. Arrhythmogenic right ventricular cardiomyopathy/dysplasia: clinical impact of molecular genetic studies. Circulation 2006; 113 (13): 1634–1637. doi:10.1161/CIRCULATIONAHA.105 616 490

[2] Marcus FI, McKenna WJ, Sherrill D et al. Diagnosis of arrhythmogenic right ventricular cardiomyopathy/dysplasia. Circulation 2010; 121 (13): 1533–1541. doi:10.1161/circulationaha.108 840 827

# 35 Restriktive Kardiomyopathie

*Lenhard Pennig*

## 35.1 Einleitung

- **Definition:** Bei der restriktiven Kardiomyopathie (kurz: RCM) liegt ein nicht dilatierter linker bzw. rechter Ventrikel mit diastolischer Dysfunktion vor.

### 35.1.1 Epidemiologie

#### Prädisponierende Faktoren

- Zwei Gruppen:
  - *myokardiale Form:*
    - kardiale Amyloidose
    - kardiale Sarkoidose
    - kardiale Sklerodermie
    - kardiale Hämochromatose
    - kardiale Beteiligung des Morbus Fabry
  - *endomyokardiale Form:*
    - Karzinoidsyndrom
    - Löffler-Endokarditis

### 35.1.2 Klinische Präsentation/Symptomatik

- Je nach betroffenem Ventrikel:
  - Links- bzw. Rechtsherzinsuffizienz
  - Arrhythmien

## 35.2 Methode der Wahl

- **Echokardiografie:** zum primären Assessment
- **MRT:** zur weiteren Differenzierung der Subtypen

## 35.3 Pathognomonische Befunde

- Erhaltene links- bzw. rechtsventrikuläre Funktion bei diastolischer Dysfunktion mit eingeschränkter Füllung in der Diastole

## 35.4 Befundbeschreibung

### 35.4.1 Echokardiografie

- Erhaltene links- bzw. rechtsventrikuläre Funktion bei diastolischer Dysfunktion mit eingeschränkter Füllung in der Diastole
- Wandbewegungsstörung ohne Bezug zum Koronarversorgungsgebiet

### 35.4.2 MRT

- Erhaltene links- bzw. rechtsventrikuläre Funktion bei diastolischer Dysfunktion mit eingeschränkter Füllung in der Diastole
- Wandbewegungsstörung ohne Bezug zum Koronarversorgungsgebiet
- mit multiparametrischer MRT (T1- bzw. T2-Mapping mit Extrazellulärvolumenfraktion und T2*-Mapping sowie LGE) Differenzierung der verschiedenen Subtypen möglich (▸ Abb. 35.1)
  - *T1-Mapping:* verlängert bei Amyloidose und Sarkoidose, verkürzt bei Hämochromatose und Morbus Fabry
  - *T2*-Mapping:* verkürzt bei Hämochromatose

### 35.4.3 Angiografie

- Endomyokardiale Biopsie zur Diagnosesicherung

## 35.5 Radiologische Differenzialdiagnosen

- Bildgebende Differenzialdiagnosen s. in ▸ Tab. 35.1

**Tab. 35.1** Radiologische Differenzialdiagnosen der restriktiven Kardiomyopathie.

| Differenzialdiagnose | Bemerkungen |
|---|---|
| konstriktive Perikarditis (Panzerherz) | • Komplikation der akuten Perikarditis<br>• perikardiale Verkalkungen |

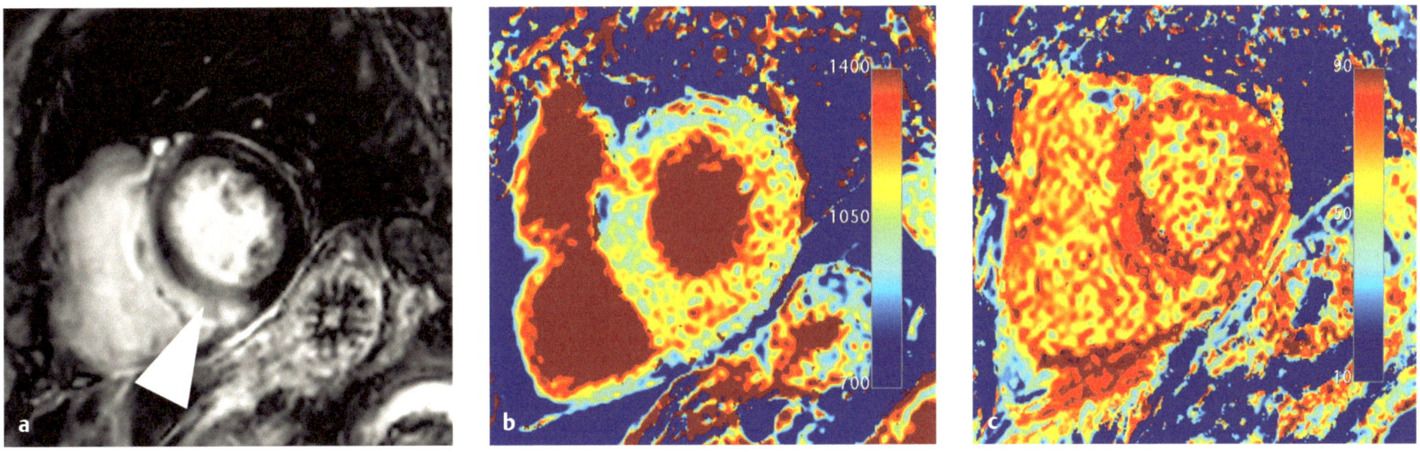


**Abb. 35.1 Restriktive Kardiomyopathie.** 81-jähriger Patient mit kardialer Amyloidose. Nachweis eines flächigen LGE basal-inferoseptal (**a**, Pfeilspitze). Des Weiteren zeigen sich eine globale Verlängerung der nativen T1-Zeiten (**b**, bis zu 1557 ms) und eine deutlich erhöhte Extrazellulärvolumenfraktion (**c**, 73 %) als Zeichen einer globalen Beteiligung.

**a** LGE-MRT, kurze Achse.

**b** T1-Mapping nativ, farbkodiert, kurze Achse.

**c** T1-Mapping nach Kontrastmittelgabe, farbkodiert, kurze Achse.

## 35.6 Typische Fehler

**Merke**

M!

Bei erhaltener links- und rechtsventrikulärer Funktion und diastolischer Dysfunktion sollte an die vielfältigen Gründe einer restriktiven Kardiomyopathie gedacht werden.



## 35.7 Was der Kliniker von mir wissen will

- Betroffener Ventrikel
- Ätiologie der restriktiven Kardiomyopathie

## 35.8 Literatur

### 35.8.1 Literatur zur weiteren Vertiefung

[1] Muchtar E, Blauwet LA, Gertz MA. Restrictive cardiomyopathy: genetics, pathogenesis, clinical manifestations, diagnosis, and therapy. Circ Res 2017; 121 (7): 819–837

# 36 Linksventrikuläre Non-Compaction-Kardiomyopathie

*Christian P. Houbois*

## 36.1 Einleitung

- **Definition:**
  - seltene, genetisch bedingte, nicht klassifizierte Kardiomyopathie
  - Fehlentwicklung des linksventrikulären Myokards durch Aussetzen der Myokardverschmelzung während der Embryogenese
  - Mismatch zwischen kompaktiertem und nicht kompaktiertem Myokard (▸ Abb. 36.1)
  - Lateralwand und Apex des linken Ventrikels betroffen
- **Ätiologie:**
  - Überlappungen mit anderen Kardiomyopathien möglich
  - assoziiert mit kongenitalen Herzerkrankungen

### 36.1.1 Epidemiologie

#### Häufigkeit

- Häufigkeit < 0,1 %

#### Altersgipfel

- Lange Zeit asymptomatisch und erst im Erwachsenenalter diagnostiziert, wenn symptomatisch

#### Geschlechtsverteilung

- Nicht bekannt

#### Prädisponierende Faktoren

- Nicht bekannt

### 36.1.2 Klinische Präsentation/Symptomatik

- Linksherzinsuffizienz
- Arrhythmien
- periphere Embolien

## 36.2 Methode der Wahl

- Echokardiografie
- Kardio-MRT

## 36.3 Pathognomonische Befunde

- Normal großer oder dilatierter linker Ventrikel mit oder ohne eingeschränkte Funktion
- segmentale Verdickung des Myokards mit dünnem, kompaktem Epikard und dickem Endokard
- dickes Endokard aus trabekularisiertem Netzwerk mit tiefen Rezessus aufgebaut
- mittapikale Lateral- und Hinterwand sowie Apex betroffen
- intrakavitäre Thromben
- wichtige Diagnosekriterien:
  - *nach Petersen und Mitarbeitern:*
    - Enddiastole, lange Achse
    - Verhältnis von kompaktiertem zu nicht kompaktiertem Myokard > 2,3
    - Apex ausgeschlossen
  - *nach Jaquier und Mitarbeitern:*
    - Enddiastole, kurze Achse
    - trabekuläre Masse > 20 % der gesamten Masse des linken Ventrikels (Papillarmuskeln inkludiert)

## 36.4 Befundbeschreibung

### 36.4.1 Echokardiografie

- Jenni-Kriterien: ähnlich MRT-Kriterien, mit Unterschied in der Ratio 2,1:1,0
- Morphologie wie bei der MRT beschrieben

### 36.4.2 MRT

- Vermehrte Trabekularisierung beider Ventrikel (▸ Abb. 36.2 und ▸ Abb. 36.3)

## 36.5 Radiologische Differenzialdiagnosen

- Überblick über die Differenzialdiagnosen s. in ▸ Tab. 36.1

## 36.6 Typische Fehler

- Übersehener Thrombus in dichtem Trabekelwerk

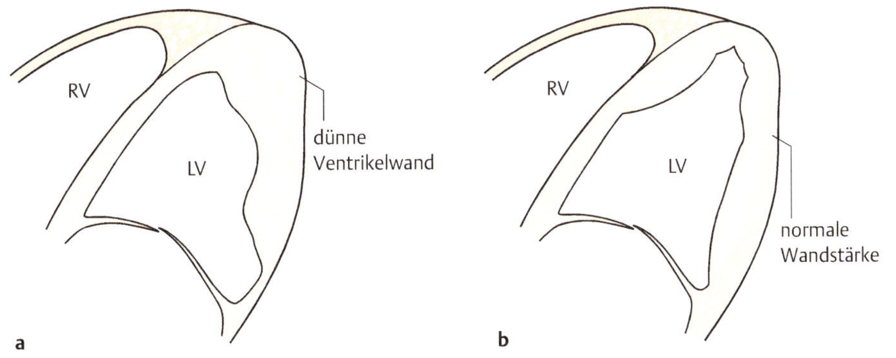


**Abb. 36.1 Linksventrikuläre Non-Compaction-Kardiomyopathie.** Die Trabekularisierung des linksventrikulären Myokards reicht bis in die äußeren Wandschichten.
LV = linker Ventrikel
RV = rechter Ventrikel
**a** Isolierte linksventrikuläre Non-Compaction-Kardiomyopathie. (Quelle: Claussen CD, Miller S, Fenchel M. Kramer U, Riessen R. Pareto-Reihe Radiologie. Herz. Stuttgart: Thieme; 2006)
**b** Normalbefund. (Quelle: Claussen CD, Miller S, Fenchel M. Kramer U, Riessen R. Pareto-Reihe Radiologie. Herz. Stuttgart: Thieme; 2006)

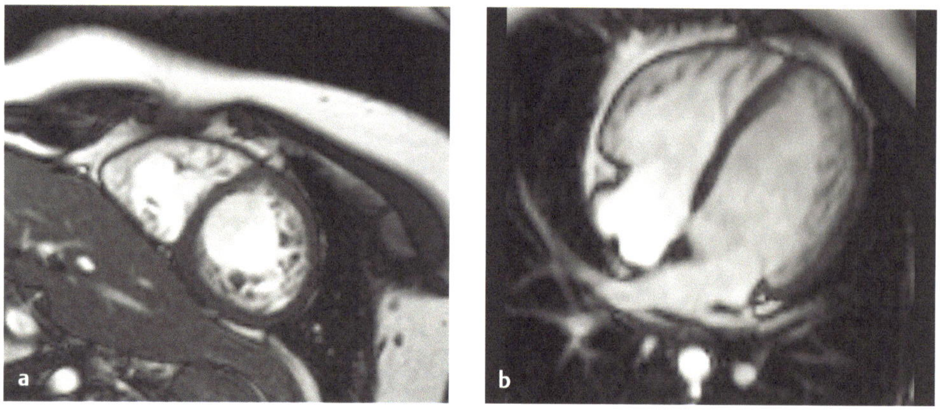


**Abb. 36.2 Linksventrikuläre Non-Compaction-Kardiomyopathie.** 22-jähriger Patient mit linksventrikulärer Non-Compaction-Kardiomyopathie und rezidivierenden ventrikulären Tachykardien. Deutlich vermehrte Trabekularisierung beider Ventrikel.

**a** Cine-SSFP-MRT-Sequenz, Kurzachsenschnitt. (Quelle: Claussen CD, Miller S, Fenchel M. Kramer U, Riessen R. Pareto-Reihe Radiologie. Herz. Stuttgart: Thieme; 2006)

**b** Cine-SSFP-MRT-Sequenz, Vierkammerblick. (Quelle: Claussen CD, Miller S, Fenchel M. Kramer U, Riessen R. Pareto-Reihe Radiologie. Herz. Stuttgart: Thieme; 2006)

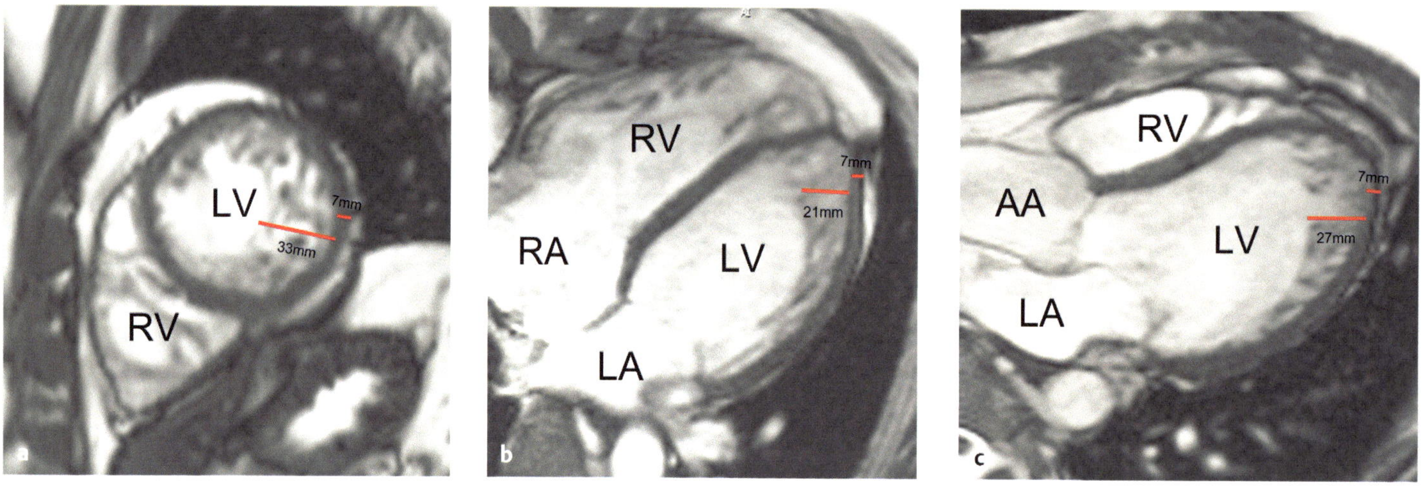


**Abb. 36.3 Linksventrikuläre Non-Compaction-Kardiomyopathie.** 40-jähriger männlicher Patient, der in der Echokardiografie mit Hypertrabekularisierungen des Apex aufgefallen war (nicht gezeigt). Schwammartig aufgebautes Endokard (**a**; maximale Dicke: 33 mm) und ausgedünntes, kompaktes Myokard (**b**, **c**; maximale Dicke: 7 mm). Das Verhältnis NC/C beträgt 4,7.

AA = Aorta ascendens
C = Myokard
LA = linker Vorhof
LV = linker Ventrikel
NC = Endokard
RA = rechter Vorhof
RV = rechter Ventrikel

**a** Balanced SSFP-Cine-MRT-Sequenz, apikale Schicht, kurze Achse.

**b** Balanced SSFP-Cine-MRT-Sequenz, Vierkammerblick.

**c** Balanced SSFP-Cine-MRT-Sequenz, Dreikammerblick.

**Tab. 36.1** Radiologische Differenzialdiagnosen der linksventrikulären Non-Compaction-Kardiomyopathie.

| Differenzialdiagnose | Bemerkungen |
|---|---|
| **hypertrophe Kardiomyopathie** | • nicht kompaktierte Myokardsegmente möglich, insbesondere bei apikaler hypertropher Kardiomyopathie<br>• „patchy" LGE in hypertrophierten Segmenten |
| **dilatative Kardiomyopathie** | • Hypertrabekularisierung der Lateralwand und des Apex<br>• ursächlich durch linksventrikuläre Dilatation<br>• lineares mittmyokardiales LGE |
| **andere Ursachen** | • Remodelling des linken Ventrikels aufgrund von Druck/Volumen-Belastung<br>• reversibles Remodelling des linken Ventrikels bei Athleten oder Schwangeren |

LGE = Late Gadolinium Enhancement

M!

**Merke**

Gesunde Probanden können eines oder mehrere der diagnostischen Kriterien der linksventrikulären Non-Compaction-Kardiomyopathie ohne Krankheitswert aufweisen!

## 36.7 Was der Kliniker von mir wissen will

- Volumina und Funktion des linken Ventrikels
- morphologische und diagnostische Kriterien
- Thrombus

## 36.8 Literatur

### 36.8.1 Quellenangaben

[1] Claussen CD, Miller S, Fenchel M. Kramer U, Riessen R. Pareto-Reihe Radiologie. Herz. Stuttgart: Thieme; 2006

### 36.8.2 Literatur zur weiteren Vertiefung

[1] Grothoff M, Pachowsky M, Hoffmann J et al. Value of cardiovascular MR in diagnosing left ventricular non-compaction cardiomyopathy and in discriminating between other cardiomyopathies. Eur Radiol 2012; 22 (12): 2699–2709. doi:10.1007/s00 330-012-2554-7

[2] Jacquier A, Thuny F, Jop B et al. Measurement of trabeculated left ventricular mass using cardiac magnetic resonance imaging in the diagnosis of left ventricular non-compaction. Eur Heart J 2010; 31 (9): 1098–1104. doi:10.1093/eurheartj/ehp595

[3] Jenni R, Oechslin E, Schneider J et al. Echocardiographic and pathoanatomical characteristics of isolated left ventricular non-compaction: a step towards classification as a distinct cardiomyopathy. Heart 2001; 86 (6): 666–671. doi:10.1136/heart.86.6.666

[4] Kramer U. Non-Compaction-Kardiomyopathie. In: Nikolaou K, Kramer U, Alkadhi H et al., Hrsg. Radiologische Differenzialdiagnostik Herz und große Gefäße. 1. Aufl. Stuttgart: Thieme; 2018: 83–86. doi:10.1055/b-005-145 238

[5] Petersen SE, Selvanayagam JB, Wiesmann F et al. Left ventricular non-compaction: insights from cardiovascular magnetic resonance imaging. J Am Coll Cardiol 2005; 46 (1): 101–105. doi:10.1016/j.jacc.2005.03.045

[6] Stacey RB, Andersen MM, St Clair M et al. Comparison of systolic and diastolic criteria for isolated LV noncompaction in CMR. JACC Cardiovasc Imaging 2013; 6 (9): 931–940. doi:10.1016/j.jcmg.2013.01.014

# 37 Tako-Tsubo-Kardiomyopathie

*Lenhard Pennig*

## 37.1 Einleitung

- **Definition:** akute, meist reversible Dysfunktion des linken Ventrikels ohne relevante Stenose der Koronarien

### 37.1.1 Epidemiologie

#### Häufigkeit

- Bei 1–2 % aller Patienten, die sich mit Symptomen eines akuten Koronarsyndroms präsentieren

#### Altersgipfel

- Postmenopausal

#### Geschlechtsverteilung

- > 90 % Frauen

#### Prädisponierende Faktoren

- Emotionaler bzw. psychischer Stress
- weiterhin unklare exakte pathophysiologische Mechanismen

### 37.1.2 Klinische Präsentation/Symptomatik

- Wie beim akuten Koronarsyndrom (ggf. ST-Hebungen und laborchemisch akuter Myokardzellschaden), jedoch in der Regel selbstlimitierend
- ggf. schwerwiegende Komplikationen (Arrhythmien, Thromboembolien, kardiogener Schock)

## 37.2 Methode der Wahl

- **Echokardiografie:** primäres Assessment in der Chest Pain Unit
- **MRT:**
  - in der akuten Phase wann immer möglich, vor allem, wenn die Echokardiografie unklar ist
  - mit MRT nicht invasiver Ausschluss anderer akuter Kardiomyopathien (vor allem ischämischer und entzündlicher Kardiomyopathien) möglich
- **Koronarangiografie:** vor allem bei Patienten mit ST-Hebungen und bei laborchemisch akutem Myokardzellschaden gemäß diagnostischer Leitlinie beim akuten Koronarsyndrom

## 37.3 Pathognomonische Befunde

- **Echokardiografie:** Apical Ballooning (Hypokinesie des Apex und ggf. der mittventrikulären Segmente bei Normo- bis Hyperkinese der basalen Segmente)
- **MRT:**
  - Apical Ballooning mit begleitendem Myokardödem in der T2w Sequenz und im T2-Mapping
  - in der Regel kein LGE
- **Koronarangiografie:** Ausschluss einer Koronarstenose bzw. Nachweis eines Apical Ballooning

## 37.4 Befundbeschreibung

### 37.4.1 Echokardiografie

- Apical Ballooning
- Volumetrie des linken Ventrikels (vor allem linksventrikuläre Ejektionsfraktion) mit ggf. reduzierter Pumpfunktion
- Strain-Analyse

### 37.4.2 MRT

- Apical Ballooning (▸ Abb. 37.1a) mit begleitendem Myokardödem in der T2w Sequenz und im T2-Mapping (Cave: atypische Form des Ballooning möglich, die mittventrikulär und/oder basal lokalisiert ist, mit entsprechender Normo- bis Hyperkinesie der nicht betroffenen Segmente)
- Mapping:
  - visuell betroffene Segmente im T1- und T2-Mapping: aufgrund der gesteigerten Wassereinlagerung im Myokard verlängerte Relaxationszeiten (▸ Abb. 37.1c und ▸ Abb. 37.1d)
  - angrenzende Segmente ohne Wandbewegungsstörung und ohne Ödem: ebenfalls verlängerte Zeiten im T1- und T2-Mapping möglich (sind somit auch vom Tako-Tsubo-Syndrom betroffen)
  - prognostischer Wert: bei Segmenten mit verlängerter T1-Zeit verzögerte Normalisierung der Wandbewegungsstörung
- in der Regel kein LGE (▸ Abb. 37.1b), jedoch bei bis zu 10 % der Patienten Detektion eines LGE mit einer fokalen und bisweilen transmuralen Ausdehnung, das sich jedoch flauer als eine Infarktnarbe darstellt und nicht einem Koronarversorgungsgebiet zuzuordnen ist
- Volumetrie des linken Ventrikels (vor allem linksventrikuläre Ejektionsfraktion) mit ggf. reduzierter Pumpfunktion
- Thrombusausschluss bei eingeschränkter Pumpfunktion

### 37.4.3 Angiografie

- Koronarangiografie: Ausschluss einer Koronarstenose bzw. Nachweis eines Apical Ballooning in der Lävokardiografie mit ggf. reduzierter Pumpfunktion

### 37.4.4 CT

- Kardiale CT-Angiografie: Alternative zur Koronarangiografie zum Ausschluss einer Koronarstenose, vor allem bei stabilen, schmerzfreien Patienten ohne ST-Hebung und mit einer Tako-Tsubo-Kardiomyopathie entsprechenden Veränderungen in der Echokardiografie
- ggf. Beurteilung einer Wandbewegungsstörung und Late Iodine Enhancement

## 37.5 Radiologische Differenzialdiagnosen

- Zusammenfassung der bildgebenden Differenzialdiagnosen s. in ▸ Tab. 37.1

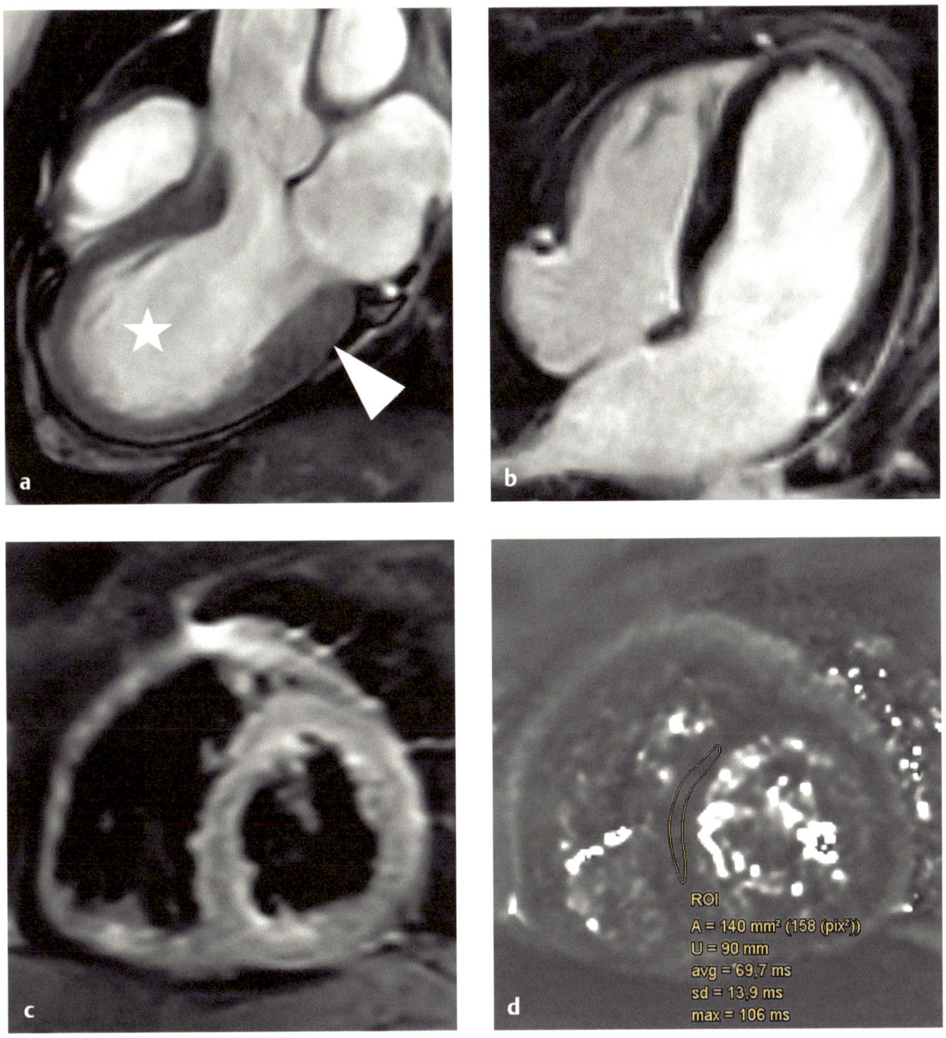


**Abb. 37.1 Tako-Tsubo-Kardiomyopathie.** 47-jähriger Patient mit Nachweis eines Apical Ballooning (**a**, Stern) und basaler Hyperkontraktilität (**a**, Pfeilspitze) in der MRT. Ein LGE-positiver Befund findet sich nicht (**b**). In der T2w Sequenz lässt sich aufgrund des fehlenden gesunden Referenzgewebes ein Myokardödem allenfalls erahnen (**c**). Ein solches Myokardödem lässt sich im T2-Mapping (**d**) bei apikal und mittventrikulär verlängerten T2-Relaxationszeiten nachweisen.

**a** Balanced SSFP-Cine-MRT-Sequenz, Dreikammerblick, endsystolisch.
**b** LGE-Bildgebung, Vierkammerblick.
**c** T2w MRT-Sequenz, kurze Achse.
**d** T2-Mapping, kurze Achse.

**Tab. 37.1** Radiologische Differenzialdiagnosen der Tako-Tsubo-Kardiomyopathie.

| Differenzialdiagnose | Bemerkungen |
|---|---|
| **ischämische Kardiomyopathie bzw. akutes Koronarsyndrom** | • positiver Befund im LGE (subendokardial bis transmural, korrespondierend zum Versorgungsgebiet einer Koronararterie) und begleitende regionale Wandbewegungsstörung<br>• relevante Stenose einer Koronararterie |
| **Myokarditis** | • positiver Befund im LGE (primär subepikardial bzw. mittmyokardial) |
| **akute Dekompensation weiterer Kardiomyopathien (z. B. dilatative Kardiomyopathie)** | • entsprechende Befunde im MRT |

LGE = Late Gadolinium Enhancement
MRT = Magnetresonanztomografie

## 37.6 Typische Fehler

- Cave: Untersucherabhängigkeit der Echokardiografie.
- insuffiziente Akquisition der Sequenzen in der MRT (vor allem der LGE- und der T2w Sequenz; dadurch erschwerte Abgrenzung von anderen akuten Kardiomyopathien)
  - Nichtbeachten der atypischen Präsentationen einschließlich mittventrikulärem bzw. basalem Erscheinungsbild des Ballooning und des selten anzutreffenden LGE

## 37.7 Was der Kliniker von mir wissen will

- Apical Ballooning mit Ödem
- Ausschluss von infarkt- bzw. myokarditistypischem LGE, einer Koronarstenose oder einer anderen Kardiomyopathie
- Volumetrie des linken Ventrikels (vor allem linksventrikuläre Ejektionsfraktion)
- Thrombus

## 37.8 Literatur

### 37.8.1 Literatur zur weiteren Vertiefung

[1] Citro R, Okura H, Ghadri JR et al. Multimodality imaging in takotsubo syndrome: a joint consensus document of the European Association of Cardiovascular Imaging (EACVI) and the Japanese Society of Echocardiography (JSE). Eur Heart J Cardiovasc Imaging 2020; 21 (11): 1184–1207. doi:10.1093/ehjci/jeaa149

[2] Eitel I, von Knobelsdorff-Brenkenhoff F, Bernhardt P et al. Clinical characteristics and cardiovascular magnetic resonance findings in stress (takotsubo) cardiomyopathy. JAMA 2011; 306: 277–286. doi:10.1001/jama.2 011 992

[3] Kurowski V, Kaiser A, von Hof K et al. Apical and midventricular transient left ventricular dysfunction syndrome (tako-tsubo cardiomyopathy): frequency, mechanisms, and prognosis. Chest 2007; 132: 809–816

[4] Naruse Y, Sato A, Kasahara K et al. The clinical impact of late gadolinium enhancement in Takotsubo cardiomyopathy: serial analysis of cardiovascular magnetic resonance images. J Cardiovasc Magn Reson 2011; 13 (1): 67

IV

# 38 Sarkoidose

*Lenhard Pennig*

## 38.1 Einleitung

- **Definition:** systemische, nicht verkäsende, granulomatöse entzündliche Erkrankung letztlich unklarer Ursache, die das Myokard als entzündliche, nicht ischämische Kardiomyopathie isoliert oder begleitend zu anderen systemischen Manifestationen befallen kann

### 38.1.1 Epidemiologie

#### Häufigkeit

- Bei bis zu 58 % der Patienten mit einer Sarkoidose in Japan anzutreffen (Autopsiestudien)

#### Altersgipfel

- 40.–60. Lebensjahr

#### Geschlechtsverteilung

- Männlich : weiblich = 3 : 1

### 38.1.2 Klinische Präsentation/Symptomatik

- Häufig asymptomatisch
- ventrikuläre Tachyarrhythmie
- neu aufgetretener Atrioventrikularblock II./III. Grades
- Herzinsuffizienz
- Palpitationen
- plötzlicher Herztod

## 38.2 Methode der Wahl

- **Echokardiografie:** primäres Assessment zum Screening (linksventrikuläre Ejektionsfraktion usw.)
- **MRT:** seit 2014 Bestandteil der Konsensuskriterien, um eine kardiale Sarkoidose bei bekannter Systemerkrankung zu erkennen

## 38.3 Pathognomonische Befunde

- MRT:
  - Zeichen der entzündlichen Veränderungen des Myokards mit subepikardialem oder mittmyokardialem, primär sichelförmigen LGE mit führenden Manifestationen entlang des Ventrikelseptums
  - begleitendes Ödem und verlängerte T1- und T2-Zeiten bei erhöhter Extrazellulärvolumenfraktion

## 38.4 Befundbeschreibung

### 38.4.1 Echokardiografie

- Erstes Diagnostikum bei Verdacht auf kardiale Sarkoidose
- nicht spezifisch:
  - Wandbewegungsstörungen
  - Aneurysmen
  - Ausdünnung des basalen Septums
  - Dilatation des linken Ventrikels
  - eingeschränkte Funktion des linken bzw. rechten Ventrikels

### 38.4.2 MRT

- Mittels multiparametrischer MRT Diagnose einer kardialen Sarkoidose und Abklärung einer Beteiligung des linken und/oder rechten Ventrikels mittels verschiedener Sequenztechniken möglich:
  - *T2w Sequenzen:* vorzugsweise septal lokalisiertes, lokal begrenztes, subbepikardiales sichelförmiges Ödem (▸ Abb. 38.1a)
  - *LGE:* subepikardiales oder mittmyokardiales, primär sichelförmiges LGE, führend septal auf die Insertionsstellen des rechten Ventrikels übergehend (▸ Abb. 38.1a), jedoch auch an anderen Stellen des linken und des rechten Ventrikels anzutreffen; Ausdehnung des LGE als Prädiktor des Überlebens der Patienten und von schweren kardialen Komplikationen (Major adverse cardiac Events)

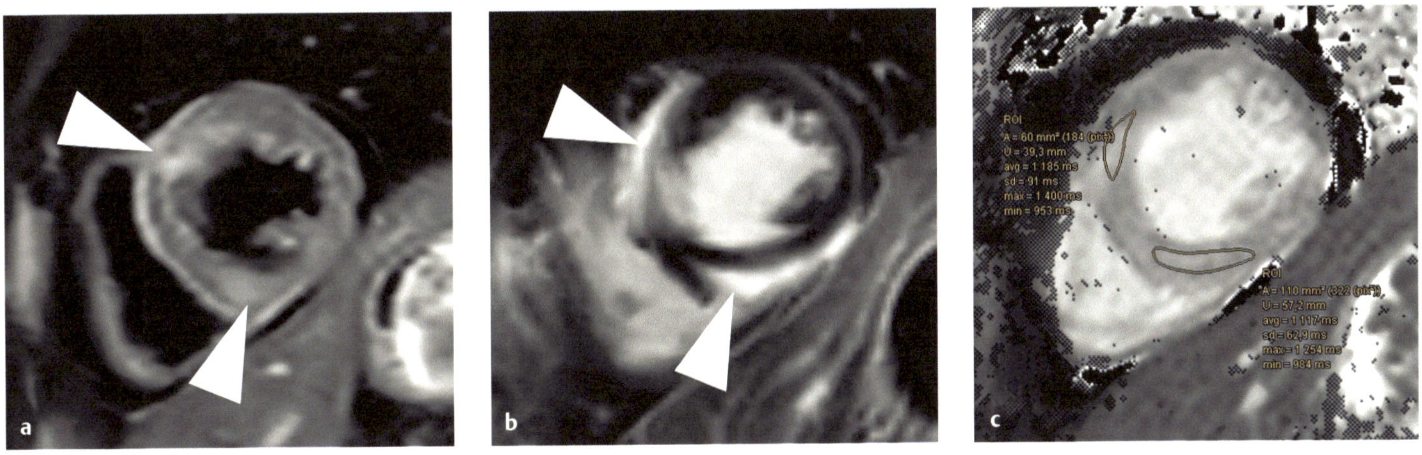


**Abb. 38.1 Sarkoidose.** 49-jährige Patientin mit akuter kardialer Sarkoidose des mittventrikulären Septums bei subepikardialem, bis nach mittmyokardial reichendem Ödem (**a**, Pfeilspitzen) und begleitendem LGE (**b**, Pfeilspitzen) sowie verlängerten T1-Relaxationszeiten (**c**).

**a** T2w Black-Blood-MRT-Sequenz, kurze Achse.

**b** LGE-MRT, kurze Achse.

**c** T1-Mapping, kurze Achse.

Tab. 38.1 Radiologische Differenzialdiagnosen der Sarkoidose.

| Differenzialdiagnose | Bemerkungen |
|---|---|
| Myokarditis | • ebenfalls subepikardiales bzw. mittmyokardiales LGE mit Myokardödem in der T2w Sequenz und entsprechend verlängerten T1- und T2-Relaxationszeiten sowie erhöhter Extrazellulärvolumenfraktion<br>• LGE eher nachrangig septal lokalisiert, Prädilektionsstelle eher basal infero- und anterolateral (AHA-Segmente 5 und 6), zudem häufiger Perikarderguss und akute Klinik; fehlende sonstige extrakardiale Manifestationen der Sarkoidose |
| Morbus Fabry | • global verkürzte T1-Relaxationszeiten aufgrund der Lipideinlagerungen<br>• häufig mittmyokardiales LGE basal-inferolateral (AHA-Segment 5), zudem begleitende Manifestationen der Grunderkrankung |
| Morbus Duchenne | • subepikardiales bzw. mittymyokardiales LGE, vor allem basal-infero- und anterolateral lokalisiert (AHA-Segmente 5 und 6)<br>• dazu verlängerte T1-Zeiten und erhöhte Extrazellulärvolumenfraktion bei generell fehlenden Auffälligkeiten im T2-Mapping und in der T2w Sequenz<br>• begleitende Manifestationen der Grunderkrankung |

AHA = American Heart Association
LGE = Late Gadolinium Enhancement

IV

- *Mapping:*
  - korrespondierend zum Ödem bzw. LGE verlängerte T1- und T2-Zeiten (▸ Abb. 38.1c) bei erhöhter Extrazellulärvolumenfraktion (▸ Abb. 38.1b)
  - Detektion einer kardialen Sarkoidose auch bei LGE-negativem Befund möglich (dessen prognostischer Wert muss in weiteren Studien untersucht werden)
- Detektion von Komplikationen wie aneurysmatischen Wandausdünnungen, lokalen Wandbewegungsstörungen und Thromben sowie eingeschränkter links- bzw. rechtsventrikulärer Pumpfunktion

### 38.4.3 PET/PET-CT

- $^{18}$F-FDG-PET-CT mit entsprechendem Uptake
- ggf. SPECT

## 38.5 Radiologische Differenzialdiagnosen

- Bildgebende Differenzialdiagnosen s. in ▸ Tab. 38.1

## 38.6 Typische Fehler

- Cave: Untersucherabhängigkeit der Echokardiografie.
- Nichtbeachten der Differenzialdiagnose Sarkoidose bei subepikardialem LGE, das vorzugsweise das interventrikuläre Septum betrifft (eine Myokardbiopsie sollte im interdisziplinären Setting erwogen werden)
- Nichtbeachten der Differenzialdiagnose Sarkoidose bei transmuralem LGE des linken Ventrikels und Verdacht auf Infarkt (es muss in diesem Fall nicht immer ein Infarkt vorliegen, vielmehr kann das LGE sich bei der Sarkoidose von subepikardial bis nach subendokardial erstrecken und somit eine Infarktnarbe vortäuschen)

M!

**Merke**

Bei Verdacht auf Sarkoidose und einem negativen Befund der konventionellen Sequenzen bedürfen die Mapping-Sequenzen besonderer Aufmerksamkeit.

## 38.7 Was der Kliniker von mir wissen will

- LGE-positiver Befund (wenn ja, Lokalisation des LGE für eine ggf. folgende Biopsie), Abgrenzung gegenüber Myokarditis
- Auffälligkeiten im Mapping
- Volumetrie des linken Ventrikels
- begleitende Vitien

## 38.8 Literatur

### 38.8.1 Literatur zur weiteren Vertiefung

[1] Greulich S, Kitterer D, Latus J et al. Comprehensive cardiovascular magnetic resonance assessment in patients with sarcoidosis and preserved left ventricular ejection fraction. Circ Cardiovasc Imaging 2016; 9 (11). doi:10.1161/CIRCIMAGING.116 005 022

[2] Puntmann VO, Isted A, Hinojar R et al. T1 and T2 mapping in recognition of early cardiac involvement in systemic sarcoidosis. Radiology 2017; 285 (1): 63–72. doi:10.1148/radiol.201 716 2732

# 39 Amyloidose

*Bettina Baeßler*

## 39.1 Einleitung

- **Definition:**
  - Die Amyloidose geht mit der extrazellulären Ablagerung von abnorm gefalteten Proteinen einher, die sog. Amyloidfibrillen bilden.
  - Mehr als 25 verschiedene Proteine, die zu einer Amyloidablagerung führen können, sind bislang bekannt.
- **Ätiologie:**
  - Die kardiale Amyloidose kann entweder im Rahmen einer systemischen Krankheitsmanifestation im Sinne einer kardialen Beteiligung oder auch als isolierte (lokalisierte) kardiale Amyloidose auftreten.
  - Die häufigsten Formen der Amyloidose sind die AL-, die AA- und die ATTR-Amyloidose. Erstere geht mit Abstand am häufigsten (in ca. 90 % der Fälle) mit einer kardialen Beteiligung einher.

### 39.1.1 Klinische Präsentation/Symptomatik

- Unspezifisch
- Zeichen der diastolischen Dysfunktion
- nicht selten Zufallsbefund

## 39.2 Methode der Wahl

- MRT

## 39.3 Pathognomonische Befunde

- Charakteristische pathologische Kontrastmittelkinetik in der MRT (Cave: Allerdings nicht pathognomonisch, da z. B. auch eine Myokarditis mit systemischer Begleitinflammation eine solche Kinetik verursachen kann!)
- deutlich erhöhte T1-Relaxationszeiten im T1-Mapping bei unauffälligen T2-Relaxationszeiten im T2-Mapping (MRT)

## 39.4 Befundbeschreibung

### 39.4.1 Echokardiografie

- Myokardverdickung mit inhomogen echoreichem Reflexmuster
- diastolische Funktionsstörung
- Perikarderguss

### 39.4.2 MRT

- Myokardverdickung des linken und insbesondere auch des rechten Ventrikels (wichtiger diagnostischer Hinweis; ▸ Abb. 39.1a und ▸ Abb. 39.1b)
- kein Myokardödem (▸ Abb. 39.1c)
- charakteristische pathologische Kontrastmittelkinetik:
  - bei Durchführung der Look-Locker-Sequenz zur Bestimmung der optimalen Inversionszeit für das LGE fehlende Kontrastumkehr und somit unmögliche Bestimmbarkeit der Inversionszeit
  - dennoch mit einer geschätzten Inversionszeit akquiriertes LGE: diffus schwarz und ohne echten Kontrast bzw. ohne LGE (diese LGE-Bilder sind diagnostisch nicht verwertbar; ▸ Abb. 39.1d und ▸ Abb. 39.1e)
  - bei rechtzeitiger Durchführung des LGE (nach 5 statt nach 15 min) charakteristisches ringförmiges subendokardiales LGE (▸ Abb. 39.1f)
- ersten Studien zufolge charakteristisch:
  - deutlich erhöhte T1-Relaxationszeiten im T1-Mapping bei normalen bis erhöhten T2-Relaxationszeiten (T2-Mapping; unterschiedliche Studienlage)
  - dadurch gute Differenzierung von einer Myokarditis mit systemischer Begleitinflammation möglich, die eine identische Kontrastmittelkinetik aufweisen kann
- Perikard- und Pleuraerguss

### 39.4.3 Röntgen

- Unspezifisch
- verstrichener, evtl. verbreiteter Herzschatten als Hinweis auf einen Perikarderguss
- Pleuraerguss

### 39.4.4 CT

- Unspezifisch
- Myokardhypertrophie
- Perikarderguss
- Pleuraerguss

### 39.4.5 Angiografie

- Nachweis einer diastolischen Funktionsstörung (Myokardbiopsie zur Diagnosesicherung)

## 39.5 Radiologische Differenzialdiagnosen

- Zu beachtende Differenzialdiagnosen s. in ▸ Tab. 39.1

## 39.6 Typische Fehler

- Diagnostische Interpretation des technisch nicht verwertbaren LGE
- Übersehen der pathologischen Kontrastmittelkinetik
- sofortige Schlussfolgerung auf eine kardiale Amyloidose bei pathologischer Kontrastmittelkinetik (Cave: Diese kann auch z. B. bei Myokarditis mit systemischer Begleitinflammation vorhanden sein!)

**Praxistipp**

Bei bereits vor der Untersuchung geäußertem Verdacht auf eine kardiale Amyloidose sollte eine Akquisition der LGE-Bildgebung nach 5 und nach 15 min erfolgen. Auf diese Weise sind sowohl die Detektion des charakteristischen ringförmigen subendokardialen LGE als auch der pathologischen Kontrastmittelkinetik, die diagnostisch hinweisend ist, möglich.

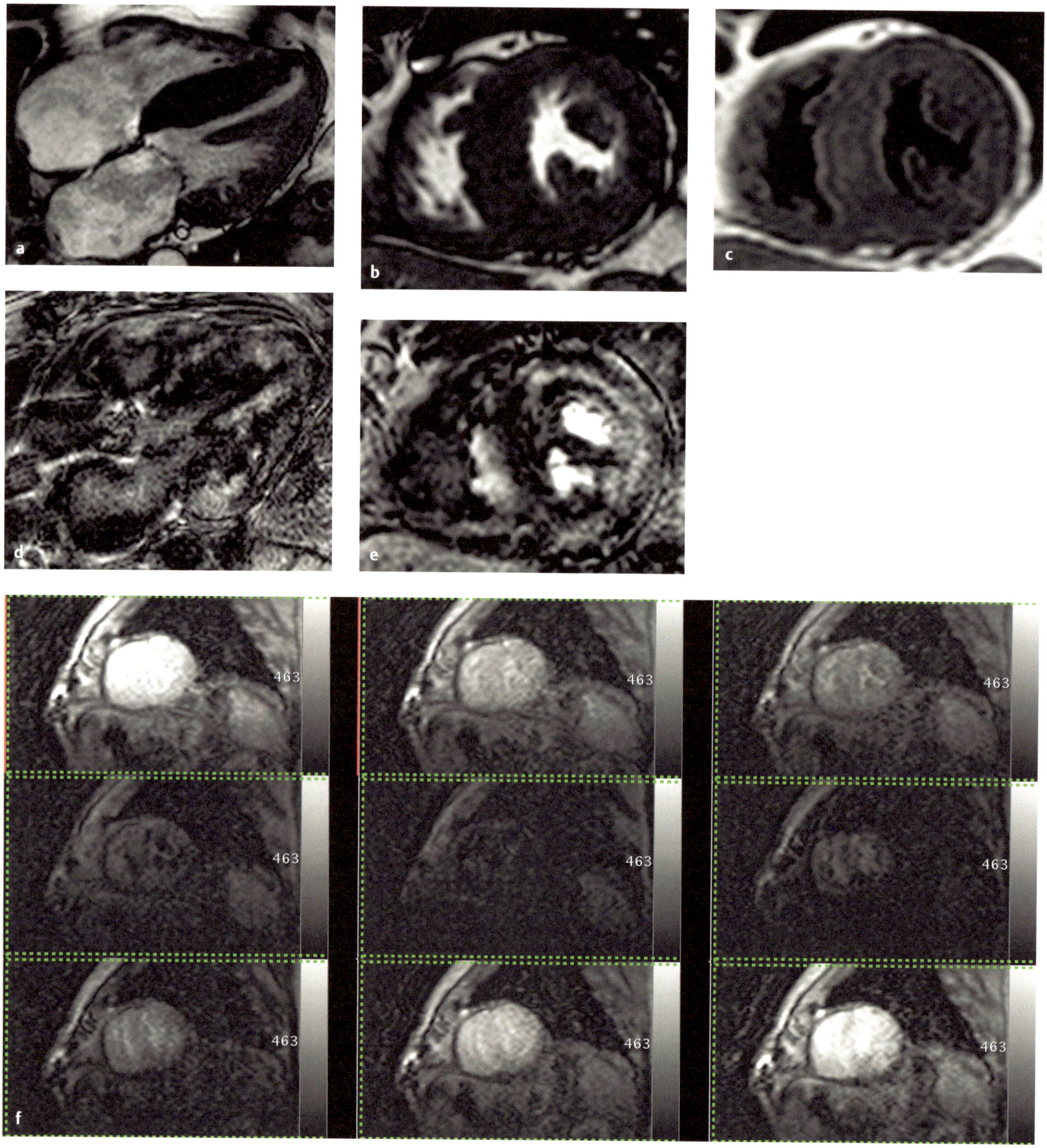


**Abb. 39.1 Amyloidose.** 67-jährige Patientin mit primärer AL-Amyloidose. Die MRT-Cine-Bildgebung (**a**, **b**) zeigt eine ausgeprägte, globale Hypertrophie sowohl des linken wie auch des rechten Ventrikels (wichtiger diagnostischer Hinweis). In der T2w Black-Blood-Bildgebung (**c**) kein Anhalt für ein myokardiales Ödem. Nach 15 min akquirierte LGE-Bilder (**d**, **e**) sind diagnostisch nicht verwertbar, da kein Kontrast zwischen Blutpool und Myokard dargestellt ist. Dies liegt in der pathologisch veränderten Kontrastmittelkinetik begründet, die zu einem verfrühten Auswaschen des Kontrastmittels aus dem Blutpool führt. Die Look-Locker-Sequenz zur Bestimmung der optimalen Inversionszeit (**f**) kann dabei wichtige Hinweise liefern: von links oben nach rechts unten länger werdende Inversionszeiten. Die pathologische Kontrastmittelkinetik zeigt sich an der fehlenden Kontrastumkehr nach dem Nulldurchgang (Nulldurchgang auf dem Bild in der Mitte; die untere Reihe sollte bei längeren Inversionszeiten dann die Kontrastumkehr mit dunklem Myokard und hellem Blutpool zeigen). Bei Fehlen dieser Kontrastumkehr dürfen die resultierenden LGE-Bilder diagnostisch nicht verwertet werden!

**a** MRT-Cine-Bildgebung im Vierkammerblick.

**b** MRT-Cine-Bildgebung in einem mittventrikulären Kurzachsenschnitt.

**c** T2w Black-Blood-MRT-Sequenz.

**d** Nach 15 min akquirierte LGE-Sequenz im Vierkammerblick.

**e** Nach 15 min akquirierte LGE-Sequenz in einem mittventrikulären Kurzachsenschnitt.

**f** Look-Locker-MRT-Sequenz zur Bestimmung der optimalen Inversionszeit für die Akquisition der LGE-Bilder aus **d** und **e**. (Quelle: Baessler B, Reuter H, Huntgeburth M et al. Abnormal gadolinium kinetics in cardio MRI – always an indication of cardiac amyloidosis? Röfo 2015; 187 (3): 189–191)

Tab. 39.1 Radiologische Differenzialdiagnosen der Amyloidose.

| Differenzialdiagnose | Bemerkungen |
|---|---|
| Myokarditis, insbesondere mit systemischer Begleitinflammation | • exakt gleiches Aussehen wie bei kardialer Amyloidose möglich!<br>• pathologische Kontrastmittelkinetik zwar charakteristisch für Amyloidose, jedoch auch bei Myokarditis möglich<br>• diagnostisch wegweisend: kombinierte Anwendung von T1- und T2-Mapping (Amyloidose: sehr lange T1-Relaxationszeiten, normale T2-Relaxationszeiten; Myokarditis: lange T1- und T2-Relaxationszeiten aufgrund des Ödems) |
| schwere Aortenstenose | • keine pathologische Kontrastmittelkinetik |
| hypertrophe obstruktive und nicht obstruktive Kardiomyopathie | • keine pathologische Kontrastmittelkinetik |
| „Sportlerherz“ | • keine pathologische Kontrastmittelkinetik |
| hypertensives Herz | • keine pathologische Kontrastmittelkinetik |
| kardiale Siderose | • keine pathologische Kontrastmittelkinetik<br>• pathologisch verkürzte T1-, T2- und T2*-Relaxationszeiten |

## 39.7 Was der Kliniker von mir wissen will

- Myokardverdickung
- pathologische Kontrastmittelkinetik als Hinweis auf Amyloidablagerungen
- Funktionsparameter (insbesondere auch diastolische Funktion; Restriktionszeichen)
- Perikarderguss
- Differenzierung von anderen Ursachen der Myokardhypertrophie

## 39.8 Literatur

### 39.8.1 Quellenangaben


[1] Baessler B, Reuter H, Huntgeburth M et al. Abnormal gadolinium kinetics in cardio MRI – always an indication of cardiac amyloidosis? Röfo 2015; 187 (3): 189–191


### 39.8.2 Literatur zur weiteren Vertiefung


[1] Fontana M, Chung R, Hawkins PN et al. Cardiovascular magnetic resonance for amyloidosis. Heart Fail Rev 2015; 20 (2): 133–144. doi:10.1007/s10741-014-9470-7

[2] Karamitsos TD, Piechnik SK, Banypersad SM et al. Noncontrast T1 mapping for the diagnosis of cardiac amyloidosis. JACC Cardiovasc Imaging 2013; 6 (4): 488–497. doi:10.1016/j.jcmg.2012.11.013

[3] Messroghli DR, Moon JC, Ferreira VM et al. Clinical recommendations for cardiovascular magnetic resonance mapping of T1, T2, T2* and extracellular volume: a consensus statement by the Society for Cardiovascular Magnetic Resonance (SCMR) endorsed by the European Association for Cardiovascular Imaging (EACVI). J Cardiovasc Magn Reson 2017; 19 (1): 75

[4] Shah R, Nucifora G, Perry R et al. Noninvasive imaging in cardiac deposition diseases. J Magn Reson Imaging 2018; 47 (1): 44–59

[5] Sparrow P, Amirabadi A, Sussman MS et al. Quantitative assessment of myocardial T2 relaxation times in cardiac amyloidosis. J Magn Reson Imaging 2009; 30 (5): 942–946

# 40 Kardiale Siderose (Hämochromatose)

*Bettina Baeßler*

## 40.1 Einleitung

- **Definition:** Die kardiale Siderose bezeichnet eine fortschreitende Eisenablagerung in die Kardiomyozyten.
- **Ätiologie:**
  - Bei einer primären Hämochromatose liegt eine genetisch bedingte, autosomal-rezessiv vererbte Störung der Eisenaufnahme vor, die zu Eisenablagerungen in verschiedenen Organen, u. a. im Herz, führt.
  - Bei der sekundären Hämochromatose handelt es sich um Eisenablagerungen z. B. infolge langjähriger Bluttransfusionen, etwa im Rahmen einer Sichelzellanämie oder Thalassämie. Eine kardiale Beteiligung ist bei bis zu 86 % der Patienten zu beobachten.

### 40.1.1 Klinische Präsentation/Symptomatik

- Erhöhte Leberenzymaktivitäten
- Hepatomegalie
- Arthritiden
- Herzinsuffizienz, die mit dem myokardialen Eisengehalt zunimmt
- möglicherweise Herzrhythmusstörungen

## 40.2 Methode der Wahl

- MRT

## 40.3 Pathognomonische Befunde

- Verminderte Signalintensität im T2*w Bild (MRT)
- pathologisch erniedrigte T2*- bzw. R2*-Relaxationszeiten im T2*-Mapping (MRT)

## 40.4 Befundbeschreibung

### 40.4.1 MRT

- Dilatation der Ventrikel
- Myokardhypertrophie
- eingeschränkte systolische und diastolische Funktion
- Reduktion der myokardialen Signalintensität im T1w, T2w und T2*w Bild (die Signalintensität im T2*w Bild korreliert eng mit dem myokardialen Eisengehalt)
- noch genauer und leitliniengerecht: Bestimmung der myokardialen T2*- bzw. R2*-Relaxationszeiten ($R2^* = 1/T2^*$) mittels T2*-Mapping (diese können zuverlässig für die Einschätzung des Schweregrads der Erkrankung und für das Monitoring unter Chelattherapie herangezogen werden; ▶ Abb. 40.1)

**Merke**

Die Grenzwerte für myokardiale T2*-Relaxationszeiten (> 20 ms: normal; 10–20 ms: milde Eisenüberladung; < 10 ms: schwere Eisenüberladung) bei der Siderose sind lediglich für die Verwendung bei 1,5 T zulässig und für 3 T nicht validiert!

### 40.4.2 Echokardiografie

- Dilatation der Ventrikel
- Myokardhypertrophie
- eingeschränkte systolische und diastolische Funktion
- evtl. angehobene Echogenität des Myokards

### 40.4.3 CT

- Oft normal
- evtl. vergrößerter Herzschatten, Myokardhypertrophie
- evtl. Zeichen der Herzinsuffizienz (pulmonalvenöse Stauung, Pleuraergüsse)

### 40.4.4 Röntgen

- Befunde wie in der CT

## 40.5 Radiologische Differenzialdiagnosen

- Andere Formen der Kardiomyopathie, insbesondere solche, die mit einer Myokardhypertrophie einhergehen
- dilatative Kardiomyopathie
- schwere Aortenstenose
- hypertensive Herzerkrankung
- sog. Sportlerherz

## 40.6 Typische Fehler

- Durchführung des T2*-Mappings bei 3 T (die Werte sind in den Leitlinien bislang nicht validiert und die Stadieneinteilung der myokardialen Eisenüberladung lediglich für 1,5 T zulässig)

**Merke**

Eine kardiale Beteiligung bei Hämochromatose ist häufiger als vermutet und kann unabhängig von einem Befall weiterer Prädilektionsorgane (Leber, Milz, Haut, Pankreas usw.) vorkommen.

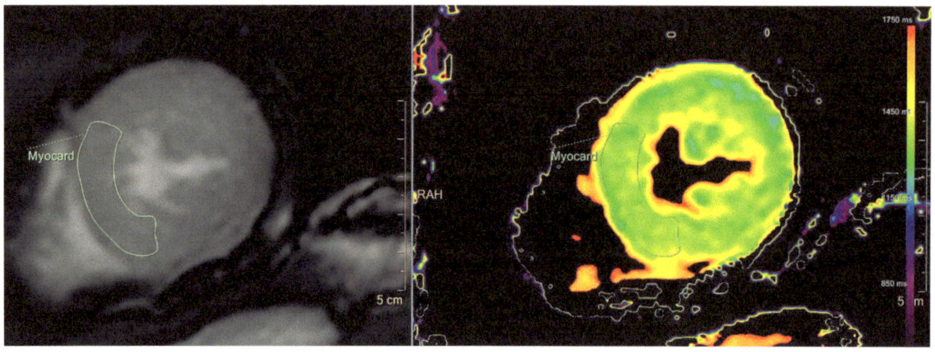


**Abb. 40.1 Siderose.** Korrekte Auswertung von T2*- bzw. R2*-Maps im Rahmen der Diagnostik einer kardialen Siderose (hier keine pathologische Eisenüberladung). Auf einem mittventrikulären Kurzachsenschnitt wird eine Region of Interest im Septum platziert, die die Segmente 7 und 8 möglichst vollständig umfasst. Dabei sorgfältiger Ausschluss von Partialvolumina aus dem Blutpool und dem perikardialen Fettgewebe.

## 40.7 Was der Kliniker von mir wissen will

- Morphologischer und funktioneller Herzstatus
- Hinweise auf Eisenablagerungen (MRT: T2w und/oder T2*w Aufnahmen)
- Bestimmung (initial und Verlaufskontrolle zum Therapiemonitoring!) der myokardialen Eisenkonzentration mittels T2*-Mapping bei 1,5 T

**Praxistipp**

Insbesondere bei Kindern mit Thalassämie oder Hämochromatose werden regelmäßig (z. B. jährlich) MRT-Untersuchungen von Leber und Herz zur Bestimmung der Eisenkonzentration durchgeführt. Dies eignet sich insbesondere auch zum Therapiemonitoring bei Gabe von Chelatbildnern.

## 40.8 Literatur

### 40.8.1 Literatur zur weiteren Vertiefung


[1] Pennell DJ. T2* magnetic resonance and myocardial iron in thalassemia. Ann New York Acad Sci 2005; 1054 (1): 373–378

[2] Pennell DJ, Udelson JE, Arai AE et al. Cardiovascular function and treatment in β-thalassemia major: a consensus statement from the American Heart Association. Am Heart Assoc 2013; 281–308

[3] Sado DM, Maestrini V, Piechnik SK et al. Noncontrast myocardial T1 mapping using cardiovascular magnetic resonance for iron overload. J Magn Reson Imaging 2015; 41 (6): 1505–1511

[4] Schönnagel BP, Fischer R, Nielsen P et al. Eisenquantifizierung mittels MRT bei Eisenüberladung. Röfo 2013; 185 (07): 621–627

[5] Wood JC. Guidelines for quantifying iron overload. Hematology 2014; 2014 (1): 210–215


## 40.9 Wichtige Internetadressen

- Medcm Project: Berechnung der myokardialen und hepatischen Eisenkonzentration mittels Eingabe der T2*- (R2*-)Relaxationszeiten): www.isodense.com/ic/

# 41 Urämische Kardiomyopathie

*Bettina Baeßler*



## 41.1 Einleitung

- **Definition:** Bei der urämischen Kardiomyopathie kommt es zu einer Dilatation und Hypertrophie des Herzes, zu Myokardfibrose und zu atherosklerotischen Veränderungen aller Gefäße einschließlich Koronararterien und Herzklappen.
- **Ätiologie:**
  - Die urämische Kardiomyopathie tritt bei bis zu 80 % bei Patienten mit terminaler Niereninsuffizienz unter Hämodialyse oder nach Nierentransplantation auf.
  - Neben unbekannten Ursachen liegt eine multifaktorielle Genese einschließlich Anämie, arterieller Hypertonie, Hypervolämie und metabolischer Faktoren (Urämie) zugrunde.
  - Die urämische Kardiomyopathie trägt maßgeblich zu dem bis zu 100-fach erhöhten kardiovaskulären Risiko von Dialysepatienten bei und ist bis heute ein ungelöstes Problem.

### 41.1.1 Klinische Präsentation/Symptomatik

- Im Laufe der Jahre zunehmende Herzinsuffizienz und Herzrhythmusstörungen
- Aortenstenose
- Synkopen
- bei koronarer Herzkrankheit Angina pectoris

## 41.2 Methode der Wahl

- Echokardiografie (sollte zum frühzeitigen Monitoring eingesetzt werden)
- MRT

## 41.3 Pathognomonische Befunde

- Ein für die urämische Kardiomyopathie pathognomonischer Befund existiert bislang nicht.
- Die Diagnose der urämischen Kardiomyopathie basiert vielmehr auf der Koinzidenz von (terminaler) Niereninsuffizienz und Myokardhypertrophie, -fibrose und -funktionseinschränkung.

## 41.4 Befundbeschreibung

### 41.4.1 Echokardiografie

- Dilatation des linken Ventrikels
- Myokardhypertrophie
- eingeschränkte systolische und diastolische Funktion
- Perikarderguss
- Verdickung und Dysfunktion der Mitral- und Aortenklappe (gehäuft Aortenstenose)

### 41.4.2 MRT

- Dilatation des linken Ventrikels
- Myokardhypertrophie (▸ Abb. 41.1)
- eingeschränkte systolische und diastolische Funktion
- Perikarderguss
- Verdickung und Dysfunktion der Mitral- und Aortenklappe (gehäuft Aortenstenose)
- MRT als Goldstandard für die Bestimmung der kardialen Volumina und der systolischen Funktion
- Nachweis einer Fibrose bzw. Narbenbildung mittels LGE-Bildgebung und T1-Mapping

### 41.4.3 Röntgen

- Befunde unspezifisch
- im fortgeschrittenen Stadium Zeichen der Hypervolämie und Herzinsuffizienz
- Myokardhypertrophie (abgerundete und angehobene linke Herzkontur)
- Verkalkungen der Gefäße, der Herzklappen und des Perikards (urämische Perikarditis)

### 41.4.4 CT

- Befunde wie im Röntgenbild

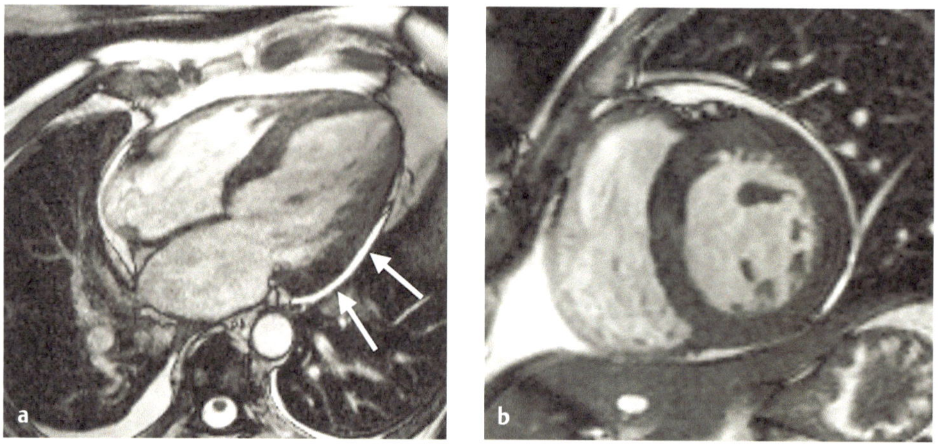


**Abb. 41.1 Urämische Kardiomyopathie.** 62-jähriger Patient mit terminaler Niereninsuffizienz unter Hämodialysetherapie.

**a** SSFP-MRT-Sequenz, Vierkammerblick, Enddiastole. Dilatation des linken Ventrikels und Vorhofs sowie Myokardhypertrophie. Pleuraergüsse und geringer Perikarderguss (Pfeile). (Quelle: Claussen CD, Miller S, Fenchel M. Kramer U, Riessen R. Pareto-Reihe Radiologie. Herz. Stuttgart: Thieme; 2006)

**b** SSFP-MRT-Sequenz. Auch der Kurzachsenschnitt zeigt eine septal betonte Hypertrophie bis 18 mm (Septum). (Quelle: Claussen CD, Miller S, Fenchel M. Kramer U, Riessen R. Pareto-Reihe Radiologie. Herz. Stuttgart: Thieme; 2006)

Tab. 41.1 Radiologische Differenzialdiagnosen der urämischen Kardiomyopathie.

| Differenzialdiagnose | Bemerkungen |
|---|---|
| Myokardhypertrophie bei arterieller Hypertonie | • Ausschlussdiagnose<br>• Anamnese |
| Myokardhypertrophie bei Aortenstenose | • Differenzialdiagnose durch häufig vergesellschaftete Aortenstenose im Rahmen der urämischen Kardiomyopathie teilweise schwierig<br>• Verkalkungen bzw. Fibrosierungen der Aortenklappe als Hinweise auf eine Aortenstenose als Ursache der Myokardhypertrophie |

### 41.4.5 Angiografie

- Bei Verdacht auf koronare Herzkrankheit Koronarangiografie

## 41.5 Radiologische Differenzialdiagnosen

- Auflistung der zu berücksichtigenden Differenzialdiagnosen s. in ▸ Tab. 41.1

## 41.6 Typische Fehler

M!

**Merke**

- Bei Dialysepatienten sollte stets an eine gleichzeitig vorliegende urämische Kardiomyopathie sowie eine (asymptomatische) koronare Herzkrankheit gedacht werden. In der MRT sind als Zufallsbefunde Infarktnarben (LGE) möglich.
- Die urämische Kardiomyopathie gehört zu den unterdiagnostizierten Entitäten. Deshalb sollte an die Möglichkeit ihres Vorliegens gedacht werden.

## 41.7 Was der Kliniker von mir wissen will

- Myokardhypertrophie
- Vorliegen einer myokardialen Fibrose
- Status der Herzklappen- und Ventrikelfunktion
- Perikardveränderungen
- koronare Herzkrankheit

## 41.8 Literatur

### 41.8.1 Quellenangaben

[1] Claussen CD, Miller S, Fenchel M. Kramer U, Riessen R. Pareto-Reihe Radiologie. Herz. Stuttgart: Thieme; 2006

### 41.8.2 Literatur zur weiteren Vertiefung

[1] Alhaj E, Alhaj N, Rahman I et al. Uremic cardiomyopathy: an underdiagnosed disease. Congest Heart Fail 2013; 19 (4): E40–E45

[2] de Albuquerque Suassuna PG, Sanders-Pinheiro H, de Paula RB. Uremic cardiomyopathy: a new piece in the Chronic Kidney Disease-Mineral and Bone Disorder Puzzle. Frontiers Med 2018; 5: 206

[3] Edwards NC, Moody WE, Chue CD et al. Defining the natural history of uremic cardiomyopathy in chronic kidney disease: the role of cardiovascular magnetic resonance. JACC Cardiovasc Imaging 2014; 7 (7): 703–714

# 42 Toxische Kardiomyopathie

*Bettina Baeßler*

## 42.1 Einleitung

- **Definition und Ätiologie:**
  - Es handelt sich um eine direkte Schädigung von Endokard, Myokard oder Perikard durch toxische Substanzen (u. a. Anthrazykline, Alkylanzien, Antimetaboliten, Alkohol).
  - In vielen Fällen ist die Entstehung dosisabhängig (z. B. Gesamtdosis > 550 mg/m$^2$ Doxorubicin oder 80 g Alkohol/Tag über 10 Jahre).
- **Einteilung:** Unterschieden werden eine akute (nach Stunden bis Tagen), eine chronische (nach 1–12 Monaten, häufigste Form) und eine Spätform (nach Jahren).

M!

**Merke**

Insbesondere die Auswirkung von Chemotherapien auf das Herz (sog. Kardiotoxizität) und deren frühzeitige bildgebende Detektion ist in den letzten Jahren Gegenstand intensiver Forschung.

### 42.1.1 Klinische Präsentation/Symptomatik

- Herzinsuffizienz
- paroxysmales Vorhofflimmern (Alkohol)
- tachykarde Herzrhythmusstörungen

## 42.2 Methode der Wahl

- **Echokardiografie:** frühzeitig zum Monitoring
- **MRT:** derzeit noch Gegenstand klinischer Studien, aber äußerst vielversprechend durch sensitive Detektion von Ödem und Funktionsstörung

## 42.3 Pathognomonische Befunde

- Dilatation der Ventrikel
- evtl. Myokardhypertrophie
- eingeschränkte systolische und diastolische Funktion
- Perikarderguss

## 42.4 Befundbeschreibung

### 42.4.1 Echokardiografie

- Dilatation der Ventrikel
- evtl. Myokardhypertrophie
- eingeschränkte systolische und diastolische Funktion
- Perikarderguss
- ggf. sensitivere Funktionsdiagnostik mittels Strain-Analyse

### 42.4.2 MRT

- Befunde wie in der Echokardiografie (▸ Abb. 42.1)
- ggf. verlängerte T2- und/oder T1-Relaxationszeiten im T1- und T2-Mapping (Ödem bzw. Fibrose)
- Nachweis von LGE bei Fibrosebildung
- ggf. sensitivere Funktionsdiagnostik mittels Strain-Analyse

### 42.4.3 Röntgen

- Oft normal
- evtl. vergrößerter Herzschatten
- Herzinsuffizienz (Perikard- und Pleuraerguss)

### 42.4.4 CT

- Befunde wie im Röntgenbild

### 42.4.5 Angiografie

- In der Regel nicht erforderlich
- für die anthrazyklininduzierte Form nach einigen Quellen prognostisch relevant

## 42.5 Radiologische Differenzialdiagnosen

- Dilatative Kardiomyopathie
- hypertrophe Kardiomyopathie
- Perikarditis bzw. Myokarditis

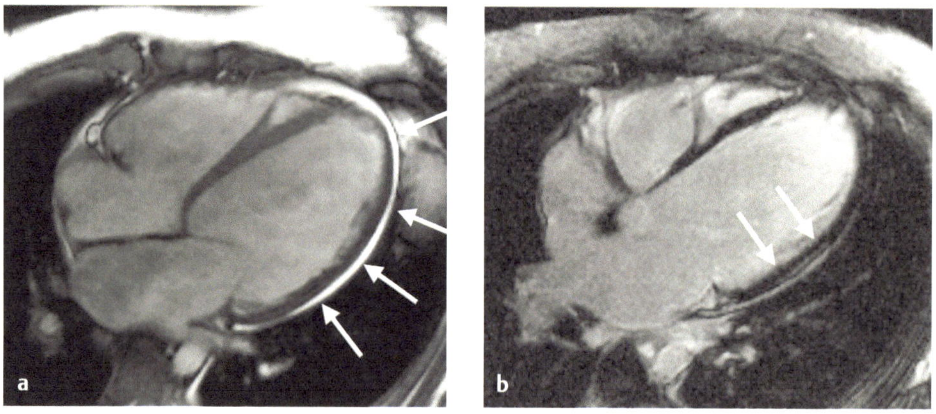


**Abb. 42.1 Toxische Kardiomyopathie.** 19-jähriger Patient nach Anthrazyklintherapie.

**a** SSFP-MRT-Sequenz, Vierkammerblick. Kardiomegalie, geringer Perikarderguss (Pfeile). (Quelle: Claussen CD, Miller S, Fenchel M. Kramer U, Riessen R. Pareto-Reihe Radiologie. Herz. Stuttgart: Thieme; 2006)

**b** Inversion-Recovery-Gradienten-Echo-MRT-Sequenz 15 min nach Gabe von Gadolinium-DTPA (0,15 mmol/kg). Kontrastmittelaufnahme in der basisnahen lateralen Wand (Pfeile). (Quelle: Claussen CD, Miller S, Fenchel M. Kramer U, Riessen R. Pareto-Reihe Radiologie. Herz. Stuttgart: Thieme; 2006)

## 42.6 Typische Fehler

- Mangelnde klinische Informationen und Unkenntnis der langfristigen Anamnese können zur Fehldiagnose einer primären Kardiomyopathie führen.

## 42.7 Was der Kliniker von mir wissen will

- Morphologischer und funktioneller Herzstatus
- Perikardveränderungen

**Praxistipp**

Für eine frühzeitige Detektion kardiotoxischer Auswirkungen einer Therapie kann die MRT mit Mapping-Verfahren (insbesondere T2-Mapping) für eine sensitive Ödemdetektion hilfreich sein.

## 42.8 Literatur

### 42.8.1 Quellenangaben

[1] Claussen CD, Miller S, Fenchel M. Kramer U, Riessen R. Pareto-Reihe Radiologie. Herz. Stuttgart: Thieme; 2006

### 42.8.2 Literatur zur weiteren Vertiefung

[1] Thavendiranathan P, Wintersperger BJ, Flamm SD et al. Cardiac MRI in the assessment of cardiac injury and toxicity from cancer chemotherapy. Circulation 2013; 6 (6): 1080–1091

[2] Yeh ETH, Tong AT, Lenihan DJ et al. Cardiovascular complications of cancer therapy: diagnosis, pathogenesis, and management. Circulation 2004; 109: 3 122–3 131. doi: 10.1161/01.CIR.000 013 3 187.74 800.B9

# 43 Sklerodermie

*Bettina Baeßler*

## 43.1 Einleitung

- **Definition:**
  - Die systemische Sklerodermie ist eine komplexe und heterogene Bindegewebserkrankung, die mit einer exzessiven Fibrosierung der Haut und der inneren Organe, einer mikrovaskulären Funktionsstörung sowie einer unspezifischen Aktivierung des Immunsystems einhergeht.
  - Das Herz ist vermutlich eines der am häufigsten mitbetroffenen Organe, wenngleich die Dunkelziffer der kardialen Beteiligung aufgrund der teils okkulten Symptomatik als hoch eingeschätzt wird.
  - Die kardiale Mitbeteiligung manifestiert sich entweder als myokardiale Fibrose oder als Myokarditis.

### 43.1.1 Klinische Präsentation/Symptomatik

- Bei einer subklinischen kardialen Beteiligung asymptomatisch
- im weiteren Verlauf dann je nach zugrunde liegender Manifestationsform (Myokarditis, Fibrose) Symptome der Herzinsuffizienz oder Myokarditis; bei mikrovaskulärer Funktionsstörung auch infarktähnliches Bild möglich

## 43.2 Methode der Wahl

- Echokardiografie

## 43.3 Pathognomonische Befunde

- Ein für die systemische Sklerodermie spezifischer Befund existiert nicht.
- Der bildgebende Befund richtet sich vielmehr nach der klinischen Manifestationsform (Myokarditis, Fibrose oder Infarkt).

## 43.4 Befundbeschreibung

### 43.4.1 Echokardiografie

- Nicht selten Normalbefund, insbesondere bei einer subklinischen kardialen Beteiligung
- diastolische, später systolische Funktionsstörung
- fokale Wandbewegungsstörungen bei einem Infarkt
- Myokardverdickung (Ödem)
- Perikarderguss bei Perikarditis

### 43.4.2 MRT

- Befunde wie in der Echokardiografie
- sehr unterschiedliche Bilder je nach Manifestationsform möglich
- fokal erhöhte Signalintensität in T2w Sequenzen (▸ Abb. 43.1a) und/oder verlängerte T1- und T2-Relaxationszeiten (Ödem; ▸ Abb. 43.1b)
- subepikardiale oder intramurale Kontrastmittelanreicherung in der LGE-Bildgebung bei entzündlicher Manifestation (▸ Abb. 43.1c und ▸ Abb. 43.1d)
- subendokardiale oder transmurale Kontrastmittelanreicherung in der LGE-Bildgebung bei ischämischer Manifestation

### 43.4.3 Röntgen

- Unspezifisch bezüglich der kardialen Manifestation
- Darstellung pulmonaler Veränderungen im Rahmen der systemischen Sklerodermie
- Pleura- und/oder Perikarderguss
- unspezifische interstitielle Pneumonitis mit Milchglastrübungen und diffuser interstitieller Erkrankung, besonders in den unteren Lungenfeldern
- progressiver Verlust des Lungenvolumens (▸ Abb. 43.2a)

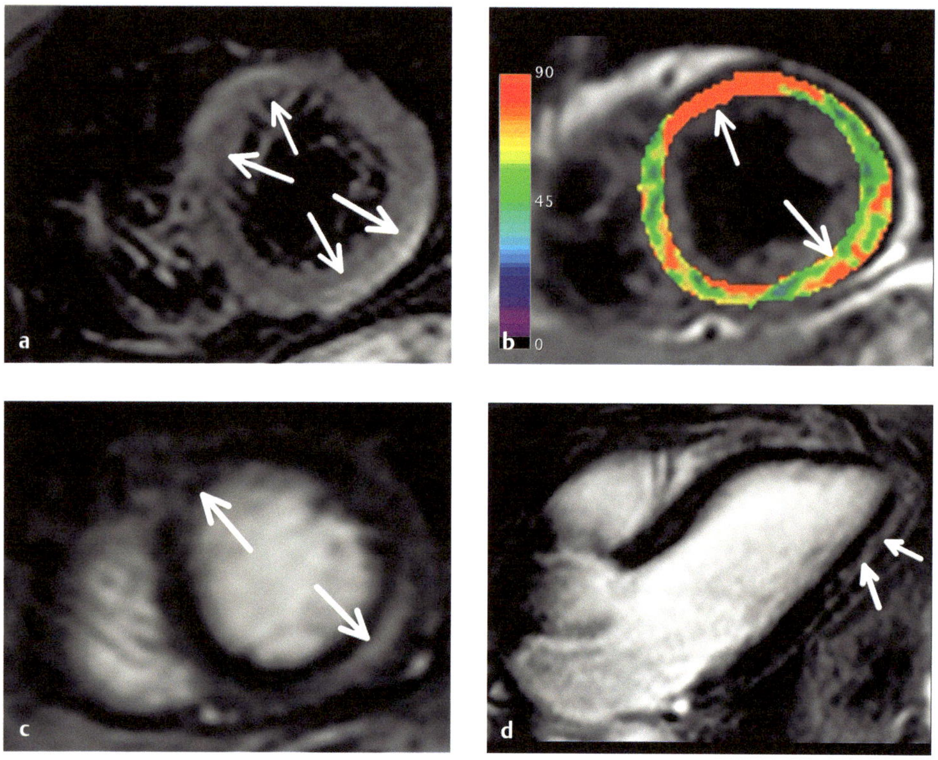


**Abb. 43.1 Sklerodermie.** 39-jährige Patientin mit systemischer Sklerodermie und inflammatorischer kardialer Beteiligung. Die T2w Black-Blood-Bildgebung lässt eine fokale Signalintensitätssteigerung vorwiegend subepikardial-anteroseptal und lateral bzw. inferolateral (**a**, Pfeile) erkennen. Korrespondierend zeigen sich im T2 Mapping an diesen Stellen sowie diffus im Myokard deutlich verlängerte T2-Relaxationszeiten > 90 ms (**b**, rote Areale, Pfeile). In den korrespondierenden LGE-Bildern stellt sich eine entsprechende fokale Kontrastmittelanreicherung (**c**, **d**, Pfeile) dar. Typisches Bild einer Myokarditis, hier als Begleitmanifestation einer systemischen Sklerodermie.
**a** T2w Black-Blood-MRT-Bildgebung in einem mittventrikulären Kurzachsenschnitt.
**b** T2-Mapping.
**c** LGE-MRT-Sequenz, Kurzachsenschnitt.
**d** LGE-MRT-Sequenz, Dreikammerblick.

### 43.4.4 CT

- Befunde wie im Röntgenbild
- sensitivere Darstellung der pulmonalen Veränderungen im Rahmen der Systemerkrankung
- unspezifische interstitielle Pneumonitis mit Milchglastrübungen und diffuser interstitieller Erkrankung, besonders in den unteren Lungenfeldern (▸ Abb. 43.2b)
- progressiver Verlust des Lungenvolumens

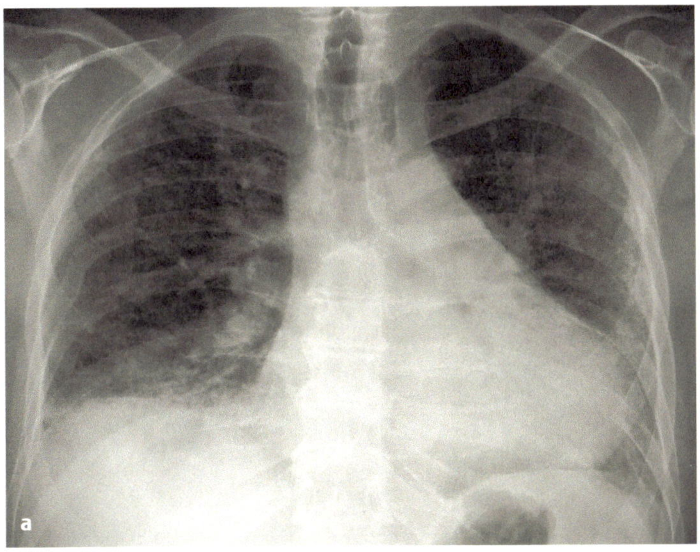

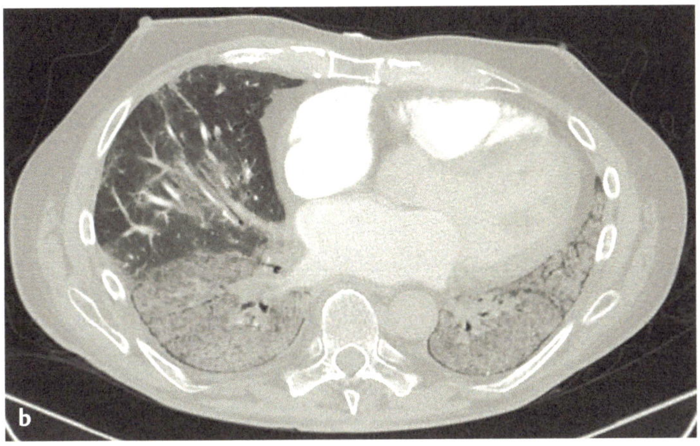

**Abb. 43.2 Sklerodermie.** 55-jähriger Patient mit systemischer Sklerodermie und ausgeprägter pulmonaler Beteiligung.
**a** Im Röntgenbild deutliche Volumenminderung der Lunge mit diffuser, in den Lungenunterfeldern betonter interstitieller Zeichnungsvermehrung. Verbreiterter Herzschatten und Schatten des Pulmonalissegments.
**b** Im CT diffuse, dorsobasal betonte, interstitielle Verdichtungen mit Milchglastrübungen und teils nahezu vollständig konsolidierten Arealen, prinzipiell passend zum Muster einer unspezifischen interstitiellen Pneumonie. Deutliche, globale Dilatation des Herzes. Zeichen der pulmonalvenösen Stauung.

### 43.4.5 Angiografie

- Nachweis einer ischämieverursachenden Koronarstenose

## 43.5 Radiologische Differenzialdiagnosen

- Zu den bildgebenden Differenzialdiagnosen s. in ▸ Tab. 43.1

## 43.6 Typische Fehler

- Zu spät durchgeführte Untersuchung bei asymptomatischen Patienten (bereits im subklinischen Stadium sind Veränderungen nachweisbar, die potenziell einer Therapie zugänglich sind und deshalb frühzeitig erkannt werden sollten)

## 43.7 Was der Kliniker von mir wissen will

- Nachweis der kardialen Mitbeteiligung
- Ausmaß der diastolischen und/oder systolischen Funktionseinschränkung
- Vorliegen und Aktivität einer myokardialen Inflammation
- Verlaufsbeurteilung unter Therapie

## 43.8 Literatur

### 43.8.1 Literatur zur weiteren Vertiefung


[1] Baessler B, Emrich T. The role of cardiovascular magnetic resonance imaging in rheumatic heart disease. Clin Exp Rheumatol 2018; 36 (Suppl. 114 [5]): 171–176

[2] Bissell LA, Anderson M, Burgess M et al. Consensus best practice pathway of the UK Systemic Sclerosis Study group: management of cardiac disease in systemic sclerosis. Rheumatology 2017; 56 (6): 912–921

[3] Desai CS, Lee DC, Shah SJ. Systemic sclerosis and the heart: current diagnosis and management. Curr Opin Rheumatol 2011; 23 (6): 545–554


## 43.9 Wichtige Internetadressen

- Deutsches Netzwerk für Systemische Sklerodermie (DNSS): https://portal-se.de/informationsanbieter/deutsches-netzwerk-fuer-systemische-sklerodermie-dnss
- Deutsche Gesellschaft für Rheumatologie und Klinische Immunologie e. V.. S2k-Leitlinie „Diagnostik und Therapie der systemischen Sklerose". Leitlinie in Entwicklung: https://dgrh.de/Start/Publikationen/Leitlinien/DGRh-Leitlinien-(federf%C3%BChrend)/Systemischen-Sklerose.html

Tab. 43.1 Radiologische Differenzialdiagnosen der Sklerodermie.

| Differenzialdiagnose | Bemerkungen |
|---|---|
| andere Erkrankungen aus dem rheumatischen Formenkreis | • breite Überlappungen<br>• insbesondere Myokarditis dabei häufig als kardiale Manifestationsform |
| Myokarditis anderer Genese (z. B. viral) | • sichere Abgrenzung bildgebend nicht möglich<br>• Zusammenschau aller (vor allem auch klinischer) Befunde |
| Ischämie | • atherosklerotisch bedingte Ischämie bildgebend nicht von einer im Rahmen der Sklerodermie auftretenden Ischämie zu differenzieren<br>• Zusammenschau aller (vor allem auch klinischer) Befunde |

# 44 Glykogenose

*Lenhard Pennig*

## 44.1 Einleitung

- **Definition:** autosomal-dominant vererbte Systemerkrankung des Glykogenmetabolismus mit intrazellulärer Ansammlung von Glykogen und sekundärer Fibrose

### 44.1.1 Epidemiologie

#### Häufigkeit

- Bei weniger als 1 % aller Patienten, die im Rahmen einer linksventrikulären Hypertrophie bezüglich einer hypertrophen Kardiomyopathie untersucht werden

#### Altersgipfel

- Manifestation häufig in der 3. bzw. 4. Lebensdekade

#### Prädisponierende Faktoren

- PRKAG2-Mutation

### 44.1.2 Klinische Präsentation/Symptomatik

- Ähnlich der klassischen, sarkomeren hypertrophen Kardiomyopathie
- kardiale Überleitungsstörungen, Linksherzinsuffizienz, plötzlicher Herztod
- EKG:
  - Vorhofflimmern und -flattern
  - ventrikuläre Präexzitation (Wolff-Parkinson-White-Syndrom)
  - Links- bzw. Rechtsschenkelblock

## 44.2 Methode der Wahl

- **Echokardiografie:** primäres Assessment
- **kardiale MRT:** Methode der Wahl zur Detektion einer myokardialen Fibrose (aktuell noch ungenügende Studienlage)

## 44.3 Pathognomonische Befunde

- Symmetrische Myokardhypertrophie mit eingeschränkter systolischer linksventrikulärer Funktion ohne Obstruktion des linksventrikulären Ausflusstrakts

## 44.4 Befundbeschreibung

### 44.4.1 Echokardiografie

- Symmetrische Myokardhypertrophie mit eingeschränkter systolischer linksventrikulärer Funktion ohne Obstruktion des linksventrikulären Ausflusstrakts

### 44.4.2 MRT

- Symmetrische Myokardhypertrophie mit eingeschränkter systolischer linksventrikulärer Funktion ohne Obstruktion des linksventrikulären Ausflusstrakts
- Zeichen der Myokardfibrose mit mittmyokardialer Minderperfusion in der First-Pass-Perfusion und korrespondierendem LGE (▸ Abb. 44.1)

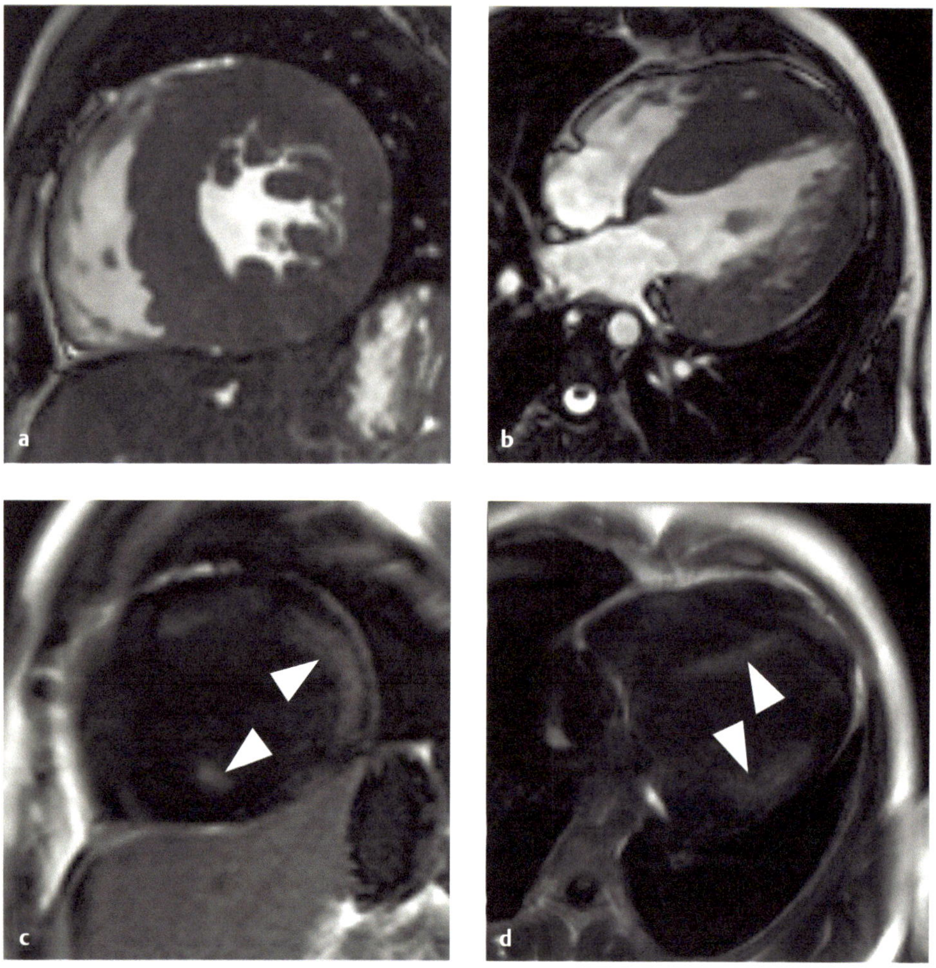


**Abb. 44.1 Glykogenose.** 26-jährige Patientin mit symmetrischer linksventrikulärer Hypertrophie in der Cine-Bildgebung (**a**, **b**) ohne Obstruktion des linksventrikulären Ausflusstrakts mit Fibroseareaeen bei vorwiegend mittmyokardial lokalisiertem LGE des linken Ventrikels (**c**, **d**, Pfeilspitzen).

**a** Balanced SSFP-Cine-MRT-Sequenz, kurze Achse.

**b** Balanced SSFP-Cine-MRT-Sequenz, Vierkammerblick.

**c** LGE-MRT-Sequenz, Dark Blood, axial.

**d** LGE-MRT-Sequenz, Dark Blood, Vierkammerblick.

Tab. 44.1 Radiologische Differenzialdiagnosen der Glykogenose.

| Differenzialdiagnose | Bemerkungen |
|---|---|
| hypertrophe Kardiomyopathie | • bei dieser häufig Obstruktion des linksventrikulären Ausflusstrakts und asymmetrische Myokardhypertrophie, resultierend aus einem Defekt der Sarkomere |
| Danon-Kardiomyopathie | • resultierend aus einem Defekt der Lysosomen (LAMP2-Mutation) |



### 44.4.3 Angiografie

- Biopsie zur Diagnosesicherung

## 44.5 Radiologische Differenzialdiagnosen

- Zu den bildgebenden Differenzialdiagnosen s. in ▸ Tab. 44.1

## 44.6 Typische Fehler

- Cave: Untersucherabhängigkeit der Echokardiografie.

**Praxistipp**

Bei symmetrischer Myokardhypertrophie mit eingeschränkter systolischer linksventrikulärer Funktion ohne Obstruktion des linksventrikulären Ausflusstrakts sollte vor allem im Kontext weiterer Manifestationen dieser Systemerkrankung differenzialdiagnostisch an eine kardiale Beteiligung im Rahmen der Glykogenose gedacht werden.

## 44.7 Was der Kliniker von mir wissen will

- Funktion und Masse des linken Ventrikels
- Fibroseareale

## 44.8 Literatur

### 44.8.1 Literatur zur weiteren Vertiefung


[1] Arad M, Maron BJ, Gorham JM et al. Glycogen storage diseases presenting as hypertrophic cardiomyopathy. N Engl J Med 2005; 352 (4): 362–372

[2] Lopez-Sainz A, Dominquez F, Lopes LR et al. Clinical features and natural history of PRKAG2 variant cardiac glycogenosis. J Am Coll Cardiol 2020; 76: 186–197

[3] Moon JC, Mundy HR, Lee PJ et al. Images in cardiovascular medicine. Myocardial fibrosis in glycogen storage disease type III. Circulation 2003; 107 (7): e47

# 45 Endomyokardfibrose

*Lenhard Pennig*

## 45.1 Einleitung

- **Definition:** Form der in den (Sub-)Tropen endemisch auftretenden restriktiven Kardiomyopathie
- **Pathogenese:** Ablagerung fibrotischen Gewebes in das Endomyokard

### 45.1.1 Epidemiologie

#### Häufigkeit

- In endemischen Gebieten Afrikas bis zu 20 % ursächlich für Herzversagen (dort häufigste Form der restriktiven Kardiomyopathie)
- in Industrienationen deutlich seltener

#### Altersgipfel

- **1. Gipfel:** erste Lebensdekade
- **2. Gipfel:** Frauen im gebärfähigen Alter

#### Geschlechtsverteilung

- Männlich : weiblich = 1:1

#### Prädisponierende Faktoren

- Weiterhin unklare Pathogenese
- Eosinophilie (Löffler-Endokarditis)
- in den (Sub-)Tropen:
  - Armut
  - parasitäre Infektionen
  - Ernährung

### 45.1.2 Klinische Präsentation/Symptomatik

- Abhängig vom betroffenen Ventrikel (führend rechts) und von der Dauer (chronisch häufig beide Ventrikel betroffen) bzw. der Aktivität der Erkrankung:
  - *rechtsventrikulär:* Trikuspidalinsuffizienz und Rechtsherzversagen
  - *linksventrikulär:* Mitralinsuffizienz und pulmonale Hypertonie

## 45.2 Methode der Wahl

- **Echokardiografie:** primäres Assessment
- **MRT:** zur Beurteilung der Ausdehnung der Fibrose und zum Thrombusausschluss sowie für die Diagnose im Frühstadium geeignet

## 45.3 Pathognomonische Befunde

- Endomyokardiale Plaques > 2 mm bzw. Patches < 1 mm mit Obliteration des Apex des rechten und/oder des linken Ventrikels (in Systole und Diastole; Echokardiografie, MRT)
- atrioventrikuläre Insuffizienz (Echokardiografie, MRT)
- (bi-)atriale Dilatation (Echokardiografie, MRT)

## 45.4 Befundbeschreibung

### 45.4.1 Echokardiografie

- Endomyokardiale Plaques bzw. Patches mit Obliteration des Apex des rechten und/oder des linken Ventrikels (in Systole und Diastole) sowie Retraktion des Apex des rechten Ventrikels
- diastolische Dysfunktion des linken und/oder rechten Ventrikels
- assoziierte Klappenfehler (Trikuspidal-, Mitralinsuffizienz)
- Thromben
- chronisch: Übergreifen der Fibrose auf das Myokard möglich, dadurch verkleinerte Ventrikel, dilatierte Atrien und hochgradige atrioventrikuläre Insuffizienzen aufgrund der globalen Fibrose bzw. restriktiver Wirkung auf die Klappen

### 45.4.2 MRT

- Subendokardiale globale Fibrose (im LGE) mit Plaques bzw. Patches, diastolische Dysfunktion des linken und/oder rechten Ventrikels
- minderdurchblutete bzw. avaskularisierte myokardiale Anteile (Perfusionsbildgebung)
- Thromben
- assoziierte Klappenfehler (Trikuspidal-, Mitralinsuffizienz)
- chronisch: verkleinerte Ventrikel, dilatierte Atrien und hochgradige atrioventrikuläre Insuffizienzen aufgrund der globalen Fibrose (▶ Abb. 45.1)

### 45.4.3 CT

- Kalzifikationen
- (Thromben)

### 45.4.4 Angiografie

- Biopsie zur Diagnosesicherung

## 45.5 Radiologische Differenzialdiagnosen

- Überblick über die infrage kommenden Differenzialdiagnosen s. in ▶ Tab. 45.1

## 45.6 Typische Fehler

**Praxistipp**

Falls die begleitenden pathognomonischen Befunde der Endomyokardfibrose nicht vorliegen, sollten großzügig eine Umfelddiagnostik und ggf. eine Biopsie zur Diagnosesicherung und Abgrenzung möglicher anderer Ursachen einer restriktiven Kardiomyopathie durchgeführt werden.

## 45.7 Was der Kliniker von mir wissen will

- Betroffener Ventrikel
- Ausdehnung der Fibrose
- Thromben
- atrioventrikuläre Insuffizienz

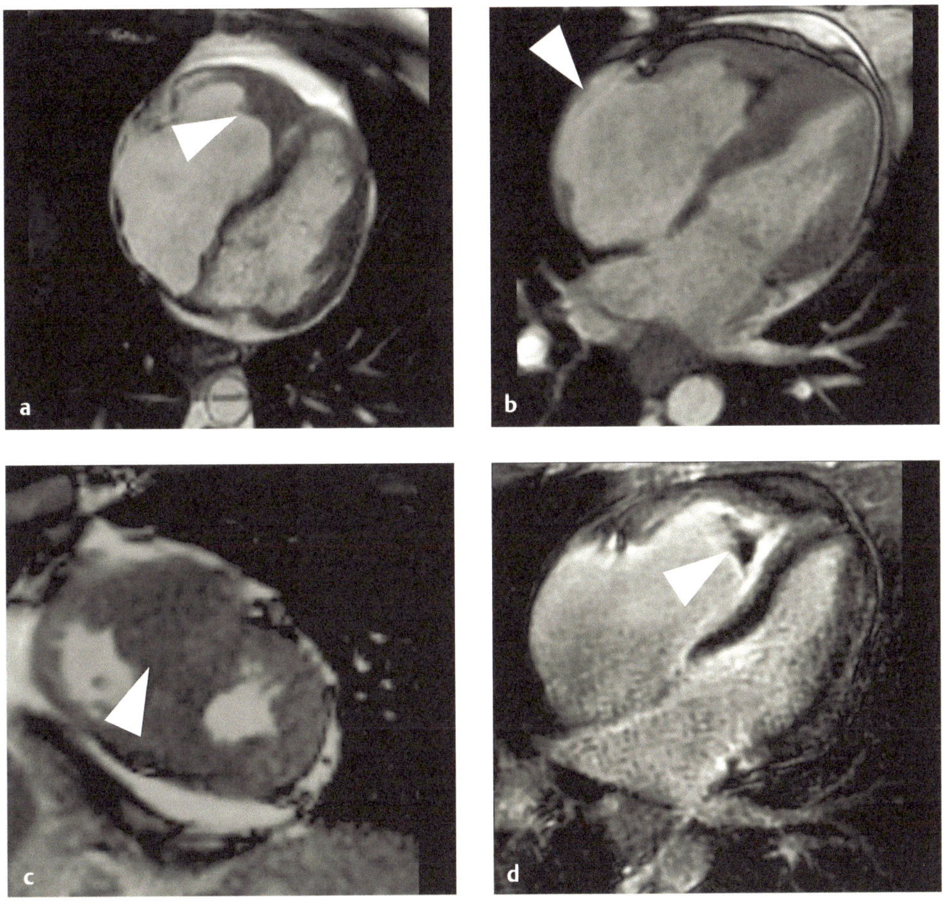


**Abb. 45.1 Endomyokardfibrose.** 48-jähriger Patient mit verkleinertem rechtem Ventrikel, Obliteration des retrahierten Apex (**a**, **c**, Pfeilspitzen) und Dilatation des rechten Vorhofs (**b**, Pfeilspitze) sowie diffusem LGE subendokardial-rechtsapikal mit begleitendem Thrombus (**d**, Pfeilspitze).
**a** Balanced SSFP-Cine-MRT-Sequenz, transversal.
**b** Balanced SSFP-Cine-MRT-Sequenz, Vierkammerblick.
**c** Balanced SSFP-Cine-MRT-Sequenz, kurze Achse.
**d** LGE-MRT-Sequenz, Vierkammerblick.



**Tab. 45.1** Radiologische Differenzialdiagnosen der Endomyokardfibrose.

| Differenzialdiagnose | Bemerkungen |
|---|---|
| **Andere Ursachen für eine restriktive Kardiomyopathie** | |
| Sarkoidose | • $^{18}$F-FDG-PET zur weiteren Abklärung<br>• in der MRT subepikardiales LGE und begleitendes Ödem, das bevorzugt das interventrikuläre Septum betrifft<br>• extrakardiale Manifestationen der Sarkoidose |
| hypertrophe obstruktive Kardiomyopathie | • primär mittventrikulär und basal, nachrangig apikal (Yamaguchi-Syndrom) lokalisierte Hypertrophie des linken Ventrikels, seltener des rechten Ventrikels<br>• begleitende lokalisierte mittmyokardiale Fibrose<br>• bei Obstruktion linksatriale, jedoch primär keine biatriale Dilatation |
| Amyloidose | • konzentrische Pseudohypertrophie des Myokards mit abnormer Gadoliniumkinetik im Look Locker und typischem subendokardialem bis transmuralem LGE des linken Ventrikels; ggf. Beteiligung des rechten Ventrikels<br>• biatriale Dilatation<br>• globale Verlängerung der T1-Relaxationszeiten und Erhöhung der Extrazellulärvolumenfraktion diagnostisch hinweisend<br>• zudem $^{99m}$Tc-Szintigrafie (Perugini-Score) zur weiteren Abklärung |
| Pericarditis constrictiva | • Perikardverdickung > 4 mm<br>• perikardiales LGE |

F = Fluor
FDG = Fluorodeoxyglukose
LGE = Late Gadolinium Enhancement
MRT = Magnetresonanztomografie
PET = Positronenemissionstomografie
Tc = Technetium

# 45.8 Literatur

## 45.8.1 Literatur zur weiteren Vertiefung

[1] Grimaldi A, Mocumbi AO, Freers J et al. Tropical endomyocardial fibrosis: natural history, challenges, and perspectives. Circulation 2016; 133: 2503–2515. doi:10.1161/CIRCULATIONAHA.115 021 178

# 46 Diabetische Kardiomyopathie

*Bettina Baeßler*



## 46.1 Einleitung

- **Definition:**
  - Seit dem erstmaligen Auftauchen des Begriffs „diabetische Kardiomyopathie" im Jahre 1972 hat dieser sich immer mehr etabliert, und die Auswirkungen einer Diabeteserkrankung auf das Herz rücken zunehmend in den Mittelpunkt des Forschungsinteresses.
  - Es herrscht jedoch nach wie vor eine kontroverse Diskussion, ob eine spezifische diabetische Kardiomyopathie überhaupt existiert. Die hohe Komorbidität von Diabetes mit anderen Erkrankungen, die zu einer Kardiomyopathie führen (wie etwa einer koronaren Herzkrankheit oder einem arteriellen Hypertonus), macht eine Abgrenzung nahezu unmöglich.
  - Hinzu kommt, dass die diabetische Kardiomyopathie bis heute nur unklar und teils sehr verschieden definiert ist.
  - Die diabetische Kardiomyopathie ist somit vermutlich primär als Sammelbecken für jene Herzerkrankungen zu sehen, die im Rahmen einer Diabeteserkrankung anzutreffen sind, ohne deren Ätiologie immer eindeutig zuordnen zu können.

### 46.1.1 Klinische Präsentation/Symptomatik

- Zeichen einer Herzinsuffizienz

## 46.2 Methode der Wahl

- Echokardiografie, MRT oder Angiografie (je nach klinischer Präsentation)

## 46.3 Pathognomonische Befunde

- Ein für die diabetische Kardiomyopathie spezifischer Befund existiert nicht.
- Der bildgebende Befund richtet sich vielmehr nach der klinischen Manifestationsform (Herzinsuffizienz, Fibrose oder Infarkt).

## 46.4 Befundbeschreibung

### 46.4.1 Echokardiografie

- Zeichen einer diastolischen und/oder systolischen Dysfunktion
- ggf. Dilatation der Ventrikel und Vorhöfe
- ggf. Zeichen einer assoziierten strukturellen Herzerkrankung (z. B. Narben, Hypertrophie des linken Ventrikels, Klappenpathologien)

### 46.4.2 MRT

- Goldstandard für die Bestimmung der kardialen Volumina und der systolischen Funktion (bei diabetischer Kardiomyopathie ggf. eingeschränkte systolische Funktion)
- Nachweis einer Fibrose bzw. Narbenbildung mittels LGE-Bildgebung und T1-Mapping

**Tab. 46.1** Radiologische Differenzialdiagnosen der diabetischen Kardiomyopathie.

| Differenzialdiagnose | Bemerkungen |
|---|---|
| alle anderen Ursachen einer Herzinsuffizienz und/oder myokardialen Fibrose | • Differenzialdiagnostik extrem schwierig, da oft mehrere Erkrankungen gleichzeitig vorliegen |

### 46.4.3 Angiografie

- Nachweis einer häufig begleitend auftretenden koronaren Herzerkrankung

### 46.4.4 Röntgen

- Unspezifisch
- ggf. Nachweis von pulmonalvenösen Stauungszeichen (Vergrößerung des Herzschattens, Kerley-Linien, Pleuraerguss)

### 46.4.5 CT

- Befunde wie im Röntgenbild

## 46.5 Radiologische Differenzialdiagnosen

- Zu den bildgebenden Differenzialdiagnosen s. in ▶ Tab. 46.1

## 46.6 Typische Fehler

- Übersehen einer diabetischen Kardiomyopathie bei gleichzeitigem Vorhandensein anderer, einer Herzinsuffizienz zugrunde liegender Ursachen (z. B. arterielle Hypertonie, koronare Herzkrankheit)

## 46.7 Was der Kliniker von mir wissen will

- Morphologischer und funktioneller Herzstatus
- Hinweise auf die Ätiologie der Herzinsuffizienz
- pulmonale Zeichen einer Linksherzinsuffizienz
- Ausmaß einer Fibrose (MRT)

## 46.8 Literatur

### 46.8.1 Literatur zur weiteren Vertiefung

[1] Lee MMY, McMurray JJV, Lorenzo-Almorós A et al. Diabetic cardiomyopathy. Heart 2019; 105 (4): 337

[2] Lorenzo-Almoros A, Tunon J, Orejas M et al. Diagnostic approaches for diabetic cardiomyopathy. Cardiovasc Diabetol 2017; 16 (1): 28

# 47 Peripartale Kardiomyopathie

*Bettina Baeßler*

## 47.1 Einleitung

- **Definition:**
  - Als „peripartale Kardiomyopathie“ bezeichnet man eine idiopathische, während der peripartalen Phase (Ende der Schwangerschaft bis einige Monate nach Entbindung) auftretende Herzinsuffizienz.
  - Eine bekannte kardiale Vorerkrankung oder eine Familienanamnese mit plötzlichem Herztod oder Kardiomyopathien schließt die peripartale Kardiomyopathie per definitionem aus.
- **Prognose:** Trotz deutlicher Verbesserung des Patientenmanagements und der therapeutischen Optionen wird die peripartale Kardiomyopathie nach wie vor häufig zu spät erkannt. Deshalb sind Morbidität und Mortalität leider unverändert hoch.

### 47.1.1 Epidemiologie

#### Häufigkeit

- Die peripartale Kardiomyopathie hat in Haiti, Nigeria und Südafrika eine besonders hohe Inzidenz, wird aber auch in den westeuropäischen Ländern zunehmend beobachtet.

### 47.1.2 Klinische Präsentation/Symptomatik

- **Allgemein:** neu aufgetretene Symptome einer Herzinsuffizienz einen Monat vor bis zu 5 Monate nach der Entbindung (das Auftreten der Erkrankung nach der Entbindung ist deutlich häufiger als während der Schwangerschaft)
- **typisch:**
  - Dyspnoe
  - Tachypnoe
  - Orthopnoe
  - verminderte Belastbarkeit
  - Fatigue
  - Beinödeme
  - Tachykardie
  - Halsvenenstauung
  - Angina pectoris
  - Kaltschweißigkeit
  - Blässe
  - Angst
  - Unruhe
- **weniger typisch:**
  - nächtlicher Husten
  - Appetitlosigkeit
  - Verwirrtheit
  - Depressionen
  - Palpitationen
  - Schwindel
  - Synkopen

## 47.2 Methode der Wahl

- Echokardiografie
- MRT

## 47.3 Pathognomonische Befunde

- Ein pathognomonischer Befund für die peripartale Kardiomyopathie existiert nicht.
- Die Diagnose ist vielmehr eine Ausschlussdiagnose.

## 47.4 Befundbeschreibung

### 47.4.1 Echokardiografie

- Dilatierte Herzhöhlen
- eingeschränkte linksventrikuläre Funktion (Ejektionsfraktion < 50 %)
- evtl. Klappenfunktionsstörung
- evtl. Perikarderguss
- evtl. Dilatation der V. cava inferior

47

### 47.4.2 MRT

- Befunde wie in der Echokardiografie
- evtl. Hinweis auf eine andere, bislang nicht erkannte kardiale Erkrankung, z. B. Myokarditis, Ischämie bzw. Infarkt, Klappenvitium oder Kardiomyopathie

### 47.4.3 Röntgen

- Während der Schwangerschaft kontraindiziert
- nach der Schwangerschaft unspezifisch
- ggf. Zeichen einer dekompensierten Herzinsuffizienz mit vergrößertem Herzschatten (kann aber auch normal sein)
- vermehrte Lungengefäßzeichnung mit basoapikaler Umverteilung
- interstitielles bis hin zu alveolärem Lungenödem
- Pleuraerguss

### 47.4.4 Angiografie

- Während der Schwangerschaft kontraindiziert
- nach der Schwangerschaft ggf. zum Ausschluss einer koronaren Herzkrankheit

## 47.5 Radiologische Differenzialdiagnosen

- Zu beachtende Differenzialdiagnosen der Schwangerschaftskardiomyopathie s. in ▶ Tab. 47.1

**Merke** M!

Die peripartale Kardiomyopathie ist eine „Daran-denken“-Diagnose!

Tab. 47.1 Radiologische Differenzialdiagnosen der peripartalen Kardiomyopathie.

| Differenzialdiagnose | Bemerkungen |
|---|---|
| alle anderen Ursachen einer Herzinsuffizienz und/oder myokardialen Fibrose | • Differenzialdiagnostik schwierig |

## 47.6 Typische Fehler

- Nichterkennen des Vorliegens einer peripartalen Kardiomyopathie mit assoziierter hoher Morbidität und Mortalität
- Fehlinterpretation als postpartale Depression

## 47.7 Was der Kliniker von mir wissen will

- Hinweis auf das Vorliegen einer peripartalen Kardiomyopathie
- kardiale Funktionseinschränkung
- Differenzialdiagnose einer Myokarditis oder einer Ischämie
- Verlaufskontrolle unter Therapie
- Vorliegen von LGE als ungünstigem prognostischem Faktor



## 47.8 Literatur

### 47.8.1 Literatur zur weiteren Vertiefung

[1] Azibani F, Sliwa K. Peripartum cardiomyopathy: an update. Curr Heart Fail Rep 2018; 15 (5): 297–306

[2] Bauersachs J, Arrigo M, Hilfiker-Kleiner D et al. Current management of patients with severe acute peripartum cardiomyopathy: practical guidance from the Heart Failure Association of the European Society of Cardiology Study Group on peripartum cardiomyopathy. Eur J Heart Fail 2016; 18 (9): 1096–1105

# 48 Morbus Duchenne

*Lenhard Pennig*

## 48.1 Einleitung

- **Definition:** X-chromosomal-rezessiv vererbte fehlende Ausbildung des Dystrophins mit konsekutiven Mikrorupturen der Sarkolemmen, die zur fortschreitender Degeneration bzw. Fibrose und fettiger Infiltration der Muskulatur führen (kardial beginnt diese Degeneration subepikardial)

### 48.1.1 Epidemiologie

#### Häufigkeit

- 1:3 500 männlichen Lebendgeburten

#### Altersgipfel

- Häufig bereits im Kleinkindalter diagnostiziert

#### Geschlechtsverteilung

- (Fast) nur Jungen betroffen

### 48.1.2 Klinische Präsentation/Symptomatik

- Muskelschwäche, Wadenhypertrophie (sekundäre Fetteinlagerung), Watschelgang
- Immobilisation durch Verlust der Gehfähigkeit
- myokardiale Beteiligung (diese histopathologisch bereits vor der klinischen Apparenz abgrenzbar) führend in der 3. Lebensdekade: Linksherzinsuffizienz (eine der Haupttodesursachen)

## 48.2 Methode der Wahl

- **MRT:** Goldstandard zur frühen Detektion der myokardialen Beteiligung
- **Echokardiografie:** zum Screening bzw. zur Verlaufskontrolle (zusammen mit einem EKG-Monitoring)

## 48.3 Pathognomonische Befunde

- Fibrose in der MRT mit Prädilektionsstelle subepikardial bzw. mittmyokardial basal infero- und anterolateral lokalisiert (AHA-Segmente 5 und 6)
- dilatierter linker Ventrikel

## 48.4 Befundbeschreibung

### 48.4.1 Echokardiografie

- Systolische Dysfunktion des linken Ventrikels (ggf. Strain-Analyse)
- reduzierte linksventrikuläre Ejektionsfraktion mit Dilatation des linken Ventrikels bis hin zu sekundärer dilatativer Kardiomyopathie aufgrund der Fibrose und Atrophie des Myokards

### 48.4.2 MRT

- Fibrose im LGE mit Prädilektionsstelle subepikardial bzw. mittmyokardial basal infero- und anterolateral lokalisiert (AHA-Segmente 5 und 6); durch transmurale Ausdehnung Vorhersage des Auftretens von Major adverse cardiac Events (diese bisweilen bei unauffälligem Echo zu detektieren; ▸ Abb. 48.1)
- in den Mapping-Sequenzen korrespondierend dazu verlängerte T1-Zeiten und erhöhte Extrazellulärvolumenfraktion im Sinne fibrotischer Veränderungen (diese auch bisweilen bei LGE-negativem Befund und erhaltener linksventrikulärer Ejektionsfraktion, somit ggf. bei segmentbasierter Analyse frühere Detektion der kardialen Beteiligung möglich)
- zudem mittels Mapping-Sequenzen Detektion von fettig (verkürzte T1-Zeiten, normale Extrazellulärvolumenfraktion, verlängerte T2-Zeiten), fettig-fibrotisch (in diesem Fall verkürzte T1-Zeiten, hohe Extrazellulärvolumenfraktion, verlängerte T2-Zeiten) und ödematös verändertem Myokard (verlängerte T1-Zeiten, hohe Extrazellulärvolumenfraktion, verlängerte T2-Zeiten) möglich
- systolische Dysfunktion des linken Ventrikels
- reduzierte linksventrikuläre Ejektionsfraktion mit Dilatation des linken Ventrikels bis hin zu sekundärer dilatativer Kardiomyopathie aufgrund der Fibrose und Atrophie des Myokards

## 48.5 Radiologische Differenzialdiagnosen

- Zusammenfassung der zu berücksichtigenden Differenzialdiagnosen s. in ▸ Tab. 48.1

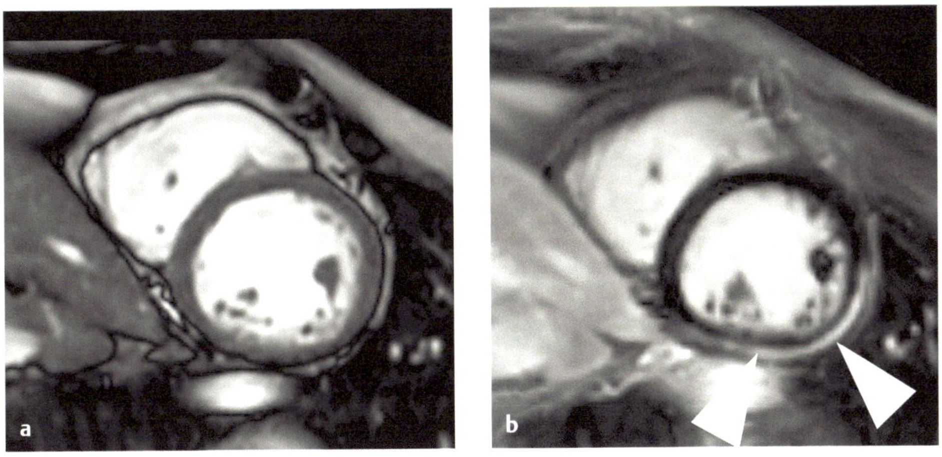


Abb. 48.1 **Morbus Duchenne.** 24-jähriger Patient mit dilatiertem linkem Ventrikel (**a**: linksventrikulärer enddiastolischer Durchmesser 59 mm), reduzierter linksventrikulärer Ejektionsfraktion von 46 % und subepikardialer Fibrose der basalen Lateralwand (**b**, Pfeilspitzen).
**a** Balanced SSFP-Cine-MRT-Sequenz, kurze Achse.
**b** LGE-MRT-Sequenz, kurze Achse.

Tab. 48.1 Radiologische Differenzialdiagnosen des Morbus Duchenne.

| Differenzialdiagnose | Bemerkungen |
|---|---|
| Morbus Fabry | • mittmyokardiales LGE vor allem basal-inferolateral (AHA-Segment 5)<br>• begleitend verkürzte T1-Zeiten |
| Myokarditis | • bei Myokarditis subepikardiales bzw. mittmyokardiales LGE vorzugsweise der basalen Lateralwand, jedoch mit begleitendem Ödem (verlängerte T2-Zeiten und visuell in der T2w Sequenz)<br>• ggf. Perikarderguss (s. Lake-Louise-Kriterien)<br>• Anamnese |
| primäre (idiopathische) dilatative Kardiomyopathie | • mittmyokardiales lineares LGE, führend septal (Mid-Wall Striae), begleitend verlängerte T1-Relaxationszeiten und erhöhte Extrazellulärvolumenfraktion |
| andere Formen der sekundären dilatativen Kardiomyopathie | • z. B. postischämisch (korrespondierende Infarktnarbe und lokale Wandbewegungsstörungen bzw. Aneurysmen) bzw. valvulär bedingt |

AHA = American Heart Association
LGE = Late Gadolinium Enhancement

## 48.6 Typische Fehler

**Praxistipp**

Bei subepikardial bzw. mittmyokardial an der freien Wand des linken Ventrikels bzw. inferior davon lokalisiertem LGE sollte bei passender Klinik und Anamnese die Möglichkeit einer Duchenne-Muskeldystrophie in Betracht gezogen werden. Eine genetische Testung darf in diesem Fall nicht versäumt werden.

## 48.7 Was der Kliniker von mir wissen will

- Fibrose (ggf. anhand der Mapping-Sequenzen) abgrenzbar
- Volumetrie des linken Ventrikels (Dilatation, linksventrikuläre Ejektionsfraktion)

## 48.8 Literatur

### 48.8.1 Literatur zur weiteren Vertiefung

[1] Silva MC, Meira ZMA, Giannetti JG et al. Myocardial delayed enhancement by magnetic resonance imaging in patients with muscular dystrophy. J Am Coll Cardiol 2007; 49 (18): 1874–1879. doi:10.1016/j.jacc.2006.10.078

[2] Silva MC, Magalhães TA, Meira ZMA et al. Myocardial fibrosis progression in Duchenne and Becker muscular dystrophy: a randomized clinical trial. JAMA Cardiol 2017; 2 (2): 190–199. doi:10.1001/jamacardio.2016 4801

[3] Soslow JH, Damon SM, Crum K et al. Increased myocardial native T1 and extracellular volume in patients with Duchenne muscular dystrophy. J Cardiovasc Magn Reson 2016; 18: 5. doi:10.1186/s12968-016-0224-7

[4] Sunthankar SD, George-Durrett K, Crum K et al. Comprehensive cardiac magnetic resonance T1, T2, and extracellular volume mapping to define Duchenne cardiomyopathy. J Cardiovasc Magn Reson 2023; 25 (1): 44

[5] Xu K, Xu HY, Xu R et al. Global, segmental and layer specific analysis of myocardial involvement in Duchenne muscular dystrophy by cardiovascular magnetic resonance native T1 mapping. J Cardiovasc Magn Reson 2021; 23 (1): 110

# 49 Lupus erythematodes

Bettina Baeßler

## 49.1 Einleitung

- **Definition:**
  - Der systemische Lupus erythematodes ist eine durch Inflammation, Ablagerungen von Immunkomplexen, Vaskulitis und Vaskulopathie gekennzeichnete seltene Autoimmunerkrankung, die nahezu alle Organe betreffen kann.
  - Eine kardiale Beteiligung ist bei systemischem Lupus erythematodes nicht selten. Meist manifestiert sich diese als entzündliche Herzerkrankung in Form einer Perikarditis, Myokarditis, Perimyokarditis oder Endokarditis.
  - Doch auch das kardiovaskuläre Risiko ist bei Patienten mit systemischem Lupus erythematodes deutlich erhöht, sodass es zu mikro- und makrovaskulären Funktionsstörungen kommt. Diese können bereits im frühen Patientenalter zu Infarkten führen.

### 49.1.1 Klinische Präsentation/Symptomatik

- Die klinische Präsentation richtet sich nach der jeweiligen kardialen Manifestationsform (Thoraxschmerz, Herzinsuffizienz oder Herzrhythmusstörungen), kann jedoch auch asymptomatisch bleiben.

## 49.2 Methode der Wahl

- Echokardiografie
- MRT

## 49.3 Pathognomonische Befunde

- Ein für den Lupus erythematodes spezifischer Befund existiert nicht.
- Der bildgebende Befund richtet sich vielmehr nach der klinischen Manifestationsform (Endo-, Peri- oder Myokarditis oder Infarkt).

## 49.4 Befundbeschreibung

### 49.4.1 Echokardiografie

- Nicht selten Normalbefund, insbesondere bei einer subklinischen kardialen Beteiligung
- diastolische, später systolische Funktionsstörung
- fokale Wandbewegungsstörungen bei einem Infarkt
- Myokardverdickung (Ödem)
- Perikarderguss bei Perikarditis

### 49.4.2 MRT

- **Bei entzündlicher Herzbeteiligung:**
  - Befunde wie in der Echokardiografie
  - bessere Abbildung des Perikards
  - fokal erhöhte Signalintensität in T2w Sequenzen (Ödem; ▶ Abb. 49.1a)
  - ggf. verlängerte T2- und/oder T1-Relaxationszeiten im T1- und T2-Mapping (Ödem bzw. Fibrose; ▶ Abb. 49.1b)
  - subepikardiale oder intramurale Kontrastmittelanreicherung nach Gadoliniumgabe (LGE; ▶ Abb. 49.1c und ▶ Abb. 49.2)
  - Perikarderguss
- **bei Infarkt:**
  - Befunde wie in der Echokardiografie
  - fokale Wandbewegungsstörungen
  - Perfusionsstörung
  - fokal erhöhte Signalintensität in T2w Sequenzen (Ödem)
  - subepikardiale oder intramurale Kontrastmittelanreicherung nach Gadoliniumgabe (LGE)

### 49.4.3 CT

- Für die kardiale Beteiligung unspezifisch
- meist normal
- evtl. Perikarderguss
- bei inflammatorischer Kardiomyopathie vergrößertes Herz möglich

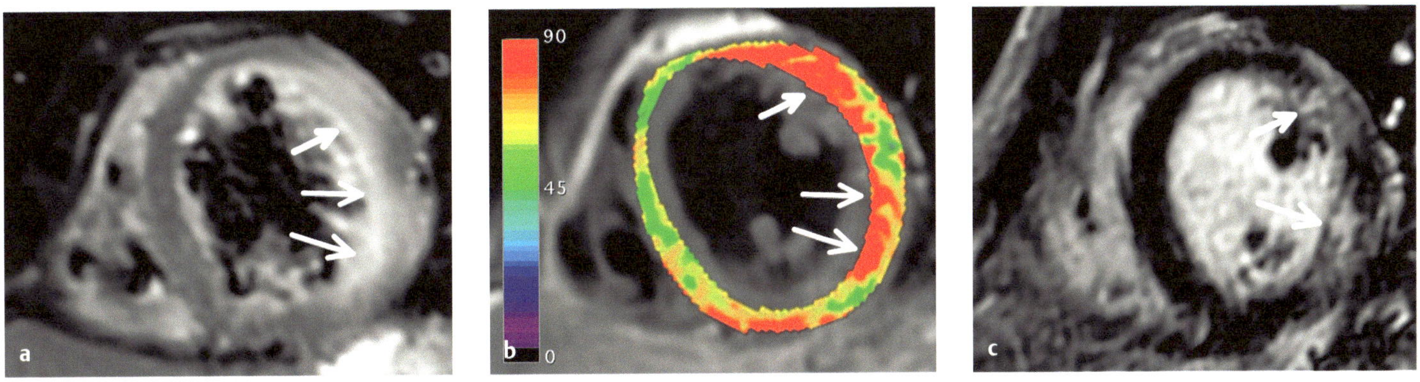


**Abb. 49.1 Lupus erythematodes.** 43-jährige Patientin mit systemischem Lupus erythematodes und kardialer Beteiligung in Form einer Myokarditis. Die T2w Black-Blood-Bildgebung zeigt ein deutliches Ödem in der gesamten Lateralwand (**a**, Pfeile) mit korrespondierender Wandverdickung. Im T2-Mapping korrespondierend pathologisch verlängerte T2-Relaxationszeiten > 90 ms (**b**, Pfeile). In der LGE-Bildgebung flaues korrespondierendes LGE an entsprechender Stelle (**c**, Pfeile).

**a** T2w Black-Blood-MRT-Bildgebung in einem mittventrikulären Kurzachsenschnitt.

**b** T2-Mapping.

**c** LGE-MRT-Bildgebung.

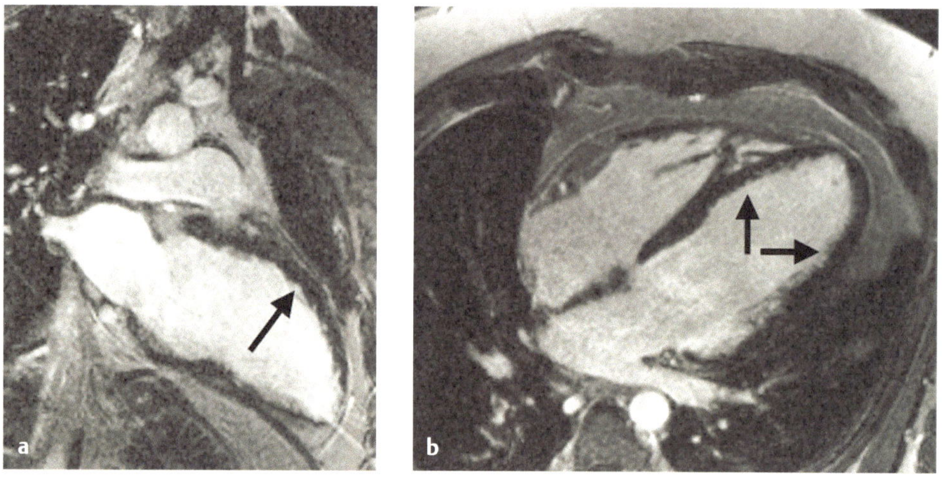


**Abb. 49.2 Lupus erythematodes.** 32-jähriger Patient mit systemischem Lupus erythematodes. Endomyokardiale Kontrastmittelaufnahme (Pfeile).
**a** LGE-Bildgebung im Zweikammerblick bei 3 T. (Quelle: Claussen CD, Miller S, Fenchel M. Kramer U, Riessen R. Pareto-Reihe Radiologie. Herz. Stuttgart: Thieme; 2006)
**b** LGE-Bildgebung im Vierkammerblick bei 3 T. (Quelle: Claussen CD, Miller S, Fenchel M. Kramer U, Riessen R. Pareto-Reihe Radiologie. Herz. Stuttgart: Thieme; 2006)

**Tab. 49.1** Organmanifestationen des Lupus erythematodes.

| System | Komponente | Manifestation |
|---|---|---|
| respiratorisches System | Pleura | Erguss, Pleuritis, Fibrose |
| | Lungenparenchym | Infektion, Hämorrhagie, Pneumonitis, Pneumonie, Fibrose |
| | pulmonale Gefäße | pulmonalarterielle Hypertonie, Lungenarterienembolien |
| | Zwerchfell | diaphragmale Dysfunktion |
| kardiovaskuläres System | Myokard | Myokarditis |
| | Perikard | Erguss, Perikarditis |
| | Klappen | Valvulitis, Libman-Sacks-Endokarditis |
| | Gefäßsystem | Atherosklerose, Vaskulitis |
| gastrointestinales System | Ösophagus | Hypomotilität, Refluxösophagitis |
| | Gallenblase | akalkulöse Cholezystitis |
| | Pankreas | Pankreatitis |
| | Darm | Ischämie, Vaskulitis, Ödem |
| urogenitales System | Nieren | Glomerulonephritis, nephrotisches Syndrom |
| | urogenitale Gefäße | Nierenvenenthrombose |
| muskuloskelettales System | Gelenke | Arthritis |
| | Bänder bzw. Sehnen | Laxität, Instabilität |
| | Knochen | avaskuläre Nekrosen, Infarkte, Insuffizienzfrakturen, Osteomyelitis |
| Nervensystem | zerebrale Gefäße | Vaskulitis, Sinusthrombosen |
| | Gehirn | Zerebritis, intrakranielle Blutungen, Infarkte, Infektionen |

- eher geeignet zum (ebenfalls unspezifischen) Nachweis anderer Organmanifestationen des systemischen Lupus erythematodes (▸ Tab. 49.1)

### 49.4.4 Röntgen

- Für die kardiale Beteiligung unspezifisch
- meist normal
- evtl. Perikarderguss
- bei inflammatorischer Kardiomyopathie vergrößerter Herzschatten möglich

## 49.5 Radiologische Differenzialdiagnosen

- Zu den infrage kommenden Differenzialdiagnosen s. in ▸ Tab. 49.2

## 49.6 Typische Fehler

- Zu spät durchgeführte Untersuchung bei asymptomatischen Patienten (bereits im subklinischen Stadium sind Veränderungen nachweisbar, die potenziell einer Therapie zugänglich sind und deshalb frühzeitig erkannt werden sollten)

Tab. 49.2 Radiologische Differenzialdiagnosen des Lupus erythematodes.

| Differenzialdiagnose | Bemerkungen |
|---|---|
| andere Erkrankungen aus dem rheumatischen Formenkreis | • Differenzialdiagnose primär klinisch<br>• bildgebende Manifestation der kardialen Beteiligung möglicherweise identisch |
| Myokarditis anderer Genese (z. B. viral) | • Differenzialdiagnose rein bildmorphologisch nicht möglich<br>• Zusammenschau mit dem klinischen Befund erforderlich |
| Ischämie | • Differenzialdiagnose rein bildmorphologisch nicht möglich<br>• Zusammenschau mit dem klinischen Befund erforderlich |

## 49.7 Was der Kliniker von mir wissen will

- Nachweis der kardialen Mitbeteiligung
- Ausmaß der diastolischen und/oder systolischen Funktionseinschränkung
- Vorliegen einer myokardialen Inflammation

## 49.8 Literatur

### 49.8.1 Quellenangaben

[1] Claussen CD, Miller S, Fenchel M. Kramer U, Riessen R. Pareto-Reihe Radiologie. Herz. Stuttgart: Thieme; 2006

### 49.8.2 Literatur zur weiteren Vertiefung

[1] Baessler B, Emrich T. The role of cardiovascular magnetic resonance imaging in rheumatic heart disease. Clin Exp Rheumatol 2018; 36 (Suppl. 114 [5]): 171–176

[2] Deutsche Rheuma-Liga. Systemischer Lupus erythematodes, 2021. 5. Aufl. Internet: https://www.rheuma-liga.de/fileadmin/user_upload/Dokumente/Mediencenter/Publikationen/Merkblaetter/3.1_Systemischer_Lupus_erythematodes.pdf (Stand: 20.08.2023)

[3] Lalani TA, Kanne JP, Hatfield GA et al. Imaging findings in systemic lupus erythematosus. Radiographics 2004; 24 (4): 1069–1086

# 50 Morbus Hunter

*Lenhard Pennig*

IV

## 50.1 Einleitung

- **Definition:** X-chromosomal-rezessiv vererbte Stoffwechselerkrankung mit gestörtem Abbau von Mukopolysacchariden und intrazellulärer Ablagerung derselben

### 50.1.1 Epidemiologie

#### Häufigkeit

- 1:162 000 männlichen Lebendgeburten

#### Altersgipfel

- **1. Gipfel:** Kindesalter (2.–4. Lebensjahr; schwere Form, Typ A)
- **2. Gipfel:** Erwachsenenalter (leichte Form, Typ B)

#### Geschlechtsverteilung

- (Fast) nur Jungen betroffen

### 50.1.2 Klinische Präsentation/Symptomatik

- **Typ A und B:**
  - kardiale Symptomatik (Kardiomyopathie und Vitien mit Arrhythmie, Herzinsuffizienz)
  - Hepato- und Splenomegalie
  - Hautverdickung
  - Hörverlust
- **Typ A:**
  - zusätzlich psychomotorische Retardierung
  - Gesichtsdysmorphien

## 50.2 Methode der Wahl

- Echokardiografie
- MRT (selten)

## 50.3 Pathognomonische Befunde

- Verdickungen der Mitral- und Aortenklappe mit Vitien (vor allem Insuffizienzen und vor allem die Mitral- und die Aortenklappe betreffend; Echokardiografie bzw. MRT)
- Hypertrophie des linken Ventrikels (Echokardiografie bzw. MRT)

## 50.4 Befundbeschreibung

### 50.4.1 Echokardiografie

- Verdickungen der Mitral- und Aortenklappe mit Vitien (vor allem Insuffizienzen und vor allem die Mitral- und die Aortenklappe betreffend)
- Hypertrophie des linken Ventrikels (vor allem septal, Hinterwand)
- eingeschränkte linksventrikuläre Ejektionsfraktion

### 50.4.2 MRT

- Verdickungen der Mitral- und Aortenklappe mit Vitien (vor allem Insuffizienzen und vor allem die Mitral- und die Aortenklappe betreffend)
- Hypertrophie des linken Ventrikels (vor allem septal, Hinterwand)
- eingeschränkte linksventrikuläre Ejektionsfraktion

## 50.5 Radiologische Differenzialdiagnosen

- Bildgebende Differenzialdiagnosen des Morbus Hunter s. in ▶ Tab. 50.1

## 50.6 Typische Fehler

**Merke**

M!

Neben kardialen Manifestationen des Morbus Hunter dürfen auch extrakardiale Pathologien nicht außer Acht gelassen werden.

## 50.7 Was der Kliniker von mir wissen will

- Ausprägung der Vitien und der Masse des linken Ventrikels
- Bestimmung der Volumetrie des linken Ventrikels (linksventrikuläre Ejektionsfraktion)

## 50.8 Literatur

### 50.8.1 Literatur zur weiteren Vertiefung

[1] Kampmann C, Beck M, Morin I et al. Prevalence and characterization of cardiac involvement in Hunter syndrome. J Pediatr 2011; 159 (2): 327.e2–331.e2. doi:10.1016/j.jpeds.2011.01.054

Tab. 50.1 Radiologische Differenzialdiagnosen des Morbus Hunter.

| Differenzialdiagnose | Bemerkungen |
|---|---|
| angeborene Vitien | • ohne das Auftreten weiterer extrakardialer Manifestationen<br>• Manifestation bzw. Diagnose oft bereits pränatal bzw. zur Geburt |
| weitere Kardiomyopathien mit Hypertrophie | • Manifestation oft im höheren Lebensalter |

# 51 Morbus Niemann-Pick

Marcel C. Langenbach

## 51.1 Einleitung

- **Definition:** Der Morbus Niemann-Pick ist eine angeborene Metabolisierungsstörung, die zu einer Akkumulation von Sphingomyelin in Zellen und Geweben führt.
- **Einteilung:**
  - *Typ A und Typ B* (auch Typ IA und IS):
    - Typ A zeigt eine primäre neuronale Manifestation mit psychomotorischer Verlangsamung und einer Lebenserwartung von ca. 4 Jahren.
    - Typ B geht mit primär variablen thorakoabdominellen Manifestationen einher, darunter auch eine kardiale Beteiligung. Die Lebenserwartung ist variabel bis nicht eingeschränkt.
  - *Typ C und Typ D:* Diese zählen trotz gleichen Namens zu den Lipidspeicherkrankheiten und sind zu unterscheiden.

### 51.1.1 Epidemiologie

#### Häufigkeit

- 0,4:100 000–0,6:100 000

### 51.1.2 Klinische Präsentation/Symptomatik

- Kardial:
  - atherogenes Lipidprofil:
    - niedriger Wert des High-Density-Lipoproteins
    - hoher Wert des Gesamtcholesterins
    - hohe Triglyzeridkonzentrationen
    - hoher Wert des Low-Density-Lipoproteins
  - frühzeitige, teils bereits im Kindesalter auftretende koronare Herzkrankheit mit Koronarkalzifikationen und Stenosen der Koronarien
  - bei ca. 10 % der Patienten koronare Herzkrankheit oder Herzklappenerkrankung

**Merke**

Kardiale Erkrankungen sind die Todesursache in mehr als 7 % der Morbus-Niemann-Pick-Fälle.

## 51.2 Methode der Wahl

- CT-Koronarangiografie

## 51.3 Pathognomonische Befunde

- Koronarkalzifikationen (CT)
- Koronarstenosen (CT, MRT, Koronarangiografie)
- linksventrikuläre Hypertrophie (CT, MRT, Echokardiografie, Röntgen)
- Myokardinfarkt (CT, MRT, Echokardiografie)
- Mitralklappeninsuffizienz (MRT, Echokardiografie)
- Aortenklappeninsuffizienz (MRT, Echokardiografie)
- pulmonale Hypertonie (CT, Echokardiografie)
- interstitielle Lungenerkrankung (CT)

## 51.4 Befundbeschreibung

### 51.4.1 CT

- Verkalkungen der Koronargefäße und Herzklappen, weiche Plaques in der Koronarangiografie
- Koronarstenosen
- Milchglasveränderungen, retikuläre Zeichnungsvermehrung, pleurale Verdickung und kleines Lungenvolumen
- Rechtsherzvergrößerung

**Praxistipp**

Da es beim Morbus Niemann-Pick bereits im Kinderalter zu einer kardialen Manifestation kommen kann, müssen auch bei Kindern die Dosis und Menge des Kontrastmittels im CT an das Alter und das Körpergewicht adaptiert werden. Gegebenenfalls ist eine Kontrastmittelgabe aus der Hand erforderlich.

### 51.4.2 Sonografie

- Intravaskulärer Ultraschall: Abbildung von Plaques und Stenosen

### 51.4.3 Echokardiografie

- Linksventrikuläre Hypertrophie
- Herzklappenerkrankungen (Insuffizienz und Stenose)
- regionale postischämische Wandbewegungsstörungen
- Zeichen der Rechtsherzbelastung bei pulmonaler Hypertonie

### 51.4.4 Röntgen

- Vermehrte Lungengefäßzeichnung
- prominenter Truncus pulmonalis
- rechtsventrikuläre und rechtsatriale Dilatation

### 51.4.5 MRT

- Befunde analog zur Echokardiografie
- Koronarstenosen in der MR-Angiografie
- nach Myokardinfarkt Kontrastmittelanreicherung (LGE) in der Myokardnarbe

### 51.4.6 Angiografie

- Koronarangiografie: (stenosierte) Koronararterien

## 51.5 Radiologische Differenzialdiagnosen

- Mögliche Differenzialdiagnosen s. in ▶ Tab. 51.1

Tab. 51.1 Radiologische Differenzialdiagnosen des Morbus Niemann-Pick.

| Differenzialdiagnose | Bemerkungen |
|---|---|
| Koronaranomalie | • Fehlabgang der Koronargefäße<br>• lebensbedrohliche Varianten (z. B. ALCAPA-Syndrom) |
| koronare Herzkrankheit | • im höheren Lebensalter |
| degenerative Klappenveränderungen | • im höheren Lebensalter |
| primäre Kardiomyopathien | – |

ALCAPA = Anomalous left coronary Artery from the pulmonary Artery



## 51.6 Typische Fehler

**Merke**

Bei Vorliegen eines Morbus Niemann-Pick muss bei kardiopulmonalen Beschwerden auch bereits im Kindesalter an eine koronare Herzkrankheit oder Klappenerkrankung gedacht werden.

## 51.7 Was der Kliniker von mir wissen will

- Ausmaß der kardialen Manifestation mit Quantifizierung der koronararteriellen Stenosen und Plaqueevaluation
- Beurteilung der extrakardialen Befunde
- kardiale Dekompensationszeichen

## 51.8 Literatur

### 51.8.1 Literatur zur weiteren Vertiefung


[1] McGovern MM, Wasserstein MP, Giugliani R et al. A prospective, cross-sectional survey study of the natural history of Niemann-Pick B disease. Pediatrics 2008; 122 (2): e341–e349. doi:10.1542/peds.2007-3 016

[2] McGovern MM, Avetisyan R, Sanson BJ et al. Disease manifestations and burden of illness in patients with acid sphingomyelinase deficiency (ASMD). Orphanet J Rare Dis 2017; 12 (1): 41. doi:10.1186/s13 023-017-0572-x

# 52 Morbus Hurler

Marcel C. Langenbach

## 52.1 Einleitung

- **Definition:**
  - schwerste Form der lysosomalen Speicherkrankheit Mukopolysaccharidose Typ 1
  - seltene Erkrankung mit Mutation im IDUA-Gen mit Defekt des Enzyms α-L-Iduronidase

### 52.1.1 Epidemiologie

#### Häufigkeit

- 0,1:100 000–1,0:100 000

#### Altersgipfel

- Manifestation bereits kurz nach Geburt, meist auffällig mit Skelettdeformitäten und einer verzögerten motorischen und intellektuellen Entwicklung
- ab dem 3. Lebensjahr Vollbild der Erkrankung sichtbar

### 52.1.2 Klinische Präsentation/Symptomatik

- Häufig bereits im ersten Lebensjahr kardiale Manifestationen, frühzeitige EKG-Veränderungen
- verschiedenste extrakardiale Manifestationen:
  - Skelettanomalien (Kleinwuchs, Dysostosis multiplex, thorakolumbale Kyphose)
  - kognitive Beeinträchtigungen
  - Atemwegsprobleme
  - Vergröberung der Gesichtszüge
  - Hepato- und Splenomegalie
- reduzierte Lebenserwartung, limitiert durch Herz- und Atemwegskomplikationen

## 52.2 Methode der Wahl

- Echokardiografie

## 52.3 Pathognomonische Befunde

- Klappenveränderungen, vor allem Insuffizienz der Mitralklappe, gefolgt von Insuffizienz der Trikuspidal- und Aortenklappe, teils mit verdickten oder dysplastischen Klappen (Echokardiografie, MRT, CT)
- ventrikuläre Hypertrophie und Dilatation (Echokardiografie, MRT)
- persistierendes Foramen ovale und atrialer Septumdefekt (Echokardiografie, MRT)
- persistierender Ductus arteriosus (Echokardiografie, MRT, CT)
- Vorhofdilatation (Echokardiografie, MRT, CT)
- Perikarderguss (Echokardiografie, Röntgen, MRT, CT)
- ventrikulärer Septumdefekt (Echokardiografie, MRT)

## 52.4 Befundbeschreibung

M!

**Merke**

Bei bereits früher Manifestation des Morbus Hurler in der Kindheit ist eine Stufendiagnostik, beginnend mit der Echokardiografie, essenziell.

### 52.4.1 Echokardiografie

- Herzklappenerkrankungen (Insuffizienzen)
- Veränderungen der Klappen mit Verdickung oder Dysplasie der Klappensegel
- morphologische kardiale Veränderungen, atriale oder ventrikuläre Dilatation bzw. Hypertrophie
- Darstellung der septalen Defekte oder eines persistierenden Foramen ovale bzw. Ductus arteriosus
- Perikarderguss

### 52.4.2 MRT

- Visualisierung und Quantifizierung der Klappen- und Myokardveränderungen

### 52.4.3 Röntgen

- Kardiale Hypertrophie
- Bocksbeutelform des Herzes bei Perikarderguss
- oft pulmonale Manifestationen

### 52.4.4 CT

- Nachrangig in der Diagnostik

## 52.5 Radiologische Differenzialdiagnosen

- Zusammenfassung der möglichen Differenzialdiagnosen s. in ▸ Tab. 52.1

52

Tab. 52.1 Radiologische Differenzialdiagnosen des Morbus Hurler.

| Differenzialdiagnose | Bemerkungen |
|---|---|
| angeborene Herzfehler | • ohne das Auftreten weiterer Manifestationen<br>• lebensbedrohliche Varianten<br>• Manifestation oft bereits zur Geburt bzw. kurz danach |
| weitere Kardiomyopathien | • meist in höherem Lebensalter |

## 52.6 Typische Fehler

**Merke**

Neben den kardialen Manifestationen des Morbus Hurler dürfen auch die extrakardialen, radiologisch sichtbaren Veränderungen (Lunge, Skelettsystem) nicht übergangen werden.



## 52.7 Was der Kliniker von mir wissen will

- Quantifizierung der Klappen- und Myokardveränderungen
- Beschreibung möglicher struktureller Veränderungen (septaler Defekt, persistierendes Foramen ovale bzw. persistierender Ductus arteriosus)
- Beurteilung der kardialen Hypertrophie und eines möglichen Perikardergusses
- Vorliegen und Ausmaß begleitender pulmonaler Manifestationen

## 52.8 Literatur

### 52.8.1 Literatur zur weiteren Vertiefung

[1] Kiely BT, Kohler JL, Coletti HY et al. Early disease progression of Hurler syndrome. Orphanet J Rare Dis 2017; 12 (1): 32. doi:10.1186/s13023-017-0583-7

[2] Kubaski F, de Oliveira Poswar F, Michelin-Tirelli K et al. Mucopolysaccharidosis Type I. Diagnostics (Basel) 2020; 10 (3): 161. doi:10.3390/diagnostics10030161

# 53 Morbus Gaucher

*Marcel C. Langenbach*

## 53.1 Einleitung

- **Definition:**
  - häufigste lysosomale Speicherkrankheit
  - Mutation im Gen der β-Glukozerebrosidase
- **Einteilung:**
  - 3 Typen:
    - *Typ 1:* nicht neuropathisch
    - *Typ 2:* akut neuropathisch
    - *Typ 3:* chronisch neuropathisch
  - Typ 1 und Typ 3 mit kardialer Beteiligung, Typ 3C charakterisiert durch kardiovaskuläre Verkalkungen

### 53.1.1 Epidemiologie

#### Häufigkeit

- 0,1:100 000–0,9:100 000

### 53.1.2 Klinische Präsentation/Symptomatik

- Kardiomyopathie, häufig sekundär bei pulmonaler Hypertonie
- Verkalkungen der Herzklappen, der Koronarien und der Aorta
- vielfältige extrakardiale Symptome (vor allem Splenomegalie, Schwächezustände, verzögertes Wachstum, verspätete Pubertät)
- Kinder:
  - Skelettbeteiligung und Splenomegalie im Vordergrund
  - kardiale Veränderungen seltener

## 53.2 Methode der Wahl

- Echokardiografie

## 53.3 Pathognomonische Befunde

- Pulmonale Hypertonie (indirekte Zeichen radiologisch sichtbar; Echokardiografie, Röntgen, CT, MRT)
- Verkalkungen der Aorten- und Mitralklappen (CT, Echokardiografie)
- Aortenkalzifikationen (CT, Röntgen)
- Kardiomyopathie (Echokardiografie, MRT)

## 53.4 Befundbeschreibung

### 53.4.1 Echokardiografie

- Darstellung der kardialen Funktion (häufig reduzierte kardiale Funktion)
- rechtsventrikuläre Hypertrophie bzw. Dilatation bei pulmonaler Hypertonie
- Schätzung des pulmonalarteriellen Druckes (bei $PAP_{sys}$ > 50 mmHg bzw. Trikuspidalregurgitation große Wahrscheinlichkeit für eine pulmonale Hypertonie)
- Darstellung der Herzklappen

### 53.4.2 CT

- Verkalkungen der Koronargefäße und Herzklappen, ggf. Koronarstenosen
- kardiale Dilatation oder Hypertrophie
- Zeichen der pulmonalen Hypertonie

### 53.4.3 Röntgen

- Betonter Pulmonalisbogen
- Rechtsherzhypertrophie
- Kalibersprung der Lungenarterien mit Gefäßrarefizierung in der Peripherie

### 53.4.4 MRT

- Zeichen einer Kardiomyopathie
- Darstellung der Klappenfunktion

## 53.5 Radiologische Differenzialdiagnosen

- Infrage kommende Differenzialdiagnosen s. in ▸ Tab. 53.1

## 53.6 Typische Fehler

M!

**Merke**

- Meist steht bei der Kardiomyopathie die pulmonale Hypertonie im Vordergrund, die pulmonalen Veränderungen müssen erkannt werden.
- Allein anhand der radiologisch sichtbaren Veränderungen ist das Erkennen eines Morbus Gaucher schwierig. Die Kombination einer Splenomegalie mit pulmonalem Hypertonus ist hinweisend.

## 53.7 Was der Kliniker von mir wissen will

- **Kardiomyopathie:** Erfassung von kardialer Hypertrophie und anderen myokardialen Veränderungen
- **Herzklappenanomalien:** Beurteilung von Kalzifikationen und Verdickungen der Herzklappen

Tab. 53.1 Radiologische Differenzialdiagnosen des Morbus Gaucher.

| Differenzialdiagnose | Bemerkungen |
|---|---|
| primäre oder andere sekundäre Kardiomyopathien | • Erkrankungsalter<br>• Beachtung weiterer Manifestationen der Grunderkrankung |
| andere Formen der pulmonalarteriellen Hypertonie | • verschiedenste Formen<br>• bei isoliertem Auftreten zu bedenken |
| degenerative Klappenveränderungen | • im höheren Lebensalter |

53

- **Perikarderguss:** Nachweis eines Perikardergusses als potenzieller kardialer Manifestation
- **pulmonale Hypertonie:** Diagnostik einer pulmonalen Hypertonie anhand erweiterter Lungenarterien oder echokardiografischer Befunde
- **Gefäßveränderungen:** Identifizierung von Arteriosklerose und anderen vaskulären Pathologien im Rahmen des Morbus Gaucher



## 53.8 Literatur

### 53.8.1 Literatur zur weiteren Vertiefung

[1] Morales LE. Gaucher's disease: a review. Ann Pharmacother 1996; 30 (4): 381–388. doi:10.1177/106002809603000411

[2] Ryan E, Nguyen ML, Lopez G et al. Gaucher disease and heart failure of unknown origin. Am J Med 2021; 134 (6): 745–748. doi:10.1016/j.amjmed.2020.11.020

## 53.9 Wichtige Internetadressen

- Gaucher Gesellschaft Deutschland e. V.: www.ggd-ev.de

# Teil V

## Entzündliche Herzerkrankungen



V

# 54 Myokarditis

*Bettina Baeßler*

## 54.1 Einleitung

- **Definition:** Bei der Myokarditis handelt es sich um eine Entzündung des Herzmuskels.
- **Diagnostik:**
  - Aus klinischer Sicht stellt die Myokarditis nach wie vor eine große Herausforderung dar, da zum einen die klinische Präsentation sehr heterogen und zum anderen die definitive Diagnosestellung sehr schwierig ist.
  - Der hohe Stellenwert der Myokarditis in der Diagnostik liegt insbesondere darin begründet, dass sie zu den häufigsten Ursachen des plötzlichen Herztods bei jungen Menschen gehört.
  - In einem großen Teil der Fälle kommt es zwar zu einer spontanen Zustandsverbesserung und einem Verlauf mit langfristig erhaltener Herzfunktion. Ein nicht geringer Teil der Patienten (bis zu 20 % der Patienten mit bioptisch gesicherter Myokarditis) entwickelt jedoch eine sekundäre dilatative Kardiomyopathie mit entsprechend schlechter Prognose.
  - Auch fulminante Verläufe und Sonderformen der Myokarditis stellen dabei ein großes Problem dar. Aus diesem Grunde ist es entscheidend, die Diagnose Myokarditis möglichst frühzeitig und zuverlässig zu stellen. Dies ist jedoch eine große Herausforderung.

### 54.1.1 Klinische Präsentation/Symptomatik

- Oft asymptomatisch (dementsprechend keine zuverlässigen epidemiologischen Daten vorhanden)
- evtl. unspezifische Zeichen eines viralen Infekts
- Thoraxschmerz
- Herzinsuffizienz
- Herzrhythmusstörungen

**Merke**

Die Myokarditis ist das „Chamäleon" unter den kardiologischen Erkrankungen!

## 54.2 Methode der Wahl

- MRT
- Echokardiografie

## 54.3 Pathognomonische Befunde

- MRT:
  - Erst die Kombination der Befunde (Lake-Louise-Kriterien) ist wegweisend!
  - Insgesamt herrscht aber eine große diagnostische Unsicherheit. Denn den wirklich „pathognomonischen" Befund gibt es nicht, da viele Überlappungen mit anderen Myokarderkrankungen bestehen.
  - Recht charakteristisch ist die Kombination aus einem Myokardödem in der T2w Bildgebung oder im T1- bzw. T2-Mapping und einem typischerweise subepikardial oder intramural gelegenen LGE (▸ Abb. 54.1).

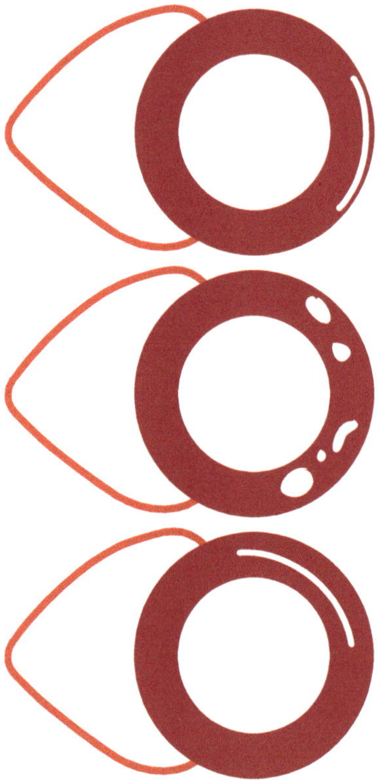


**Abb. 54.1 Myokarditis.** Typisches Muster des LGE bei der akuten Myokarditis (MRT). Beachte: LGE ist nicht bei jedem Patienten mit akuter Myokarditis nachweisbar, d. h., ein negatives LGE schließt die Myokarditis niemals aus! LGE hat einen prognostisch ungünstigen Wert: Je mehr LGE, desto ungünstiger ist die Prognose.
LGE = Late Gadolinium Enhancement

## 54.4 Befundbeschreibung

### 54.4.1 Echokardiografie

- Nicht selten Normalbefund
- diastolische, später systolische Funktionsstörung
- Myokardverdickung (Ödem)
- Perikarderguss bei begleitender Perikarditis

### 54.4.2 MRT

- Befunde wie in der Echokardiografie
- bessere Abbildung des Perikards
- fokal erhöhte Signalintensität in T2w Sequenzen (Ödem, granulomatöse Infiltrate; ▸ Abb. 54.2a, ▸ Abb. 54.3a und ▸ Abb. 54.3b)
- subepikardiale oder intramurale Kontrastmittelanreicherung nach Gadoliniumgabe (LGE)
- ggf. verlängerte T2- und/oder T1-Relaxationszeiten im T1- und T2-Mapping (Ödem bzw. Fibrose; ▸ Abb. 54.2b, ▸ Abb. 54.3c und ▸ Abb. 54.3d)
- bei Myokarditis auch eine gestörte Gadoliniumkinetik möglich, die der einer kardialen Amyloidose sehr ähnlich ist, insbesondere dann, wenn eine systemische Begleitinflammation vorliegt; dabei frühzeitiger Ausstrom des Gadoliniums in das Gewebe (insbesondere der Skelettmuskulatur), sodass das Nullen des Myokards im TI-Scout vor der LGE-Bildgebung nicht mehr möglich ist (▸ Abb. 54.4)

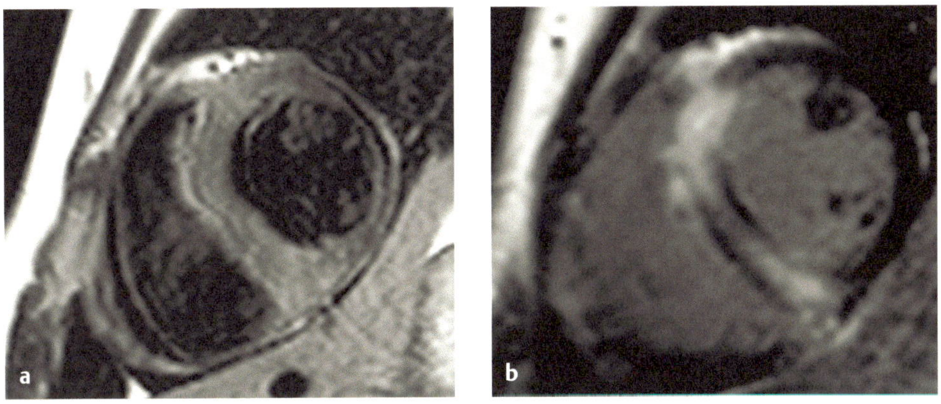

**Abb. 54.2 Akute Myokarditis.** 27-jähriger Patient mit akutem Thoraxschmerz und stattgehabtem fieberhaftem Infekt in der Anamnese. Eine koronare Herzkrankheit wurde aufgrund des jungen Patientenalters mittels CT-gestützter Koronarangiografie ausgeschlossen. Das T2w Bild im Kurzachsenschnitt (**a**) zeigt eine ausgeprägte Wandverdickung des Septums mit flauer Signalanhebung, vereinbar mit einem myokardialen Ödem. In der LGE-Bildgebung (**b**) stellt sich eine korrespondierende Kontrastmittelanreicherung sowohl transmural (anteroseptal) als auch intramural (septal und inferoseptal) dar. Das intramurale LGE ist typisch für die Myokarditis. Das ausgeprägte LGE ist nach aktueller Studienlage ein prognostisch ungünstiges Zeichen.

**a** T2w MRT-Sequenz im Kurzachsenschnitt.

**b** LGE-MRT-Sequenz.

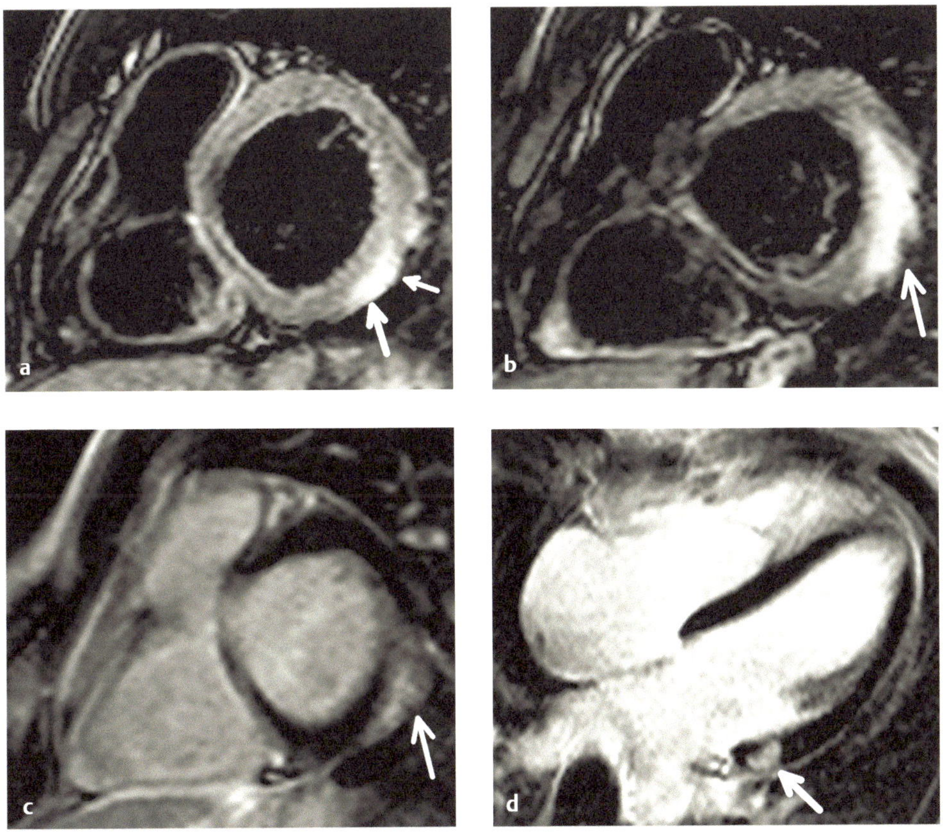

**Abb. 54.3 Akute Myokarditis.** 32-jähriger Patient. Die T2w Ödembildgebung (**a**, **b**) zeigt ein überwiegend subepikardiales, in der benachbarten, weiter basal gelegenen Schicht (**b**) nahezu transmurales Ödem in der Lateralwand (**a**, **b**, Pfeile). In der LGE-Bildgebung ist eine korrespondierende subepikardiale bis transmurale Kontrastmittelaufnahme in der basalen Lateralwand (**c**, **d**, Pfeile) zu sehen.

**a** T2w MRT-Sequenz in einem basalen Kurzachsenschnitt.

**b** T2w MRT-Sequenz in einem basalen Kurzachsenschnitt, weiter basal gelegene Schicht.

**c** LGE-MRT-Sequenz.

**d** LGE-MRT-Sequenz, weiter basal gelegene Schicht.

### 54.4.3 Röntgen

- Meist normal
- evtl. Perikarderguss
- pulmonale Infiltrate und Lymphome im Rahmen einer Infektion
- bei inflammatorischer Kardiomyopathie vergrößerter Herzschatten möglich

### 54.4.4 CT

- Befunde wie im Röntgenbild
- in der klinischen Routine kein Stellenwert bei der Diagnostik der Myokarditis

M!

**Merke**

Forschungsergebnisse zur Spektral-CT weisen auf einen potenziellen diagnostischen Nutzen dieser Technik bei der Myokarditis hin.

Tab. 54.1 Radiologische Differenzialdiagnosen der Myokarditis.

| Differenzialdiagnose | Bemerkungen |
|---|---|
| akuter Myokardinfarkt | • klinisch exakt gleiche Präsentation möglich<br>• bei negativer Koronarangiografie Lokalisation des LGE im MRT entscheidend (Infarkt: subendokardial oder transmural; Myokarditis: subepikardial, intramural oder auch selten transmural) |
| akute Perikarditis | • Perikarderguss und Kontrastmittelanreicherung nur des Perikards, kein LGE oder Ödem im Myokard<br>• isoliert eher selten, meist als Perimyokarditis |
| dilatative Kardiomyopathie | • dilatative Kardiomyopathie auch als chronisches Residuum der Myokarditis möglich, Differenzierung dann unmöglich<br>• Manifestation auch der akuten Myokarditis als dilatative Kardiomyopathie möglich<br>• Diagnosesicherung am ehesten noch mittels Biopsie möglich |
| inflammatorische Kardiomyopathie | • chronifizierte Form der akuten Myokarditis mit im Wesentlichen gleichen Bildgebungsmerkmalen |

LGE = Late Gadolinium Enhancement
MRT = Magnetresonanztomografie

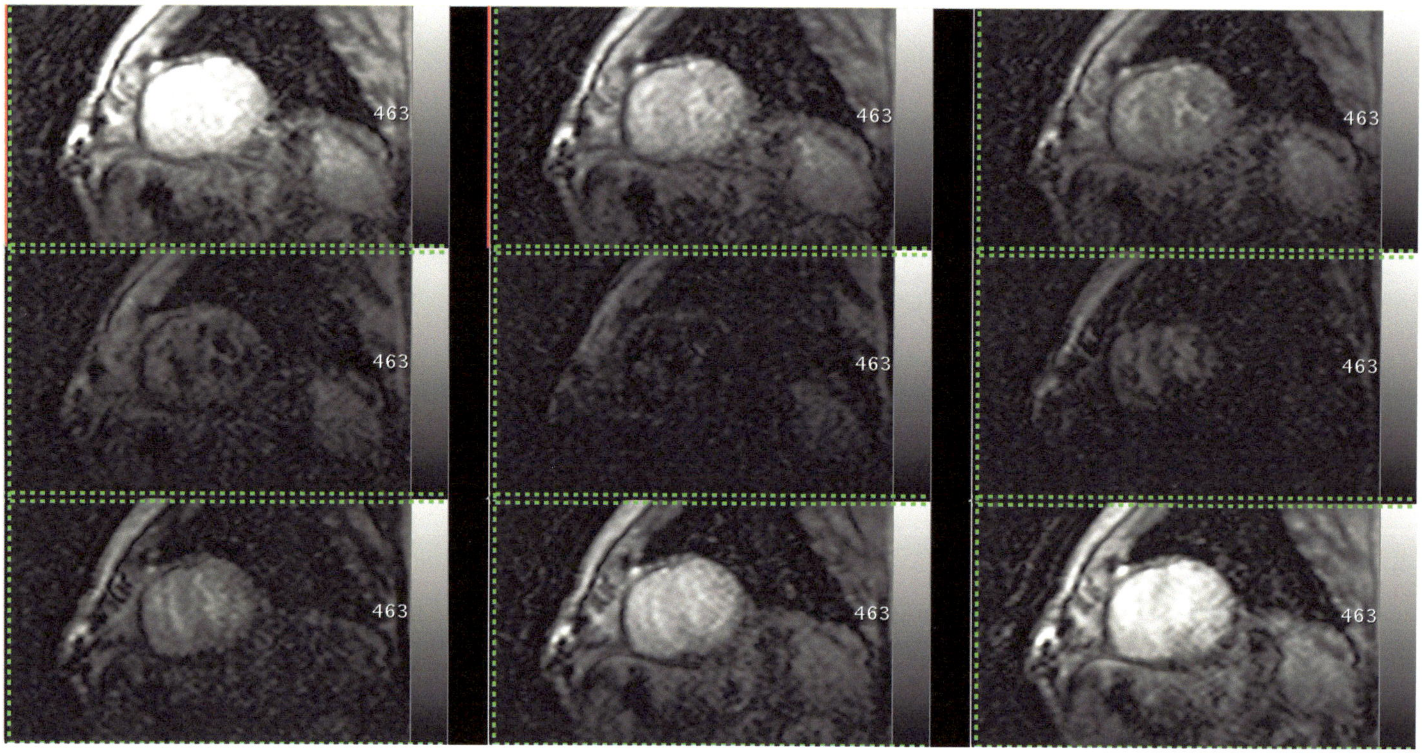


**Abb. 54.4 Myokarditis.** Pathologische Gadoliniumkinetik bei einer akuten Myokarditis mit systemischer Begleitinflammation. (Quelle: Baessler B, Reuter H, Huntgeburth M et al. Abnormal gadolinium kinetics in cardio MRI – always an indication of cardiac amyloidosis? Röfo 2015; 187 (3): 189–191)

### 54.4.5 Szintigrafie

- $^{18}$F-PET-CT oder -MRT insbesondere bei der kardialen Sarkoidose (Unterform der Myokarditis) hilfreich und therapieentscheidend (Anreicherung der Granulome)
- ansonsten keine Leitlinienempfehlung für nuklearmedizinische Verfahren bei der Myokarditisdiagnostik, allerdings experimentell interessante Ansätze mit spezifischen Inflammations-Tracern

### 54.4.6 Angiografie

- In der Akutphase evtl. Ausschluss eines akuten Koronarsyndroms
- Sicherung der Diagnose mit Myokardbiopsie möglich
- hohe Rate falsch-negativer Ergebnisse (Sampling Error)

## 54.5 Radiologische Differenzialdiagnosen

- Zu beachtende Differenzialdiagnosen s. in ▸ Tab. 54.1

## 54.6 Typische Fehler

M!

**Merke**

Bei akutem Thoraxschmerz, normalem Koronarstatus, pathologischem EKG oder auffälligem Enzymbefund (Kreatinkinase, Troponin) muss eine (Peri-)Myokarditis erwogen werden.

**Cave**

- Eine negative MRT-Untersuchung schließt die Myokarditis nicht sicher aus!
- Die T2w Bildgebung ist anfällig für Artefakte (Bewegungsartefakte, Slow Flow) und deshalb oft falsch-positiv oder -negativ.
- Entsprechend den überarbeiteten Lake-Louise-Kriterien ist die Diagnosestellung allein basierend auf dem Mapping theoretisch möglich. Die Autoren raten davon allerdings dringend ab und empfehlen eine kombinierte Herangehensweise, die qualitative (Cine-, T2w, LGE-Sequenzen) und quantitative Parameter (Mapping) einschließt.

## 54.7 Was der Kliniker von mir wissen will

- Herzinsuffizienz
- extrakardiale Manifestationen
- Herzfunktion
- Perikarderguss
- entzündliche Myokard- und Perikardveränderungen (MRT)

## 54.8 Literatur

### 54.8.1 Quellenangaben

[1] Baessler B, Reuter H, Huntgeburth M et al. Abnormal gadolinium kinetics in cardio MRI – always an indication of cardiac amyloidosis? Röfo 2015; 187 (3): 189–191

[2] Ferreira VM, Schulz-Menger J, Holmvang G et al. Cardiovascular magnetic resonance in nonischemic myocardial inflammation expert recommendations. J Am Coll Cardiol 2018; 72 (24): 3 158–3 176

### 54.8.2 Literatur zur weiteren Vertiefung

[1] Baessler B, Schaarschmidt F, Dick A et al. Mapping tissue inhomogeneity in acute myocarditis: a novel analytical approach to quantitative myocardial edema imaging by T2-mapping. J Cardiovasc Magn Reson 2015; 17 (1): 115

[2] Baessler B, Schmidt M, Lücke C et al. Modern imaging of myocarditis: possibilities and challenges. Röfo 2016; 188 (10): 915–925. doi:10.1055/s-0042-108 342

[3] Caforio AL, Pankuweit S, Arbustini E et al. Current state of knowledge on aetiology, diagnosis, management, and therapy of myocarditis: a position statement of the European Society of Cardiology Working Group on Myocardial and Pericardial Diseases. Eur Heart J 2013; 34 (33): 2636–2648, 2648a–2648d. doi:10.1093/eurheartj/eht210

[4] Friedrich MG, Sechtem U, Schulz-Menger J et al. Cardiovascular magnetic resonance in myocarditis: a JACC White Paper. J Am Coll Cardiol 2009; 53 (17): 1475–1487. doi:10.1016/j.jacc.2009.02.007

[5] Lurz P, Luecke C, Eitel I et al. Comprehensive cardiac magnetic resonance imaging in patients with suspected myocarditis: the MyoRacer-Trial. J Am Coll Cardiol 2016; 67 (15): 1800–1811. doi:10.1016/j.jacc.2016.02.013

# 55 Akute Perikarditis

*Bettina Baeßler*

## 55.1 Einleitung

- **Definition:** akute Entzündung des Perikards

### 55.1.1 Klinische Präsentation/Symptomatik

- Allgemeine Entzündungszeichen (Fieber, Husten)
- retrosternaler Thoraxschmerz, der sich bei Aufsetzen und Vorbeugen bessert
- EKG-Veränderungen bei 90 % der Patienten
- asymptomatischer Verlauf möglich (z. B. bei Kollagenosen oder Urämie)

V

## 55.2 Methode der Wahl

- Echokardiografie
- bei unklaren Fällen mit MRT höchste Sensitivität

## 55.3 Pathognomonische Befunde

- Perikarderguss mit Kontrastmittelanreicherung des Perikards (MRT bzw. CT)

## 55.4 Befundbeschreibung

### 55.4.1 Echokardiografie

- Perikarderguss
- diastolische Funktionsstörung infolge einer Konstriktion
- Perikard morphologisch nur eingeschränkt beurteilbar

### 55.4.2 CT

- Meist unspezifisch
- Perikarderguss mit Kontrastmittelanreicherung des Perikards (▸ Abb. 55.1 und ▸ Abb. 55.2a)
- Perikardverdickung möglich
- pulmonale Infiltrate und Lymphome im Rahmen einer Infektion

### 55.4.3 MRT

- Befunde wie in der Echokardiografie
- bessere Abbildung des Perikards (▸ Abb. 55.2b)
- Perikardverdickung und -erguss
- Kontrastmittelaufnahme bei akuter Entzündung (fettgesättigte T1w Dark-Blood-Turbo-Spin-Echo- oder LGE-Sequenz; ▸ Abb. 55.2c und ▸ Abb. 55.3)

### 55.4.4 Röntgen

- Oft normal
- evtl. Zeichen eines Perikardergusses (▸ Abb. 55.2d)
- pulmonale Infiltrate und Lymphome im Rahmen einer Infektion

### 55.4.5 Angiografie

- Im Einzelfall zum Ausschluss eines akuten Koronarsyndroms sinnvoll (Postinfarktperikarditis und Dressler-Syndrom)

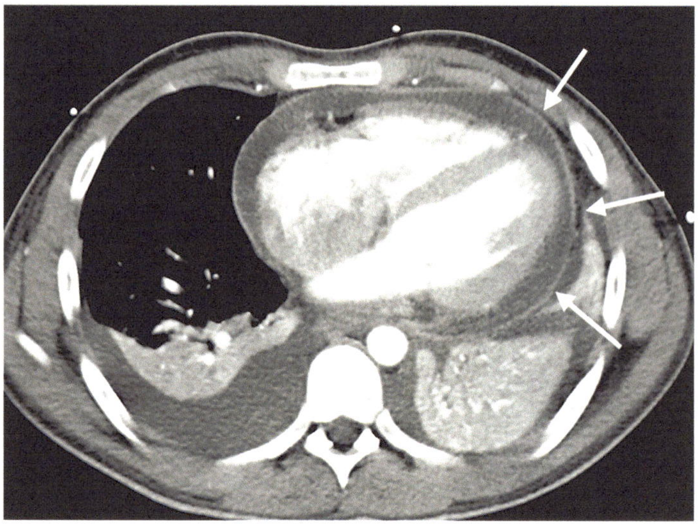

**Abb. 55.1 Akute Perikarditis.** 20-jährige Patientin mit akuter Perikarditis nach Tonsillarabszess. Die kontrastverstärkte CT zeigt einen ausgeprägten Perikarderguss sowie eine deutliche Kontrastmittelaufnahme des Perikards (Pfeile). Pleuraergüsse mit angrenzenden Unterlappenatelektasen aufgrund einer akuten Herzinsuffizienz. (Quelle: Claussen CD, Miller S, Fenchel M. Kramer U, Riessen R. Pareto-Reihe Radiologie. Herz. Stuttgart: Thieme; 2006)

## 55.5 Radiologische Differenzialdiagnosen

- Zusammenfassung der Differenzialdiagnosen der akuten Perikarditis s. in ▸ Tab. 55.1

## 55.6 Typische Fehler

**Praxistipp**

Bei entsprechender Anamnese muss die Perikarditis in die Differenzialdiagnose des akuten Thoraxschmerzes einbezogen werden. Die Diagnose wird mittels Klinik, Labor- und EKG-Befund gestellt. Die Echokardiografie sollte frühzeitig eingesetzt werden (Perikarderguss; dieser fehlt allerdings bei der Pericarditis sicca!). Vermutlich ist ein isolierter Befall des Perikards selten. Deshalb sollte gründlich nach einer myokardialen Beteiligung gesucht werden, die auch bei z. B. negativem MRT-Befund nicht ausgeschlossen ist!

## 55.7 Was der Kliniker von mir wissen will

- Perikarderguss und -verdickung
- entzündliche Perikardveränderungen (MRT)
- Herzfunktion beeinträchtigt

## 55.8 Literatur

### 55.8.1 Quellenangaben

[1] Claussen CD, Miller S, Fenchel M. Kramer U, Riessen R. Pareto-Reihe Radiologie. Herz. Stuttgart: Thieme; 2006

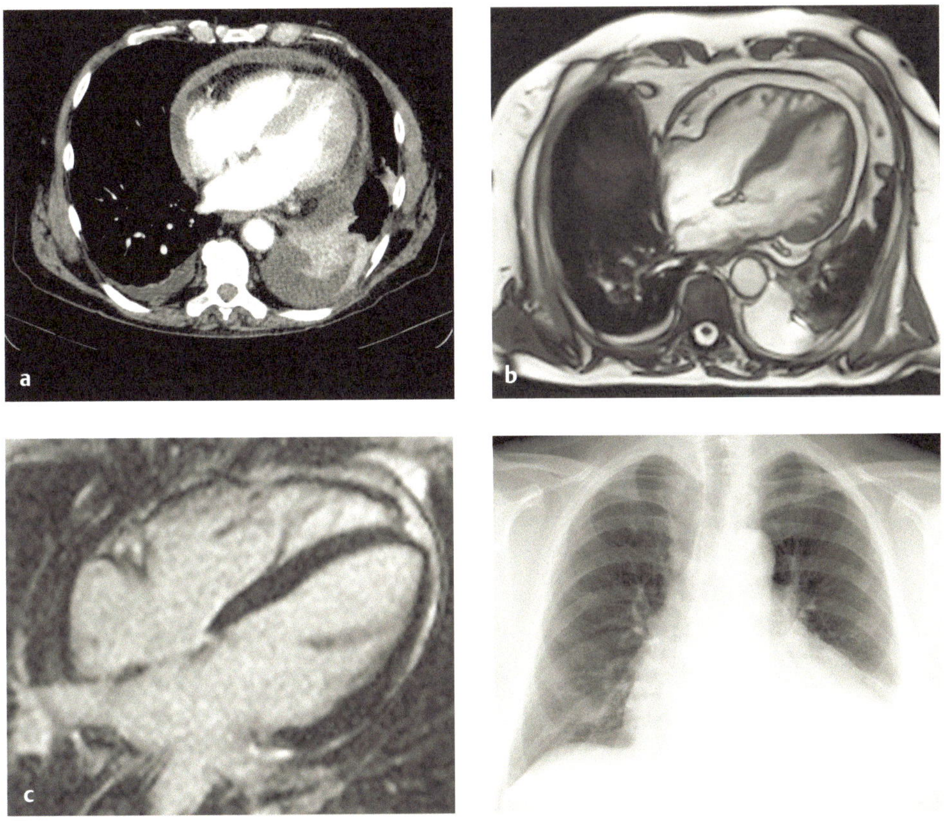


**Abb. 55.2 Akute Perikarditis.** 32-jähriger Patient.

**a** Kontrastmittelgestützte CT in axialer Schichtführung. Ausgeprägter Perikarderguss mit allenfalls zarter Kontrastmittelaufnahme des Perikards. Das Myokard imponiert deutlich dicker als in der korrespondierenden MRT-Untersuchung (Cave: nicht EKG-getriggerte Untersuchungstechnik). Pleuraergüsse beidseits mit angrenzenden Belüftungsstörungen, links mehr als rechts.

**b** Cine-MRT-Sequenz in axialer Schichtführung. Deutlicher Perikarderguss sowie beidseitige Pleuraergüsse, links mehr als rechts. Angrenzende Belüftungsstörungen.

**c** LGE-MRT-Bildgebung. Deutliche Kontrastmittelanreicherung des gesamten Perikards. Kein LGE-Nachweis im Myokard, somit kein Hinweis auf eine Perimyokarditis (die allerdings nie sicher auszuschließen ist).

**d** Röntgen-Thorax p.-a. Deutliche Verbreiterung des Herzschattens mit zeltförmiger oder bocksbeutelartiger Konfiguration als Hinweis auf einen ausgeprägten Perikarderguss. Pleuraerguss links mit angrenzender Unterlappenteilatelektase und Randwinkelerguss rechts.

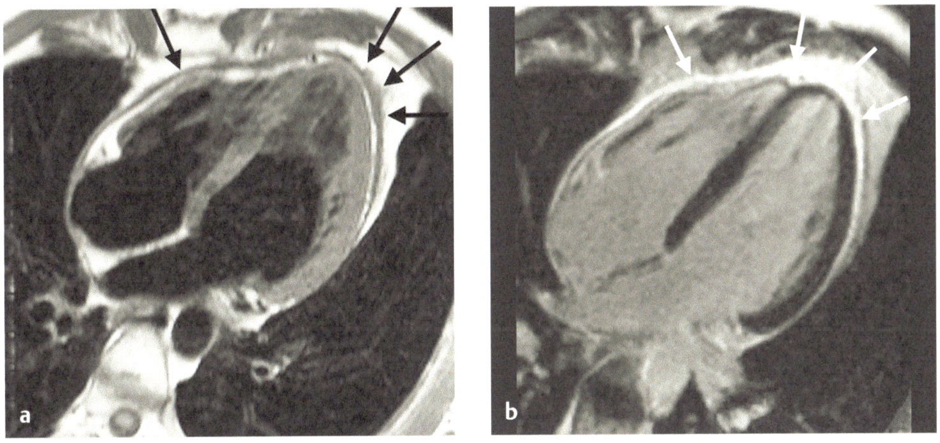


**Abb. 55.3 Akute Perikarditis.** 37-jähriger Patient.

**a** T1w Black-Blood-Turbo-Spin-Echo-Sequenz im Vierkammerblick. Es zeigt sich eine deutliche Perikardverdickung mit unscharfer Abgrenzbarkeit (Pfeile). Kein Perikarderguss. Merke: Der Perikarderguss ist zwar das klassische Zeichen bei einer Perikarditis, aber bei Formen wie etwa der Pericarditis sicca fehlt dieses diagnostische Zeichen! (Quelle: Claussen CD, Miller S, Fenchel M. Kramer U, Riessen R. Pareto-Reihe Radiologie. Herz. Stuttgart: Thieme; 2006)

**b** LGE-MRT-Bildgebung im Vierkammerblick. Deutliche Kontrastmittelaufnahme des gesamten Perikards (Pfeile). (Quelle: Claussen CD, Miller S, Fenchel M. Kramer U, Riessen R. Pareto-Reihe Radiologie. Herz. Stuttgart: Thieme; 2006)



**Tab. 55.1** Radiologische Differenzialdiagnosen der akuten Perikarditis.

| Differenzialdiagnose | Bemerkungen |
|---|---|
| **akutes Koronarsyndrom bzw. Myokardinfarkt** | • auch beim Myokardinfarkt Perikarderguss möglich<br>• wichtig: Katheterangiografie und Muster des LGE im MRT |
| **Myokarditis bzw. Perimyokarditis** | • Myokard vermutlich im Sinne einer Perimyokarditis meist mitbeteiligt, wenngleich myokardiale Beteiligung häufig nicht direkt nachweisbar |
| **Pericarditis constrictiva** | – |
| **Dressler-Syndrom** | – |

LGE = Late Gadolinium Enhancement
MRT = Magnetresonanztomografie

V

# 56 Pericarditis constrictiva

*Claas P. Nähle*

## 56.1 Einleitung

- **Definition:** pathologische Perikardverdickung (normal bis 3 mm) mit Fibrosierungen, Verkalkungen (am ausgeprägtesten nach Tuberkulose) und Adhäsionen des parietalen und viszeralen Blattes
- **Einteilung:** neben der klassischen (chronischen) Pericarditis constrictiva 2 besondere Formen:
  - *transiente konstriktive Perikarditis:* reversibel
  - *effusive konstriktive Perikarditis:* erhöhte rechtsatriale Drücke trotz Perikardiozentese
- **Ätiologie:**
  - selten nach einer rezidivierenden (< 1 % der Fälle) oder einer viralen bzw. idiopathischen Perikarditis, häufig (in 20–30 % der Fälle) nach einer bakteriellen Perikarditis
  - häufigste Genese in Industrieländern:
    - 42–49 % viral
    - 11–37 % nach Herzoperation
    - 9–31 % postradiogen (meist Morbus Hodgkin oder Mammakarzinom)
    - 3–7 % Bindegewebserkrankung
    - 3–6 % postinfektiös (Tuberkulose oder purulente Perikarditis)
    - 10 % andere Ursachen (malignomassoziiert, posttraumatisch, medikamenteninduziert, Asbestexposition, Sarkoidose, urämisch)
  - Genese in Entwicklungsländern: oft Tuberkulose

### 56.1.1 Epidemiologie

#### Prädisponierende Faktoren

- HIV-(Ko-)Infektion (erhöhtes Tuberkuloserisiko)

### 56.1.2 Klinische Präsentation/Symptomatik

- Rechtsherzinsuffizienz
- Dyspnoe
- verminderte körperliche Belastbarkeit
- Ödeme
- Pleuraergüsse
- Aszites
- Hepatomegalie
- chronisch ggf. Cirrhose cardiaque

## 56.2 Methode der Wahl

- MRT oder Echokardiografie
- CT bei ausschließlich morphologischer Fragestellung

## 56.3 Pathognomonische Befunde

- Perikardverkalkung oder -verdickung ab 3 mm (CT) bzw. 4 mm (MRT); Perikarddicke ≥ 4 mm: Sensitivität 88 %, Spezifität 100 %
- diastolische Funktionsstörung, paradoxe Septumbewegung bzw. Early diastolic Flattening (Echokardiografie, MRT; Sensitivität 81 %, Spezifität 100 %) bei normaler systolischer links- und rechtsventrikulärer Funktion
- nicht immer: signalangehobenes Perikard im LGE (MRT)
- erhaltener globaler longitudinaler Strain (vor allem septal) und verminderter zirkumferenzieller Strain (Echokardiografie, MRT)

## 56.4 Befundbeschreibung

### 56.4.1 Echokardiografie

- Perikardverdickung (TTE)
- Adhäsionen
- dilatierte V. cava inferior mit verminderter oder fehlender inspiratorischer Kollabierung
- bei Exspiration zunehmende Flussumkehr in den Lebervenen
- diastolische Funktionsstörung, paradoxe Septumbewegung (Septal Bounce), laterale Perikardanteile oft nur eingeschränkt beurteilbar
- Diastolic Flattening der Hinterwand des linken Ventrikels
- atemabhängige Schwankungen der E-Welle > 25 % im transmitralen Doppler
- Gewebe-Farb-Doppler: e' > 9 cm/s (Sensitivität 83 %, Spezifität 81 %)
- hypermobile Atrioventrikularklappen, rasche frühdiastolische Füllung
- erhaltener globaler longitudinaler Strain (vor allem septal) und verminderter zirkumferenzieller Strain

### 56.4.2 Röntgen

- Perikardverkalkung (▸ Abb. 56.1 und ▸ Abb. 56.2a)
- Pleuraerguss
- evtl. Pleuraverkalkung (Tuberkulose)

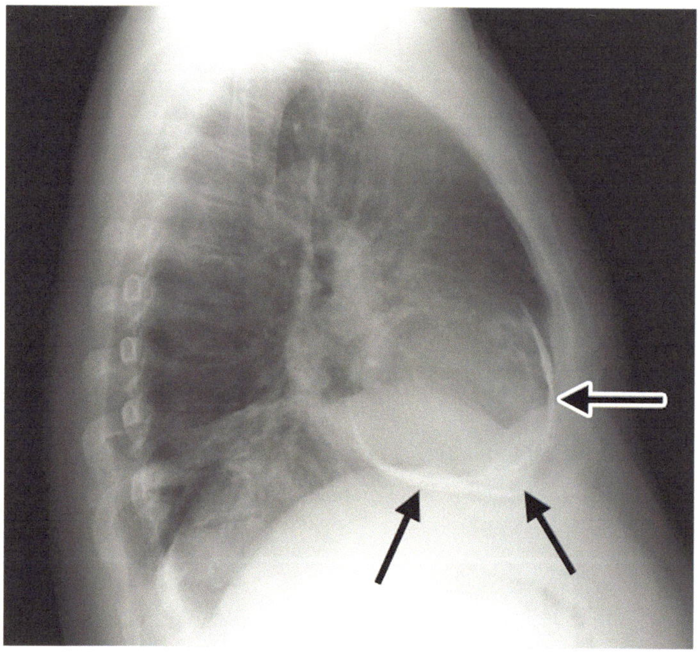

**Abb. 56.1 Pericarditis constrictiva.** Röntgenaufnahme des Thorax im seitlichen Strahlengang. Schollige Perikardverkalkungen (Pfeile) in Projektion auf die Herzsilhouette von anterior über apikal bis inferior. (Quelle: Claussen CD, Miller S, Fenchel M. Kramer U, Riessen R. Pareto-Reihe Radiologie. Herz. Stuttgart: Thieme; 2006)

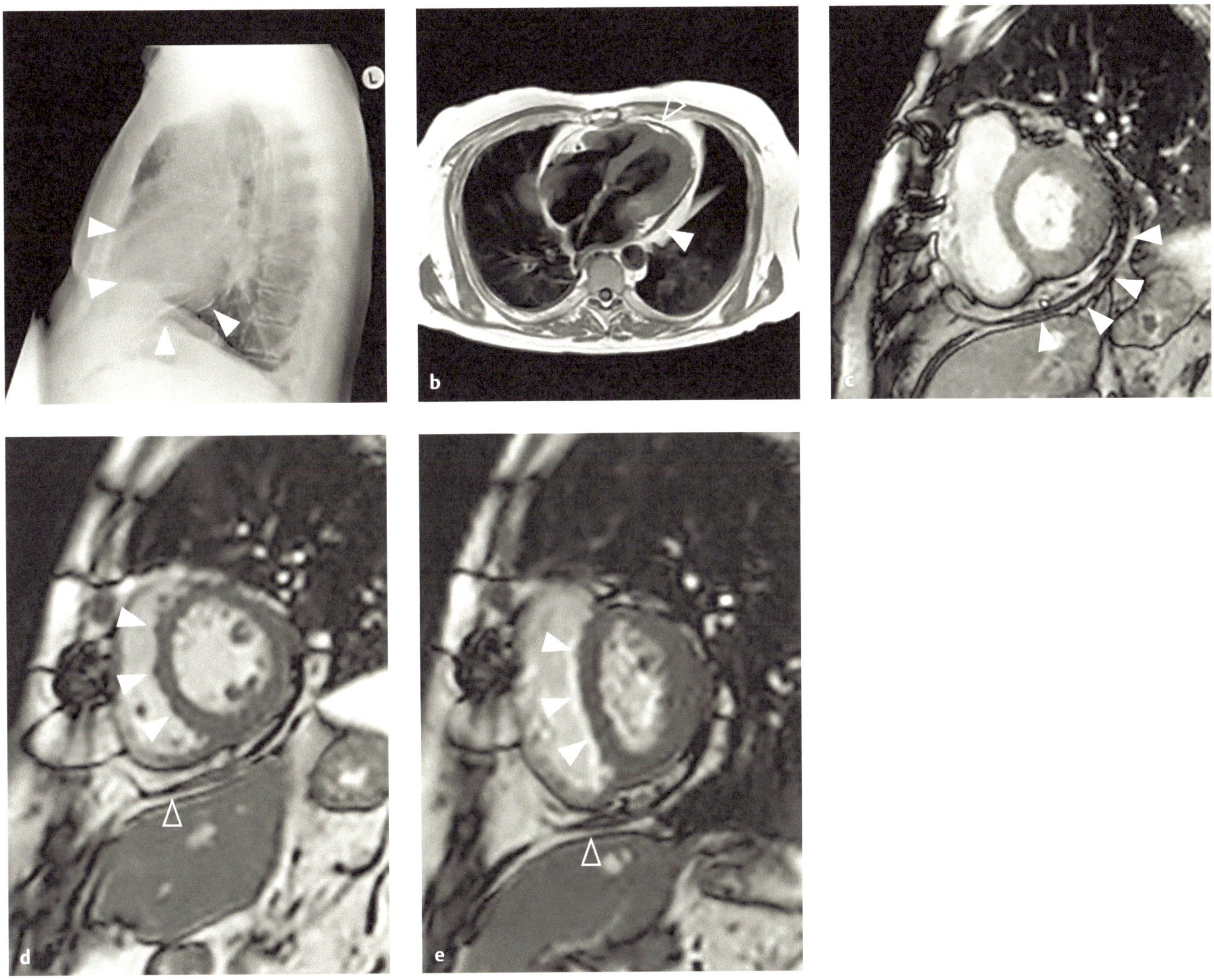

Abb. 56.2 **Pericarditis constrictiva.** 75-jähriger Patient nach Koronararterien-Bypass-Operation.

**a** Röntgenaufnahme des Thorax im seitlichen Strahlengang. Die Pfeilspitzen markieren perikardiale Verkalkungen.

**b** T1w Black-Blood-Turbo-Spin-Echo-MRT-Sequenz, Vierkammerblick. Auf > 7 mm verdicktes Perikard lateral (weiße Pfeilspitze), geringer auch des rechten Ventrikels (offene Pfeilspitze).

**c** SSFP-Cine-MRT-Sequenz, kurze Herzachse. Die Pfeilspitzen weisen auf das verdickte Perikard.

**d** Real-Time-Cine-MRT-Sequenz, kurze Herzachse, Exspiration. Die weißen Pfeilspitzen markieren das Septum, die offene Pfeilspitze das Diaphragma.

**e** Real-Time-Cine-MRT-Sequenz, kurze Herzachse, Inspiration. In Inspiration diastolische Septumabflachung als Zeichen der ventrikulären Interdependenz gegenüber der Exspiration (**d**). Die weißen Pfeilspitzen kennzeichnen das Septum, die offene Pfeilspitze das Diaphragma.

### 56.4.3 CT

- Perikardverkalkung oder -verdickung ab 3 mm (▸ Abb. 56.3)
- Pleuraerguss,
- evtl. Pleuraverkalkung (Tuberkulose)

### 56.4.4 MRT

- Perikardverkalkung oder -verdickung ≥ 4 mm (Sensitivität 88 %, Spezifität 100 %; ▸ Abb. 56.2b und ▸ Abb. 56.2c), ggf. signalangehobenes Perikard in der LGE-Bildgebung
- Pleuraerguss, evtl. Pleuraverkalkung (Tuberkulose)
- diastolische Funktionsstörung, paradoxe Septumbewegung bzw. Early diastolic Flattening bei normaler systolischer links- und rechtsventrikulärer Funktion (▸ Abb. 56.2d und ▸ Abb. 56.2e)
- erhaltener globaler longitudinaler Strain (vor allem septal) und verminderter zirkumferenzieller Strain

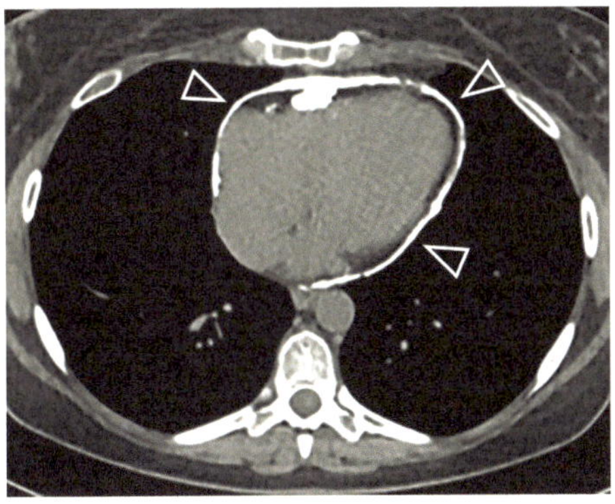

Abb. 56.3 **Pericarditis constrictiva.** 58-jähriger Patient, native kardiale CT. Die Pfeilspitzen kennzeichnen die zirkumferenten perikardialen Verkalkungen.

Tab. 56.1 Radiologische Differenzialdiagnosen der Pericarditis constrictiva.

| Differenzialdiagnose | Bemerkungen |
|---|---|
| restriktive Kardiomyopathie | • biatriale Dilatation (bei Konstriktion nicht typisch)<br>• normale linksventrikuläre Ejektionsfraktion<br>• bei infiltrativer restriktiver Kardiomyopathie diffuse Myokardverdickung, myokardiales Late Enhancement (32 %), in der Regel kein perikardiales Late Enhancement, Gewebefarb-Doppler e' < 8 cm/s |
| chronische Lebererkrankungen, insbesondere Zirrhose | • Cave: gleiche Symptome wie bei kongestiver Hepatopathie (periphere Ödeme, Aszites, Hepatomegalie, Pleuraergüsse) |
| hypertrophe Kardiomyopathie | • oft fokale bzw. asymmetrische Myokardverdickung<br>• myokardiales Late Enhancement (32 %)<br>• in der Regel kein perikardiales Late Enhancement<br>• erhöhte linksventrikuläre Ejektionsfraktion<br>• dynamische Ausflussobstruktion |



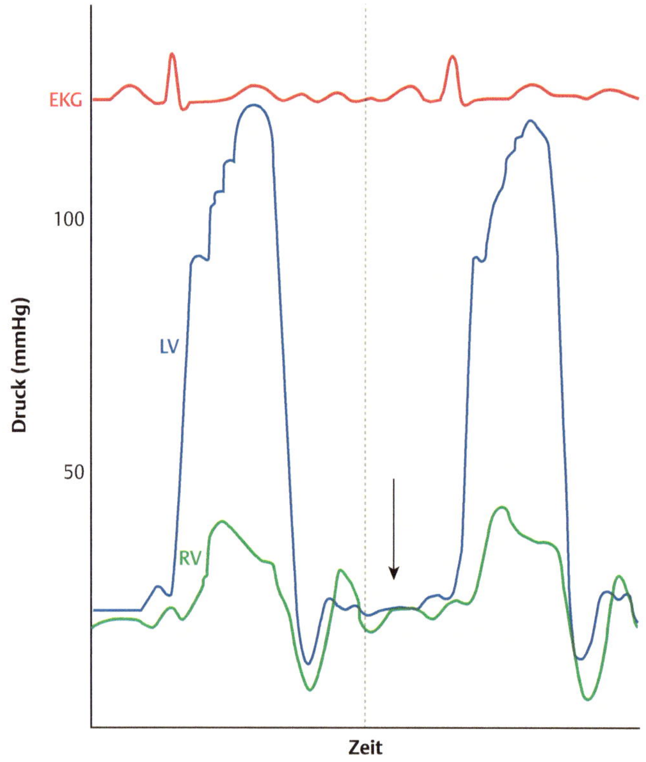


Abb. 56.4 **Pericarditis constrictiva.** Simultane Druckkurven des linken und rechten Ventrikels. Angeglichene rechts- und linksventrikuläre Drücke, die Form ähnelt einem Wurzelzeichen (Square-Root-, Dip-and-Plateau-Zeichen).
EKG = Elektrokardiografie
LV = linker Ventrikel

### 56.4.5 Angiografie

- Dip-and-Plateau- bzw. Square-Root-Zeichen in der Druckmessung: identische links- und rechtsventrikuläre Drücke als Folge der ventrikulären Interdependenz (▸ Abb. 56.4)

## 56.5 Radiologische Differenzialdiagnosen

- Zu beachtende Differenzialdiagnosen s. in ▸ Tab. 56.1

## 56.6 Typische Fehler

- Zu geringe Atemexkursion (Patienten-Compliance?) während der Realtime-Cine-Sequenzen bzw. im TTE zur Detektion der Konstriktion (Zunahme des sog. Diastolic Flattening während der Inspiration, ventrikuläre Interdependenz mit Septal Bounce)

**Merke**

M!

Eine Pericarditis constrictiva ohne Perikardverdickung kommt in bis zu 20 % der Fälle vor (Sektionsergebnisse), sodass ein fehlendes morphologisches Korrelat stets im Kontext mit der Klinik und funktionellen Veränderungen interpretiert werden muss.

## 56.7 Was der Kliniker von mir wissen will

- Abgrenzung gegen restriktive Kardiomyopathie
- kardiale Funktionsparameter
- diastolische Funktionsstörung
- Zeichen der Rechtsherzinsuffizienz (u. a. gestaute V. cava inferior, Lebervenen, Hepatomegalie)
- ventrikuläre Interdependenz vorhanden
- Lokalisation der verdickten Perikardanteile, ggf. vor Perikardektomie

**Merke**

M!

Signalangehobenes Perikard im Late Enhancement kann auf eine mögliche Reversibilität nach antiinflammatorischer Therapie hinweisen.

# 56.8 Literatur

## 56.8.1 Quellenangaben

[1] Claussen CD, Miller S, Fenchel M. Kramer U, Riessen R. Pareto-Reihe Radiologie. Herz. Stuttgart: Thieme; 2006

## 56.8.2 Literatur zur weiteren Vertiefung

[1] Adler Y, Charron P, Imazio M et al. 2015 ESC Guidelines for the diagnosis and management of pericardial diseases: The Task Force for the Diagnosis and Management of Pericardial Diseases of the European Society of Cardiology (ESC) endorsed by: The European Association for Cardio-Thoracic Surgery (EACTS). Eur Heart J 2015; 36 (42): 2921–2964. doi.org/10.1093/eurheartj/ehv318

[2] Al-Mallah MH, Almasoudi F, Ebid M et al. Multimodality imaging of pericardial diseases. Curr Treat Options Cardiovasc Med 2017; 19 (12): 89. doi:10.1007/s11 936-017-0590-y

[3] Feng D, Glockner J, Kim K et al. Cardiac magnetic resonance imaging pericardial late gadolinium enhancement and elevated inflammatory markers can predict the reversibility of constrictive pericarditis after antiinflammatory medical therapy: a pilot study. Secondary Cardiac magnetic resonance imaging pericardial late gadolinium enhancement and elevated inflammatory markers can predict the reversibility of constrictive pericarditis after antiinflammatory medical therapy: a pilot study. Circulation 2011; 124 (17): 1830–1837. doi:10.1161/CIRCULATIONAHA.111 026 070

[4] Yared K, Baggish AL, Picard MH et al. Multimodality imaging of pericardial diseases. JACC Cardiovasc Imaging 2010; 3 (6): 650–660. doi:10.1016/j.jcmg.2010.04.009

# 57 Infektiöse Endokarditis

*Claas P. Nähle*



## 57.1 Einleitung

- **Definition:**
  - infektiöse, entzündliche Erkrankung des Endokards
  - vorzugsweise an den Herzklappen (meist auf der Seite mit dem geringeren Druck), seltener an den Ventrikeln (häufiger links- als rechtskardial)
  - Bakteriämie mit Befall vorgeschädigter Herzklappen und nachfolgender Destruktion der befallenen Klappe(-n)·sowie (akute) Funktionsstörung
  - septische Erregerstreuung
- **Besonderheiten bei Schwangeren:**
  - hohe mütterliche und fetale Sterblichkeit (ca. 30 %)
  - Cave bei Schwangeren mit Fieber und unklarem Herzgeräusch
- **Besonderheiten bei Kindern:**
  - Inzidenz bei angeborenem Herzfehler 15- bis 140-fach gegenüber der Allgemeinbevölkerung erhöht, aber geringer bei Kindern mit angeborenem Herzfehler (0,04 % pro Jahr) als bei Erwachsenen mit angeborenem Herzfehler (0,1 % pro Jahr)
  - Mortalität bei Kindern bis zu 5 %
- **Besonderheiten bei Kunstklappen:**
  - Vegetationen ähnlich wie bei Nativklappen
  - bei mechanischen Herzklappen häufig paravalvuläre Abszesse (Ringabszesse) bis hin zu Aneurysmen
  - kleine Vegetationen leicht zu übersehen (Reverberationen, Schallschatten)
  - Sensitivität für Vegetationen: TTE 15 %, TEE 90 %

### 57.1.1 Epidemiologie

#### Häufigkeit

- Regional unterschiedlich
- Inzidenz ca. 3:100 000–4:100 000 Personenjahre
- Mortalität bis zu 25 %

#### Altersgipfel

- 70–80 Jahre

#### Geschlechtsverteilung

- Männlich : weiblich = 3:2–9:1

#### Prädisponierende Faktoren

- Alter
- Drogenabusus
- nicht sanierter Zahnstatus
- begleitende strukturelle Herzerkrankung oder Klappenerkrankung
- angeborener Herzfehler
- künstliche Herzklappe einschließlich transfemoraler Aortenklappenreparatur
- stattgehabte infektiöse Endokarditis
- elektrische kardiale Implantate (Herzschrittmacher, implantierbarer Kardioverter-Defibrillator)
- chronische Hämodialyse

### 57.1.2 Klinische Präsentation/Symptomatik

- **Akuter Verlauf:**
  - septisches Krankheitsbild (Fieber, Schüttelfrost)
  - rasche Entwicklung einer Herzinsuffizienz infolge der Klappenfunktionsstörung
- **subakuter Verlauf:**
  - B-Symptomatik mit Gewichtsverlust, Abgeschlagenheit, subfebriler Temperatur und Nachtschweiß
  - rezidivierende Bakteriämie (Fieberzacken)
  - kutane septische Embolien (Osler-Knoten, Janeway-Läsionen)

## 57.2 Methode der Wahl

- Echokardiografie (TTE, TEE)
- bei stark kalzifizierten Klappen ggf. CT erwägen

## 57.3 Pathognomonische Befunde

- Klappenvegetationen, Abszedierung und Klappendestruktion (TTE, TEE, CT, MRT)

## 57.4 Befundbeschreibung

### 57.4.1 Echokardiografie

- TTE, TEE:
  - Klappenvegetationen (▸ Abb. 57.1a)
  - Abszedierung

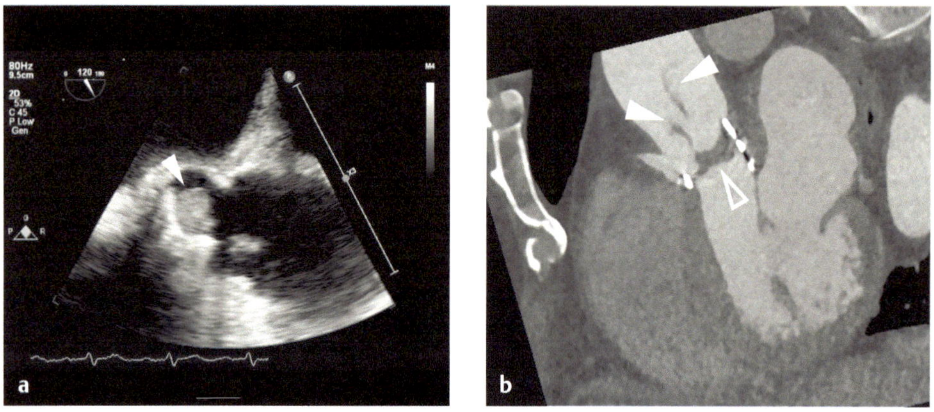


**Abb. 57.1 Infektiöse Endokarditis.** 70-jähriger Patient mit Zustand nach operativem Aortenklappenersatz, jetzt infektiöse Aortenklappenendokarditis.

**a** In der TEE (120°-modifiziert) Nachweis einer großen Aortenklappenvegetation (Pfeilspitze).

**b** In der kontrastmittelverstärkten Herz-CT (EKG-getriggert, diastolische Herzphase) Nachweis der Aortenklappenvegetation (ausgefüllte Pfeilspitzen) und der Segelverdickung (leere Pfeilspitze).

- Klappendestruktion, -prolaps oder -perforation, dann in der Regel Klappeninsuffizienz, selten -stenose

### 57.4.2 Röntgen

- Pulmonale Infiltrate (septische Embolien)
- mediastinale Lymphadenopathie

### 57.4.3 CT

- Klappenvegetationen (▶ Abb. 57.1b), Abszedierung, Pseudoaneurysma, Klappendestruktion, -prolaps oder -perforation
- vergleichbar zur TTE, aber Vorteile bei stark verkalkten Klappen und bei Kunstklappen
- Umfelddiagnostik (septische Lungenembolien)
- ggf. septische Embolien (Nebenkriterium gemäß Duke-Kriterien)

### 57.4.4 MRT

- Selten primäre Bildgebung (▶ Abb. 57.2), sondern Umfelddiagnostik (zerebrale Embolien)
- evtl. bei der Frage nach einem Abszess oder Beteiligung weiterer kardialer Strukturen indiziert (dann auf pulmonale Läsionen achten; ▶ Abb. 57.3)

### 57.4.5 Angiografie

- Nur präoperativ indiziert: Koronarangiografie empfohlen bei Männern > 40 Jahren, bei postmenopausalen Frauen und bei Patienten mit mindestens einem kardiovaskulären Risikofaktor oder bekannter koronarer Herzkrankheit
- alternativ: Koronar-CT bei aortalen Vegetationen mit Gefahr der Verschleppung im Rahmen der Koronarangiografie

### 57.4.6 PET/PET-CT

- Bei Kunstklappen erhöhte $^{18}$F-FDG-Avidität
- kein eindeutiger Zusatznutzen bei nativer Klappenendokarditis
- 89 % Sensitivität und 86 % Spezifität bei infizierten kardialen Geräten

## 57.5 Radiologische Differenzialdiagnosen

- Infrage kommende bildgebende Differenzialdiagnosen s. in ▶ Tab. 57.1

## 57.6 Typische Fehler

**Praxistipp**

- Auflagerungen bzw. Vegetationen müssen immer im klinischen Kontext gewertet werden (Anamnese, Grunderkrankung, Klinik, Blutkulturen).
- Gegebenenfalls sind pulmonale Läsionen (septische Embolien) auf Planungssequenzen (MRT) erkennbar!

## 57.7 Was der Kliniker von mir wissen will

- Klappenvegetationen, -funktionsstörung
- verkomplizierende Faktoren wie (kardiale) Abszedierung und septische Streuung
- Einschätzung des Embolierisikos:

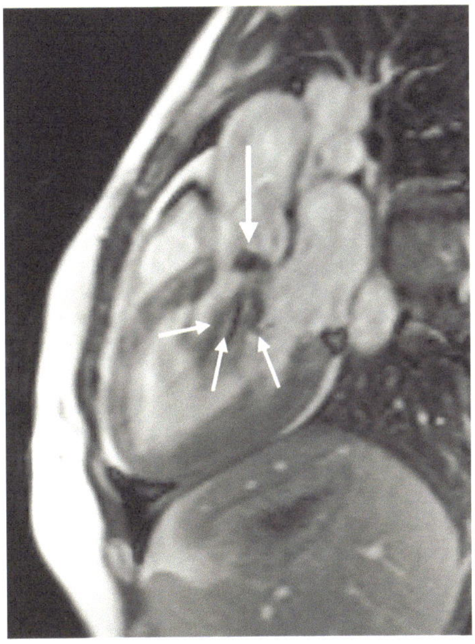

**Abb. 57.2 Infektiöse Endokarditis.** 21-jährige Patientin mit akuter Aorteninsuffizienz infolge infektiöser Aortenklappenendokarditis. SSFP-Cine-MRT-Sequenz, linksventrikulärer Ausflusstrakt, Diastole. Deutliche Regurgitation (kurze Pfeile) über der verdickten Aortenklappe (langer Pfeil). (Quelle: Claussen CD, Miller S, Fenchel M. Kramer U, Riessen R. Pareto-Reihe Radiologie. Herz. Stuttgart: Thieme; 2006)

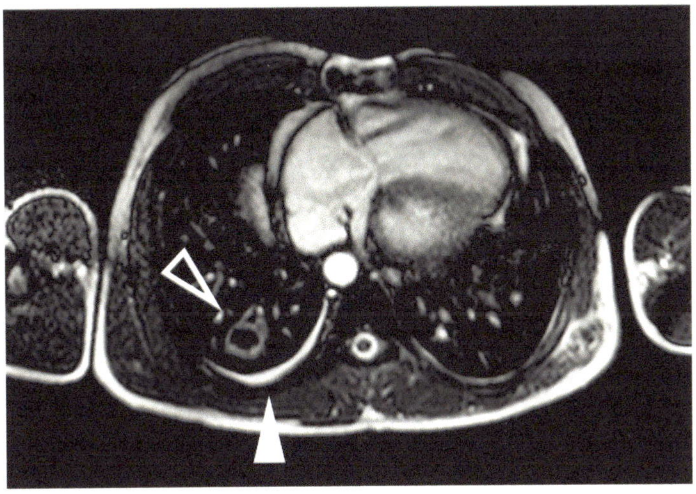

**Abb. 57.3 Infektiöse Endokarditis.** 16-jähriger Patient, Verlaufskontrolle bei operativ korrigierter Fallot-Tetralogie, doppeltem Aortenbogen mit transventrikulärer Korrektur und Patch-Verschluss des Ventrikelseptumdefekts sowie Rekonstruktion des rechtsventrikulären Ausflusstrakts. Jetzt infektiöse Aortenklappenendokarditis. Balanced Turbo-Field-Echo-MRT-Planungssequenzen. Ausgefüllte Pfeilspitze: Pleuraerguss, leere Pfeilspitze: zentral eingeschmolzene, septische Embolie im rechten Unterlappen.



  - Größe und Mobilität der Vegetationen (hohes Risiko: linksseitige infektiöse Endokarditis, mobile und große Vegetationen > 15 mm)
  - ggf. Verlauf der Vegetationsgröße unter antibiotischer Therapie (Zunahme entspricht erhöhtem Embolierisiko und ggf. Operationsindikation zur Reduktion von Sekundärkomplikationen)
  - stattgehabte Embolien
  - multivalvuläre Endokarditis

**Tab. 57.1** Radiologische Differenzialdiagnosen der infektiösen Endokarditis.

| Differenzialdiagnose | Bemerkungen |
|---|---|
| nicht infektiöse Endokarditis | • Anamnese<br>• Klinik (Duke-Kriterien) |
| Kollagenosen | • Anamnese |
| rheumatisches Fieber | • Anamnese |
| Fibroelastom | • Klappe selbst meist unauffällig bzw. intakt |
| Thrombus | • Anamnese<br>• Klink<br>• bei ausreichender Größe Signalverhalten im MRT (keine Kontrastmittelaufnahme, hypointens in der T1w Inversion-Recovery-Sequenz 600 ms) |

MRT = Magnetresonanztomografie
T1w = T1-gewichtet



## 57.8 Literatur

### 57.8.1 Quellenangaben

[1] Claussen CD, Miller S, Fenchel M. Kramer U, Riessen R. Pareto-Reihe Radiologie. Herz. Stuttgart: Thieme; 2006

## Literatur zur weiteren Vertiefung

[1] Bruun NE, Habib G, Thuny F et al. Cardiac imaging in infectious endocarditis. Eur Heart J. 2014; 35 (10): 624–632. doi:10.1093/eurheartj/eht274

[2] Cahill TJ, Baddour LM, Habib G et al. Challenges in infective endocarditis. J Am Coll Cardiol 2017; 69 (3): 325–344. doi:10.1016/j.jacc.2016.10.066

[3] Habib G, Lancellotti P, Antunes MJ et al. 2015 ESC Guidelines for the management of infective endocarditis: The Task Force for the Management of Infective Endocarditis of the European Society of Cardiology (ESC). Endorsed by: European Association for Cardio-Thoracic Surgery (EACTS), the European Association of Nuclear Medicine (EANM). Eur Heart J 2015; 36 (44): 3 075–3 128. doi:10.1093/eurheartj/ehv319

# 58 Endocarditis verrucosa rheumatica

*Claas P. Nähle*

## 58.1 Einleitung

- **Definition:**
  - *Endocarditis verrucosa:* abakterielle Inflammation mit einer Vegetation auf einer oder mehreren Herzklappen und/oder dem angrenzenden Myokard
  - *Endocarditis verrucosa rheumatica:*
    - Komplikation des rheumatischen Fiebers
    - Folgeerkrankung im Mittel 2 (1–3) Wochen nach Infektion mit β-hämolysierenden A-Streptokokken (z. B. Tonsillitis) aufgrund einer Kreuzreaktion der Antikörper
    - mögliche Manifestationen: Endokarditis, Perikarditis, Myokarditis, Polyarthritis, Glomerulonephritis, Erythema anulare und Rheumaknötchen
  - *(Pan-)Karditis:* als Teilerscheinung des sog. rheumatischen Fiebers ein Majorkriterium der Jones-Kriterien für das rheumatische Fieber
  - *rheumatische Herzerkrankung:* chronische Verlaufsform (ca. 0,4 % der Weltbevölkerung)

### 58.1.1 Epidemiologie

#### Häufigkeit

- Inzidenz variabel (von 8:100 000/Jahr bis 51:100 000/Jahr) bei Kindern und Jugendlichen (indigene australische Bevölkerung bis 380:100 000/Jahr)
- kaum Daten vorhanden
- geschätzte Prävalenz der rheumatischen Herzerkrankung: ca. 0,4 % der Weltbevölkerung (33 Millionen absolut)

#### Altersgipfel

- **Rheumatisches Fieber:**
  - Kinder: 5–14 Jahre (selten jünger)
  - bei Erwachsenen > 30 Jahren selten
- **rheumatische Herzkrankheit:** 14–49 Jahre (Latenz nach dem rheumatischen Fieber, entweder durch eine schwere Episode des rheumatischen Fiebers oder durch rezidivierende Episoden)

#### Prädisponierende Faktoren

- Schlechter sozioökonomischer Status

### 58.1.2 Klinische Präsentation/Symptomatik

- Karditis (Majorkriterium der Jones-Kriterien) in 60–90 % der Fälle (50–70 % klinisch, 12–21 % subklinisch)
- Palpitationen, Dyspnoe, Herzinsuffizienz (bei schwerer Mitralklappeninsuffizienz)
- pulmonale Hypertension, Vorhofflimmern

## 58.2 Methode der Wahl

- Echokardiografie

## 58.3 Pathognomonische Befunde

- Warzenähnliche Auflagerungen von ca. 1–3 mm Größe aus Fibrin und Thrombozyten vor allem an den kommissuralen Rändern der Aorten- oder Mitralklappe (Echokardiografie)

## 58.4 Befundbeschreibung

### 58.4.1 Echokardiografie

- Warzenähnliche Auflagerungen von ca. 1–3 mm Größe aus Fibrin und Thrombozyten vor allem an den kommissuralen Rändern der Aorten- oder Mitralklappe
- am häufigsten Mitralklappe betroffen (ca. 20 % der Patienten haben eine reine Klappeninsuffizienz, ca. 46 % ein kombiniertes Vitium und ca. 34 % eine reine Klappenstenose)
- Aortenklappeninsuffizienz
- ggf. Perikarderguss bzw. -verkalkung und/oder Pleuraergüsse
- rheumatische Herzkrankheit: verminderte systolische linksventrikuläre Funktion (⅕ der Fälle) und vergrößerter linksventrikulärer enddiastolischer Durchmesser (⅓ der Fälle)

### 58.4.2 Röntgen

- In der Regel nur unspezifische Veränderungen, z. B. Kardiomegalie, pulmonalvenöse Stauung, Pleuraergüsse
- perikardiale Verkalkungen

### 58.4.3 CT

- Gegebenenfalls Nachweis von Verkalkungen (Klappen, Perikard) oder eines Perikardergusses
- im Übrigen Umfelddiagnostik (ggf. Detektion zerebraler oder peripherer Embolien)

### 58.4.4 MRT

- Klappenvitium in Cine-Sequenzen: am häufigsten Mitralklappe betroffen (ca. 20 % der Patienten haben eine reine Klappeninsuffizienz, ca. 46 % ein kombiniertes Vitium und ca. 34 % eine reine Klappenstenose)
- ggf. Aortenklappeninsuffizienz
- ggf. entzündliche Veränderungen und Fibrose des Myokards
- Umfelddiagnostik:
  - Detektion zerebraler Thromboembolien
  - Verteilungsmuster der zerebralen Ischämien: eher multiple disseminierte Läsionen (multiterritorial) jeder Größe
  - bei der infektiösen Endokarditis eher solitär, uniterritorial oder territorial



## 58.5 Radiologische Differenzialdiagnosen

- Bildgebende Differenzialdiagnosen dieser Endokarditisform s. in ▸ Tab. 58.1

Tab. 58.1 Radiologische Differenzialdiagnosen der Endocarditis verrucosa rheumatica.

| Differenzialdiagnose | Bemerkungen |
|---|---|
| infektiöse Endokarditis | • Anamnese<br>• Duke-Kriterien |
| degenerative Klappenveränderungen | • Fehlen der zahlreichen Nebenbefunde der nicht infektiösen Endokarditis |
| andere nicht infektiöse Endokarditiden | • Anamnese |



## 58.6 Typische Fehler

**Cave**

Eine für das rheumatische Fieber leere Anamnese schließt eine rheumatische Herzerkrankung nicht aus, da sich nur ⅓ der Patienten mit rheumatischer Herzerkrankung an diese erinnert (Latenz!).

## 58.7 Was der Kliniker von mir wissen will

- Beurteilung der Klappenmorphologie und Quantifizierung der Klappenfunktion
- Gewebecharakterisierung (entzündliche Veränderungen, Fibrose)

## 58.8 Literatur

### 58.8.1 Literatur zur weiteren Vertiefung

[1] Carapetis JR, Beaton A, Cunningham MW et al. Acute rheumatic fever and rheumatic heart disease. Nat Rev Dis Primers 2016; 2: 15 084. doi:10.1038/nrdp.2015.84

[2] Gewitz MH, Baltimore RS, Tani LY et al. Revision of the Jones Criteria for the diagnosis of acute rheumatic fever in the era of Doppler echocardiography: a scientific statement from the American Heart Association. Secondary Revision of the Jones Criteria for the diagnosis of acute rheumatic fever in the era of Doppler echocardiography: a scientific statement from the American Heart Association. Circulation 2015; 131 (20): 1806–1818. doi:10.1161/CIR.000 000 0000 000 205

[3] Karthikeyan G, Guilherme L. Acute rheumatic fever. Lancet 2018; 392 (10 142): 161–174. doi:10.1016/S 0140-6 736(18)30 999-1

[4] Singhal AB, Topcuoglu MA, Buonanno FS. Acute ischemic stroke patterns in infective and nonbacterial thrombotic endocarditis: a diffusion-weighted magnetic resonance imaging study. Stroke 2002; 33 (5): 1267–1273. doi:10.1161/01.str.000 001 5 029.91 577.36

[5] Watkins DA, Beaton AZ, Carapetis JR et al. Rheumatic Heart Disease Worldwide: JACC Scientific Expert Panel. J Am Coll Cardiol 2018; 72 (12): 1397–1416. doi:10.1016/j.jacc.2018.06.063

# 59 Endocarditis thrombotica (marantica)

*Claas P. Nähle*

## 59.1 Einleitung

- **Definition:**
  - heterogenes Krankheitsbild, definiert durch abakterielle Inflammation mit einer Vegetation auf einer oder mehreren Herzklappen und/oder dem angrenzenden Myokard
  - meist vorangegangener Endothelschaden, z. B. iatrogen bei dem Einschwemmen von Kathetern oder durch zirkulierende Zytokine (z. B. Tumornekrosefaktor, Interleukine)

### 59.1.1 Epidemiologie

#### Häufigkeit

- Inzidenz ca. 1,6 %, jedoch wenig untersucht
- häufiger bei Patienten mit maligner Grunderkrankung als ohne (1,25 versus 0,20 %)

#### Altersgipfel

- Mittleres Alter: 63,0 ± 15,1 (24–84) Jahre
- sehr selten bei Kindern

#### Prädisponierende Faktoren

- Gerinnungsstörung mit erhöhter Koagulabilität (z. B. disseminierte intravasale Gerinnung)
- maligne Grunderkrankung (Adenokarzinome, besonders des Pankreas)

### 59.1.2 Klinische Präsentation/Symptomatik

- Relevante Klappenfunktionsstörung selten, sondern (systemische) Embolien (42 % [14–91 %]), da die Vegetationen sehr mobil und leicht ablösbar sind
- Embolie häufig nach zerebral, koronar, mesenterial und renal, mit entsprechender Klinik

## 59.2 Methode der Wahl

- Echokardiografie

## 59.3 Pathognomonische Befunde

- Vegetation (in absteigender Häufigkeit) der Aortenklappe, der Mitralklappe oder beider (Größe im Mittel 0,4 [0,2–2,5] cm; Echokardiografie, CT, MRT)
- Trikuspidalklappe und Pulmonalklappe selten betroffen
- Vegetationen häufig auf der Vorhofseite der Atrioventrikularklappen oder der Ventrikelseite der Aorten- bzw. Pulmonalklappen lokalisiert, dort dann typischerweise entlang der Kommissuren

## 59.4 Befundbeschreibung

### 59.4.1 Echokardiografie

- Vegetation (in absteigender Häufigkeit) der Aortenklappe, der Mitralklappe oder beider Klappen (Größe im Mittel 0,4 [0,2–2,5] cm)
- Trikuspidalklappe und Pulmonalklappe selten betroffen
- Vegetationen häufig auf der Vorhofseite der Atrioventrikularklappen oder der Ventrikelseite der Aorten- bzw. Pulmonalklappen lokalisiert, dort dann typischerweise an den koaptierenden Klappenrändern
- selten dadurch bedingte Klappeninsuffizienz

### 59.4.2 CT

- Vegetation (in absteigender Häufigkeit) der Aortenklappe, der Mitralklappe oder beider Klappen (Größe im Mittel 0,4 [0,2–2,5] cm)
- Trikuspidalklappe und Pulmonalklappe selten betroffen
- Vegetationen häufig auf der Vorhofseite der Atrioventrikularklappen oder der Ventrikelseite der Aorten- bzw. Pulmonalklappen lokalisiert, dort dann typischerweise an den koaptierenden Klappenrändern
- Umfelddiagnostik zur Tumor- bzw. Emboliesuche extrazerebral
- Primariusdetektion

### 59.4.3 MRT

- Vegetation (in absteigender Häufigkeit) der Aortenklappe, der Mitralklappe oder beider Klappen (Größe im Mittel 0,4 [0,2–2,5] cm)
- Trikuspidalklappe und Pulmonalklappe selten betroffen
- Vegetationen häufig auf der Vorhofseite der Atrioventrikularklappen oder der Ventrikelseite der Aorten- bzw. Pulmonalklappen lokalisiert, dort dann typischerweise an den koaptierenden Klappenrändern
- Umfelddiagnostik zur Tumor- bzw. Emboliesuche zerebral
- Verteilungsmuster der zerebralen Ischämien: eher multiple disseminierte Läsionen (multiterritorial) jeder Größe
- Verteilungsmuster bei der infektiösen Endokarditis eher solitär, uniterritorial oder territorial
- Primariusdetektion

## 59.5 Radiologische Differenzialdiagnosen

- Zusammenstellung der möglichen bildgebenden Differenzialdiagnosen s. in ▸ Tab. 59.1

**Tab. 59.1** Radiologische Differenzialdiagnosen der Endocarditis thrombotica (marantica).

| Differenzialdiagnose | Bemerkungen |
|---|---|
| infektiöse Endokarditis | • Anamnese<br>• Duke-Kriterien<br>• Verteilung der Diffusionsstörung eher solitär, uniterritorial oder territorial (Gegensatz zu multipel multiterritorial) |
| degenerative Klappenveränderungen | • Fehlen der zahlreichen Nebenbefunde der nicht infektiösen Endokarditis |

## 59.6 Typische Fehler

- Keine Angaben

## 59.7 Was der Kliniker von mir wissen will

- Betroffene Klappe(-n)
- Ausmaß der Klappenfunktionsstörung
- Embolien insbesondere zerebral

V

## 59.8 Literatur

### 59.8.1 Literatur zur weiteren Vertiefung

[1] Dutta T, Karas MG, Segal AZ et al. Yield of transesophageal echocardiography for nonbacterial thrombotic endocarditis and other cardiac sources of embolism in cancer patients with cerebral ischemia. Am J Cardiol 2006; 97 (6): 894–898. doi:10.1016/j.amjcard.2005.09.140

[2] el-Shami K, Griffiths E, Streiff M. Nonbacterial thrombotic endocarditis in cancer patients: pathogenesis, diagnosis, and treatment. Oncologist 2007; 12 (5): 518–523. doi:10.1634/theoncologist.12-5-518

[3] Esteva CJ, DeLellis RA, Hartman L. Nonbacterial thrombotic (marantic) endocarditis. Med Health R I 2010; 93 (4): 119

[4] Llenas-García J, Guerra-Vales JM, Montes-Moreno S et al. Nonbacterial thrombotic endocarditis: clinicopathologic study of a necropsy series. Rev Esp Cardiol 2007; 60 (5): 493–500

[5] Mazokopakis EE, Syros PK, Starakis IK. Nonbacterial thrombotic endocarditis (marantic endocarditis) in cancer patients. Cardiovasc Hematol Disord Drug Targets 2010; 10 (2): 84–86. doi:10.2174/187 152 910 791 292 484

[6] Singhal AB, Topcuoglu MA, Buonanno FS. Acute ischemic stroke patterns in infective and nonbacterial thrombotic endocarditis: a diffusion-weighted magnetic resonance imaging study. Stroke 2002; 33 (5): 1267–1273. doi:10.1161/01.str.000 001 5 029.91 577.36

[7] Young RS, Zalneraitis EL. Marantic endocarditis in children and young adults: clinical and pathological findings. Stroke 1981; 12 (5): 635–639. doi:10.1161/01.str.12.5.635

# 60 Endocarditis thrombotica Libman-Sacks

*Claas P. Nähle*

## 60.1 Einleitung

- **Definition:**
  - abakterielle Inflammation mit einer Vegetation auf einer oder mehreren Herzklappen und/oder dem angrenzenden Myokard
  - meist vorangegangener Endothelschaden, bei Endocarditis thrombotica Libman-Sacks im Rahmen der Grunderkrankung systemischer Lupus erythematodes

### 60.1.1 Epidemiologie

#### Häufigkeit

- Große Unsicherheit hinsichtlich der Prävalenz bei Patienten mit einem systemischen Lupus erythematodes (9–74 %)

### 60.1.2 Klinische Präsentation/Symptomatik

- Klinik entsprechend der Grunderkrankung des systemischen Lupus erythematodes, z. B.:
  - Pleuritis
  - Perikarditis
  - Reizleitungsstörungen (atrioventrikuläre Überleitungsstörung, QT-Zeit-Verlängerung)
  - koronare Herzkrankheit
  - Klappenvitien

## 60.2 Methode der Wahl

- Echokardiografie

## 60.3 Pathognomonische Befunde

- Klappenvegetation bzw. -verdickung meist der Mitralklappe ventrikelseitig und daraus resultierende Vitien (in 1–18 % der Fälle; Echokardiografie, MRT, CT)
- ggf. Perikarderguss (in 1–22 % der Fälle) und/oder Pleuraergüsse (Echokardiografie, MRT, CT)

## 60.4 Befundbeschreibung

### 60.4.1 Echokardiografie

- Klappenvegetation bzw. -verdickung und resultierende Vitien (in 1–18 % der Fälle); meist Mitralklappe, auch Aortenklappe, selten Pulmonal- und Trikuspidalklappe betroffen, gelegentlich Endokard des linken Vorhofs
- Vegetationen (meist > 2 mm) an den Klappenringen und -kommissuren, häufig auf der dem Ventrikel zugewandten Seite des posterioren Mitralklappensegels
- moderate bis schwere Mitral-, Trikuspidal-, Pulmonal- oder Aortenklappeninsuffizienz
- ggf. Perikarderguss (in 1–22 % der Fälle) und/oder Pleuraergüsse

### 60.4.2 Röntgen

- In der Regel nur unspezifische Veränderungen, z. B. Kardiomegalie, pulmonalvenöse Stauung, Pleuraergüsse
- ggf. Perikarderguss (in 1–22 % der Fälle), Klappenverkalkungen

### 60.4.3 CT

- Verruköse Verdickung der betroffenen Klappen bzw. Nachweis der Vegetation; meist Mitral- und Aortenklappe, seltener Pulmonal- und Trikuspidalklappe betroffen (▸ Abb. 60.1)
- ggf. Nachweis von Verkalkungen (Klappen, Perikard) oder eines Perikardergusses (in 1–22 % der Fälle)
- pulmonale Veränderungen wie z. B. Zeichen der Vaskulitis, chronisch-interstitielle Pneumonitis (sog. Lupuspneumonitis)

### 60.4.4 MRT

- Verruköse Verdickung der betroffenen Klappen bzw. Nachweis der Vegetation mit Vitium (in 1–18 % der Fälle); meist Mitral- und Aortenklappe, seltener Pulmonal- und Trikuspidalklappe betroffen
- Dysfunktion (meist Insuffizienz) der betroffenen Klappen
- entzündliche Veränderungen (Myokarditis in 6–10 % der Fälle) und Fibrose; besonders linker Vorhof, selten linker Ventrikel betroffen
- Perikarditis (in 40,3–83,0 % der Fälle), ggf. mit Perikarderguss (in 1–22 % der Fälle)

**Cave**

Infarkttypische Narben sprechen nicht gegen eine Libman-Sacks-Endokarditis (4- bis 8-fach erhöhtes Risiko einer koronaren Herzkrankheit).

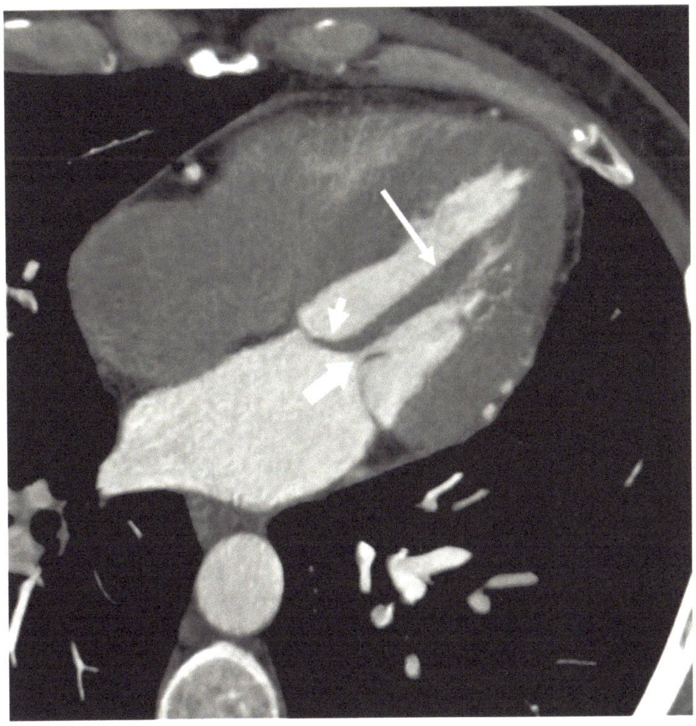

**Abb. 60.1 Endocarditis thrombotica Libman-Sacks.** Patient mit systemischem Lupus erythematodes und Libman-Sacks-Endokarditis. Kontrastmittelverstärkte CT, EKG-getriggert, Vierkammerblick, systolische Phase. Deutliche Verdickung der Chorda tendinea (langer Pfeil) mit nodulärer Verdickung des kommissuralen Anteils (kurzer Pfeil) des septalen Mitralklappensegels. Unvollständiger Klappenschluss (dicker Pfeil) bei Mitralklappeninsuffizienz. (Quelle: Nikolaou K, Kramer U, Kreitne K-F, Alkadhi H. Radiologische Differenzialdiagnostik Herz und große Gefäße. Stuttgart: Thieme; 2019)

Tab. 60.1 Radiologische Differenzialdiagnosen der Endocarditis thrombotica Libman-Sacks.

| Differenzialdiagnose | Bemerkungen |
|---|---|
| infektiöse Endokarditis | • Anamnese<br>• Duke-Kriterien |
| degenerative Klappenveränderungen | • Fehlen der zahlreichen Nebenbefunde der nicht infektiösen Endokarditis |
| andere nicht infektiöse Endokarditiden | • Anamnese<br>• Systematik der betroffenen Herzklappen<br>• begleitende Lupuspneumonitis |



## 60.5 Radiologische Differenzialdiagnosen

- Differenzialdiagnosen in der Bildgebung s. in ▸ Tab. 60.1

## 60.6 Typische Fehler

- Übersehen einer begleitenden infektiösen Endokarditis (bei bis zu 5 % der Patienten mit einer Libman-Sacks-Endokarditis kommt es zusätzlich zu einer infektiösen Endokarditis)

## 60.7 Was der Kliniker von mir wissen will

- Zusätzliche Beurteilung regionaler Wandbewegungsstörungen:
  - Koronarsklerose durch arteriellen Hypertonus und/oder Glukokortikoidtherapie
  - mögliche koronare Arteriitis beim Lupus mit konsekutiver Koronarstenose
- Beurteilung des rechten Ventrikels:
  - rezidivierende interstitielle Lupuspneumonitis
  - konsekutive Lungenfibrose
  - Entwicklung einer pulmonalen Hypertonie

## 60.8 Literatur

### 60.8.1 Quellenangaben

[1] Nikolaou K, Kramer U, Kreitne K-F, Alkadhi H. Radiologische Differenzialdiagnostik Herz und große Gefäße. Stuttgart: Thieme; 2019

### 60.8.2 Literatur zur weiteren Vertiefung

[1] Doria A, Iaccarino L, Sarzi-Puttini P et al. Cardiac involvement in systemic lupus erythematosus. Lupus 2005; 14 (9): 683–686. doi:10.1191/096 120 3 305lu2200oa

[2] Jain D, Halushka MK. Cardiac pathology of systemic lupus erythematosus. J Clin Pathol 2009; 62 (7): 584–592. doi:10.1136/jcp.2 009 064 311

[3] Miner JJ, Kim AH. Cardiac manifestations of systemic lupus erythematosus. Rheum Dis Clin North Am 2014; 40 (1): 51–60. doi:10.1016/j.rdc.2013.10.003

# 61 Nicht infektiöse Endokarditis bei Karzinoid (Hedinger-Syndrom)

*Claas P. Nähle*

## 61.1 Einleitung

- **Definition:** abakterielle Inflammation mit einer Vegetation auf einer oder mehreren Herzklappen und/oder dem angrenzenden Myokard
- **Pathogenese:**
  - genauer Pathomechanismus unklar
  - Vermutung: endokardiale Plaqueablagerungen durch vasoaktive Substanzen begünstigt

### 61.1.1 Epidemiologie

#### Häufigkeit

- Bis zu 60 % der Patienten mit einem neuroendokrinen Tumor und Karzinoidsyndrom entwickeln ca. 1,5 Jahre nach der Diagnose eine karzinoidassoziierte Endokarditis.

### 61.1.2 Klinische Präsentation/Symptomatik

- Karzinoidsyndrom in 30–40 % der Fälle:
  - Flush-Symptomatik
  - Hypotension
  - Durchfall
  - Bronchospasmus
- Dyspnoe, Abgeschlagenheit, periphere Ödeme, Aszites, Hepatomegalie

## 61.2 Methode der Wahl

- Echokardiografie
- MRT

## 61.3 Pathognomonische Befunde

- 90 % mit Befall des rechten Herzes und dort der „stromabwärts" gelegenen Klappenteile, d. h. der ventrikulären Anteile der Trikuspidal- und der pulmonalarteriellen Teile der Pulmonalklappe (Echokardiografie, MRT)
- meist kombiniertes Pulmonalisvitium zusammen mit Trikuspidalinsuffizienz (Echokardiografie, MRT)
- Verdickung der Trikuspidalklappe, Chordae und Papillarmuskeln (Echokardiografie, MRT, CT)

## 61.4 Befundbeschreibung

### 61.4.1 Echokardiografie

- Verdickung und verminderte Beweglichkeit (bis hin zur Fixation) der Trikuspidalklappe, Chordae und Papillarmuskeln mit (schwerer) Insuffizienz (dolchartiges Doppler-Flussprofil), seltener Stenose
- steife, brettartige Trikuspidalklappensegel
- verdickte, später auch retrahierte Pulmonalklappensegel mit resultierender Insuffizienz und später -stenose
- Zeichen der rechtsventrikulären Volumenbelastung, ggf. paradoxe Septumbewegung
- rechtsatriale Vergrößerung

### 61.4.2 CT

- Verdickung der Trikuspidalklappe, Chordae und Papillarmuskeln
- Zeichen der rechtsventrikulären Volumenbelastung (rechtsventrikuläre Dilatation, vergrößerte Pulmonalarterien)
- ggf. Detektion von kardialen Metastasen

### 61.4.3 MRT

- Verdickung und verminderte Beweglichkeit (bis hin zur Fixation) der Trikuspidalklappe, Chordae und Papillarmuskeln mit (schwerer) Insuffizienz (dolchartiges Doppler-Flussprofil), seltener Stenose
- steife, brettartige Trikuspidalklappensegel
- verdickte, später auch retrahierte Pulmonalklappensegel mit resultierender Insuffizienz und später -stenose
- Zeichen der rechtsventrikulären Volumenbelastung, ggf. paradoxe Septumbewegung
- rechtsatriale Vergrößerung
- selten LGE der Trikuspidal- and Pulmonalklappen
- ggf. Detektion von kardialen Metastasen

### 61.4.4 PET/PET-CT

- PET-CT mit Somatostatinanaloga (DOTATOC/DOTATATE) nur für Umfeld- und Staging-Untersuchungen
- ggf. Detektion von kardialen Metastasen

## 61.5 Radiologische Differenzialdiagnosen

- Zu beachtende bildgebende Differenzialdiagnosen s. in ▸ Tab. 61.1

Tab. 61.1 Radiologische Differenzialdiagnosen der nicht infektiösen Endokarditis bei Karzinoid.

| Differenzialdiagnose | Bemerkungen |
|---|---|
| Löffler-Endokarditis | • fehlende Karzinoidgrunderkrankung<br>• Klappen dominant betroffen |
| infektiöse Endokarditis | • Anamnese<br>• Duke-Kriterien |
| degenerative Klappenveränderungen | • Fehlen der zahlreichen Nebenbefunde der nicht infektiösen Endokarditis |

## 61.6 Typische Fehler

**Cave**

Ein offenes Foramen ovale muss präoperativ vor Herzklappenersatz ausgeschlossen werden, da es mitverschlossen werden sollte.

**Merke**

Der Fokus der MRT sollte bei einer nicht infektiösen Endokarditis bei Karzinoid auf der Beurteilung der Pulmonalklappe liegen, da diese in der (transthorakalen) Echokardiografie nur eingeschränkt beurteilt werden kann.



## 61.7 Was der Kliniker von mir wissen will

- Quantifizierung des Klappenvitiums, da abhängig vom klinischen Kontext ein kardiochirurgischer Klappenersatz erwogen werden kann

## 61.8 Literatur

### 61.8.1 Literatur zur weiteren Vertiefung

[1] Bhattacharyya S, Davar J, Dreyfus G et al. Carcinoid heart disease. Circulation 2007; 116 (24): 2860–2865. doi:10.1161/CIRCULATIONAHA.107 701 367

[2] Fox DJ, Khattar RS. Carcinoid heart disease: presentation, diagnosis, and management. Secondary Carcinoid heart disease: presentation, diagnosis, and management. Heart 2004; 90 (10): 1224–1228. doi:10.1136/hrt.2 004 040 329

[3] Davar J, Connolly HM, Caplin ME et al. Diagnosing and managing carcinoid heart disease in patients with neuroendocrine tumors: an expert statement. J Am Coll Cardiol 2017; 69 (10): 1288–1304. doi:10.1016/j.jacc.2016.12.030

[4] Dobson R, Burgess MI, Pritchard DM et al. The clinical presentation and management of carcinoid heart disease. Int J Cardiol 2014; 173 (1): 29–32. doi:10.1016/j.ijcard.2014.02.037

[5] Moller JE, Connolly HM, Rubin J et al. Factors associated with progression of carcinoid heart disease. N Engl J Med 2003; 348 (11): 1005–1015. doi:10.1056/NEJMoa021 451

# 62 Endocarditis parietalis fibroplastica (Löffler) (Endomyokardfibrose)

Claas P. Nähle



## 62.1 Einleitung

- **Definition:**
  - *Endocarditis parietalis:* abakterielle Inflammation des parietalen Endokards und ggf. der Atrioventrikularklappen
  - *Löffler-Endokarditis:*
    - im Rahmen des Hypereosinophiliesyndroms (Löffler-Syndrom)
    - 3 Stadien mit fließenden Übergängen: akut nekrotisches Stadium, thrombotisches Stadium und fibrotisches Stadium
    - unscharfe Trennung von der Endomyokardfibrose (die jedoch bevorzugt in den Tropen und Subtropen auftritt), keine bildmorphologische Unterscheidung möglich
  - *Endomyokardfibrose:* weniger ausgeprägte Eosinophilie

### 62.1.1 Epidemiologie

#### Häufigkeit

- Häufigkeit des Hypereosinophiliesyndroms: ca. 0,035:100 000 Einwohner (USA), davon bei mindestens 40–50 % kardiale Mitbeteiligung
- Endemieregionen: bis zu 20 % Prävalenz

#### Altersgipfel

- **Löffler-Endokarditis:** 20–50 Jahre
- **Endomyokardfibrose:** 10–30 Jahre

#### Geschlechtsverteilung

- **Löffler-Endokarditis:** fast nur Männer betroffen (männlich : weiblich = 9:1)
- **Endomyokardfibrose:** keine eindeutige Prädilektion

### 62.1.2 Klinische Präsentation/Symptomatik

- Unspezifische Symptome wie z. B. Abgeschlagenheit, Husten, Dyspnoe, Jucken bzw. Hautausschlag und Angioödem abhängig von der Organbeteiligung (Herz, Zentralnervensystem, Milz und Lunge in 45–60 % der Fälle, Leber und Gastrointestinaltrakt in 20–30 % der Fälle)
- bei 25 % Entwicklung von thromboembolischen Komplikationen mit einer Mortalität von 5–10 %
- letztlich progredientes Multiorganversagen bei progredienter Herzinsuffizienz
- 2-Jahres-Sterblichkeit bei fortgeschrittener myokardialer Fibrose 35–50 %

## 62.2 Methode der Wahl

- Echokardiografie
- MRT

## 62.3 Pathognomonische Befunde

- Ausgeprägte Verdickung des Endokards beider Ventrikel mit vor allem in den Ventrikelapizes thrombotischen Auflagerungen
- bei Mitbeteiligung der Atrioventrikularklappen ggf. resultierende Insuffizienz
- im Verlauf dann restriktive Kardiomyopathie mit Links- und Rechtsherzversagen (Echokardiografie, MRT)

## 62.4 Befundbeschreibung

### 62.4.1 Echokardiografie

- **Akutes Stadium:**
  - häufig normal
  - ggf. Wandverdickung aufgrund des Myokardödems
- **thrombotisches Stadium:** apikale Thromben ohne korrespondierende Wandbewegungsstörungen
- **fibrotisches Stadium:**
  - Verdickung des ggf. echoreichen parietalen Endokards ≥ 2 mm
  - Mitralklappeninsuffizienz (verminderte Beweglichkeit des posterioren Segels)
  - Umbau der thrombotischen apikalen Obliteration in eine fibrothrombotische Obliteration
  - Zeichen der Restriktion
  - kleinfleckige Texturstörung in mehr als einer Ventrikelwand

### 62.4.2 Röntgen

- In der Regel nur unspezifische Veränderungen, z. B. Kardiomegalie, pulmonalvenöse Stauung, Pleuraergüsse
- pneumonische Infiltrate bei pulmonaler Beteiligung

### 62.4.3 CT

- Pneumonische Infiltrate bei pulmonaler Beteiligung
- ggf. apikale Thromben

### 62.4.4 MRT

- **Akutes Stadium:**
  - oft normal
  - ggf. Wandverdickung und/oder Myokardödem
- **thrombotisches Stadium:** apikale Thromben (▸ Abb. 62.1)
- **fibrotisches Stadium:**
  - verdicktes parietales Endokard im Late Enhancement (▸ Abb. 62.2)
  - Mitralklappeninsuffizienz (verminderte Beweglichkeit des posterioren Segels)
  - Umbau der thrombotischen apikalen Obliteration in eine fibrothrombotische Obliteration
  - nicht ischämietypische Texturstörung in mehr als einer Ventrikelwand

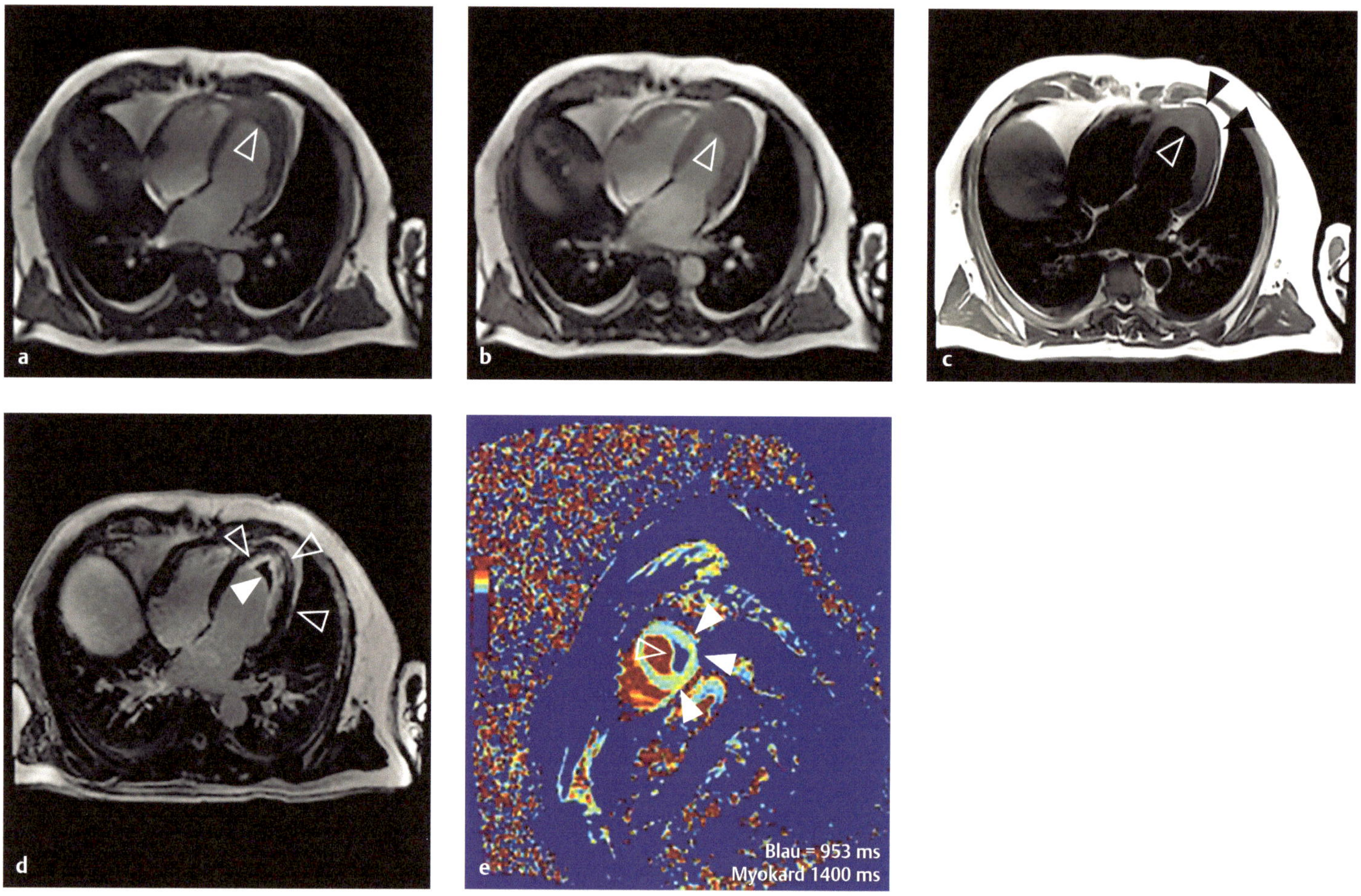


**Abb. 62.1 Löffler-Endokarditis.** 65-jähriger Patient mit Hypereosinophiliesyndrom und Verdacht auf kardiale Beteiligung. Der linksventrikuläre Apex ist durch frisch thrombotisch-entzündliches Material (**a–c**, unausgefüllte Pfeilspitzen) ausgefüllt, das in der Systole (**b**) deformiert wird und im Vergleich zum Myokard (**c**, schwarze Pfeilspitzen) gering signalangehoben ist. Keine Wandbewegungsstörung. Late Enhancement des linksventrikulären Myokards septal-apikal und lateral-apikal sowie mittventrikulär (**d**, unausgefüllte Pfeilspitzen). Thrombus in der Spitze des linken Ventrikels (**d**, weiße Pfeilspitze). Deutlich verlängerte T1-Zeiten des lateralen, inferioren und inferoseptalen Myokards (ca. 1400 ms; **e**, weiße Pfeilspitzen). Der apikale Thrombus (**e**, unausgefüllte Pfeilspitze) weist T1-Zeiten von ca. 950 ms (blauer Bereich) auf.

**a** SSFP-Cine-MRT-Sequenz, Vierkammerblick, Diastole.
**b** SSFP-Cine-MRT-Sequenz, Vierkammerblick, Systole.
**c** T2w Turbo-Spin-Echo-MRT-Sequenz, Vierkammerblick.
**d** LGE-MRT-Sequenz, Vierkammerblick.
**e** MRT, natives T1-Mapping, kurze Herzachse apikal.

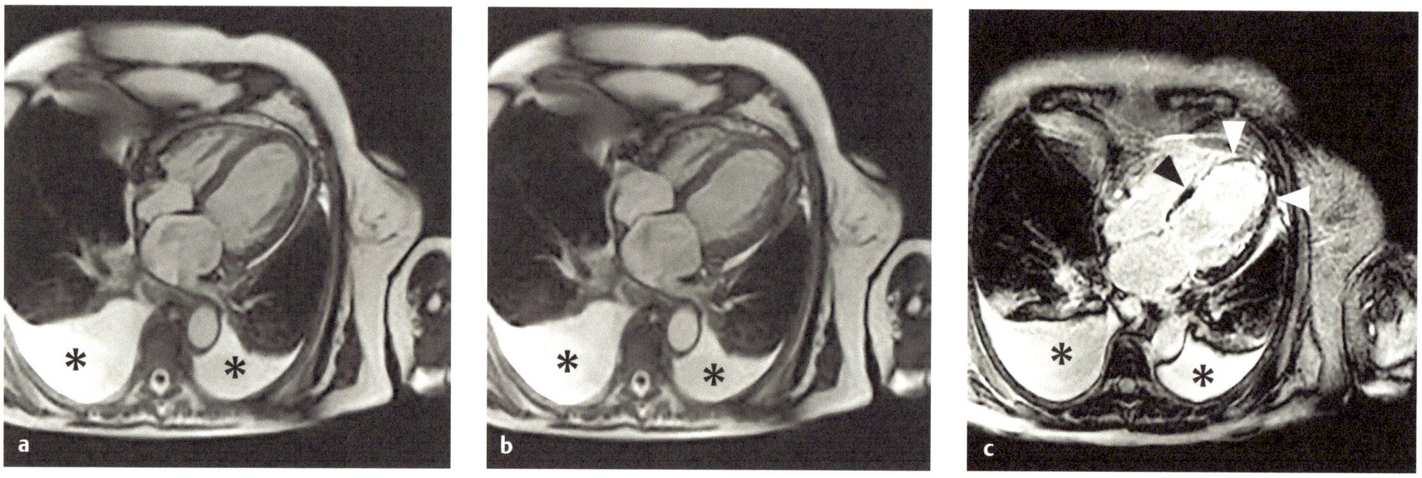


**Abb. 62.2 Löffler-Endokarditis.** 67-jährige Patientin. Hochgradig eingeschränkte linksventrikuläre Funktion, konsekutive Linksherzinsuffizienz mit Pleuraergüssen (**a**, **b**, Sterne). Verlaufskontrolle: Die Sterne in **c** kennzeichnen Pleuraergüsse, die Pfeilspitzen ein Late Enhancement des linksventrikulären Myokards septal-mittventrikulär und apikal sowie lateral-apikal und mittventrikulär.

**a** SSFP-Cine-MRT-Sequenz, Vierkammerblick, Diastole.
**b** SSFP-Cine-MRT-Sequenz, Vierkammerblick, Systole.
**c** MRT, LGE-Bildgebung, Vierkammerblick. Verlaufskontrolle.

Tab. 62.1 Radiologische Differenzialdiagnosen der Endocarditis parietalis fibroplastica (Löffler) (Endomyokardfibrose).

| Differenzialdiagnose | Bemerkungen |
|---|---|
| infektiöse Endokarditis | • Anamnese<br>• Duke-Kriterien |
| degenerative Klappenveränderungen | • Fehlen der zahlreichen Nebenbefunde der nicht infektiösen Endokarditis |
| andere nicht infektiöse Endokarditiden | • frühere bzw. andere Beteiligung der Herzklappen<br>• keine Restriktion im Verlauf |
| apikale hypertrophe Kardiomyopathie | • im thrombotischen Stadium<br>• Unterscheidung mittels MRT: Apexobliteration nur in der Systole bzw. zunehmend in der Systole |

MRT = Magnetresonanztomografie

## 62.5 Radiologische Differenzialdiagnosen

- Zu berücksichtigende Differenzialdiagnosen s. in ▶ Tab. 62.1

## 62.6 Typische Fehler

- Fehlende Differenzierung von anderen restriktiven Kardiomyopathien (Amyloidose, Sarkoidose, Siderose) und der apikalen hypertrophen Kardiomyopathie

**Praxistipp**

- Bei Verdacht auf Löffler-Endokarditis ist an die Akquisition sog. Late-Enhancement-Sequenzen mit langer Inversionszeit (600 ms) zu denken.
- Black-Blood-Late-Enhancement-Sequenzen verbessern die Erkennbarkeit des endokardialen Late Enhancements.

## 62.7 Was der Kliniker von mir wissen will

- Vorhandensein eines intrakavitären Thrombus, da dies eine Antikoagulation erfordern kann (Gefahr der systemischen Embolisation)

## 62.8 Literatur

### 62.8.1 Literatur zur weiteren Vertiefung


[1] Beaton A, Mocumbi AO. Diagnosis and management of endomyocardial fibrosis. Cardiol Clin 2017; 35 (1): 87–98. doi:10.1016/j.ccl.2016.08.005

[2] Crane MM, Chang CM, Kobayashi MG et al. Incidence of myeloproliferative hypereosinophilic syndrome in the United States and an estimate of all hypereosinophilic syndrome incidence. J Allergy Clin Immunol 2010; 126 (1): 179–181. doi:10.1016/j.jaci.2010.03.035

[3] Grimaldi A, Mocumbi AO, Freers J et al. Tropical endomyocardial fibrosis: natural history, challenges, and perspectives. Circulation 2016; 133 (24): 2503–2515. doi:10.1161/CIRCULATIONAHA.115 021 178

[4] Kleinfeldt T, Nienaber CA, Kische S et al. Cardiac manifestation of the hypereosinophilic syndrome: new insights. Clin Res Cardiol 2010; 99 (7): 419–427. doi:10.1007/s00 392–010–0144–8

[5] Mankad R, Bonnichsen C, Mankad S. Hypereosinophilic syndrome: cardiac diagnosis and management. Heart 2016; 102 (2): 100–106. doi:10.1136/heartjnl-2015–307 959

[6] van Kessel DJ, Jerzewski A, Kardux JJ et al. Loeffler's endocarditis. Eur Heart J Cardiovasc Imaging 2015; 16 (3): 343. doi:10.1093/ehjci/jeu208

# 63 Post-cardiac Injury Syndrome

*Claas P. Nähle*

## 63.1 Einleitung

- **Definition:** Subsumierung pathogenetisch unterschiedlicher Erkrankungen mit ähnlicher klinischer Manifestation:
  - Postinfarktperikarditis bzw. Dressler-Syndrom
  - Postperikardiotomiesyndrom
  - posttraumatische Perikarditis



### 63.1.1 Epidemiologie

#### Häufigkeit

- **Postinfarktperikarditis bzw. Dressler-Syndrom:** < 25 % bzw. < 1 %
- **Postperikardiotomiesyndrom:** 10–40 %
- **nach perkutanen Interventionen:** < 1 bis < 5 %

### 63.1.2 Klinische Präsentation/Symptomatik

- Angina pectoris (in > 80 % der Fälle)
- Dyspnoe (in 50–60 % der Fälle)
- (leichtes) Fieber (in 50–60 % der Fälle)
- Perikardreiben (in 30–60 % der Fälle)

## 63.2 Methode der Wahl

- Echokardiografie
- MRT

## 63.3 Pathognomonische Befunde

- Perikarderguss
- ggf. Late Enhancement des Perikards (MRT)

## 63.4 Befundbeschreibung

### 63.4.1 Echokardiografie

- Perikarderguss
- ggf. diastolische Funktionsstörung als Zeichen der Konstriktion

### 63.4.2 Röntgen

- Nicht wegweisend
- ggf. Pleuraerguss
- ggf. Perikarderguss

### 63.4.3 CT

- Nicht wegweisend
- ggf. Pleuraerguss
- ggf. Perikarderguss

### 63.4.4 MRT

- Perikarderguss (▸ Abb. 63.1)
- ggf. Late Enhancement des Perikards bei akuter perikardialer Inflammation
- evtl. diastolische Funktionsstörung als Zeichen der Konstriktion

## 63.5 Radiologische Differenzialdiagnosen

- Wichtige Differenzialdiagnosen s. in ▸ Tab. 63.1

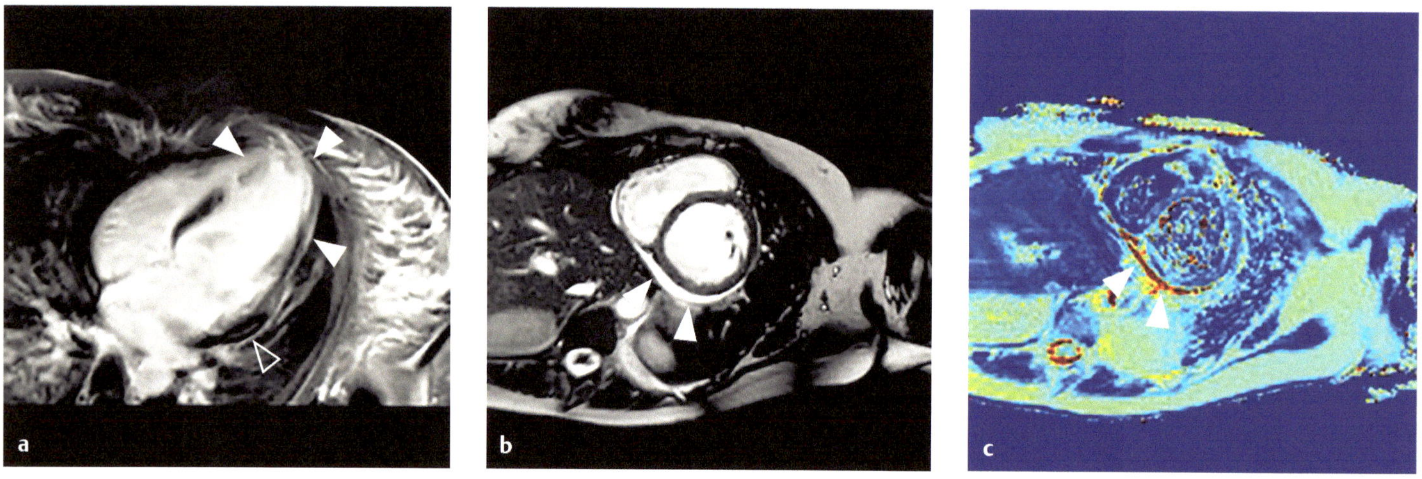


**Abb. 63.1 Post-cardiac Injury Syndrome.** 37-jährige Patientin mit Zustand nach postpartaler Reanimation bei akutem Myokardinfarkt nach Dissektion des R. interventricularis anterior. Transmurale Infarktnarben (**a**, Pfeilspitzen) apikoseptal, apikal und apikolateral. Perikarderguss (**a**, unausgefüllte Pfeilspitze; **b**, **c**, Pfeilspitzen).

**a** LGE-MRT-Sequenz, Vierkammerblick.
**b** SSFP-Cine-MRT-Sequenz, kurze Herzachse, Diastole.
**c** MRT, T2-Mapping, kurze Herzachse basal.

Tab. 63.1 Radiologische Differenzialdiagnosen des Post-cardiac Injury Syndrome.

| Differenzialdiagnose | Bemerkungen |
|---|---|
| Perimyokarditis | • keine Konstriktion<br>• Anamnese (Infekt?) |
| Angina pectoris (akutes Koronarsyndrom) | • Klinik bzw. Anamnese<br>• laborchemische und apparative Diagnostik |
| Aortendissektion (intramurales Hämatom) | • Klinik (akutes Auftreten) |
| Lungenembolie | • Klinik bzw. Anamnese (Wells Score) |



## 63.6 Typische Fehler

**Cave**

Die Latenzzeit beim Dressler-Syndrom beträgt typischerweise 2–3 Wochen, kann aber auch Monate betragen (Anamnese!).

## 63.7 Was der Kliniker von mir wissen will

- Vorhandensein einer perikardialen Inflammation
- Relevanz von Perikard- (Hämodynamik) und Pleuraerguss
- ggf. weitere Traumafolgen

## 63.8 Literatur

### 63.8.1 Literatur zur weiteren Vertiefung


[1] Cosyns B, Plein S, Nihoyanopoulos P et al. European Association of Cardiovascular Imaging (EACVI) position paper: multimodality imaging in pericardial disease. Eur Heart J Cardiovasc Imaging 2015; 16 (1): 12–31. doi:10.1093/ehjci/jeu128

[2] Imazio M, Hoit BD. Post-cardiac injury syndromes. An emerging cause of pericardial diseases. Int J Cardiol 2013; 168 (2): 648–652. doi:10.1016/j.ijcard.2012.09.052

[3] Khandaker MH, Espinosa RE, Nishimura RA et al. Pericardial disease: diagnosis and management. Mayo Clin Proc 2010; 85 (6): 572–593. doi:10.4065/mcp.2010 0046

[4] Xu B, Kwon DH, Klein AL. Imaging of the pericardium: a multimodality cardiovascular imaging update. Cardiol Clin 2017; 35 (4): 491–503. doi:10.1016/j.ccl.2017.07.003

# Teil VI

## Hypertonie



VI

# 64 Arterielle Hypertonie (hypertensive Kardiomyopathie)

*Bettina Baeßler*



## 64.1 Einleitung

- **Definition:** Es handelt sich um eine Erkrankung des Herzmuskels durch chronische arterielle Hypertonie, die insbesondere zu einer linksventrikulären Hypertrophie führen kann.
- **Ätiologie und Pathogenese:**
  - Die postduktale Aortenisthmusstenose (< 0,1 % aller Hypertoniker) ist die einzige kardiovaskuläre Ursache der arteriellen Hypertonie.
  - Primäre (sog. essenzielle) Formen sind mit ca. 90 % weitaus häufiger als sekundäre Formen (z. B. renal, renovaskulär oder endokrinologisch bedingte Formen).
  - Die arterielle Hypertonie ist Teil des metabolischen Syndroms und oft mit einer koronaren Herzkrankheit assoziiert.
  - Sie führt bei fehlender Therapie langfristig zu einer Linksherzhypertrophie und zur Herzinsuffizienz (hypertensive Kardiomyopathie).

### 64.1.1 Klinische Präsentation/Symptomatik

- Häufig asymptomatisch
- Kopfschmerzen
- Schwindel
- Angina pectoris
- Dyspnoe
- Nasenbluten
- bei sekundärer Hypertonie Symptome der Grunderkrankung

## 64.2 Methode der Wahl

- Echokardiografie

## 64.3 Pathognomonische Befunde

- Ein für die hypertensive Kardiomyopathie spezifischer Befund existiert nicht.
- Oft liegen Komorbiditäten (z. B. Diabetes, koronare Herzkrankheit) vor, sodass die Myokardveränderungen meist multifaktorieller Genese sind.
- Ein charakteristischer Befund ist das Vorliegen einer Hypertrophie des linken Ventrikels ohne andere erkennbare Ursache.

## 64.4 Befundbeschreibung

### 64.4.1 Echokardiografie

- Linksventrikuläre Hypertrophie (Septum > 12 mm)
- Aortenektasie
- diastolische Dysfunktion
- in fortgeschrittenen Fällen Kardiomegalie und eingeschränkte systolische Funktion
- bei Verdacht auf Aortenisthmusstenose evtl. TEE

### 64.4.2 Röntgen

- Oft normal
- schlanke Herzkontur (▸ Abb. 64.1a)
- abgerundeter linker Herzrand
- prominenter Aortenknopf
- Aortenelongation und -sklerose
- bei kardialer Dekompensation Vergrößerung des linken Ventrikels

### 64.4.3 CT

- Zur Primärdiagnostik nur bei Verdacht auf Aortenisthmusstenose
- Darstellung der vaskulären Komplikationen einer arteriellen Hypertonie (Aortenaneurysma, Aneurysma dissecans)

### 64.4.4 MRT

- Befunde wie in der Echokardiografie und der CT (▸ Abb. 64.1b)
- genaue Bestimmung und Verlaufsbeurteilung der Myokardmasse möglich

### 64.4.5 Angiografie

- Bei Verdacht auf koronare Herzkrankheit Nachweis von Koronarstenosen mit Koronarangiografie

## 64.5 Radiologische Differenzialdiagnosen

- Überblick über mögliche Differenzialdiagnosen s. in ▸ Tab. 64.1

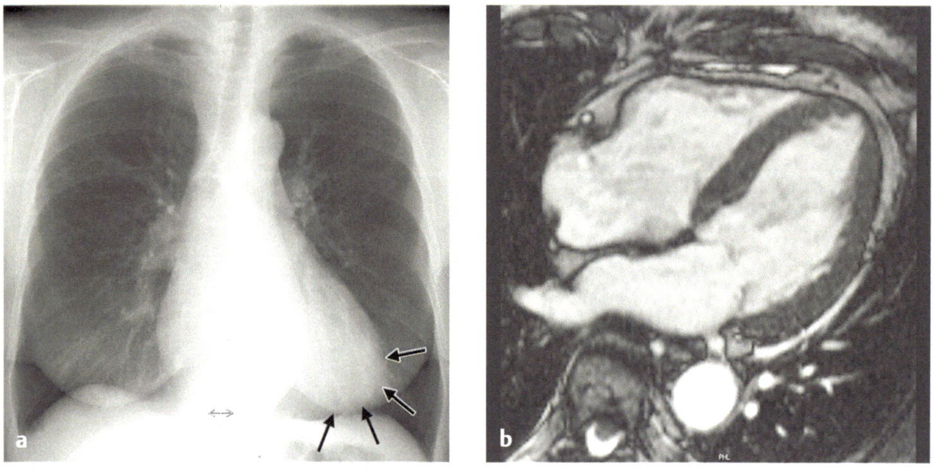


**Abb. 64.1 Arterielle Hypertonie.** 63-jährige Patientin.

**a** Röntgen-Thorax p.-a. Schlanke Herzsilhouette und angehobene Herzspitze (Pfeile) infolge von Myokardhypertrophie. (Quelle: Claussen CD, Miller S, Fenchel M. Kramer U, Riessen R. Pareto-Reihe Radiologie. Herz. Stuttgart: Thieme; 2006)

**b** MRT, SSFP-MRT-Sequenz, Vierkammerblick. Deutliche, septal betonte Hypertrophie des linksventrikulären Myokards. (Quelle: Claussen CD, Miller S, Fenchel M. Kramer U, Riessen R. Pareto-Reihe Radiologie. Herz. Stuttgart: Thieme; 2006)

Tab. 64.1 Radiologische Differenzialdiagnosen der arteriellen Hypertonie.

| Differenzialdiagnose | Bemerkungen |
|---|---|
| hypertrophe Kardiomyopathie | • per definitionem Myokarddicke > 15 mm in mindestens einem Segment<br>• bei der arteriellen Hypertonie Myokarddicke meist geringer<br>• ansonsten Ausschlussdiagnose |
| andere (sekundäre) Kardiomyopathien, z. B. Amyloidose, urämische Kardiomyopathie | • bei der Amyloidose charakteristische Kontrastmittelkinetik in der MRT |
| Aortenstenose | • Differenzialdiagnose mittels Echokardiografie meist problemlos möglich<br>• schwierig bei Koinzidenz von Hypertonie und Aortenstenose (die relativ häufig ist) |

MRT = Magnetresonanztomografie



## 64.6 Typische Fehler

M!

**Merke**

Vor Festlegung der Therapie sollte bei arterieller Hypertonie eine sekundäre Hypertonie ausgeschlossen sein.

## 64.7 Was der Kliniker von mir wissen will

- Morphologie und Funktionsbeurteilung des Herzes
- vaskuläre Komplikationen
- Ausschluss einer Aortenisthmusstenose
- Nachweis potenzieller Ursachen einer sekundären Hypertonie

## 64.8 Literatur

### 64.8.1 Quellenangaben

[1] Claussen CD, Miller S, Fenchel M. Kramer U, Riessen R. Pareto-Reihe Radiologie. Herz. Stuttgart: Thieme; 2006

### 64.8.2 Literatur zur weiteren Vertiefung

[1] Ahn H, Chun EJ, Lee HJ et al. Multimodality imaging in patients with secondary hypertension: with a focus on appropriate imaging approaches depending on the etiologies. Kor J Radiol 2018; 19 (2): 272–283

[2] Hoey ETD, Pakala V, Teoh JK et al. The role of imaging in hypertensive heart disease. Int J Angiol 2014; 23 (2): 85–92

[3] Janardhanan R, Kramer CM. Imaging in hypertensive heart disease. Exp Rev Cardiovasc Ther 2011; 9 (2): 199–209

## 64.9 Wichtige Internetadressen

- Hochdruckliga: Allgemeinverständliche Informationen der Deutschen Hochdruckliga e. V.: https://www.hochdruckliga.de/bluthochdruck.html

# 65 Chronische pulmonalarterielle Hypertonie

*Bettina Baeßler*

## 65.1 Einleitung

- **Definition:**
  - Die chronische pulmonalarterielle Hypertonie ist definiert durch eine chronische Zunahme des pulmonalen Gefäßwiderstands. Dadurch kommt es zu einer Erhöhung des pulmonalarteriellen Mitteldrucks auf > 25 mmHg in Ruhe.
  - Dies wiederum führt zu einer zunehmenden Rechtsherzbelastung und schließlich zum Rechtsherzversagen und Tod.
- **Einteilung und Ätiologie:**
  - Es existieren 2 Formen der chronischen pulmonalarteriellen Hypertonie:
    - *primäre (idiopathische) oder auch familiäre pulmonalarterielle Hypertonie:* bedingt durch eine progressive Obliteration der kleinen und mittelgroßen Pulmonalarterien; sehr selten,
    - *sekundäre pulmonalarterielle Hypertonie:* verursacht durch Risikofaktoren oder andere Grunderkrankungen, insbesondere Herz- und Lungenerkrankungen wie z. B. Herzinsuffizienz, Kollagenosen, COPD, Klappenvitien, interstitielle Lungenerkrankungen, Lungenembolien, Schlafapnoesyndrom usw.; deutlich höhere Inzidenz als bei der primären Form.
  - Als Cor pulmonale bezeichnet man die Dilatation und Funktionseinschränkung des rechten Ventrikels infolge von Lungenerkrankungen mit pulmonalarterieller Hypertonie.

### 65.1.1 Klinische Präsentation/Symptomatik

- Häufig nur diskrete Symptomatik
- Dyspnoe
- Schwäche
- Synkopen
- Schwindel
- Sinustachykardie
- Zyanose

## 65.2 Methode der Wahl

- Echokardiografie (Herz)
- CT (Lunge)

## 65.3 Pathognomonische Befunde

- Schmalkalibrige kleine Pulmonalarterien (peripherer Kalibersprung)
- Dilatation und/oder Hypertrophie des rechten Ventrikels (alle Bildgebungsmethoden, vor allem Echokardiografie, CT und MRT)

## 65.4 Befundbeschreibung

### 65.4.1 Echokardiografie

- Ausschluss einer Linksherzinsuffizienz oder eines Klappenvitiums als Ursache
- Dilatation und/oder Hypertrophie des rechten Ventrikels
- paradoxe Septumbewegung
- Trikuspidalinsuffizienz
- Abschätzung des pulmonalarteriellen Druckes aus der systolischen Flussbeschleunigung an der Trikuspidalklappe

### 65.4.2 CT

- Hinweise für eine Lungenerkrankung (z. B. COPD, Emphysem, interstitielle Lungenerkrankung) oder für Lungenembolien
- Dimension des rechten Ventrikels und der Pulmonalgefäße (▶ Abb. 65.1)

### 65.4.3 Röntgen

- Prominentes Pulmonalissegment
- erweiterte zentrale Lungenarterien
- Kalibersprünge zu den engen peripheren Lungenarterien (▶ Abb. 65.2 und ▶ Abb. 65.3)
- transparenzerhöhte Lunge aufgrund der reduzierten Gefäßzeichnung
- Rechtsherzvergrößerung (retrosternale Verschattung in der seitlichen Aufnahme)

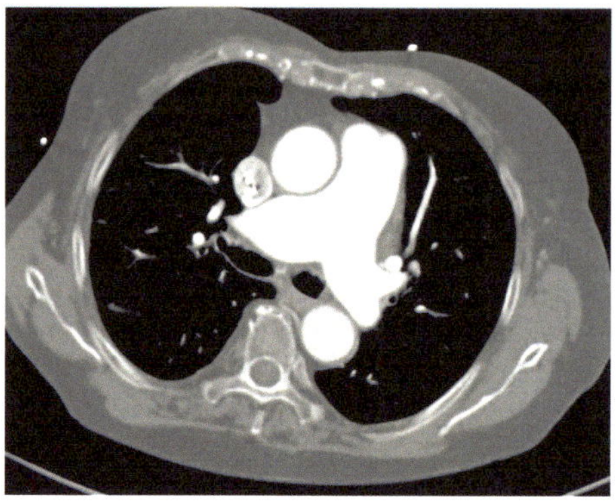

**Abb. 65.1 Chronische pulmonalarterielle Hypertonie.** 56-jähriger Patient mit idiopathischer chronischer pulmonalarterieller Hypertonie. Die kontrastverstärkte CT in axialer Schnittführung zeigt deutlich dilatierte, zentrale Pulmonalarterien mit peripherem Kalibersprung. Beachte insbesondere das Größenverhältnis der Pulmonalarterien (3,5 cm) zur Aorta ascendens (3,2 cm). Grobe Faustregel: Der maximale Durchmesser des Truncus pulmonalis sollte den der Aorta ascendens nicht übersteigen (natürlich nur, solange diese nicht selber dilatiert ist).

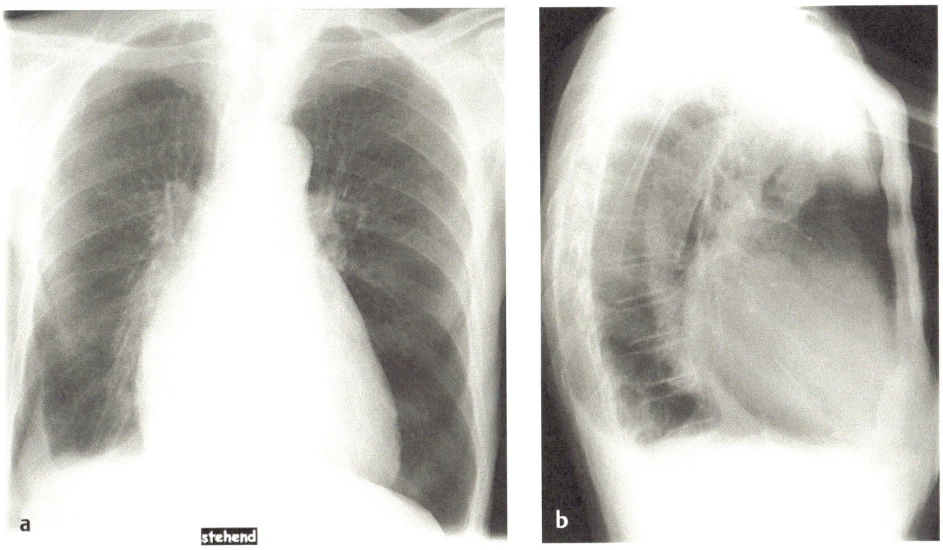


Abb. 65.2 **Chronische pulmonalarterielle Hypertonie.** 73-jähriger Patient mit pulmonalarterieller Hypertonie bei Lungenemphysem. Kalibersprung der Hilusgefäße, Rechtsherzdilatation und Pleuraerguss rechts. Der rechte Ventrikel liegt in der Seitaufnahme dem Sternum breit an.

**a** Röntgen-Thorax p.-a. (Quelle: Claussen CD, Miller S, Fenchel M. Kramer U, Riessen R. Pareto-Reihe Radiologie. Herz. Stuttgart: Thieme; 2006)

**b** Röntgen-Thorax seitlich. (Quelle: Claussen CD, Miller S, Fenchel M. Kramer U, Riessen R. Pareto-Reihe Radiologie. Herz. Stuttgart: Thieme; 2006)



### 65.4.4 MRT

- Gute Darstellung der Morphologie und Funktion des rechten Ventrikels und der Lungengefäße bei Verdacht auf Cor pulmonale (▸ Abb. 65.4 und ▸ Abb. 65.5)
- zeitaufgelöste kontrastverstärkte MR-Angiografie bei Verdacht auf Lungenembolie zur Beurteilung der großen Gefäße und der Lungenperfusion

### 65.4.5 Szintigrafie

- Ventilations-/Perfusionsszintigrafie: Einsatz nur bei vermuteter Lungenembolie (▸ Abb. 65.6a)
- ggf. keine Übereinstimmung von perfundierten und ventilierten Segmenten

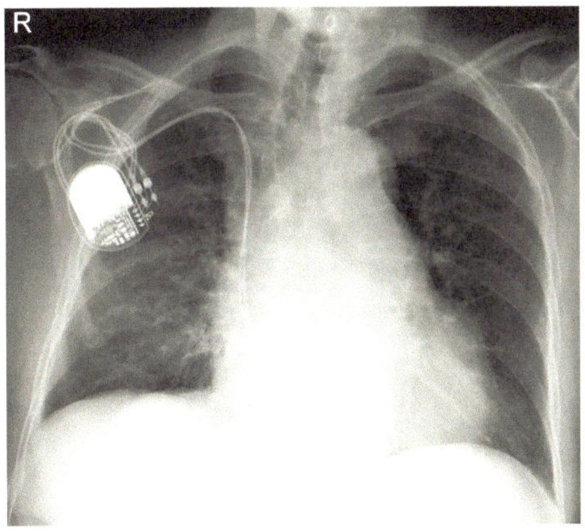


Abb. 65.3 **Chronische pulmonalarterielle Hypertonie.** Röntgen-Thorax p.-a. bei einem 68-jährigen Patienten mit pulmonalarterieller Hypertonie bei interstitieller Lungenerkrankung. Prominentes Pulmonalissegment, Kalibersprung der Hilusgefäße, Rechtsherzdilatation und interstitielle Zeichnungsvermehrung der Lunge. Implantierter Zweikammerschrittmacher.

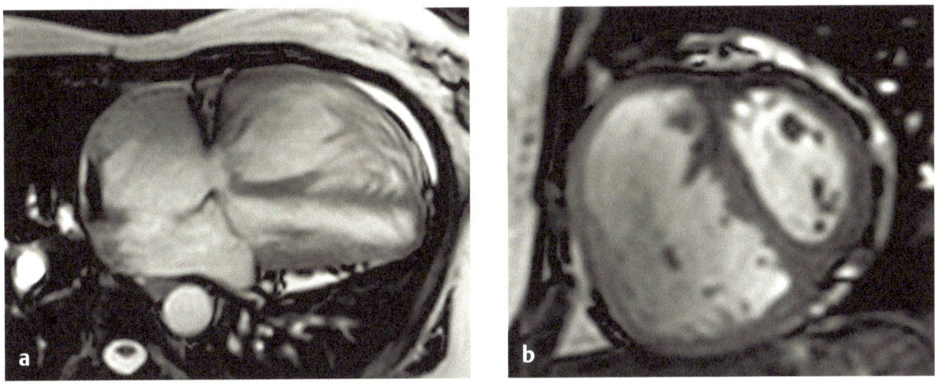


Abb. 65.4 **Chronische pulmonalarterielle Hypertonie.** 42-jähriger Patient mit chronischer idiopathischer pulmonalarterieller Hypertonie. In der MRT zeigt sich eine ausgeprägte Dilatation und Hypertrophie des rechten Ventrikels. Der rechte Ventrikel ist deutlich größer als der linke Ventrikel. Der linke Ventrikel ist D-förmig konfiguriert. Das weist auf eine chronische Drucküberlastung des rechten Ventrikels hin. Angeschnittene dilatierte, zentrale pulmonalarterielle Gefäße.

**a** Cine-MRT-Sequenz im Vierkammerblick.

**b** Cine-MRT-Sequenz in einem mittventrikulären Kurzachsenschnitt.

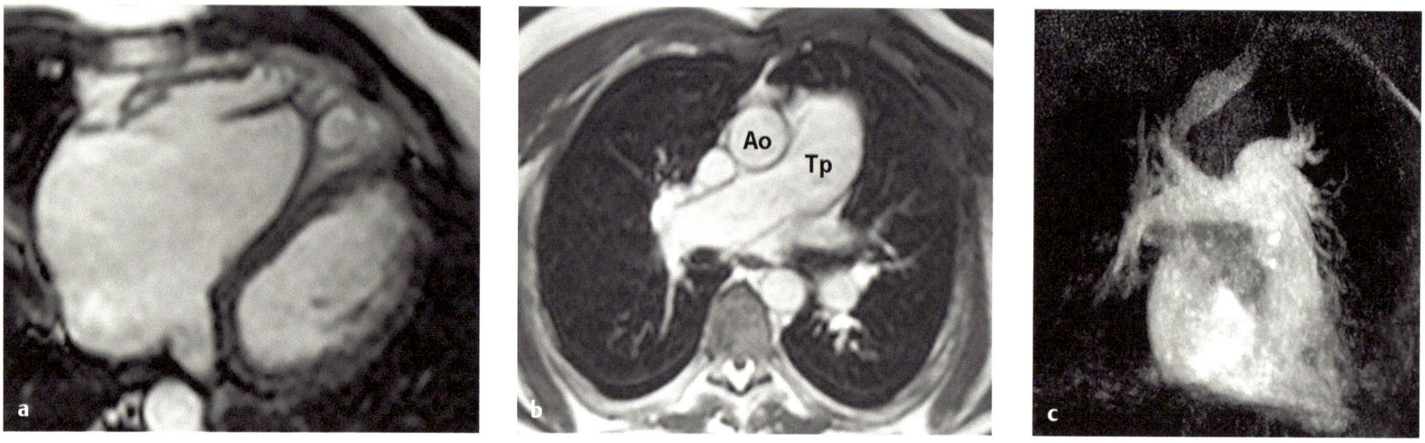


**Abb. 65.5 Chronische pulmonalarterielle Hypertonie.** 52-jähriger Patient.
Ao = Aorta ascendens
Tp = Truncus pulmonalis

**a** Cine-MRT-Sequenz im Vierkammerblick. Ausgeprägte Dilatation und Hypertrophie des rechten Ventrikels. Der rechte Ventrikel ist deutlich größer als der linke Ventrikel. D-förmige Konfiguration des linken Ventrikels infolge der chronischen Drucküberlastung des rechten Herzes.

**b** Cine-MRT-Sequenz in streng axialer Schichtführung. Dilatierte zentrale Pulmonalarterien; der Truncus pulmonalis weist einen größeren Durchmesser als die Aorta ascendens auf. Peripherer Kalibersprung.

**c** MR-Angiografie. Deutlich dilatierte zentrale Pulmonalarterien.

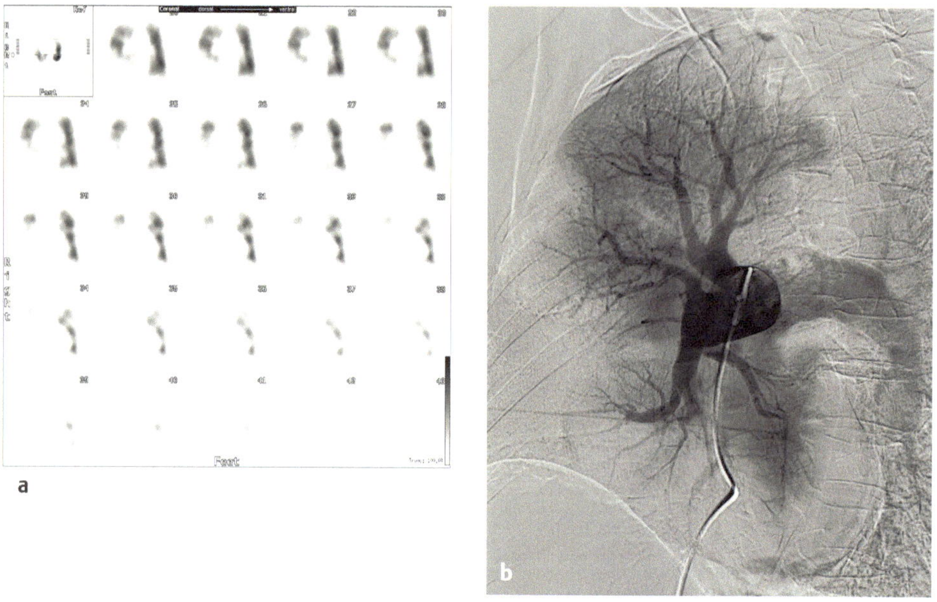


**Abb. 65.6 Chronische pulmonalarterielle Hypertonie.** 53-jähriger Patient mit chronischer pulmonalarterieller Hypertonie im Rahmen einer chronischen Thromboembolie der Pulmonalarterien.

**a** Ventilations-/Perfusionsszintigrafie. Es zeigen sich ausgedehnte Perfusionsdefekte der rechten Lunge, betont des rechten Lungenunterfelds. Die Dilatation der zentralen Pulmonalarterien ist zu erahnen.

**b** Direkte Pulmonalisangiografie. Deutliche Dilatation der zentralen Pulmonalarterien mit peripherem Kalibersprung. Korrelierend zur Szintigrafie zeigen sich ausgeprägte Perfusionsdefekte der rechten Lunge, insbesondere basal, bei abruptem Abbruch der Unterlappensegmentarterien.

### 65.4.6 Angiografie

- Pulmonalisangiografie und Rechtsherzkatheter nur bei geplanter Thrombendarteriektomie oder zur Quantifizierung der pulmonalen Hypertonie in Ruhe und unter Belastung (▸ Abb. 65.6b)
- Nachweis einer eigenständigen pulmonalen Hypertonie mit Widerstandserhöhung in den kleinen Arterien und Arteriolen (diastolischer pulmonalarterieller Druck ist höher als der pulmonalkapilläre Verschlussdruck)

## 65.5 Radiologische Differenzialdiagnosen

- Mögliche Differenzialdiagnosen zusammengefasst in ▸ Tab. 65.1

## 65.6 Typische Fehler

**Cave**

Bei schwerer pulmonalarterieller Hypertonie mit einem systolischen pulmonalarteriellen Druck von über 60 mmHg kann eine Pulmonalisangiografie zu einer akuten Rechtsherzdekompensation führen. Daher ist die Indikation streng zu stellen.

Tab. 65.1 Radiologische Differenzialdiagnosen der chronischen pulmonalarteriellen Hypertonie.

| Differenzialdiagnose | Bemerkungen |
|---|---|
| akute pulmonalarterielle Hypertonie (z. B. im Rahmen einer akuten Lungenarterienembolie) | • mit Klinik Differenzialdiagnose meist ausreichend sicher möglich<br>• bei wiederkehrenden thromboembolischen Ereignissen Übergang in eine chronische pulmonalarterielle Hypertonie möglich |
| Vitien, die zu einer chronischen Rechtsherzbelastung führen | • Differenzialdiagnose meist mit Darstellung der Anatomie möglich (Echokardiografie, MRT, CT) |

CT = Computertomografie
MRT = Magnetresonanztomografie



## 65.7 Was der Kliniker von mir wissen will

- Ausmaß der Rechtsherzbelastung (Hypertrophie oder Dilatation des rechten Ventrikels, Durchmesser der V. cava und der Lebervenen, Cirrhose cardiaque)
- rechtsventrikuläre Funktion
- Pulmonalinsuffizienz
- Hinweise auf die Ätiologie (pulmonaler Status)

## 65.8 Literatur

### 65.8.1 Quellenangaben

[1] Claussen CD, Miller S, Fenchel M. Kramer U, Riessen R. Pareto-Reihe Radiologie. Herz. Stuttgart: Thieme; 2006

### 65.8.2 Literatur zur weiteren Vertiefung

[1] Ascha M, Renapurkar RD, Tonelli AR. A review of imaging modalities in pulmonary hypertension. Ann Thorac Med 2017; 12 (2): 61–73

[2] Galie N, Humbert M, Vachiery JL et al. 2015 ESC/ERS Guidelines for the diagnosis and treatment of pulmonary hypertension: The Joint Task Force for the Diagnosis and Treatment of Pulmonary Hypertension of the European Society of Cardiology (ESC) and the European Respiratory Society (ERS): Endorsed by: Association for European Paediatric and Congenital Cardiology (AEPC), International Society for Heart and Lung Transplantation (ISHLT). Eur Heart J 2016; 37 (1): 67–119

## 65.9 Wichtige Internetadressen

- Pulmonale Hypertonie e. V.: Selbsthilfeverein: https://www.phev.de/
- Lungen Informationsdienst: Grundlagen der Lungenkrankheiten: https://www.lungeninformationsdienst.de/krankheiten/lungenhochdruck/grundlagen

# 66 Akute pulmonale Hypertonie (Lungenembolie)

*Marcel C. Langenbach*

## 66.1 Einleitung

- **Definition:**
  - Es handelt sich um eine Störung des Blutkreislaufs und des Gasaustauschs durch Einschwemmung von Thromben in die Lungenarterien.
  - Die Lungenembolie ist, zusammen mit der tiefen Beinvenenthrombose als Krankheitsbild der venösen Thromboembolien, die dritthäufigste kardiovaskuläre Akuterkrankung.

### 66.1.1 Epidemiologie



#### Häufigkeit

- 39:100 000–115:100 000

#### Altersgipfel

- Häufigkeit mit steigendem Lebensalter zunehmend
- bei 80-Jährigen 8-fach höher als bei 50-Jährigen

#### Prädisponierende Faktoren

- Vielfältige Risikofaktoren:
  - Immobilisation
  - Frakturen
  - Operationen
  - Malignome
  - Herzinsuffizienz
  - Gerinnungsstörung
  - stattgehabte Lungenembolie
  - orale Kontrazeption

### 66.1.2 Klinische Präsentation/Symptomatik

- Störung des Blutkreislaufs und des Gasaustauschs durch Einschwemmung von Thromben in die Lungenarterien
- Haupttodesursache: Rechtsherzinsuffizienz infolge akuter Druckbelastung des rechten Ventrikels
- Symptome:
  - akute, plötzlich einsetzende Dyspnoe
  - Thoraxschmerz
  - Tachykardie
  - Tachypnoe
  - Schock
  - Hypotonie

## 66.2 Methode der Wahl

- CT

## 66.3 Pathognomonische Befunde

- Darstellbarer Thrombus in der Lungenstrombahn (CT, MRT, Angiografie)
- Dilatation und ggf. Hypokinesie des rechten Ventrikels (CT, MRT, Echokardiografie)
- pulmonale Perfusionsdefekte (Szintigrafie)

## 66.4 Befundbeschreibung

### 66.4.1 Echokardiografie

- Druckbelastung und Funktionsstörung des rechten Ventrikels mit Dilatation, abgeflachtem intraventrikulärem Septum und Hypokinesie
- Dilatation der V. cava inferior
- erhöhter pulmonalarterieller Druck
- Thrombus in der rechten Herzhöhle
- verminderte systolische Verschiebung der Trikuspidalringebene

### 66.4.2 Röntgen

- Normalbefund möglich, nicht zur Ausschlussdiagnostik geeignet
- Atelektase (< 70 % der Fälle)
- keilförmige, pleuranahe Infiltrate (Infarktpneumonie; < 50 % der Fälle)
- Pleuraergüsse (< 35 % der Fälle)
- Zwerchfellhochstand (< 25 % der Fälle)
- Hilusamputation (Westermark-Zeichen; 10 % der Fälle)
- Dilatation des rechten Ventrikels und Pulmonalisdilatation (< 10 % der Fälle)

### 66.4.3 CT

- Direkte Darstellung der Thromben in der Lungenstrombahn (▸ Abb. 66.1)
- rechtsventrikuläre Dilatation bei hämodynamischer Relevanz (▸ Abb. 66.2)
- kleine distale, nicht klinisch relevante Embolien (können übersehen werden)
- Erstellung von Perfusionskarten der Lunge mit neuesten Scannern möglich (▸ Abb. 66.3)

### 66.4.4 MRT

- Befund analog zur CT, jedoch in der Akutsituation zu zeitaufwendig
- adäquate Alternative beispielsweise bei Schwangeren ohne Kontrastmittelgabe (Balanced Turbo-Field-Echo-MR-Angiografie)

**Merke** M!

Bei Schwangeren sollte bei klinischem Verdacht auf eine Lungenembolie und stabiler Situation die MRT primär ohne Kontrastmittel durchgeführt werden.

### 66.4.5 Szintigrafie

- Perfusionsdefekt entsprechend der Okklusion
- Lungenembolie bei Normalbefund auszuschließen

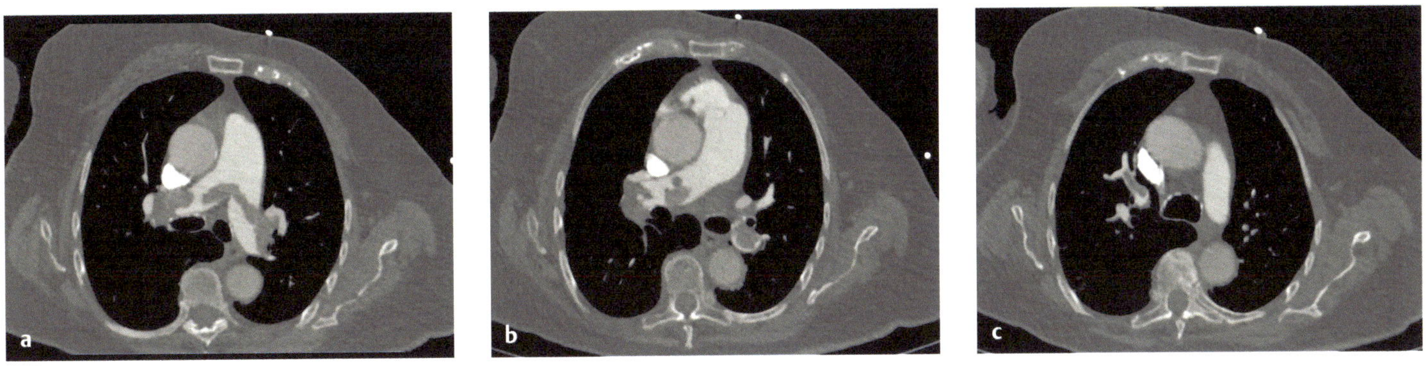


**Abb. 66.1 Lungenembolie.** 81-jährige weibliche Patientin mit fulminanter, partiell umspülter Lungenembolie auf zentraler, segmentaler und subsegmentaler Ebene. Im CT mit Kontrastmittel zeigen sich assoziierte pulmonale Belüftungsstörungen und beginnende Lungeninfarkte.

**a** Partiell umspülter zentraler, überreitender Thrombus.

**b** Ausgedehnte Thrombusanteile in der A. pulmonalis und im rechten Pulmonalarterienhauptstamm.

**c** Segmentale, bis nach subsegmental reichende Thrombusanteile.



### 66.4.6 Angiografie

- Pulmonalisangiografie:
  - historischer Goldstandard
  - invasives Verfahren
  - kein Einsatz mehr in der Routine

## 66.5 Radiologische Differenzialdiagnosen

- **Weitere Ursachen für Dyspnoe:**
  - Pneumonie
  - Lungenödem
  - Pneumothorax
  - Asthmaanfall bzw. COPD (exazerbiert)
- **weitere Ursachen für Thoraxschmerz:**
  - akutes Koronarsyndrom
  - Aortendissektion
  - Perikarditis
  - Pleuritis
  - gastrointestinale Beschwerden (z. B. Ösophagitis)
  - muskuloskelettale Beschwerden

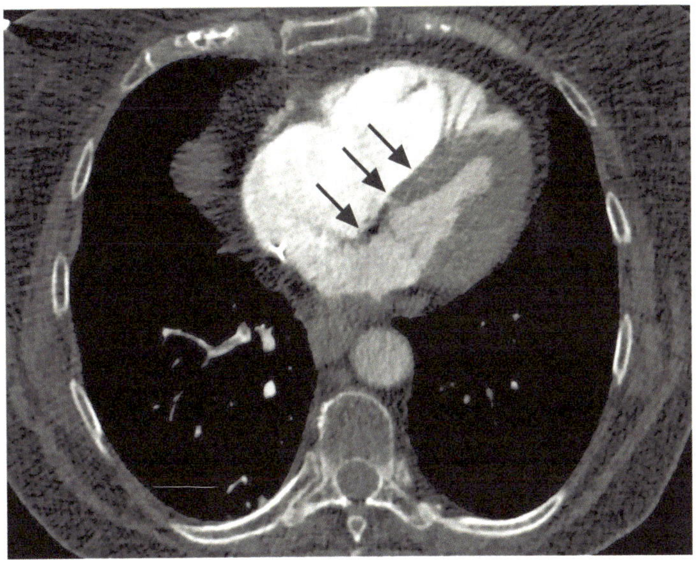

**Abb. 66.2 Lungenembolie.** Kontrastangehobene CT. Patientin mit ausgeprägter Rechtsherzbelastung und Verlagerung des interventrikulären Septums nach links (Pfeile) aufgrund der rechtsventrikulären Druckerhöhung.

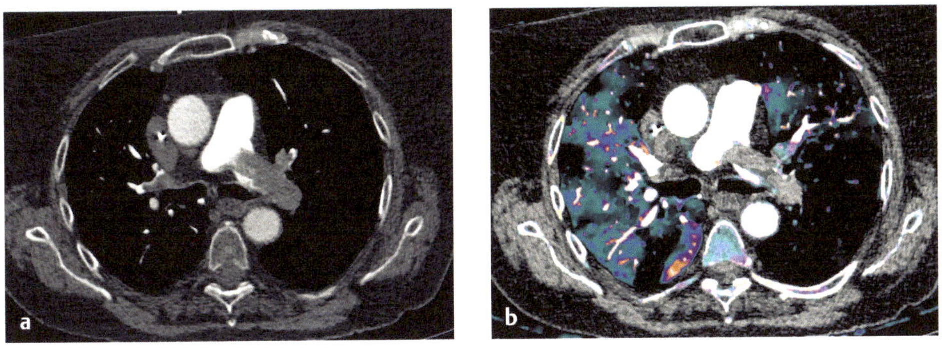


**Abb. 66.3 Lungenembolie.** Patientin, 72 Jahre, mit fulminanter zentraler Lungenembolie.

**a** CT mit Kontrastmittel. Auf der Bifurkation des Truncus pulmonalis reitender Thrombus, links führend.

**b** In der mittels Spektral-CT akquirierten Iodperfusionskarte zeigt sich ein korrelierender ausgedehnter Perfusionsdefekt in den betroffenen Arealen.

## 66.6 Typische Fehler

- Fehlbeurteilung der hämodynamischen Relevanz (Abschätzung anhand der rechtsventrikulären Dilatation)

**Merke**

M!

Das Ausmaß der Thromben hat nur einen indirekten Einfluss auf die Therapie der Lungenembolie.

## 66.7 Was der Kliniker von mir wissen will

- Diagnosesicherung (Ausschluss oder Bestätigung)
- Differenzialdiagnosen des Thoraxschmerzes und der Dyspnoe
- Zeichen der Rechtsherzbelastung
- Ausmaß und Lokalisation der Embolie

VI

## 66.8 Literatur

### 66.8.1 Quellenangaben

[1] Claussen CD, Miller S, Fenchel M. Kramer U, Riessen R. Pareto-Reihe Radiologie. Herz. Stuttgart: Thieme; 2006

### 66.8.2 Literatur zur weiteren Vertiefung

[1] Konstantinides SV, Meyer G, Becattini C et al. 2019 ESC Guidelines for the diagnosis and management of acute pulmonary embolism developed in collaboration with the European Respiratory Society (ERS). Eur Heart J 2020; 41 (4): 543–603. doi:10.1093/eurheartj/ehz405

# Teil VII

## Tumoren



VII

# 67 Kardialer Thrombus

*Lenhard Pennig*

## 67.1 Einleitung

- **Definition:** meist aufgrund eingeschränkter Pumpfunktion bei ischämischen und nicht ischämischen Kardiomyopathien sowie Herzrhythmusstörungen entstehender kardialer Pseudotumor in einer oder mehreren Herzhöhlen (linkes Atrium [75 %] > rechtes Atrium [20 %] > linker Ventrikel > rechter Ventrikel) mit erheblichem thromboembolischem Potenzial

### 67.1.1 Klinische Präsentation/Symptomatik

- Häufig asymptomatisch, sonst je nach zugrunde liegender Kardiomyopathie
- thromboembolische Ereignise

VII

## 67.2 Methode der Wahl

- **MRT:** Goldstandard zum Ausschluss von Thromben der Herzhöhlen, vor allem wenn apikal lokalisiert
- **Echokardiografie (TEE):** Goldstandard zum Ausschluss eines Thrombus des linken Vorhofs bzw. Vorhofohrs (vor allem bei Vorhofflimmern) und klappenassoziierter Vegetationen bzw. Thromben
- **EKG-getriggerte CT (4-D-CT):** bei Verdacht auf thrombotische Auflagerungen mechanischer Klappen (z. B. Transcatheter aortic Valve Implantation [TAVI])

## 67.3 Pathognomonische Befunde

- Glatt begrenzte Raumforderung ohne Hypervaskularisierung in der Perfusionsbildgebung und primär ohne LGE (MRT)

## 67.4 Befundbeschreibung

### 67.4.1 MRT

- Glatt begrenzte, häufig wandständige und ggf. flottierende Raumforderung
- in T1w Sequenzen in Relation zum Myokard hyper- (akut, subakut) bis hypointens (chronisch)
- in T2w Sequenzen in Relation zum Myokard hyper- (akut) bis hypointens (subakut, chronisch)
- keine Hypervaskularisierung in der Perfusionsbildgebung (▸ Abb. 67.1)
- keine Kontrastmittelanreicherung im LGE (Ausnahme organisierter Thrombus: periphere Kontrastmittelanreicherung möglich)
- bei erschwerter Differenzierbarkeit gegenüber Trabekelstrukturen oder Papillarmuskeln LGE mit verlängerter Inversionszeit (vorzugsweise 400 ms) verwenden

### 67.4.2 Echokardiografie

- Iso- bis hyperechogene, flottierende oder wandständige Raumforderung, oft in einem Areal mit Hypokinesie gelegen oder klappenassoziiert
- Differenzierung in transit versus in situ

### 67.4.3 CT

- Detektion assoziierter Verkalkungen
- 4-D-CT: Auflagerungen der mechanischen Klappe

## 67.5 Radiologische Differenzialdiagnosen

- Zu berücksichtigende bildgebende Differenzialdiagnosen s. in ▸ Tab. 67.1

## 67.6 Typische Fehler

- Fehlinterpretation anatomischer Varianten als solide Tumoren

**Cave**

Bei eingeschränkter Pumpfunktion im Rahmen ischämischer oder nicht ischämischer Kardiomyopathien muss eine etwaige Thrombosierung immer ausgeschlossen werden und darf nicht übersehen werden.

**Praxistipp**

Zur Abklärung etwaiger schwer zu detektierender Herzspitzenthromben sollte eine längere Inversionszeit im LGE (> 400 ms) gewählt werden, um den Thrombus besser von der Ventrikelwand differenzieren zu können (der Thrombus stellt sich hypointens zum signalangehobenen Myokard dar).

## 67.7 Was der Kliniker von mir wissen will

- Abgrenzung gegenüber anderen (Pseudo-)Tumoren, Lokalisation
- Volumetrie des linken Ventrikels (vor allem linksventrikuläre Ejektionsfraktion)
- Zeichen und Diagnose der evtl. begleitend vorliegenden Kardiomyopathie in der MRT

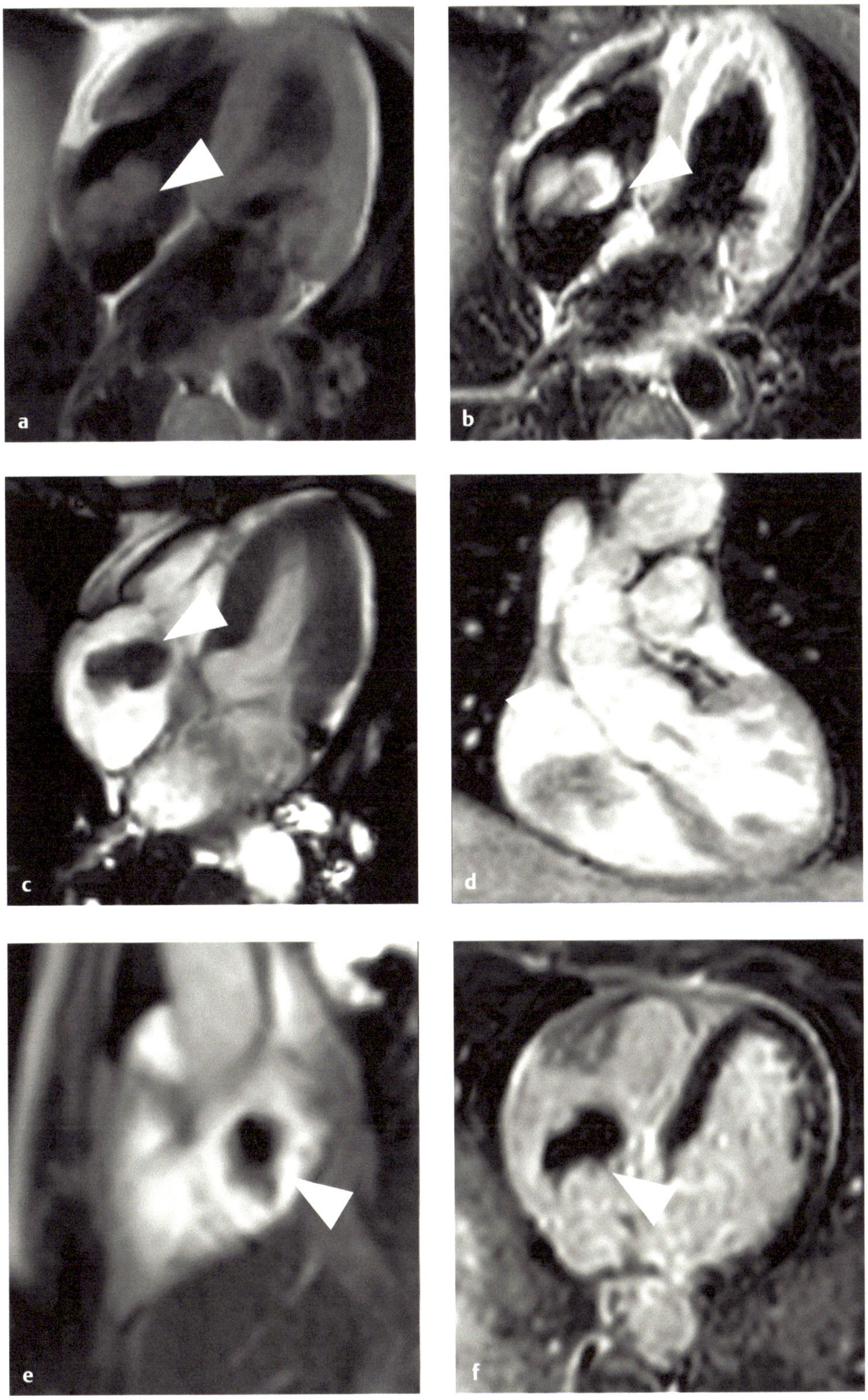


**Abb. 67.1 Kardialer Thrombus.** 58-jährige Patientin mit rechtsatrialem Thrombus. Es zeigt sich eine T1w iso- (**a**, Pfeilspitze) und in der fettgesättigten T2w Sequenz iso- bis hyperintense (**b**, Pfeilspitze), glatt berandete, nicht wandadhärente Raumforderung des rechten Vorhofs. Diese weist in der Cine-MRT ein zum Myokard isointenses und zum Blutpool hypointenses Signalverhalten auf (**c**, Pfeilspitze). In der nativen MR-Angiografie (**d**, Pfeilspitze) ist ein hypointenses Korrelat ohne vaskuläre Beteiligung zu erkennen. In der First-Pass-Perfusion ist keine Hypervaskularisierung (**e**, Pfeilspitze) und im LGE (**f**, Pfeilspitze) keine Kontrastmittelanreicherung zu erkennen.

**a** Transversale T1w MRT-Sequenz.

**b** Transversale fettgesättigte T2w MRT-Sequenz.

**c** Balanced SSFP-Cine-MRT-Sequenz, Vierkammerblick.

**d** Native koronare MR-Angiografie.

**e** First-Pass-Perfusionsbildgebung, Zweikammerblick des rechten Herzes.

**f** Axiale LGE-MRT-Sequenz, 3-D-Technik.



**Tab. 67.1** Radiologische Differenzialdiagnosen des kardialen Thrombus.

| Differenzialdiagnose | Bemerkungen |
|---|---|
| Myxom | • T1w: isointens, T2w: hyperintens<br>• heterogenes, ggf. randständiges LGE<br>• Cine-Sequenz: primär hyperintens zum Myokard und hypointens zum Blutpool, mobil, obstruktive Komponente, Prolaps durch Atrioventrikularklappen |
| mikrovaskuläre Obstruktion bei Myokardinfarkt | • myokardial bzw. subendokardial gelegen<br>• ggf. Vergleich mit Cine-Sequenz, um wandständigen Thrombus von mikrovaskulärer Obstruktion zu differenzieren |
| anatomische Varianten | • z. B. Warfarin/Coumadin Ridge, Eustachi-Klappe, Crista terminalis, Moderatorband des rechten Ventrikels |

LGE = Late Gadolinium Enhancement
T1w/T2w = T1-/T2-gewichtet

## 67.8 Literatur

### 67.8.1 Literatur zur weiteren Vertiefung

[1] Jilaihawi H, Asch FM, Manasse E et al. Systematic CT methodology for the evaluation of subclinical leaflet thrombosis. JACC Cardiovasc Imaging 2017; 10 (4): 461–470. doi:10.1016/j.jcmg.2017.02.005

[2] Motwani M, Kidambi A, Herzog BA et al. MR imaging of cardiac tumors and masses: a review of methods and clinical applications. Radiology 2013; 268 (1): 26–43. doi:10.1148/radiol.13 121 239

# 68 Myxom

*Lenhard Pennig*

## 68.1 Einleitung

- **Definition:** vor allem in den Atrien (links > rechts) gelegener benigner primärer kardialer Tumor, der ca. die Hälfte der primären kardialen Tumoren im Erwachsenenalter ausmacht
- **Histopathologie:** Spindel- oder Sternzellen, pseudovaskuläre Struktur, myxoide Matrix, Einblutungen, dystrophe Kalzifikationen

### 68.1.1 Epidemiologie

#### Häufigkeit

- Inzidenz 0,5:1 000 000 und Jahr

#### Altersgipfel

- 40.–60. Lebensjahr

#### Geschlechtsverteilung

- Weiblich : männlich = 3:1

### 68.1.2 Klinische Präsentation/Symptomatik

- 20 % der Patienten asymptomatisch
- Klinik abhängig von der Lokalisation und assoziierten Pathologien (z. B. Klappenfehler bzw. -destruktion)
- typische Triade:
  - valvuläre Obstruktion (linkskardial: Dyspnoe, Lungenödem; rechtskardial: Symptome der Rechtsherzinsuffizienz)
  - thromboembolische Komplikationen
  - konstitutionelle Symptome

## 68.2 Methode der Wahl

- **Echokardiografie:** primäres Assessment
- **MRT:** Methode der Wahl zur genauen Differenzierung von anderen kardialen Tumoren und zur operativen Planung

## 68.3 Pathognomonische Befunde

- Glatt begrenzte, ggf. gestielte Raumforderung mit Mobilität und Prolaps durch die Atrioventrikularklappen sowie heterogener Anreicherung in kontrastmittelgestützten Sequenzen (kardiale MRT)

## 68.4 Befundbeschreibung

### 68.4.1 Echokardiografie

- Echoreicher, lobulierter bzw. villöser, gestielter oder breitbasig aufsitzender Tumor
- Prolaps durch die Trikuspidal- oder Mitralklappe mit begleitender Insuffizienz oder Stenose
- oft thrombotische Auflagerungen (für diesen Fall LGE-Sequenzen mit verlängerter Inversionszeit von etwa 400 ms verwenden)

### 68.4.2 MRT

- Glatt begrenzte Raumforderung
- in T1w Sequenzen in Relation zum Myokard isointens
- in T2w Sequenzen in Relation zum Myokard hyperintens
- in Cine-Sequenzen primär hyperintens zum Myokard und hypointens zum Blutpool, mobil, obstruktive Komponente, Prolaps durch die Atrioventrikularklappen, lobuliert (▶ Abb. 68.1)
- ggf. Einblutungen, Kalzifikationen, Nekrose oder Zysten
- keine Hypervaskularisierung in der Perfusionsbildgebung
- heterogene, ggf. randständige Kontrastmittelanreicherung im LGE
- oft thrombotische Auflagerungen

### 68.4.3 CT

- Myom in der CT primär als Zufallsbefund anzutreffen
- assoziierte Verkalkung

## 68.5 Radiologische Differenzialdiagnosen

- Bildgebende Differenzialdiagnosen des Myxoms s. in ▶ Tab. 68.1

## 68.6 Typische Fehler

- Cave: Untersucherabhängigkeit der Echokardiografie.
- Übersehen assoziierter Thromben
- Fehlinterpretation anatomischer Varianten als solide Tumoren

## 68.7 Was der Kliniker von mir wissen will

- Genaue Diagnose der Raumforderung
- Ausdehnung sowie Klappenbezug (Insuffizienz bzw. Obstruktion)

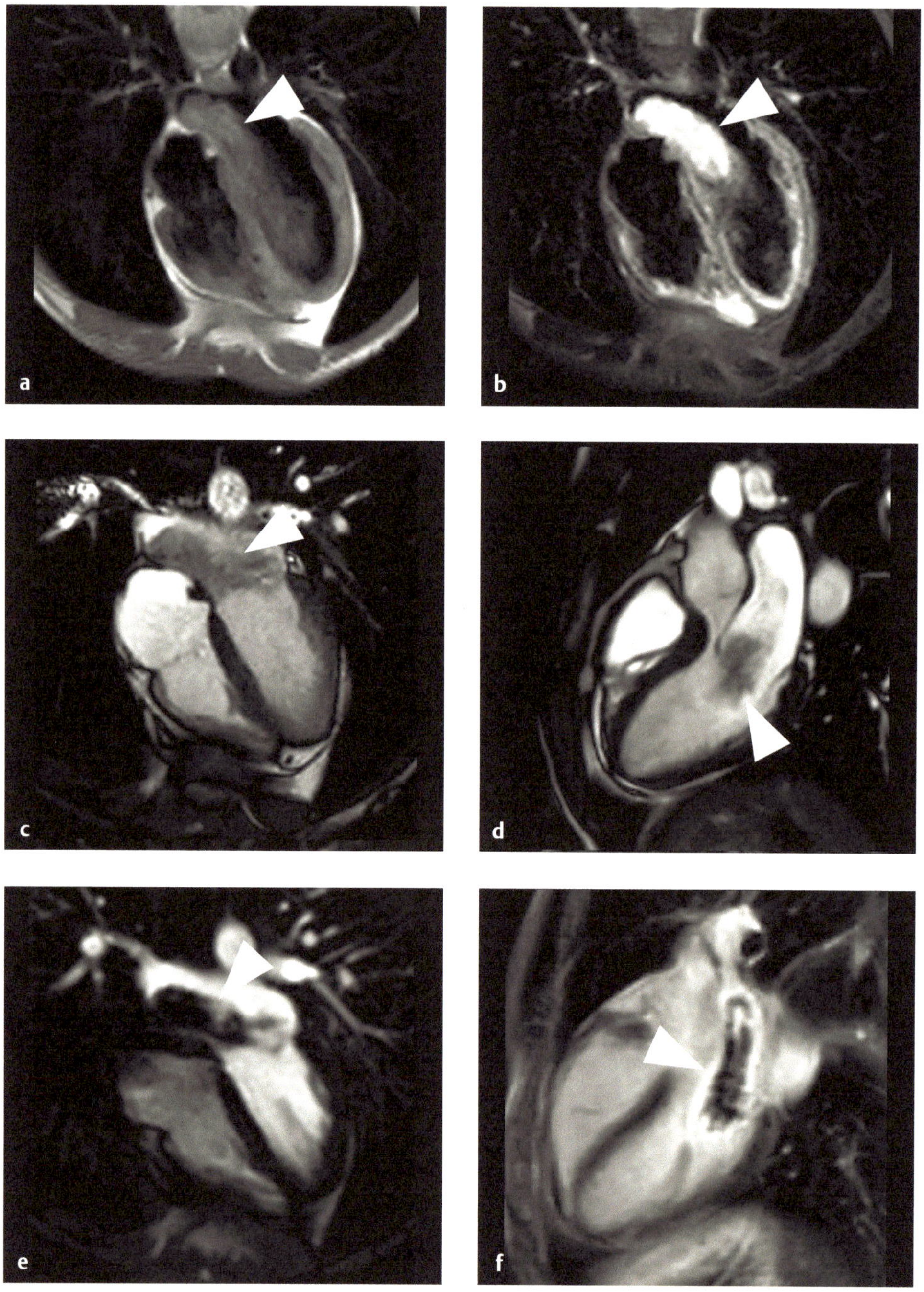


**Abb. 68.1 Myxom.** 34-jähriger Patient mit in der T1w Sequenz iso- (**a**, Pfeilspitze) und in der T2w Sequenz kräftig hyperintenser (**b**, Pfeilspitze), glatt berandeter lobulierter Raumforderung des linken Vorhofs. Diese weist in der Cine-Bildgebung ein zum Myokard leicht hyperintenses und zum Blutpool hypointenses Signalverhalten auf. Sie haftet dem intraatrialen Septum an (**c**, Pfeilspitze) und prolabiert in der Vorhofsystole über die Mitralklappe in den linken Ventrikel (**d**, Pfeilspitze). Im Vierkammerblick der First-Pass-Perfusionsbildgebung zeigt sich keine Hypervaskularisierung (**e**, Pfeilspitze), während im Dreikammerblick des LGE eine deutliche randständige Kontrastmittelanreicherung (**f**, Pfeilspitze) abzugrenzen ist.

**a** Transversale T1w MRT-Sequenz.
**b** Transversale fettgesättigte T2w MRT-Sequenz.
**c** Balanced SSFP-Cine-MRT-Sequenz, Vierkammerblick.
**d** Balanced SSFP-Cine-MRT-Sequenz, Dreikammerblick.
**e** First-Pass-Perfusionsbildgebung, Vierkammerblick.
**f** LGE-MRT-Sequenz, Dreikammerblick.



**Tab. 68.1** Radiologische Differenzialdiagnosen des Myxoms.

| Differenzialdiagnose | Bemerkungen |
|---|---|
| Thrombus | • glatt begrenzte Raumforderung primär ohne LGE, in T1w Sequenzen hyper- (akut, subakut) bis hypointens (chronisch), in T2w Sequenzen hyper- (akut) bis hypointens (subakut, chronisch) |
| weitere (ggf. maligne kardiale Tumoren) | – |
| Carney-Syndrom | • autosomal-dominant<br>• multiple Myxome (kardial, kutan, mammär)<br>• Hautpigmentierung, Cushing-Syndrom und andere Manifestationen |
| anatomische Varianten | • z. B. Warfarin bzw. Coumadin Ridge, Eustachi-Klappe, Crista terminalis |

LGE = Late Gadolinium Enhancement
T1w/T2w = T1-/T2-gewichtet

## 68.8 Literatur

### 68.8.1 Literatur zur weiteren Vertiefung

[1] Motwani M, Kidambi A, Herzog BA et al. MR imaging of cardiac tumors and masses: a review of methods and clinical applications. Radiology 2013; 268 (1): 26–43

# 69 Lipom

*Lenhard Pennig*

## 69.1 Einleitung

- **Definition:** benigner primärer kardialer Tumor, bestehend aus neoplastischen Adipozyten (bisweilen mit peripher gelegenen Myozyten)

### 69.1.1 Epidemiologie

#### Häufigkeit

- 10 % aller primären kardialen Tumoren

## 69.2 Methode der Wahl

- MRT: Methode der Wahl zur genauen Differenzierung von anderen kardialen Tumoren

## 69.3 Pathognomonische Befunde

- Homogen T1w und T2w in Relation zum Myokard hyperintenser (deutliche Suppression bei FatSat-Prepuls), glatt berandeter, primär von der epikardialen Oberfläche ausgehender Tumor, ggf. mit Ausdehnung nach perikardial (MRT)

## 69.4 Befundbeschreibung

### 69.4.1 Echokardiografie

- Glatt berandeter, echoreicher, primär von der epikardialen Oberfläche ausgehender Tumor
- ggf. mit Ausdehnung nach perikardial; selten subendokardial lokalisiert
- beweglich bis breit aufsitzend

### 69.4.2 MRT

- Glatt berandeter, primär von der epikardialen Oberfläche ausgehender Tumor
- ggf. mit Ausdehnung nach perikardial; selten subendokardial lokalisiert
- beweglich bis breit aufsitzend
- in T1w Sequenzen in Relation zum Myokard hyperintens (deutliche Suppression bei FatSat-Prepuls)
- in T2w Sequenzen in Relation zum Myokard hyperintens (deutliche Suppression bei FatSat-Prepuls)
- gleiche Signalintensität wie das Fett der Thoraxwand (▶ Abb. 69.1b)
- keine Hypervaskularisierung in der Perfusionsbildgebung
- kein Kontrastmittelanreicherung in der LGE-Bildgebung

### 69.4.3 CT

- In der CT primär als Zufallsbefund anzutreffen
- ggf. fettgewebeisodense, hypodense, glatt berandete Raumforderung (▶ Abb. 69.1a)

## 69.5 Radiologische Differenzialdiagnosen

- Überblick über die infrage kommenden Differenzialdiagnosen s. in ▶ Tab. 69.1

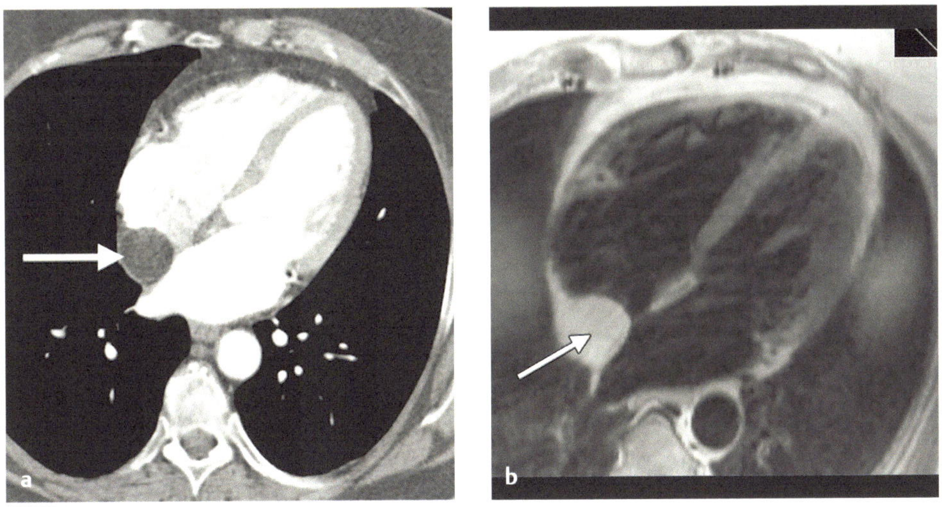


**Abb. 69.1 Lipom.** 54-jähriger Patient mit interatrialem Lipom (Zufallsbefund).

**a** Kontrastangehobene CT, transversale Schicht. Hypodense Raumforderung mit fettäquivalenter Dichte (Pfeil). (Quelle: Claussen CD, Miller S, Fenchel M. Kramer U, Riessen R. Pareto-Reihe Radiologie. Herz. Stuttgart: Thieme; 2006)

**b** T1w Dark-Blood-Turbo-Spin-Echo-MRT-Sequenz, Vierkammerblick. Hyperintense, fettäquivalente Raumforderung, die dorsal an das interatriale Septum angrenzt (Pfeil). (Quelle: Claussen CD, Miller S, Fenchel M. Kramer U, Riessen R. Pareto-Reihe Radiologie. Herz. Stuttgart: Thieme; 2006)

**Tab. 69.1** Radiologische Differenzialdiagnosen des Lipoms.

| Differenzialdiagnose | Bemerkungen |
|---|---|
| lipomatöse Hypertrophie des interatrialen Septums | • gleiches Signalverhalten in der MRT, jedoch nicht-neoplastische Zellen, die nicht abgekapselt sind<br>• > 2 cm transversaler Diameter<br>• Aussparung der Fossa ovalis<br>• assoziiert mit hohem Alter und Adipositas |
| weitere (ggf. maligne kardiale Tumoren) | – |

MRT = Magnetresonanztomografie

## 69.6 Typische Fehler

- Cave: Untersucherabhängigkeit der Echokardiografie.
- Misslingen der Abgrenzung des Lipoms von der lipomatösen Hypertrophie des interatrialen Septums
- Fehlinterpretation anatomischer Varianten als solide Tumoren

## 69.7 Was der Kliniker von mir wissen will

- Genaue Diagnose der Raumforderung und deren Ausdehnung

## 69.8 Literatur

### 69.8.1 Quellenangaben

[1] Claussen CD, Miller S, Fenchel M. Kramer U, Riessen R. Pareto-Reihe Radiologie. Herz. Stuttgart: Thieme; 2006

### Literatur zur weiteren Vertiefung

[1] Motwani M, Kidambi A, Herzog BA et al. MR imaging of cardiac tumors and masses: a review of methods and clinical applications. Radiology 2013; 268 (1): 26–43

VII

# 70 Fibrom

*Lenhard Pennig*

## 70.1 Einleitung

- **Definition:** benigner, intramural gelegener (freie Wand des linken Ventrikels > rechter Ventrikel > interventrikuläres Septum), solitärer primärer kardialer Tumor, bestehend aus Fibroblasten und Kollagenfasern sowie elastischen Fasern; ggf. Kalzifikationen

### 70.1.1 Epidemiologie

#### Häufigkeit

- Zweithäufigster (15 %) primärer kardialer Tumor des Kindesalters, extrem selten im Erwachsenenalter

### 70.1.2 Klinische Präsentation/Symptomatik

- Synkope
- Palpitationen
- plötzlicher Herztod
- Brustschmerzen
- Herzinsuffizienz (aufgrund der raumfordernden Wirkung bei Ausdehnung nach intrakavitär mit Obstruktion des links- und/oder rechtsventrikulären Ausflusstrakts und der Beeinträchtigung der Funktion der Herzklappen)
- ventrikuläre Arrhythmien, plötzlicher Herztod

## 70.2 Methode der Wahl

- **Echokardiografie:** primäres Assessment
- **kardiale MRT:** Methode der Wahl zur genauen Differenzierung von anderen kardialen Tumoren und zur operativen Planung

## 70.3 Pathognomonische Befunde

- Glatt begrenzte, solitäre intramurale Raumforderung mit in der T1w Sequenz in Relation zum Myokard homogen isointensem und in der T2w Sequenz in Relation zum Myokard homogen hypointensem Signalverhalten (kardiale MRT)

## 70.4 Befundbeschreibung

### 70.4.1 Echokardiografie

- Gut abgrenzbarer, nicht kontraktiler und hyperechogener, solider myokardialer Tumor
- ggf. mit Verkalkungen und Ausdehnung nach intrakavitär

### 70.4.2 MRT

- Solitäre, glatt begrenzte intramurale Raumforderung
- ggf. Ausdehnung nach intrakavitär
- in T1w Sequenzen in Relation zum Myokard homogen isointens (▶ Abb. 70.1a)
- in T2w Sequenzen in Relation zum Myokard homogen hypointens (▶ Abb. 70.1b; wichtige Differenzialdiagnose zu anderen kardialen Tumoren)
- in Cine-Sequenzen in Relation zum Myokard homogen isointens (▶ Abb. 70.1c und ▶ Abb. 70.1d)
- ggf. Kalzifikationen
- keine Hypervaskularisierung in der Perfusionsbildgebung, da avaskularisiert (▶ Abb. 70.1e)
- homogene Kontrastmittelanreicherung in der LGE-Bildgebung (▶ Abb. 70.1f; bei Kalzifikationen heterogen)

## 70.5 Radiologische Differenzialdiagnosen

- Differenzialdiagnosen des Fibroms in der Bildgebung s. in ▶ Tab. 70.1

## 70.6 Typische Fehler

- Cave: Untersucherabhängigkeit der Echokardiografie.
- Fehlinterpretation anatomischer Varianten als solide Tumore

M!

**Merke**

Bei multiplen intramuralen Raumforderungen sollte eher an ein Rhabdomyom als an ein Fibrom gedacht werden.

## 70.7 Was der Kliniker von mir wissen will

- Genaue Diagnose der Raumforderung und deren Ausdehnung
- Komplikationen (Insuffizienz bzw. Obstruktion)

## 70.8 Literatur

### 70.8.1 Literatur zur weiteren Vertiefung

[1] Motwani M, Kidambi A, Herzog BA et al. MR imaging of cardiac tumors and masses: a review of methods and clinical applications. Radiology 2013; 268 (1): 26–43. doi:10.1148/radiol.13 121 239.

70

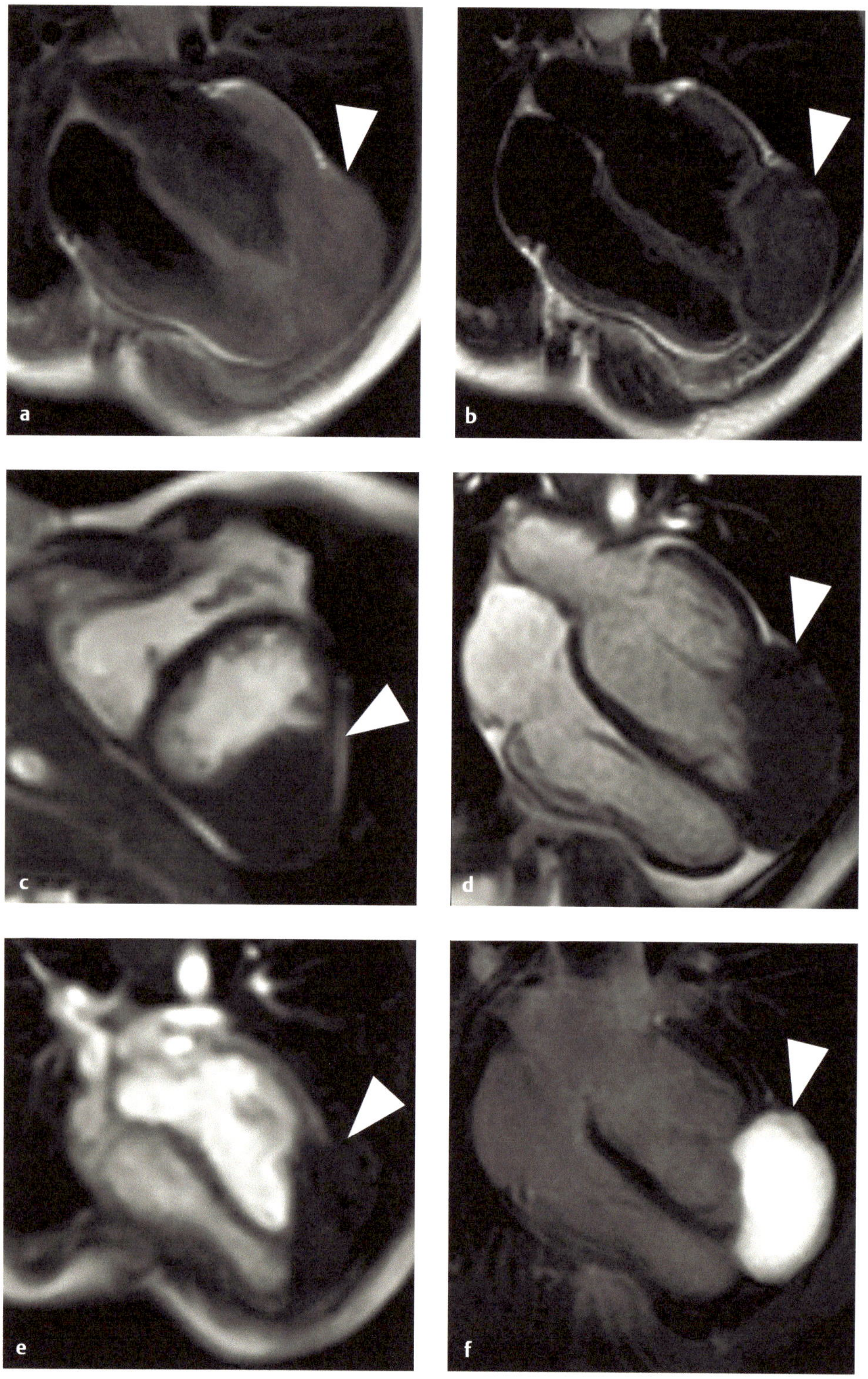


**Abb. 70.1 Fibrom.** 13-jährige Patientin mit unklarer Raumforderung des linksventrikulären Apex in der TTE (nicht gezeigt). In der kardialen MRT zeigt sich eine in der T1w Sequenz iso- (**a**, Pfeilspitze) und in der fettgesättigten T2w Sequenz hypointense Raumforderung (**b**, Pfeilspitze) des linksventrikulären Apex mit zum Myokard isointensem Signal (**c**, **d**, Pfeilspitzen) in der Cine-Bildgebung. In der First-Pass-Perfusionsbildgebung ist keine Hypervaskularisierung zu sehen (**e**, Pfeilspitze). Im LGE findet sich eine kräftige homogene Kontrastmittelanreicherung (**f**, Pfeilspitze).

**a** Transversale T1w MRT-Sequenz.
**b** Transversale fettgesättigte T2w MRT-Sequenz.
**c** Balanced SSFP-Cine-MRT-Sequenz, Darstellung in der kurzen Herzachse.
**d** Balanced SSFP-Cine-MRT-Sequenz, Vierkammerblick.
**e** First-Pass-Perfusionsbildgebung, Vierkammerblick.
**f** LGE-MRT-Sequenz, Vierkammerblick.

VII

**Tab. 70.1** Radiologische Differenzialdiagnosen des Fibroms.

| Differenzialdiagnose | Bemerkungen |
|---|---|
| **Rhabdomyom** | • ebenfalls intramuraler Tumor im Kindesalter, jedoch zu 90 % multiple Tumoren, zudem spontaner Regress der Tumoren mit der Zeit<br>• in T1w Sequenzen in Relation zum Myokard homogen isointens<br>• in T2w Sequenzen in Relation zum Myokard homogen hyperintens |
| **hypertrophe Kardiomyopathie** | • asymmetrische Myokardhypertrophie mit zum Myokard isointensem Signalverhalten<br>• ggf. begleitendes mittmyokardiales LGE in den hypertrophierten Arealen (bisweilen auch atypisch gelegen in den nicht hypertrophierten Arealen)<br>• häufig begleitende Hypertrabekularisierung (bzw. Kompaktierungsstörung) des linken Ventrikels |
| **Polyposissyndrome (familiäre adenomatöse Polyposis coli, Gardner-Syndrom)** | • eher in den Atrien gelegenes Fibrom |

LGE = Late Gadolinium Enhancement
T1w/T2w = T1-/T2-gewichtet

# 71 Rhabdomyom

*Lenhard Pennig*

## 71.1 Einleitung

- **Definition:** benigner kongenitaler, intramural gelegener, primärer kardialer Tumor

### 71.1.1 Epidemiologie

#### Häufigkeit

- Häufigster primärer kardialer Tumor des Kindesalters (45 %)

#### Prädisponierende Faktoren

- Zu 50 % mit tuberöser Sklerose assoziiert

### 71.1.2 Klinische Präsentation/Symptomatik

- Eher asymptomatisch
- Obstruktion bei Wachstum nach intrakavitär
- spontaner Regress vor dem 4. Lebensjahr möglich

## 71.2 Methode der Wahl

- **Echokardiografie:** primäres Assessment
- **kardiale MRT:** Methode der Wahl zur genauen Differenzierung von anderen kardialen Tumoren

## 71.3 Pathognomonische Befunde

- Glatt begrenzte, multiple (in 90 % der Fälle) intramurale Raumforderungen mit in der T1w Sequenz in Relation zum Myokard homogen isointensem und in der T2w Sequenz in Relation zum Myokard homogen hyperintensem Signalverhalten mit minimaler bzw. fehlender Kontrastmittelanreicherung (kardiale MRT)

## 71.4 Befundbeschreibung

### 71.4.1 Echokardiografie

- Gut abgrenzbare, solitäre noduläre, lobulierte, homogen hyperechogene myokardiale Tumoren, führend in der Wand des linken Ventrikels, im Ventrikelseptum oder angrenzend an die Atrioventrikularklappen gelegen
- ggf. mit Ausdehnung nach intrakavitär (dann gestielt)

### 71.4.2 MRT

- Solitäre, glatt begrenzte intramurale Raumforderung (▶ Abb. 71.1)
- ggf. Ausdehnung nach intrakavitär
- in T1w Sequenzen in Relation zum Myokard homogen isointens
- in T2w Sequenzen in Relation zum Myokard homogen hyperintens
- in Cine-Sequenzen in Relation zum Myokard homogen isointens
- keine Hypervaskularisierung in der Perfusionsbildgebung
- minimale bzw. fehlende Kontrastmittelanreicherung im LGE

## 71.5 Radiologische Differenzialdiagnosen

- Zusammenschau der möglichen Differenzialdiagnosen s. in ▶ Tab. 71.1

## 71.6 Typische Fehler

- Cave: Untersucherabhängigkeit der Echokardiografie.
- Fehlinterpretation anatomischer Varianten als solide Tumore

**Merke**

M!

Bei singulärer intramuraler Raumforderung sollte eher an ein Fibrom als an ein Rhabdomyom gedacht werden.

71

## 71.7 Was der Kliniker von mir wissen will

- Genaue Diagnose der Raumforderung und deren Ausdehnung
- Komplikationen (Insuffizienz bzw. Obstruktion)

## 71.8 Literatur

### 71.8.1 Literatur zur weiteren Vertiefung

[1] Motwani M, Kidambi A, Herzog BA et al. MR imaging of cardiac tumors and masses: a review of methods and clinical applications. Radiology 2013; 268 (1): 26–43. doi:10.1148/radiol.13 121 239

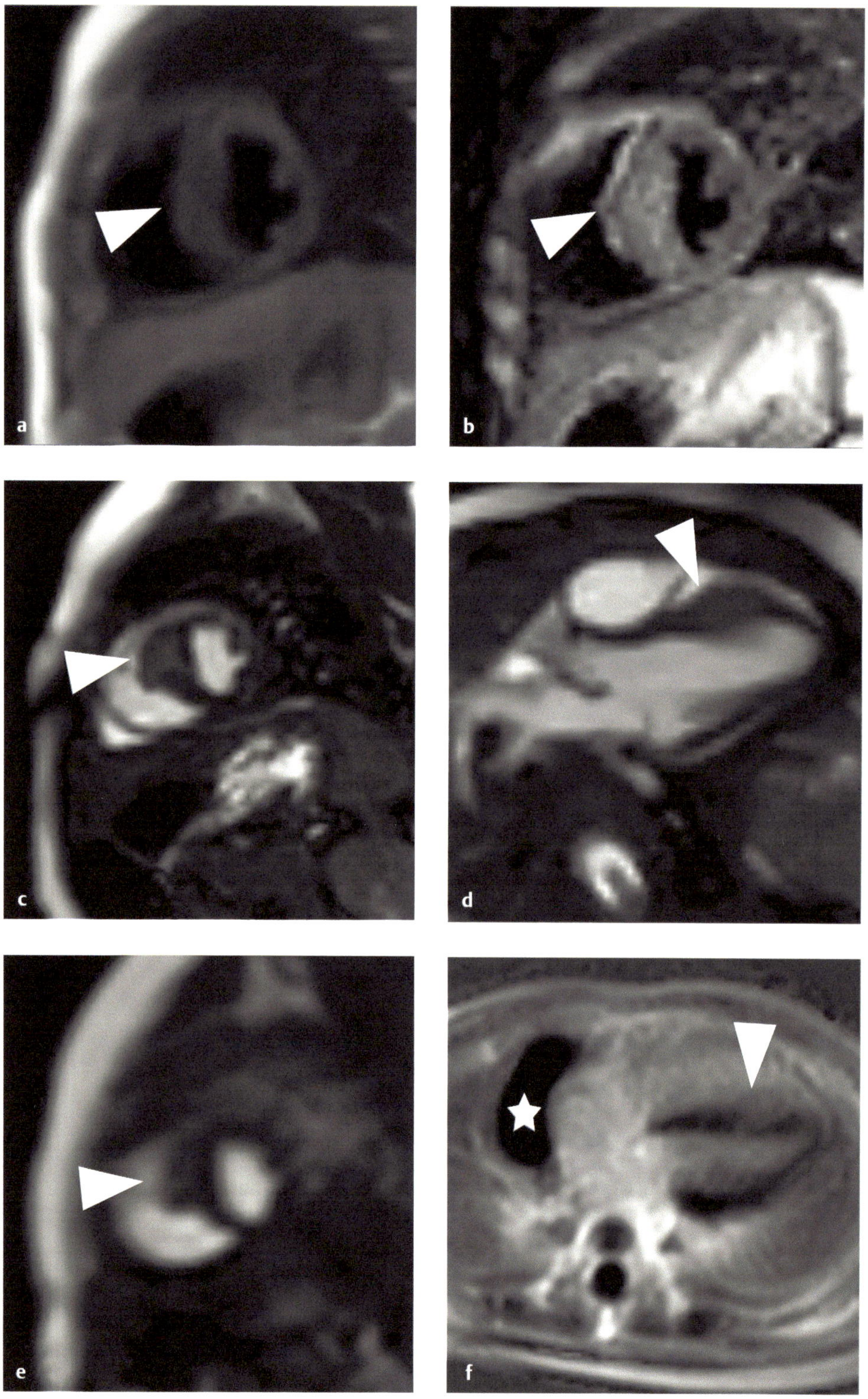


**Abb. 71.1 Rhabdomyom.** Sieben Monate alter Patient mit Atriumseptumdefekt vom Sekundumtyp und in der TTE neuer unklarer hyperechogener Struktur im apikalen Ventrikelseptum (nicht gezeigt). In der kardialen MRT zeigt sich eine in der T1w Sequenz iso- (**a**, Pfeilspitze) und in der fettgesättigten T2w Sequenz leicht hyperintense Auftreibung (**b**, Pfeilspitze) des apikalen Drittels des Septums mit zum Myokard isointensem Signal (**c**, **d**, Pfeilspitzen) in der Cine-Bildgebung. In der First-Pass-Perfusionsbildgebung ist keine Hypervaskularisierung (**e**, Pfeilspitze) zu sehen und im LGE eine flaue Kontrastmittelanreicherung (**f**, Pfeilspitze). Der Stern in **f** markiert den Thymus.

- **a** T1w MRT-Sequenz, Darstellung in der kurzen Herzachse.
- **b** Fettgesättigte T2w MRT-Sequenz, Darstellung in der kurzen Herzachse.
- **c** Balanced SSFP-Cine-MRT-Sequenz, Darstellung in der kurzen Herzachse.
- **d** Balanced SSFP-Cine-MRT-Sequenz, Dreikammerblick.
- **e** First-Pass-Perfusionsbildgebung, Darstellung in der kurzen Herzachse.
- **f** LGE-MRT-Sequenz, Vierkammerblick.

**Tab. 71.1** Radiologische Differenzialdiagnosen des Rhabdomyoms.

| Differenzialdiagnose | Bemerkungen |
|---|---|
| Fibrom | • ebenfalls intramuraler Tumor im Kindesalter<br>• singulär<br>• in T1w Sequenzen in Relation zum Myokard homogen isointens<br>• in T2w Sequenzen in Relation zum Myokard homogen hypointens<br>• homogenes LGE |
| Rhabdomyosarkom | • multiple Manifestationen<br>• ggf. valvulärer Befall<br>• zentrale Nekrose<br>• Hypervaskularisierung in der Perfusionsbildgebung<br>• kräftiges LGE |

LGE = Late Gadolinium Enhancement
T1w/T2w = T1-/T2-gewichtet

# 72 Papilläres Fibroelastom

*Lenhard Pennig*

## 72.1 Einleitung

- **Definition:** benigner, führend valvulär gelegener, kleiner (< 1,5 cm) primärer kardialer Tumor

### 72.1.1 Epidemiologie

#### Häufigkeit

- Zweithäufigster primärer kardialer Tumor (10 %)

### 72.1.2 Klinische Präsentation/Symptomatik

- **Rechtskardial:** oft asymptomatisch
- **linkskardial:** evtl. thromboembolische Ereignisse, Thoraxschmerz, Dyspnoe, Rhythmusstörungen

## 72.2 Methode der Wahl

- **Echokardiografie:** aufgrund der geringen Größe und des Klappenbezugs primäres Assessment
- **kardiale MRT:**
  - zweitrangig
  - nur in atypischen Fällen

## 72.3 Pathognomonische Befunde

- Valvuläre (Aortenklappe > Mitralklappe), mobile gestielte Raumforderung auf der flussabgewandten Seite der intakten Klappe
- seeanemonenähnliches Erscheinungsbild

## 72.4 Befundbeschreibung

### 72.4.1 Echokardiografie

- Valvuläre (Aortenklappe > Mitralklappe), mobile gestielte Raumforderung auf der flussabgewandten Seite der intakten Klappe
- schimmernde Berandung (seeanemonenähnliches Erscheinungsbild)

### 72.4.2 MRT

- Valvuläre (Aortenklappe > Mitralklappe) mobile Raumforderung auf der flussabgewandten Seite der intakten Klappe
- in T1w Sequenzen in Relation zum Myokard isointens
- in T2w Sequenzen in Relation zum Myokard heterogen
- in Cine-Sequenzen umgebender turbulenter Fluss
- keine Hypervaskularisierung in der Perfusionsbildgebung
- homogene Kontrastmittelanreicherung in der LGE-Bildgebung (▸ Abb. 72.1)

## 72.5 Radiologische Differenzialdiagnosen

- Bildgebende Differenzialdiagnosen s. in ▸ Tab. 72.1

## 72.6 Typische Fehler

- Cave: Untersucherabhängigkeit der Echokardiografie.

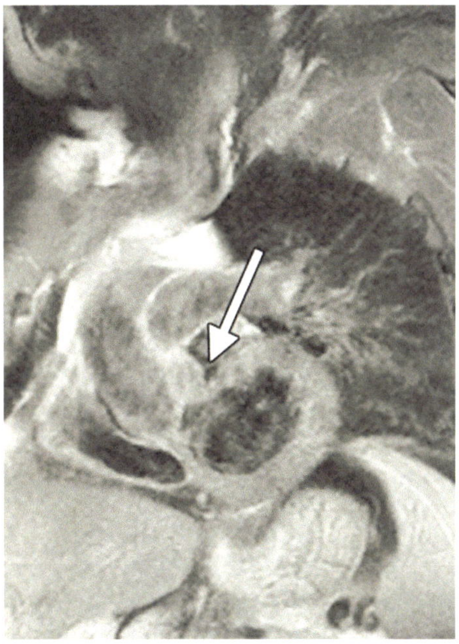

**Abb. 72.1 Papilläres Fibroelastom.** 42-jähriger Patient nach transitorisch-ischämischer Attacke embolischer Genese. Fettgesättigte T1w Turbo-Spin-Echo-MRT-Aufnahme nach Gadolinium-DTPA-Gabe, Darstellung des linksventrikulären Ausflusstrakts. Kontrastmittelaufnehmender Tumor (Pfeil) an der linkskoronaren Klappentasche. Histologisch Fibroelastom. (Quelle: Claussen CD, Miller S, Fenchel M. Kramer U, Riessen R. Pareto-Reihe Radiologie. Herz. Stuttgart: Thieme; 2006)

**Tab. 72.1** Radiologische Differenzialdiagnosen des papillären Fibroelastoms.

| Differenzialdiagnose | Bemerkungen |
| --- | --- |
| Klappenvegetationen | • in Zusammenhang mit Endokarditis<br>• Klappen bei Klappenvegetationen aufgrund der häufigen Destruktion inkompetent bzw. insuffizient |
| Thrombus | • generell keine Kontrastmittelaufnahme |
| Lipom | • Suppression des T1w/T2w Signals bei FatSat-Prepuls |

T1w/T2w = T1-/T2-gewichtet

**Merke**

M!

Bei Endokarditisanamnese sollte an entzündlich bedingte Klappenvegetationen gedacht werden.

## 72.7 Was der Kliniker von mir wissen will

- Genaue Diagnose der Raumforderung und deren Ausdehnung

## 72.8 Literatur

### 72.8.1 Quellenangaben

[1] Claussen CD, Miller S, Fenchel M. Kramer U, Riessen R. Pareto-Reihe Radiologie. Herz. Stuttgart: Thieme; 2006

### 72.8.2 Literatur zur weiteren Vertiefung

[1] Han J, Xiang H, Ridley WE et al. Anemone appearance: papillary fibroelastoma. J Med Imaging Rad Oncol 2018; 62: 12. doi:10.1111/1754-9485.01_12 785

[2] Motwani M, Kidambi A, Herzog BA et al. MR imaging of cardiac tumors and masses: a review of methods and clinical applications. Radiology 2013; 268 (1): 26–43. doi:10.1148/radiol.13 121 239.

VII

# 73 Perikardzyste

*Lenhard Pennig*

## 73.1 Einleitung

- **Definition:** kongenitaler benigner, flüssigkeitsgefüllter kardialer Pseudotumor des Perikards

### 73.1.1 Epidemiologie

#### Häufigkeit

- Inzidenz 1:100 000

### 73.1.2 Klinische Präsentation/Symptomatik

- Häufig asymptomatisch
- bei großem Befund Symptomatik aufgrund der Komprimierung angrenzender Strukturen

## 73.2 Methode der Wahl

- **Echokardiografie:** primäres Assessment
- **MRT:** Methode der Wahl zur genauen Differenzierung von anderen kardialen Tumoren

## 73.3 Pathognomonische Befunde

- Häufig als Zufallsbefund
- glatt berandete, flüssigkeitsgefüllte Raumforderung, führend vom rechten kardiophrenischen Winkel ausgehend
- homogen T1w hypo- und T2w in Relation zum Myokard deutlich hyperintenser Pseudotumor ohne Kontrastmittelaufnahme (kardiale MRT)

## 73.4 Befundbeschreibung

### 73.4.1 Echokardiografie

- Glatt berandete, flüssigkeitsgefüllte Raumforderung, führend vom rechten kardiophrenischen Winkel ausgehend
- echofreie, glatt begrenzte, parakardiale Raumforderung ohne Binnenstruktur oder Perfusion im Doppler mit erhaltener Herzfunktion

### 73.4.2 MRT

- Glatt berandete, flüssigkeitsgefüllte Raumforderung, führend vom rechten kardiophrenischen Winkel ausgehend
- in T1w Sequenzen in Relation zum Myokard hypointens (ggf. hyperintens, wenn der Inhalt proteinreich ist)
- in T2w Sequenzen in Relation zum Myokard deutlich hyperintens (▸ Abb. 73.1b)
- in Cine-Sequenzen gleiche Signalintensität wie das Kavum (▸ Abb. 73.1a)
- keine Hypervaskularisierung in der Perfusionsbildgebung
- keine Kontrastmittelanreicherung in der LGE-Bildgebung (▸ Abb. 73.1c und ▸ Abb. 73.1d)

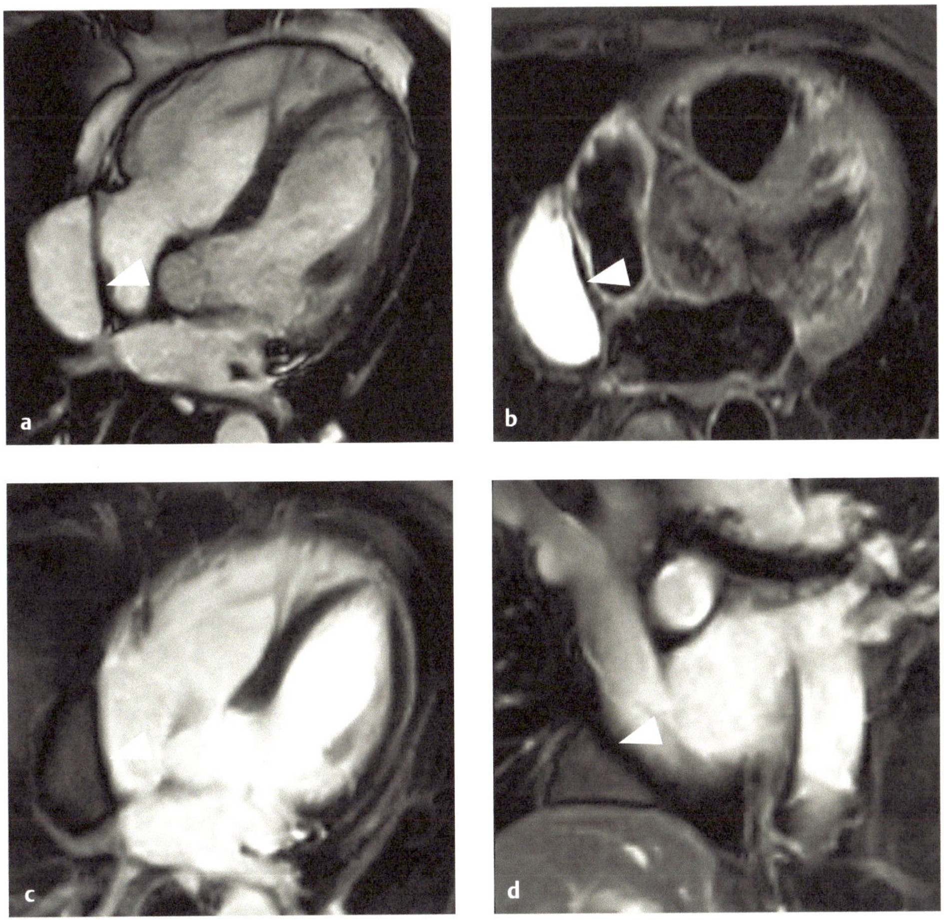


**Abb. 73.1 Perikardzyste.** 51-jähriger Patient. In der kardialen MRT zeigt sich eine an den rechten Vorhof grenzende, glatt begrenzte perikardiale Raumforderung mit in der Cine-Bildgebung zum Kavum iso- (**a**, Pfeilspitze) und in der fettgesättigten T2w Sequenz hyperintensem Signalverhalten (**b**, Pfeilspitze) ohne Kontrastmittelanreicherung in der LGE-Sequenz (**c**, **d**, Pfeilspitzen).

**a** Cine-MRT-Sequenz, Vierkammerblick.

**b** Transversale fettgesättigte T2w MRT-Sequenz.

**c** LGE-MRT-Sequenz, Vierkammerblick.

**d** LGE-MRT-Sequenz, Darstellung in der kurzen Herzachse.

Tab. 73.1 Radiologische Differenzialdiagnosen der Perikardzyste.

| Differenzialdiagnose | Bemerkungen |
|---|---|
| bronchogene Zyste | • angrenzend an Karina (> 50 % der Fälle), Trachea oder Ösophagus<br>• evtl. Knorpelanteile |

### 73.4.3 CT

- In der CT primär als Zufallsbefund anzutreffen
- glatt begrenzte, hypodense Raumforderung mit dünner Wand und liquiden Dichtewerten ohne Kontrastmittelaufnahme

## 73.5 Radiologische Differenzialdiagnosen

- Mögliche Differenzialdiagnose der Perikardzyste s. in ▶ Tab. 73.1

## 73.6 Typische Fehler

- Cave: Untersucherabhängigkeit der Echokardiografie.

**Merke**

Bei Patienten mit maligner Grunderkrankung sollte bei zystischen parakardialen Raumforderungen differenzialdiagnostisch an die Perikardzyste gedacht werden.

## 73.7 Was der Kliniker von mir wissen will

- Genaue Diagnose der Raumforderung und deren Ausdehnung

## 73.8 Literatur

### 73.8.1 Literatur zur weiteren Vertiefung

[1] Motwani M, Kidambi A, Herzog BA et al. MR imaging of cardiac tumors and masses: a review of methods and clinical applications. Radiology 2013; 268 (1): 26–43. doi:10.1148/radiol.13 121 239

# 74 Metastasen

*Lenhard Pennig*

## 74.1 Einleitung

- **Definition:** Es handelt sich um kardiale Metastasen bzw. Absiedelungen eines malignen Tumors, der extrakardial lokalisiert ist.
- **Ätiologie und Pathophysiologie:**
  - An den sekundären kardialen Tumoren machen Metastasen den größten Anteil aus (vor allem Metastasen bei malignem Melanom oder Lungenkarzinom).
  - Alternativ kann direktes intrakardiales Wachstum eines extrakardialen Tumors vorliegen.

### 74.1.1 Epidemiologie

#### Häufigkeit

- Bei Autopsiestudien bei ca. 10 % der Patienten mit malignem Grundleiden anzutreffen
- sekundäre kardiale Tumoren 20- bis 40-mal häufiger als primäre kardiale Tumoren

### 74.1.2 Klinische Präsentation/Symptomatik

- Häufig asymptomatisch
- Klinik abhängig von der Lokalisation und assoziierten Pathologien:
  - *linkskardial:* Dyspnoe, Lungenödem
  - *rechtskardial:* Symptome der Rechtsherzinsuffizienz
- thromboembolische Komplikationen
- B-Symptomatik und Symptome der Grunderkrankung

## 74.2 Methode der Wahl

- **Echokardiografie:** primäres Assessment (Screening)
- **MRT:** Methode der Wahl zur genauen Differenzierung von anderen kardialen Tumoren und ggf. zur operativen Planung
- **$^{18}$F-FDG-PET-CT**

## 74.3 Pathognomonische Befunde

- Gegebenenfalls infiltrativ wachsende, ggf. multilokuläre Raumforderung perikardial, intramural oder intrakavitär mit Kontrastmittelanreicherung

## 74.4 Befundbeschreibung

### 74.4.1 Echokardiografie

- Perikardial, intramural oder intrakavitär lokalisierte Raumforderung
- ggf. infiltrativ wachsend
- ggf. mit begleitendem Perikarderguss

### 74.4.2 MRT

- Perikardial, intramural oder intrakavitär lokalisierte Raumforderung
- ggf. infiltrativ wachsend
- ggf. multilokuläre Raumforderung
- in T1w Sequenzen in Relation zum Myokard generell hypointens (▶ Abb. 74.1; Ausnahme: bei malignem Melanom, dort hyperintens; ▶ Abb. 74.2)
- in T2w Sequenzen in Relation zum Myokard generell hyperintens (Ausnahme: bei malignem Melanom, dort hypointens)
- ggf. Einblutungen, Kalzifikationen, Nekrose oder Zysten und Perikarderguss
- diffuse Kontrastmittelanreicherung in der LGE-Sequenz, ggf. begleitende perikardiale Kontrastmittelanreicherung
- ggf. thrombotische Auflagerungen

### 74.4.3 CT

- Im CT primär als Zufallsbefund im Rahmen des Stagings (s. ▶ Abb. 74.2a)

### 74.4.4 PET/PET-CT

- $^{18}$F-FDG-PET-CT mit entsprechendem Uptake (s. ▶ Abb. 74.1a)

## 74.5 Radiologische Differenzialdiagnosen

- Zu beachtende Differenzialdiagnosen s. in ▶ Tab. 74.1

## 74.6 Typische Fehler

- Cave: Untersucherabhängigkeit der Echokardiografie.
- Übersehen kardialer Metastasen im Staging-CT

## 74.7 Was der Kliniker von mir wissen will

- Genaue Diagnose der Raumforderung und deren Ausdehnung sowie ggf. Klappenbezug

## 74.8 Literatur

### 74.8.1 Literatur zur weiteren Vertiefung

[1] Motwani M, Kidambi A, Herzog BA et al. MR imaging of cardiac tumors and masses: a review of methods and clinical applications. Radiology 2013; 268 (1): 26–43

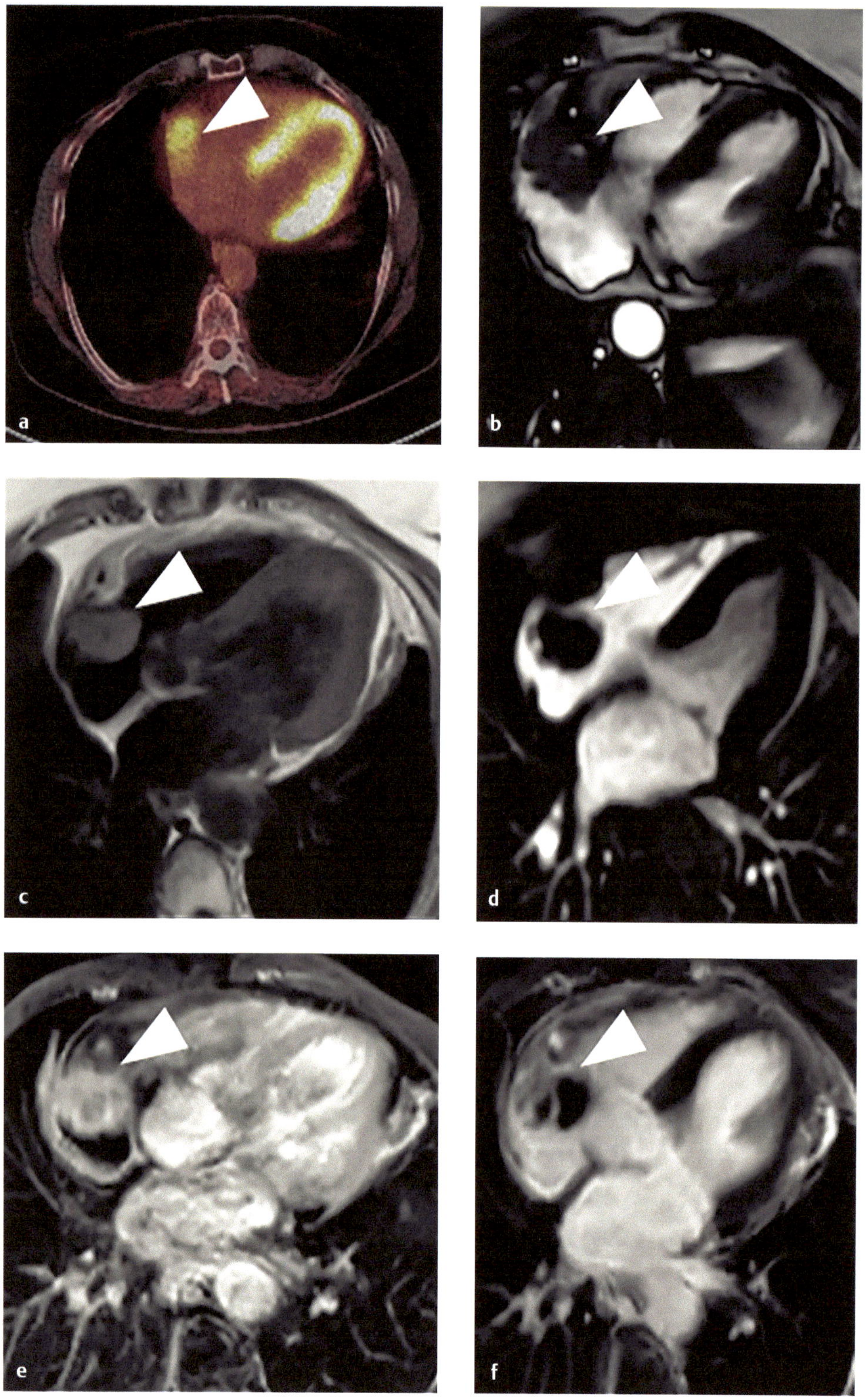


**Abb. 74.1 Metastasen.** 66-jährige Patientin mit metastasiertem Lungenkarzinom und neu aufgetretener Raumforderung im rechten Vorhof (**a**, Pfeilspitze) mit Nuklidmehrbelegung in der $^{18}$F-FDG-PET-CT. In der kardialen MRT zeigt sich eine entsprechende Raumforderung des ventralen rechten Vorhofs (**b**, Pfeilspitze) in der Cine-Bildgebung mit zum Myokard isointensem Signal. In der T1w Sequenz weist diese ein iso- bis hyperintenses Korrelat auf (**c**, Pfeilspitze), ohne Kontrastmittelaufnahme in der First-Pass-Perfusionsbildgebung (**d**, Pfeilspitze). In der fettgesättigten T1w Sequenzen nach Kontrastmittelgabe (**e**, Pfeilspitze) zeigt sie wie im LGE (**f**, Pfeilspitze) eine Anreicherung.

- **a** Transversale $^{18}$F-FDG-PET-CT.
- **b** Transversale balanced SSFP-Cine-MRT-Sequenz.
- **c** Transversale T1w MRT-Sequenz.
- **d** First-Pass-Perfusionsbildgebung, Vierkammerblick.
- **e** Transversale fettgesättigte T1w MRT-Sequenz nach Kontrastmittelgabe.
- **f** LGE-MRT-Sequenz, Vierkammerblick.

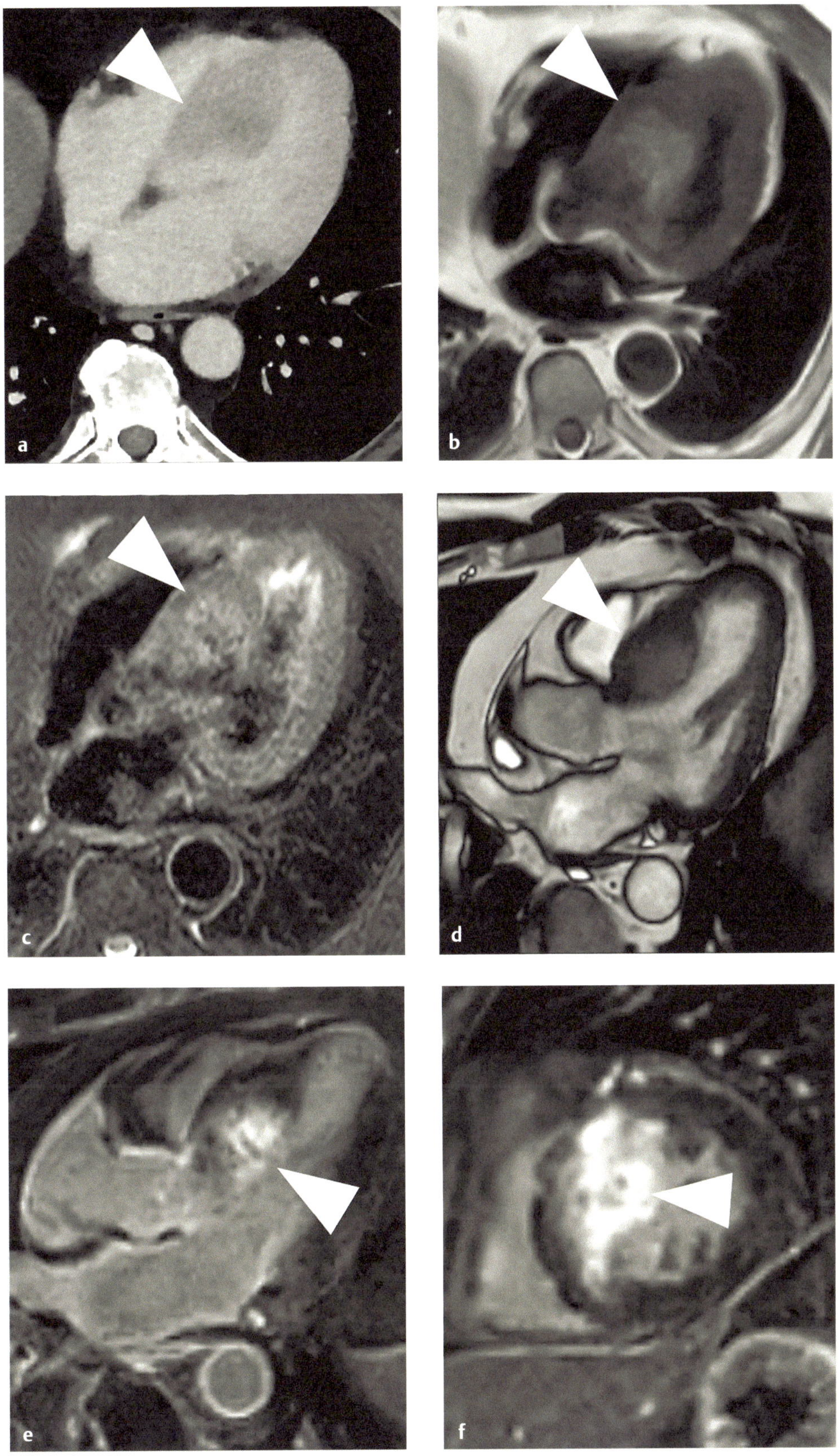


**Abb. 74.2 Metastasen.** 58-jähriger Patient mit metastasiertem malignem Melanom und neuer hypodenser Raumforderung des basalen Septums in der Staging-CT (**a**, Pfeilspitze). In der kardialen MRT zeigt sich eine in der T1w Sequenz hyper- (**b**, Pfeilspitze) und in der fettgesättigten T2w Sequenz iso- bis hypointense Auftreibung (**c**, Pfeilspitze) des basalen Septums mit entsprechendem Korrelat in der Cine-Bildgebung (**d**, Pfeilspitze) und deutlicher Kontrastmittelanreicherung in der LGE-Sequenz (**e**, **f**, Pfeilspitzen).

**a** Axiale CT, Weichteilfenster, portalvenöse Phase.
**b** Transversale T1w MRT-Sequenz.
**c** Transversale fettgesättigte T2w MRT-Sequenz.
**d** Balanced SSFP-Cine-MRT-Sequenz, Dreikammerblick.
**e** LGE-MRT-Sequenz, Dreikammerblick.
**f** LGE-MRT-Sequenz, Darstellung in der kurzen Herzachse.



Tab. 74.1 Radiologische Differenzialdiagnosen kardialer Metastasen.

| Differenzialdiagnose | Bemerkungen |
|---|---|
| Thrombus | • glatt begrenzte intrakavitäre Raumforderung ohne LGE |
| weitere maligne kardiale Tumoren | – |
| Perikarditis bzw. Perikarderguss | • durch Infektionen, Radiotherapie oder Chemotherapie |

LGE = Late Gadolinium Enhancement

# 75 Angiosarkom

*Lenhard Pennig*

## 75.1 Einleitung

- **Definition:** häufigster maligner primärer kardialer Tumor, führend im rechten Vorhof

### 75.1.1 Epidemiologie

#### Häufigkeit

- Etwa ⅓ aller malignen primären kardialen Tumoren

#### Altersgipfel

- 40.–50. Lebensjahr



#### Geschlechtsverteilung

- Männlich : weiblich = 2:1

### 75.1.2 Klinische Präsentation/Symptomatik

- Rechtsherzinsuffizienz
- Perikarderguss und -tamponade
- Obstruktion des rechten Vorhofs
- Metastasen
- Herzrhythmusstörungen

## 75.2 Methode der Wahl

- **Echokardiografie:** primäres Assessment
- **kardiale MRT:** Methode der Wahl zur genauen Differenzierung von anderen kardialen Tumoren

## 75.3 Pathognomonische Befunde

- Vor allem rechtskardiale Raumforderung (zu 75 % im rechten Vorhof, freie Wand)
- ggf. mit Perikarderguss oder direkter perikardialer Infiltration und Cauliflower- sowie Sunray-Appearance in der kardialen MRT
- Formen:
  - *sog. fokale Form:* gut definierte Raumforderung mit Protrusion in den rechten Vorhof und Obstruktion
  - *sog. diffuse Form:* ausgedehntere Massen mit Infiltration des rechten Ventrikels und des Perikards

## 75.4 Befundbeschreibung

### 75.4.1 Echokardiografie

- Echoreiche noduläre bzw. lobulierte Raumforderung mit Perikarderguss oder direkter perikardialer Infiltration

### 75.4.2 MRT

- Noduläre bzw. lobulierte Raumforderung mit Perikarderguss oder direkter perikardialer Infiltration
- in T1w Sequenzen in Relation zum Myokard isointense Läsionen mit multiplen nodulären hyperintensen Anteilen (Cauliflower-Appearance; ▶ Abb. 75.1a)
- in T2w Sequenzen in Relation zum Myokard heterogen
- in Cine-Sequenzen in Relation zum Myokard isointens, ggf. Perikarderguss
- Hypervaskularisierung in der Perfusionsbildgebung mit heterogener Kontrastmittelanreicherung in der LGE-Sequenz, häufig mit zentraler Nekrose bzw. Hämorrhagie (▶ Abb. 75.1b)
- bei Infiltration des Perikards Sunray-Appearance in der LGE-Sequenz (starkes LGE entlang der ausgeprägten Vaskularisierung des Tumors)

### 75.4.3 CT

- Staging

## 75.5 Radiologische Differenzialdiagnosen

- Überblick über die bildgebenden Differenzialdiagnosen s. in ▶ Tab. 75.1

## 75.6 Typische Fehler

- Cave: Untersucherabhängigkeit der Echokardiografie.
- Übersehen einer ggf. begleitend vorliegenden lokoregionären Filialisierung vor allem in der transversalen Cine-Bildgebung

## 75.7 Was der Kliniker von mir wissen will

- Genaue Diagnose der Raumforderung und deren Ausdehnung
- Komplikationen

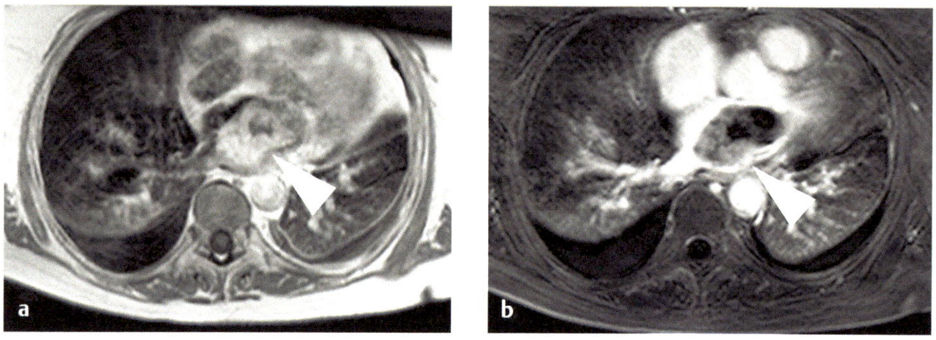


**Abb. 75.1 Angiosarkom.** 30-jähriger Patient mit Raumforderung im linken Vorhof (atypische Lokalisation eines Angiosarkoms) mit Cauliflower-Appearance in der T1w Sequenz (**a**, Pfeilspitze) und randständiger Kontrastmittelanreicherung in der LGE-Sequenz (**b**, Pfeilspitze).
**a** Transversale T1w MRT-Sequenz.
**b** Transversale LGE-MRT-Sequenz.

Tab. 75.1 Radiologische Differenzialdiagnosen des Angiosarkoms.

| Differenzialdiagnose | Bemerkungen |
|---|---|
| andere maligne kardiale Tumoren | – |
| undifferenziertes Sarkom | • ähnliches Verhalten in der kardialen MRT, jedoch eher im linken Atrium lokalisiert |
| Myxom | • glatt begrenzte, ggf. gestielte Raumforderung der Atrien (vor allem des linken Atriums) mit Mobilität und Prolaps durch die Atrioventrikularklappen sowie heterogener Kontrastmittelanreicherung |

MRT = Magnetresonanztomografie

# 75.8 Literatur

## 75.8.1 Literatur zur weiteren Vertiefung

[1] Motwani M, Kidambi A, Herzog BA et al. MR imaging of cardiac tumors and masses: a review of methods and clinical applications. Radiology 2013; 268 (1): 26–43

[2] Tyebally S, Chen D, Bhattacharyya S et al. Cardiac tumors: JACC CardioOncology State-of-the-Art Review. JACC Cardio Oncol 2020; 2 (2): 293–311. doi:10.1016/j.jaccao.2020.05.009

# 76 Undifferenziertes Sarkom

*Lenhard Pennig*

## 76.1 Einleitung

- **Definition:**
  - maligner primärer kardialer Tumor
  - definiert als kardiales Sarkom ohne spezifische Histologie
  - vor allem im linken Vorhof lokalisiert
- **Synonym:** malignes fibröses Histiozytom

### 76.1.1 Epidemiologie

#### Häufigkeit

- ¼–⅓ aller kardialen Sarkome
- zweithäufigster maligner primärer kardialer Tumor (nach dem Angiosarkom)

VII

#### Altersgipfel

- 45. Lebensjahr

### 76.1.2 Klinische Präsentation/Symptomatik

- Linksherzinsuffizienz

## 76.2 Methode der Wahl

- **Echokardiografie:** primäres Assessment
- **kardiale MRT:** Methode der Wahl zur genauen Differenzierung von anderen kardialen Tumoren

## 76.3 Pathognomonische Befunde

- In der kardialen MRT ähnliches Erscheinungsbild wie das Angiosarkom
- jedoch vor allem im linkem Vorhof lokalisierte Raumforderung mit fokalem bzw. infiltrativem Wachstum und Nekrose sowie Hämorrhagie

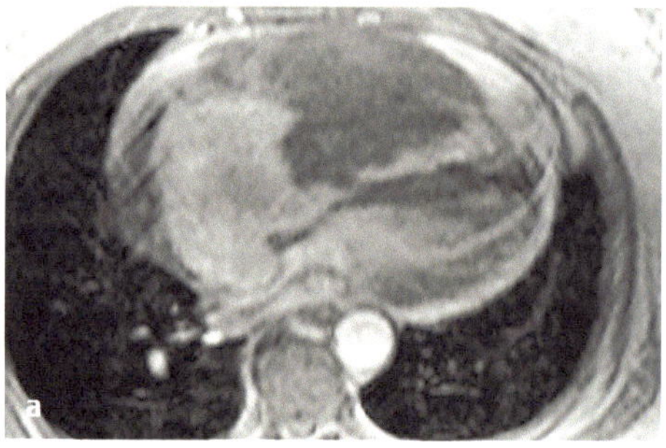


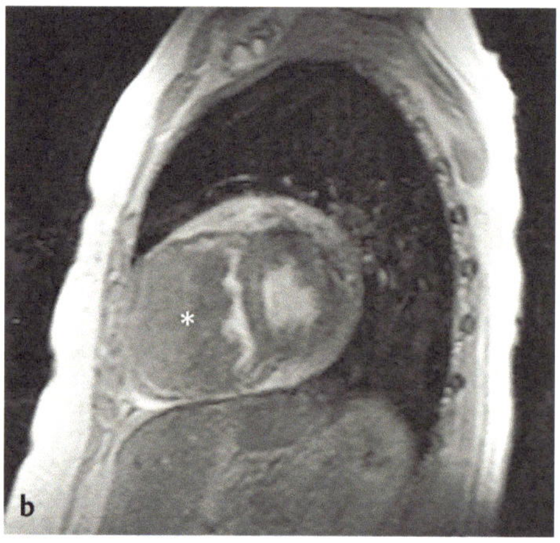


**Abb. 76.1 Undifferenziertes Sarkom.** 63-jährige Patientin mit undifferenziertem Sarkom des rechten Ventrikels.
**a** EKG-getriggerte Gradienten-Echo-Sequenz, Enddiastole. Ausgedehnte Raumforderung im rechten Ventrikel mit Infiltration der Trikuspidalklappe. (Quelle: Claussen CD, Miller S, Fenchel M. Kramer U, Riessen R. Pareto-Reihe Radiologie. Herz. Stuttgart: Thieme; 2006)
**b** EKG-getriggerte Gradienten-Echo-Sequenz, Enddiastole. Subtotale Verlegung des rechtsventrikulären Lumens durch das Sarkom (Stern). (Quelle: Claussen CD, Miller S, Fenchel M. Kramer U, Riessen R. Pareto-Reihe Radiologie. Herz. Stuttgart: Thieme; 2006)

## 76.4 Befundbeschreibung

### 76.4.1 Echokardiografie

- Infiltrativ wachsende lobulierte, vor allem im linken Vorhof lokalisierte, echoreiche, irregulär berandete kardiale Raumforderung
- häufig multiple Manifestationen und ggf. unter Beteiligung der Herzklappen (vor allem der Mitralklappe) und des Perikards mit assoziierten Thromben

### 76.4.2 MRT

- Infiltrativ wachsende lobulierte, vor allem im linken Vorhof lokalisierte, irregulär berandete kardiale Raumforderung
- häufig multiple Manifestationen und ggf. unter Beteiligung der Herzklappen (▸ Abb. 76.1) und des Perikards mit assoziierten Thromben
- in T1w Sequenzen in Relation zum Myokard iso- bis hyperintens
- in T2w Sequenzen in Relation zum Myokard heterogen, vorwiegend hyperintens
- in Cine-Sequenzen in Relation zum Myokard isointens, ggf. Perikarderguss
- Hypervaskularisierung in der Perfusionsbildgebung bei heterogener Kontrastmittelanreicherung in der LGE-Sequenz, ggf. mit Nekrose bzw. Einblutung

### 76.4.3 Sonstiges

- In der Histologie undifferenzierte plumpe Spindelzellen mit ausgeprägter Mitoseaktivität und nukleären Pleomorphismen

## 76.5 Radiologische Differenzialdiagnosen

- Zu beachtende Differenzialdiagnosen des Sarkoms s. in ▸ Tab. 76.1

Tab. 76.1 Radiologische Differenzialdiagnosen des Sarkoms.

| Differenzialdiagnose | Bemerkungen |
|---|---|
| Angiosarkom | • ähnliches Verhalten in der kardialen MRT, jedoch eher im rechten Atrium lokalisiert |
| Lymphom | • eher ohne Hypervaskularisierung in der Perfusionsbildgebung und ohne LGE<br>• häufig ohne zentrale Nekrose bzw. Hämorrhagien |
| andere maligne kardiale Tumoren | – |
| Myxom | • glatt begrenzte, ggf. gestielte Raumforderung der Atrien (vor allem des linken Atriums)<br>• Mobilität und Prolaps durch die Atrioventrikularklappen<br>• heterogene Kontrastmittelanreicherung |

LGE = Late Gadolinium Enhancement
MRT = Magnetresonanztomografie

## 76.6 Typische Fehler

- Cave: Untersucherabhängigkeit der Echokardiografie.
- Übersehen ggf. begleitender assoziierter Thromben der Vv. cavae inferior und superior sowie der Lungenvenen vor allem in der transversalen Cine-Bildgebung bzw. der MR-Angiografie

## 76.7 Was der Kliniker von mir wissen will

- Genaue Diagnose der Raumforderung und deren Ausdehnung
- Komplikationen (Insuffizienz bzw. Obstruktion, Thromben)

## 76.8 Literatur

### 76.8.1 Quellenangaben

[1] Claussen CD, Miller S, Fenchel M. Kramer U, Riessen R. Pareto-Reihe Radiologie. Herz. Stuttgart: Thieme; 2006

### 76.8.2 Literatur zur weiteren Vertiefung

[1] Motwani M, Kidambi A, Herzog BA et al. MR imaging of cardiac tumors and masses: a review of methods and clinical applications. Radiology 2013; 268 (1): 26–43

[2] Tyebally S, Chen D, Bhattacharyya S et al. Cardiac tumors: JACC CardioOncology State-of-the-Art Review. JACC Cardio Oncol 2020; 2 (2): 293–311. doi:10.1016/j.jaccao.2020.05.009

# 77 Rhabdomyosarkom

*Lenhard Pennig*

## 77.1 Einleitung

- **Definition:** häufigster maligner primärer kardialer Tumor des Kindesalters

### 77.1.1 Epidemiologie

#### Häufigkeit

- Häufigster maligner primärer kardialer Tumor des Kindesalters
- 4–7 % der kardialen Sarkome

### 77.1.2 Klinische Präsentation/Symptomatik

- Je nach Befall
- Obstruktion
- Links- bzw. Rechtsherzinsuffizienz

VII

## 77.2 Methode der Wahl

- **Echokardiografie:** primäres Assessment
- **kardiale MRT:** Methode der Wahl zur genauen Differenzierung von anderen kardialen Tumoren

## 77.3 Pathognomonische Befunde

- Häufig große (> 10 cm Diameter) und multifokale myokardiale, invasiv wachsende Raumforderungen unter Beteiligung der Herzklappen ohne Prädilektion einer Kammer
- in der T1w Sequenz in Relation zum Myokard isointenses und in der T2w Sequenz in Relation zum Myokard hyperintenses Signalverhalten mit deutlicher Kontrastmittelanreicherung in der kardialen MRT

## 77.4 Befundbeschreibung

### 77.4.1 Echokardiografie

- Iso- bis hyperechogene, irregulär berandete Raumforderungen
- ggf. mit Perikarderguss bei Perikardinfiltration

### 77.4.2 MRT

- In der T1w Sequenz isointens in Relation zum Myokard
- in der T2w Sequenz hyperintens in Relation zum Myokard
- Hypervaskularisierung in der Perfusionsbildgebung
- ausgeprägte Kontrastmittelanreicherung in der LGE-Sequenz, ggf. zentrale Nekrose
- ggf. extrakardiales Wachstum
- ggf. obstruktive Metastasen der Pulmonalarterien

**Tab. 77.1** Radiologische Differenzialdiagnosen des Rhabdomyosarkoms.

| Differenzialdiagnose | Bemerkungen |
|---|---|
| Rhabdomyom | • solitäre noduläre, lobulierte, homogen hyperechogene myokardiale Tumoren<br>• führend in der Wand des linken Ventrikels, im Ventrikelseptum oder angrenzend an die Atrioventrikularklappen<br>• ggf. mit Ausdehnung nach intrakavitär (dann gestielt)<br>• keine Hypervaskularisierung<br>• allenfalls geringe Kontrastmittelanreicherung, Regress im Verlauf |

## 77.5 Radiologische Differenzialdiagnosen

- Zu berücksichtigende Differenzialdiagnosen s. in ▸ Tab. 77.1

## 77.6 Typische Fehler

- Cave: Untersucherabhängigkeit der Echokardiografie.

**Merke**

M!

Bei valvulärer, maligne imponierender Raumforderung sollte differenzialdiagnostisch an ein Rhabdomyosarkom gedacht werden.

## 77.7 Was der Kliniker von mir wissen will

- Genaue Diagnose der Raumforderung und deren Ausdehnung
- Komplikationen (Insuffizienz, Obstruktion)

## 77.8 Literatur

### 77.8.1 Literatur zur weiteren Vertiefung

[1] Motwani M, Kidambi A, Herzog BA et al. MR imaging of cardiac tumors and masses: a review of methods and clinical applications. Radiology 2013; 268 (1): 26–43. doi:10.1148/radiol.13 121 239

[2] Tyebally S, Chen D, Bhattacharyya S et al. Cardiac tumors: JACC CardioOncology state-of-the-art. JACC Cardio Oncol 2020; 2 (2): 293–311. doi:10.1016/j.jaccao.2020.05.009

# 78 Lymphom

*Lenhard Pennig*

## 78.1 Einleitung

- **Definition:** maligner primärer kardialer Tumor, führend B-Zell-Lymphome und führend im rechten Vorhof

### 78.1.1 Epidemiologie

#### Häufigkeit

- Das primäre kardiale Lymphom macht etwa 2 % aller primären kardialen Tumoren aus.
- Kardiale Metastasen im Rahmen einer extrakardialen lymphatischen Erkrankung sind deutlich häufiger: Etwa 25 % aller Patienten mit Lymphomerkrankungen zeigen eine kardiale Mitbeteiligung.

#### Altersgipfel

- 60. Lebensjahr

#### Prädisponierende Faktoren

- Immunsupprimierte Patienten (vor allem Epstein-Barr-Virus-infektion bei AIDS)

### 78.1.2 Klinische Präsentation/Symptomatik

- Unspezifisch
- rasche, progrediente Herzinsuffizienz
- Obstruktion des linken und rechten Ausflusstrakts
- Arrhythmien
- Perikardtamponade
- restriktive Kardiomyopathie

## 78.2 Methode der Wahl

- **Echokardiografie:** primäres Assessment
- **kardiale MRT:** Methode der Wahl zur genauen Differenzierung von anderen kardialen Tumoren
- **PET/PET-CT:** vor allem zur Evaluation des Ansprechens auf die Therapie

## 78.3 Pathognomonische Befunde

- Vor allem rechtskardiale (rechter Vorhof > rechter Ventrikel) Raumforderungen mit T1w und T2w zum Myokard isointensem Signalverhalten ohne bzw. mit minimaler Kontrastmittelanreicherung in der kardialen MRT und häufig ohne Nekrose bzw. Hämorrhagie

## 78.4 Befundbeschreibung

### 78.4.1 Echokardiografie

- Homogene, infiltrativ wachsende kardiale Raumforderung, die zur Wandverdickung mit restriktiver Komponente führen oder sich nodulär in die Herzkammern vorwölben kann
- häufig multiple Manifestationen
- Perikarderguss

### 78.4.2 MRT

- Homogene, infiltrativ wachsende kardiale Raumforderung, die zur Wandverdickung mit restriktiver Komponente führen oder sich nodulär in die Herzkammern vorwölben kann
- häufig multiple Manifestationen
- Perikarderguss
- in T1w Sequenzen in Relation zum Myokard isointens
- in T2w Sequenzen in Relation zum Myokard isointens
- in Cine-Sequenzen in Relation zum Myokard isointens, ggf. Perikarderguss
- keine Hypervaskularisierung in der Perfusionsbildgebung bei fehlender bzw. allenfalls geringer Kontrastmittelanreicherung im LGE (▸ Abb. 78.1), generell ohne Nekrose bzw. Einblutung

### 78.4.3 PET/PET-CT

- $^{18}$F-FDG-PET-CT
- Uptake proportional zum Grad der Malignität der Raumforderung bzw. zur Zellproliferation
- nach Behandlung zur Evaluation des Ansprechens auf die Therapie

### 78.4.4 Sonstiges

- Histologie:
  - diffuses großzelliges B-Zell-Lymphom als häufigster Subtyp
  - nachrangig: Burkitt-Lymphom, niedriggradiges B-Zell-Lymphom und T-Zell-Lymphom

## 78.5 Radiologische Differenzialdiagnosen

- Mögliche Differenzialdiagnosen in der Bildgebung s. in ▸ Tab. 78.1

## 78.6 Typische Fehler

- Cave: Untersucherabhängigkeit der Echokardiografie.
- Übersehen einer ggf. begleitend vorliegenden mediastinalen Lymphadenopathie vor allem in der transversalen Cine-Sequenz

## 78.7 Was der Kliniker von mir wissen will

- Genaue Diagnose der Raumforderung und deren Ausdehnung
- Komplikationen (Insuffizienz bzw. Obstruktion)

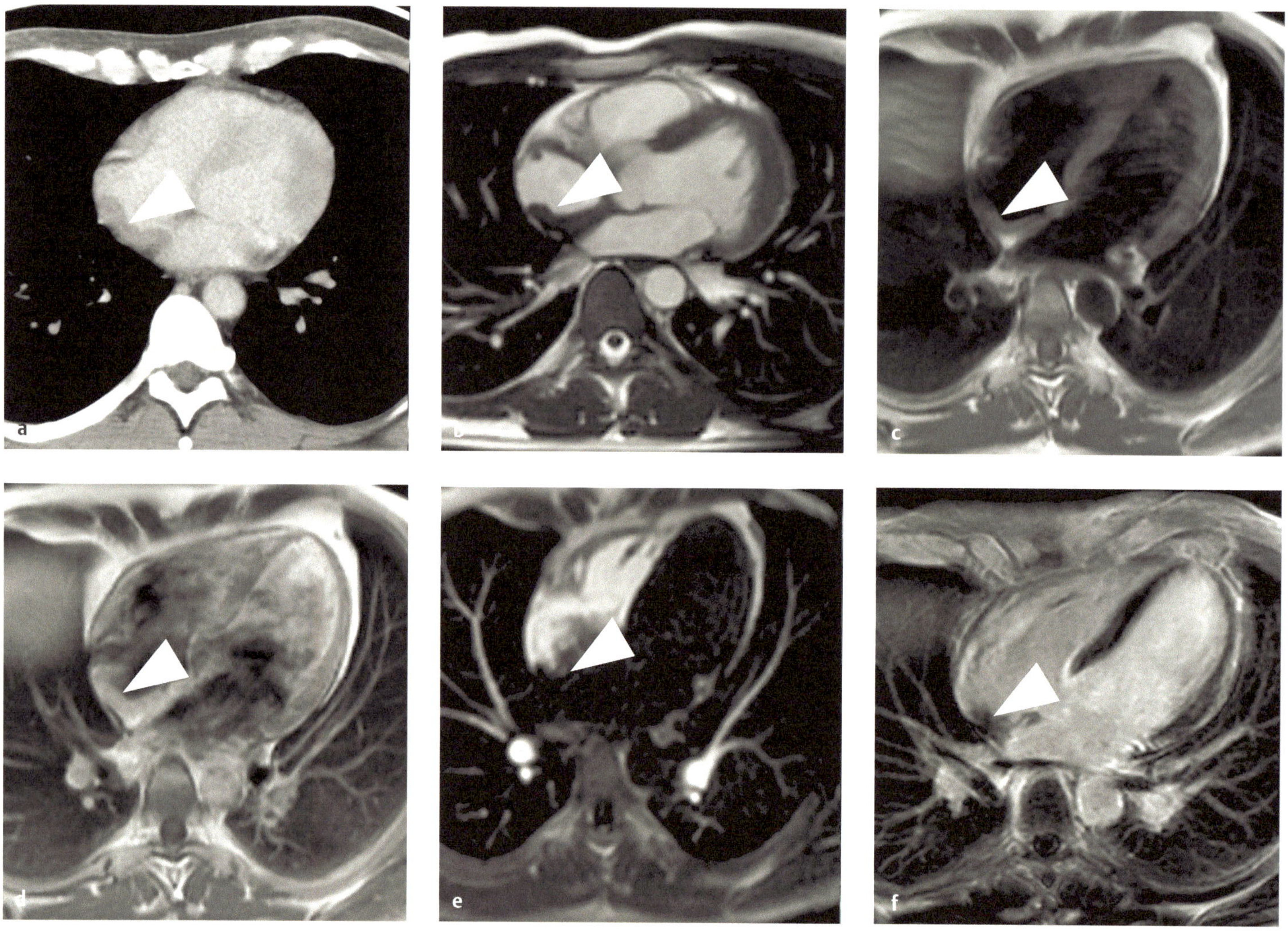


**Abb. 78.1 Lymphom.** 40-jähriger Patient mit HIV-Infektion. Hypodense Raumforderung der Hinterwand des rechten Vorhofs in der CT (**a**, Pfeilspitze) und entsprechendes Korrelat (**b**, Pfeilspitze) in der Cine-Sequenz der kardialen MRT. Die Raumforderung weist eine in der T1w Sequenz zum Myokard gleichwertige Signalintensität (**c**, Pfeilspitze) auf, ohne deutliche Kontrastmittelaufnahme nach Kontrastmittelgabe (**d**, Pfeilspitze). In der First-Pass Perfusionsbildgebung zeigt sich keine Hypervaskularisierung (**e**, Pfeilspitze) und im LGE eine allenfalls geringe intraläsionale Kontrastmittelanreicherung (**f**, Pfeilspitze).

**a** Axiales CT, portalvenöse Phase.
**b** Transversale balanced SSFP-Cine-MRT-Sequenz.
**c** Transversale native T1w MRT-Sequenz.
**d** Transversale T1w MRT-Sequenz nach Kontrastmittelgabe.
**e** Transversale First-Pass-Perfusionsbildgebung.
**f** LGE-MRT-Sequenz, Vierkammerblick.

**Tab. 78.1** Radiologische Differenzialdiagnosen des Lymphoms.

| Differenzialdiagnose | Bemerkungen |
|---|---|
| **andere maligne kardiale Tumoren** | • jeweils charakteristisches T1w bzw. T2w Signalverhalten<br>• bei anderen malignen kardialen Tumoren jedoch als wichtiges Merkmal im Vergleich zum Lymphom Hypervaskularisierung in der Perfusionsbildgebung, kräftiges LGE und häufig zentrale Nekrose sowie Hämorrhagien |

LGE = Late Gadolinium Enhancement
T1w/T2w = T1-/T2-gewichtet

## 78.8 Literatur

### 78.8.1 Literatur zur weiteren Vertiefung

[1] Motwani M, Kidambi A, Herzog BA et al. MR imaging of cardiac tumors and masses: a review of methods and clinical applications. Radiology 2013; 268 (1): 26–43

[2] Tyebally S, Chen D, Bhattacharyya S et al. Cardiac tumors: JACC CardioOncology State-of-the-Art Review. JACC Cardio Oncol 2020; 2 (2): 293–311. doi:10.1016/j.jaccao.2020.05.009

# 79 Angiosarkom der Pulmonalarterien

*Lenhard Pennig*

## 79.1 Einleitung

- **Definition:** extrem seltener Tumor der pulmonalarteriellen Strombahn, der häufig als Lungenarterienembolie fehldiagnostiziert wird

### 79.1.1 Epidemiologie

#### Häufigkeit

- Inzidenz 0,001–0,003 %

#### Altersgipfel

- 45. Lebensjahr

### 79.1.2 Klinische Präsentation/Symptomatik

- Rechtsherzinsuffizienz

## 79.2 Methode der Wahl

- MRT und PET-CT ermöglichen die Differenzierung von Thromben der pulmonalarteriellen Strombahn von einem Angiosarkom der Pulmonalarterien.

## 79.3 Pathognomonische Befunde

- Tumoren der pulmonalarteriellen Strombahn, die Lungenarterienembolien ähneln, jedoch in der MRT eine Kontrastmittelaffinität und in der PET-CT eine FDG-Avidität aufweisen

## 79.4 Befundbeschreibung

### 79.4.1 Echokardiografie

- Primäres Assessment bei vermuteter Lungenarterienembolie zur Beurteilung der Rechtsherzbelastung

### 79.4.2 CT

- CT-Angiografie (▸ Abb. 79.1a und ▸ Abb. 79.1b):
  - Kontrastmittelaussparungen der pulmonalarteriellen Strombahn
  - Zeichen einer Rechtsherzbelastung (Dilatation des rechten Ventrikels und Vorhofs, Dilatation der V. cava inferior mit Kontrastmittelrückstau)

### 79.4.3 MRT

- Häufig multilokuläre Raumforderungen der pulmonalarteriellen Strombahn bzw. des rechtsventrikulären Ausflusstrakts mit Kontrastmittelanreicherung (▸ Abb. 79.1e und ▸ Abb. 79.1f)
- ggf. Cine-Bildgebung des rechtsventrikulären Ausflusstrakts und des rechten Ventrikels zur Beurteilung des rechtsventrikulären Ausflusstrakts und der Funktion des rechten Ventrikels (▸ Abb. 79.1c und ▸ Abb. 79.1d)

### 79.4.4 PET/PET-CT

- $^{18}$F-FDG-PET-CT mit entsprechendem Uptake, der höher als der von Thromben ist
- nach Behandlung zur Evaluation des Ansprechens auf die Therapie

**Cave**

Niedriggradige Sarkome weisen oft nur eine geringe Avidität in der $^{18}$F-FDG-PET-CT auf!

## 79.5 Radiologische Differenzialdiagnosen

- Zu berücksichtigende Differenzialdiagnosen s. in ▸ Tab. 79.1

## 79.6 Typische Fehler

**Merke**

Bei Patienten mit persistierenden Thromben der pulmonalarteriellen Strombahn unter therapeutischer Antikoagulation sollte an die Möglichkeit eines Angiosarkoms der Pulmonalarterien gedacht werden.

## 79.7 Was der Kliniker von mir wissen will

- Betroffene Pulmonalarterien
- Abgrenzung gegenüber Thromben

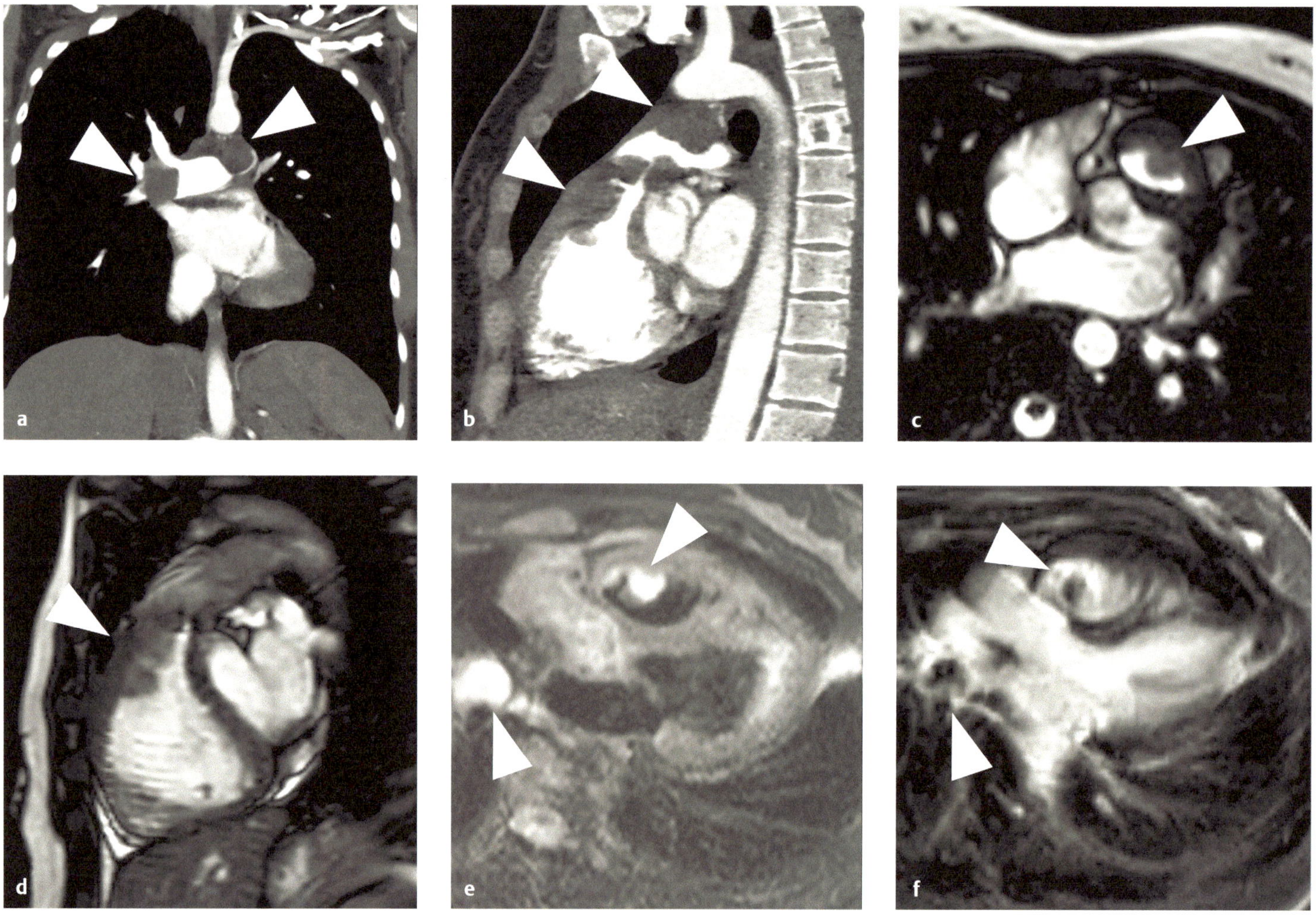


**Abb. 79.1 Angiosarkom der Pulmonalarterien.** 34-jährige Patientin. Hypodense Raumforderungen des rechtsventrikulären Ausflusstrakts und der Pulmonalarterien in der Pulmonalis-CT-Angiografie (**a**, **b**, Pfeilspitzen) mit zum Myokard isointensen Korrelaten in der Cine-Bildgebung (**c**, **d**, Pfeilspitzen) der MRT. Die Raumforderungen weisen in der fettgesättigten T2w Sequenz ein hyperintenses Korrelat auf (**e**, Pfeilspitzen), mit randständiger Kontrastmittelanreicherung im Dreikammerblick der LGE-Sequenz (**f**, Pfeilspitzen).

**a** Koronare Pulmonalis-CT-Angiografie.
**b** Parasagittale Pulmonalis-CT-Angiografie.
**c** Transversale balanced SSFP-Cine-MRT-Sequenz.
**d** Balanced SSFP-Cine-MRT-Sequenz des rechtsventrikulären Ausflusstrakts in parasagittaler Schichtführung.
**e** Fettgesättigte T2w MRT-Sequenz, Dreikammerblick.
**f** LGE-MRT-Sequenz, Dreikammerblick.

Tab. 79.1 Radiologische Differenzialdiagnosen des Angiosarkoms der Pulmonalarterien.

| Differenzialdiagnose | Bemerkungen |
|---|---|
| **Lungenarterienembolie** | • keine Kontrastmittelaufnahme bzw. geringere FDG-Avidität |
| **weitere Ursachen einer Pseudoembolie der Pulmonalarterien** | • Lymphknoten<br>• Aspiration |

FDG = Fluorodeoxyglukose

# 80 Hypertrophe Mitralklappenverkalkung

*Lenhard Pennig*

## 80.1 Einleitung

- **Definition:**
  - fibröse, chronisch-degenerative Kalzifikation der Mitralklappe, führend des Anulus (in ¾ der Fälle, führend im posterioren Anteil)
  - Sonderform: verkäsende Kalzifikation der Mitralklappe

### 80.1.1 Epidemiologie

#### Häufigkeit

- In der Altersgruppe 50.–60. Lebensjahr Prävalenz von 3–9 %

#### Prädisponierende Faktoren

- Fibroelastische Defizienz
- Mitralklappenprolaps
- Marfan-Syndrom
- Alter
- Atherosklerose
- gestörter Kalzium-Phosphat-Metabolismus
- Niereninsuffizienz

### 80.1.2 Klinische Präsentation/Symptomatik

- Häufig asymptomatisch
- bei ausgeprägtem Befund Klinik einer Mitralklappenstenose oder -insuffizienz oder kombiniertes Vitium
- kardiale Überleitungsstörungen, Arrhythmie (inklusive Vorhofflimmern)
- erhöhtes Risiko für kardiovaskuläre Ereignisse und Apoplex

## 80.2 Methode der Wahl

- **Echokardiografie:**
  - primäres Assessment
  - bessere Beurteilbarkeit in der TEE
- **CT:**
  - Beurteilung der Ausdehnung der Verkalkung (vorzugsweise mit EKG-Triggerung)
  - Operationsplanung

## 80.3 Pathognomonische Befunde

- Echodense, irregulär berandete, regalartige Struktur des Mitralklappenanulus unterhalb des posterioren Mitralklappensegels mit Schallauslöschung

## 80.4 Befundbeschreibung

### 80.4.1 Echokardiografie

- Echodense, irregulär berandete, regalartige Struktur des Mitralklappenanulus unterhalb des posterioren Mitralklappensegels mit Schallauslöschung
- Abgrenzbarkeit über Systole und Diastole, klar abzugrenzen von dem posterioren Mitralklappensegel und ventral bzw. parallel zur Hinterwand des linken Ventrikels

### 80.4.2 CT

- Objektive Beurteilung der Ausdehnung der Verkalkung (vorzugsweise mit EKG-Triggerung)
- Agatston-Score der Mitralklappenverkalkung

### 80.4.3 MRT

- Abgrenzbarkeit gegenüber anderen kardialen Raumforderungen
- in der T1w Sequenz in Relation zum Myokard hypointens (▶ Abb. 80.1a)
- in T2w Sequenzen in Relation zum Myokard hypointens (▶ Abb. 80.1b)
- in der Cine-Bildgebung in Relation zum Myokard hypointens (▶ Abb. 80.1c und ▶ Abb. 80.1d)
- keine Hypervaskularisierung in der Perfusionsbildgebung (▶ Abb. 80.1e)
- fehlende Kontrastmittelanreicherung (▶ Abb. 80.1f)

## 80.5 Radiologische Differenzialdiagnosen

- Übersicht über die möglichen Differenzialdiagnosen s. in ▶ Tab. 80.1

## 80.6 Typische Fehler

- Cave: Untersucherabhängigkeit der Echokardiografie.

**Praxistipp**

Bei einer ausgedehnten Raumforderung der Mitralklappe sollte an die hypertrophe Mitralklappenverkalkung gedacht werden. Diese sollte gegenüber anderen Differenzialdiagnosen ausgeschlossen werden.

## 80.7 Was der Kliniker von mir wissen will

- Genaue Diagnose der Raumforderung und deren Ausdehnung
- Komplikationen (Insuffizienz, Obstruktion)

## 80.8 Literatur

### 80.8.1 Literatur zur weiteren Vertiefung

[1] Abramowitz Y, Jilaihawi H, Chakravarty T et al. Mitral annulus calcification. J Am Coll Cardiol 2015; 66 (17): 1934–1941

[2] Caruso F, Ventura L, Viliani D et al. Massive mitral annular calcification mimicking intracardiac mass: multimodality approach to diagnosis. Radiol Case Rep 2018; 13 (2): 376–379

[3] Fox CS, Vasan RS, Parise H et al. Framingham Heart Study. Mitral annular calcification predicts cardiovascular morbidity and mortality: the Framingham Heart Study. Circulation 2003; 107 (11): 1492–1496

[4] Motwani M, Kidambi A, Herzog BA et al. MR imaging of cardiac tumors and masses: a review of methods and clinical applications. Radiology 2013; 268 (1): 26–43. doi:10.1148/radiol.13 121 239

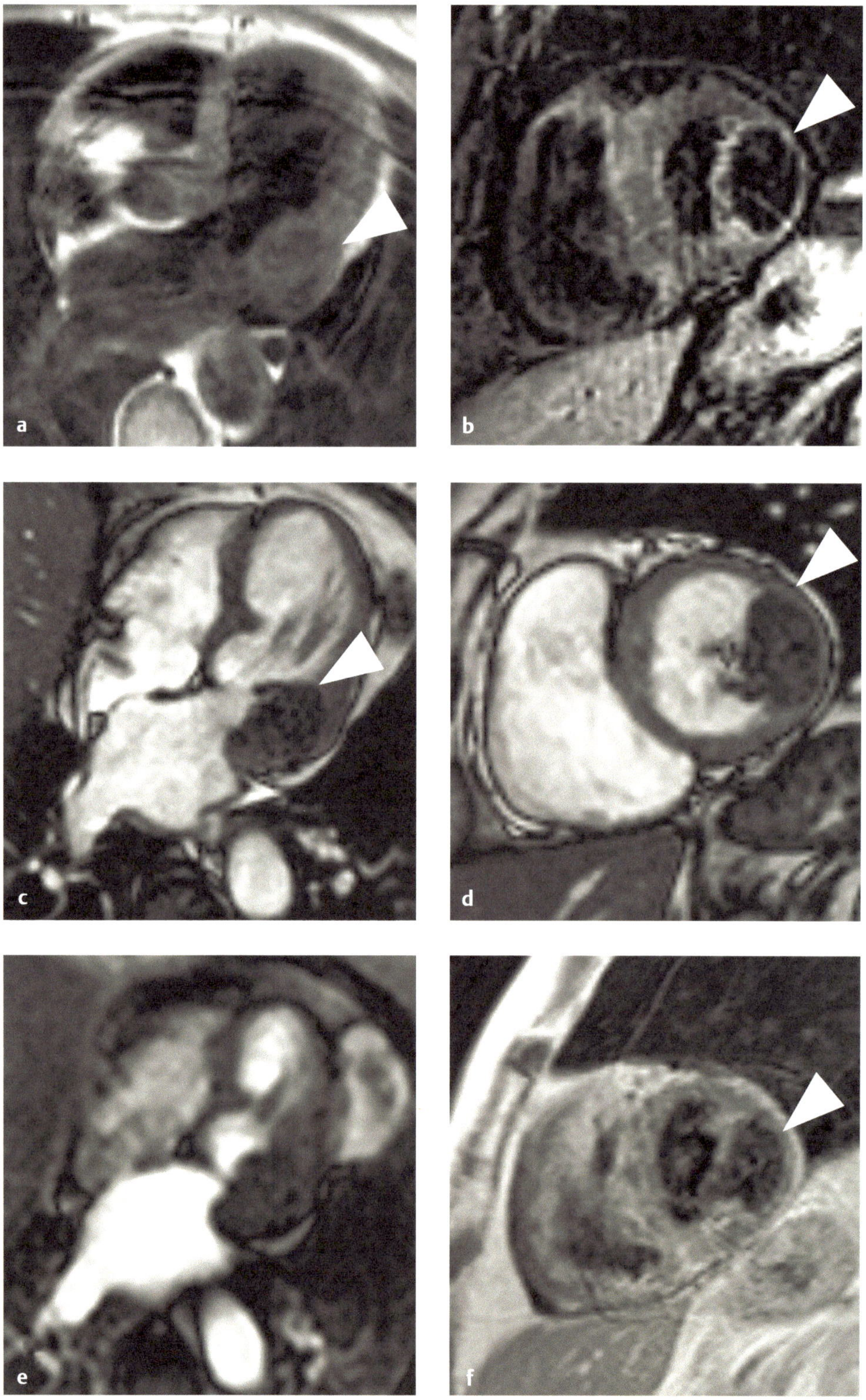


**Abb. 80.1 Hypertrophe Mitralklappenverkalkung.** 81-jährige Patientin mit Raumforderung des posterioren Mitralklappenanulus. In der kardialen MRT zeigt sich eine in der T1w Sequenz (**a**, Pfeilspitze), in der T2w Sequenz (**b**, Pfeilspitze) und in den Cine-Sequenzen hypointense, glatt berandete Masse (**c**, **d**, Pfeilspitzen). In der First-Pass-Perfusion (**e**) ist keine Hypervaskularisierung zu erkennen und in der T1w Sequenz nach Kontrastmittelgabe keine Kontrastmittelanreicherung (**f**, Pfeilspitze).

**a** T1w MRT-Sequenz, Black-Blood, transversal.
**b** Fettgesättigte T2w Sequenz, Black-Blood, kurze Achse.
**c** Balanced SSFP-Cine-MRT-Sequenz, Vierkammerblick.
**d** Balanced SSFP-Cine-MRT-Sequenz, kurze Achse.
**e** First-Pass-Perfusionsbildgebung, Vierkammerblick.
**f** T1w MRT-Sequenz, Black-Blood, kurze Achse, nach Kontrastmittelgabe.

Tab. 80.1 Radiologische Differenzialdiagnosen der hypertrophen Mitralklappenverkalkung.

| Differenzialdiagnose | Bemerkungen |
|---|---|
| rheumatische Klappenerkrankungen | • bei diesen vor allem Kommissuren und Klappensegel von den Verkalkungen betroffen, Anulus erst im fortgeschrittenen Stadium |
| Fibroelastom | • valvuläre (Aortenklappe > Mitralklappe) mobile Raumforderung auf der flussabgewandten Seite der intakten Klappe<br>• in T1w Sequenzen iso- und in T2w Sequenzen heterogene Raumforderung mit umgebendem turbulentem Fluss ohne Hypervaskularisierung in der Perfusionsbildgebung<br>• homogene Kontrastmittelanreicherung in der LGE-Sequenz |
| entzündliche Klappenvegetationen | • Endokarditisanamnese |
| Thrombus | • generell keine Kontrastmittelaufnahme |

LGE = Late Gadolinium Enhancement
T1w/T2w = T1-/T2-gewichtet

# 81 Crista terminalis

*Lenhard Pennig*

## 81.1 Einleitung

- **Definition:** im Zuge der Embryonalentwicklung entstehender Pseudotumor der posterolateralen Wand des rechten Atriums zwischen den Mündungen der Vv. cavae inferior und superior, der das rechte Vorhofohr vom rechten Atrium trennt und als Ursprung für die Mm. pectinati dient

### 81.1.1 Klinische Präsentation/Symptomatik

- Häufig asymptomatisch
- häufigster Entstehungsort atrialer Tachykardien

## 81.2 Methode der Wahl

- MRT zur Differenzierung der Crista terminalis von kardialen Tumoren

## 81.3 Pathognomonische Befunde

- Lineares Gewebe an der posterolateralen Wand des rechten Vorhofs zwischen den Mündungen der Vv. cavae inferior und superior, das das rechte Vorhofohr vom rechten Atrium trennt

## 81.4 Befundbeschreibung

### 81.4.1 Echokardiografie

- Lineares Gewebe an der posterolateralen Wand des rechten Vorhofs zwischen den Mündungen der Vv. cavae inferior und superior, das das rechte Vorhofohr vom rechten Atrium trennt

### 81.4.2 MRT

- Lineares Gewebe an der posterolateralen Wand des rechten Vorhofs zwischen den Mündungen der Vv. cavae inferior und superior, das das rechte Vorhofohr vom rechten Atrium trennt (▸ Abb. 81.1)
- gleiche Signalintensität wie das Myokard in T1w, T2w und Cine-Sequenzen
- keine Hypervaskularisierung in der Perfusionsbildgebung
- keine Kontrastmittelanreicherung in der LGE-Sequenz
- ggf. zusätzliche Cine-Sequenz (Zweikammerblick des rechten Herzes) zur besseren Abgrenzung

## 81.5 Radiologische Differenzialdiagnosen

- Eustachi-Klappe:
  - Klappe der V. cava inferior
  - dünne Struktur im rechten Atrium an der Öffnung der V. cava inferior
- Thrombus
- Myxom

## 81.6 Typische Fehler

- Cave: Untersucherabhängigkeit der Echokardiografie.
- Fehleinschätzung als Thrombus bzw. kardialer Tumor vor allem in der Echokardiografie

## 81.7 Was der Kliniker von mir wissen will

- Diagnose als Pseudotumor
- Ausschluss kardialer Tumoren

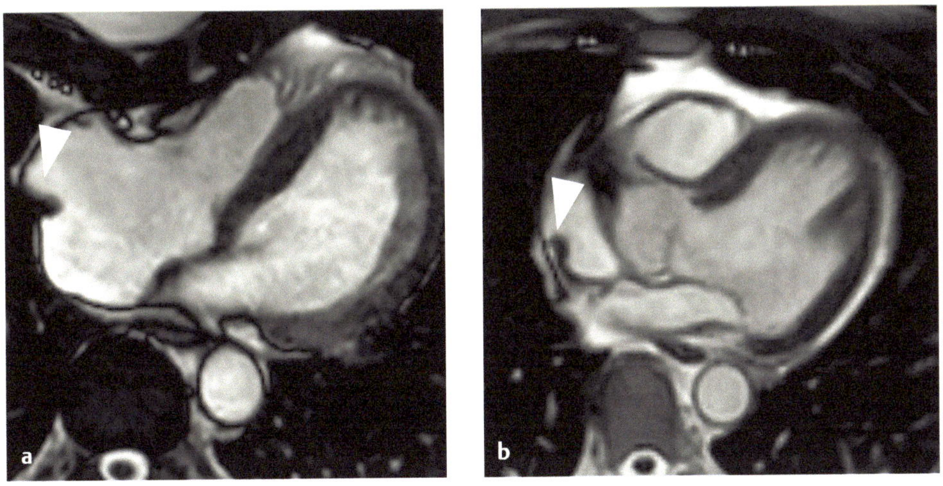


**Abb. 81.1 Crista terminalis.** In den transversalen balanced SSFP-Cine-MRT-Sequenzen zweier Patienten stellt sich jeweils eine kräftige Crista terminalis (Pfeilspitzen) dar.
**a** 60-jähriger Patient.
**b** 65-jähriger Patient.

# Teil VIII

## Trauma



VIII

# 82 Herzkontusion

*Claas P. Nähle*

## 82.1 Einleitung

- **Definition:** keine einheitlichen Diagnosekriterien und Terminologie (daher erhebliche epidemiologische und diagnostische Unsicherheit)
- **Einteilung:**
  - *Contusio cordis:* strukturelle kardiale Schädigung durch stumpfes (Thorax-)Trauma
  - *Commotio cordis:* Low-Impact-Trauma ohne strukturelle Schädigung, jedoch mit Arrhythmieinduktion

### 82.1.1 Epidemiologie

#### Häufigkeit

- Inzidenz unklar (geschätzt in bis zu 87 % der Fälle nach Thoraxtrauma)
- bei Kindern Inzidenz gering (geschätzt < 5 %; meist Verkehrsunfälle, bei denen Kinder von einem Kraftfahrzeug angefahren werden oder in diesem verunfallen)

VIII

#### Prädisponierende Faktoren

- Erlittenes Trauma mit großer stumpfer Krafteinwirkung auf den Thorax

### 82.1.2 Klinische Präsentation/Symptomatik

- Breites klinisches Spektrum von verminderter Belastbarkeit, (a-)typischer Angina pectoris und Thoraxwandhämatomen bis hin zum kardiogenen Schock
- bei Kindern zusätzlich häufig traumatische Begleitverletzungen der Extremitäten

## 82.2 Methode der Wahl

- Echokardiografie

## 82.3 Pathognomonische Befunde

- Keine aufgrund der Variabilität der Verletzungsmuster
- aber rechte Herzhöhlen häufiger betroffen (anteriore Lage zu den linken Herzhöhlen)

## 82.4 Befundbeschreibung

### 82.4.1 Sonografie

- Im Rahmen des Extended focused Assessment with Sonography in Trauma ggf. Perikarderguss (bis zur Tamponade), Wandbewegungsstörung, diastolische und/oder systolische Funktionsstörung

### 82.4.2 Echokardiografie

- TEE der TTE überlegen
- Perikarderguss (bis zur Tamponade)
- Wandbewegungsstörung
- myokardiales Ödem
- diastolische und/oder systolische Funktionsstörung
- Klappeninsuffizienzen bzw. Verletzung des Klappenapparats

### 82.4.3 Röntgen

- Gegebenenfalls Perikarderguss
- Lungenkontusion und Frakturen als Begleitverletzungen

### 82.4.4 CT

- Perikarderguss (bis zur Tamponade)
- myokardialer Defekt bzw. Riss
- Verletzung des Klappenapparats
- Koronararterienverschluss
- ggf. begleitende Aortenverletzung, knöcherne Begleitverletzungen oder begleitende Lungenkontusion

### 82.4.5 MRT

- Perikarderguss (bis zur Tamponade)
- Wandbewegungsstörung
- diastolische und/oder systolische Funktionsstörung
- Klappeninsuffizienzen bzw. Verletzung des Klappenapparats
- myokardiales Ödem
- ggf. begleitende Aortenverletzung, knöcherne Begleitverletzungen oder begleitende Lungenkontusion

### 82.4.6 Angiografie

- Gegebenenfalls Koronararterienverschluss, Klappeninsuffizienzen

## 82.5 Radiologische Differenzialdiagnosen

- Infrage kommende bildgebende Differenzialdiagnosen s. in ▶ Tab. 82.1

Tab. 82.1 Radiologische Differenzialdiagnosen der Herzkontusion.

| Differenzialdiagnose | Bemerkungen |
|---|---|
| Aortendissektion | • gut differenzierbar mittels CT |
| Lungenembolie | • Anamnese<br>• Wells Score<br>• CT |
| Myokardinfarkt | • Anamnese (Trauma?) |

CT = Computertomografie

## 82.6 Typische Fehler

- Keine Angaben

## 82.7 Was der Kliniker von mir wissen will

- Art und Umfang eventueller morphologischer Verletzungen, die eine dringliche Behandlungsindikation darstellen, z. B. Gefäßabrisse oder -lazerationen, schwere Herzklappenverletzungen o. Ä.
- Vorhandensein und Ausmaß von Lungenkontusionen, da diese sich sekundär rasch stark verschlechtern können

## 82.8 Literatur

### 82.8.1 Literatur zur weiteren Vertiefung


[1] Bahar AM, Nouri M, Alizadeh L et al. Estimated incidence of cardiac contusion using transthoracic echocardiography in patients suffering from severe blunt trauma to the chest. Acta Chir Belg 2014; 114: 105–109

[2] Burrell AJ, Hare JL, Francis PJ et al. Impact of cardiac magnetic resonance imaging – cardiac contusion with intramural hemorrhage. Circ J 2015; 79 (1): 216–217. doi:10.1253/circj.CJ-14-0626

[3] Clancy K, Velopulos C, Bilaniuk JW et al. Screening for blunt cardiac injury: an Eastern Association for the Surgery of Trauma practice management guideline. J Trauma Acute Care Surg 2012; 73 (5 Suppl. 4): S301–S306. doi:10.1097/TA.0b013e318270193a

[4] Dowd MD, Krug S. Pediatric blunt cardiac injury: epidemiology, clinical features, and diagnosis. Pediatric Emergency Medicine Collaborative Research Committee: Working Group on Blunt Cardiac Injury. J Trauma 1996; 40 (1): 61–67. doi:10.1097/00005373-199601000-00012

[5] El-Chami MF, Nicholson W, Helmy T. Blunt cardiac trauma. J Emerg Med 2008; 35 (2): 127–133. doi:10.1016/j.jemermed.2007.03.018

[6] Hammer MM, Raptis DA, Cummings KW et al. Imaging in blunt cardiac injury: computed tomographic findings in cardiac contusion and associated injuries. Injury 2016; 47 (5): 1025–1030. doi:10.1016/j.injury.2015.11.008

[7] Sade R, Kantarci M, Ogul H et al. The feasibility of dual-energy computed tomography in cardiac contusion imaging for mildest blunt cardiac injury. J Comput Assist Tomogr 2017; 41 (3): 354–359. doi:10.1097/RCT.000000000000000545

[8] Vago H, Toth A, Apor A et al. Images in cardiovascular medicine. Cardiac contusion in a professional soccer player: visualization of acute and late pathological changes in the myocardium with magnetic resonance imaging. Circulation 2010; 121 (22): 2456–2461. doi:10.1161/CIRCULATIONAHA.109917724


82

# 83 Aortenruptur

*Claas P. Nähle*

## 83.1 Einleitung

- **Definition und Ätiologie:** Häufigste Ätiologien sind die Ruptur einer vorerkrankten Aorta (in der Regel bei Aortenaneurysma) und ein traumatisches (Dezelerations-)Trauma:
  - *traumabedingte Aortenruptur:*
    - mehrheitlich am Beginn der Aorta thoracalis descendens (Lig. arteriosum Botalli), seltener an der Aorta ascendens (in 10 % der Fälle) oder am thorakoabdominellen Übergang
    - Aortenbogen und supraaortale Gefäße selten primär betroffen
    - Formen: vollständige (meist letal) und gedeckte Aortenruptur
  - *nicht traumatische Aortenruptur:* mehrheitlich die Aorta thoracalis ascendens betreffend (in 60 % der Fälle), sonst Aorta thoracalis descendens (in 40 % der Fälle) und Aortenbogen (in 10 % der Fälle) betroffen

### 83.1.1 Epidemiologie

#### Häufigkeit

- Etwa 2 % bei Patienten mit stumpfem Thoraxtrauma, die überwiegende Mehrheit nach Verkehrsunfällen

#### Prädisponierende Faktoren

- Schlecht eingestellter arterieller Hypertonus
- männliches Geschlecht
- vorbestehende Aortenerkrankung
- Raucheranamnese
- Zustand nach herzchirurgischem Eingriff
- stumpfes Thoraxtrauma
- prädisponierende Grunderkrankung wie Marfan-Syndrom, Loeys-Dietz-Syndrom oder bikuspide Aortenklappen

### 83.1.2 Klinische Präsentation/Symptomatik

- Thoraxschmerzen
- hypovolämischer Schock
- ggf. Schmerzen durch Begleitverletzungen

## 83.2 Methode der Wahl

- CT

## 83.3 Pathognomonische Befunde

- Direkter Rupturnachweis (Echokardiografie, CT)
- Hämatomediastinum (Echokardiografie, CT)

## 83.4 Befundbeschreibung

### 83.4.1 Echokardiografie

- Aortendilatation
- Hämatothorax links
- evtl. Blutungsnachweis im Farb-Doppler
- ggf. Beeinträchtigung der Aortenklappenfunktion

### 83.4.2 Röntgen

- Verbreitertes Mediastinum nach (adäquatem) Thoraxtrauma (im Liegen > 8 cm)
- evtl. Wirbelsäulen- und Rippen(-serien-)fraktur
- großer Hämatothorax (meist links)

### 83.4.3 CT

- Ruptur mit Kontrastmittelaustritt, typischerweise am Beginn der deszendierenden Aorta (▸ Abb. 83.1)
- Hämatoperikard, -mediastinum oder -thorax links
- Beteiligung der Aortenklappen und/oder der Koronararterien

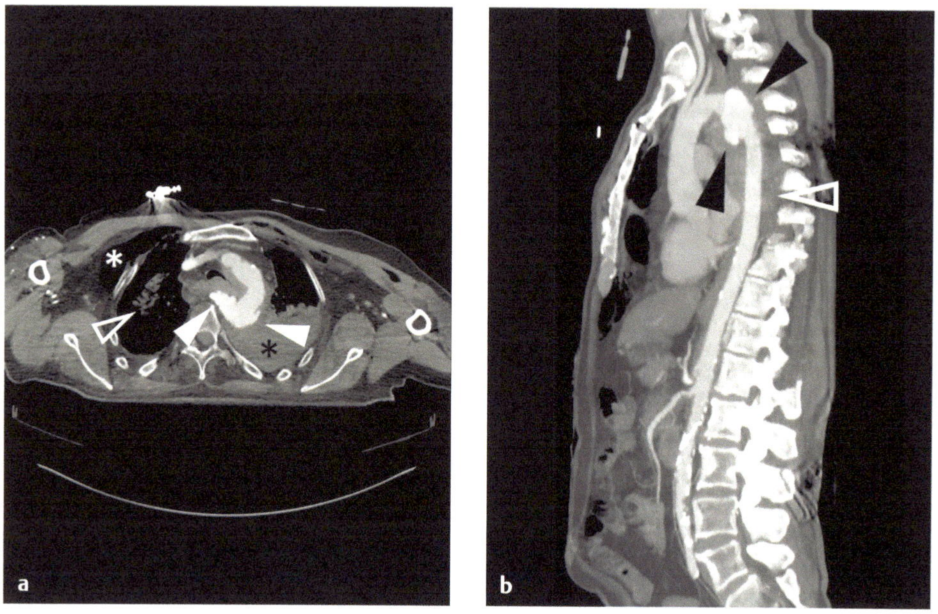

**Abb. 83.1 Aortenruptur.** 66-jähriger, aus großer Höhe gestürzter polytraumatisierter Patient.
**a** Kontrastmittelverstärkte CT, axial. Kontrastmittelaustritt aus der rupturierten Aorta lateral und medial (ausgefüllte Pfeilspitzen). Lungenkontusion (unausgefüllte Pfeilspitze), Pneumothorax (weißer Stern), Hämatothorax (schwarzer Stern).
**b** Kontrastmittelverstärkte CT des Thorax, parasagittale Reformation. Kontrastmittelaustritt aus der rupturierten Aorta kranial und inferior (ausgefüllte Pfeilspitzen). Hämatothorax (unausgefüllte Pfeilspitze).

Tab. 83.1 Radiologische Differenzialdiagnosen der Aortenruptur.

| Differenzialdiagnose | Bemerkungen |
|---|---|
| Aortendissektion | • Intima-Flap<br>• kein Hämatomediastinum<br>• kein Blutungsnachweis |
| akutes intramurales Hämatom | • verdickte (> 7 mm), dichteangehobene (CT), T1w signalangehobene (MRT) oder echoreiche (Echokardiografie) Aortenwand |

CT = Computertomografie
MRT = Magnetresonanztomografie
T1w = T1-gewichtet



### 83.4.4 Angiografie

- Nur bei endovaskulärer Therapie
- keine Rolle bei der Diagnosestellung

## 83.5 Radiologische Differenzialdiagnosen

- Überblick über mögliche Differenzialdiagnosen s. in ▶ Tab. 83.1

## 83.6 Typische Fehler

- Fehlende Erfassung der iliakofemoralen Arterien (Zugangsweg bei endovaskulärer Behandlung)
- Ausmessen der Aortendurchmesser im Bereich der möglichen proximalen und distalen Landungszone nicht orthogonal zur Gefäßlängsachse (Centerline-Rekonstruktion) mit möglicher Fehlbestimmung von benötigter Länge und erforderlichem Durchmesser
- im Verlauf ggf. Screening auf intrakranielle Aneurysmen bei Patienten mit bikuspider Aortenklappe

## 83.7 Was der Kliniker von mir wissen will

- Ort der Ruptur
- Durchmesser der Aorta im Bereich der möglichen distalen und proximalen Endograft-Landezone
- evtl. Einbeziehung aortaler Abgänge
- begleitende Verletzungen der iliakofemoralen Arterien
- bei Ruptur der Aorta ascendens Beteiligung der Aortenklappe oder der Koronararterien

## 83.8 Literatur

### 83.8.1 Literatur zur weiteren Vertiefung


[1] Fox N, Schwartz D, Salazar JH et al. Evaluation and management of blunt traumatic aortic injury: a practice management guideline from the Eastern Association for the Surgery of Trauma. J Trauma Acute Care Surg 2015; 78 (1): 136–146. doi:10.1097/TA.000 000 0000 000 470

[2] Fukui T. Management of acute aortic dissection and thoracic aortic rupture. J Intensive Care 2018; 6: 15. doi:10.1186/s40 560–018–0287–7

[3] Hiratzka LF, Bakris GL, Beckman JA et al. 2010 ACCF/AHA/AATS/ACR/ASA/SCA/SCAI/SIR/STS/SVM Guidelines for the diagnosis and management of patients with thoracic aortic disease. A Report of the American College of Cardiology Foundation/American Heart Association Task Force on Practice Guidelines, American Association for Thoracic Surgery, American College of Radiology, American Stroke Association, Society of Cardiovascular Anesthesiologists, Society for Cardiovascular Angiography and Interventions, Society of Interventional Radiology, Society of Thoracic Surgeons,and Society for Vascular Medicine. J Am Coll Cardiol 2010; 55 (14): e27–e129. doi:10.1016/j.jacc.2010.02.015

[4] Schulman CI, Carvajal D, Lopez PP et al. Incidence and crash mechanisms of aortic injury during the past decade. J Trauma 2007; 62 (3): 664-667. doi:10.1097/TA.0b013e318 031b58c

[5] Sevitt S. The mechanisms of traumatic rupture of the thoracic aorta. Br J Surg 1977; 64 (3): 166–173. doi:10.1002/bjs.180 064 0305

[6] Trust MD, Teixeira PGR. Blunt trauma of the aorta, current guidelines. Cardiol Clin 2017; 35 (3): 441–451. doi:10.1016/j.ccl.2017.03.010


## 83.9 Wichtige Internetadressen

- Eastern Association for the Surgery of Trauma: https://www.east.org

# 84 Koronararteriendissektion

*Claas P. Nähle*

## 84.1 Einleitung

- **Definition:**
  - Riss in der Gefäßwand einer Koronararterie
  - seltene Ursache einer Angina pectoris oder eines Myokardinfarkts
  - möglicherweise auch mehrere Koronarterritorien betroffen
- **Ätiologie:**
  - spontan bei arterieller Hypertonie, post partum oder bei emotionalem Stress
  - als Folge einer Aortendissektion, eines Traumas, einer Arteriitis oder einer fibromuskulären Dysplasie
  - iatrogen während einer Intervention
- **Besonderheit bei Schwangeren:**
  - Inzidenz ca. 90 % im letzten Trimenon (17 %) oder postpartal (73 %)
  - möglicherweise assoziiert:
    - Multipari
    - lange Stillzeit
    - Präeklampsie

VIII

### 84.1.1 Epidemiologie

#### Häufigkeit

- **Spontane Koronararteriendissektion:** ursächlich für ein akutes Koronarsyndrom in 0,1–0,4 % der Fälle
- **Aortendissektion Typ A:** ca. 10 %

#### Altersgipfel

- Spontane Koronararteriendissektion: meist junge Frauen (ursächlich für bis zur 25–35 % der akuten Koronarsyndrome bei Frauen < 50 Jahren)

#### Geschlechtsverteilung

- Spontane Koronararteriendissektion: dominant Frauen betroffen (> 85 %)

#### Prädisponierende Faktoren

- Spontane Koronararteriendissektion:
  - fibromuskuläre Dysplasie
  - Schwangerschaft
  - mechanischer Stress (Erbrechen, Gewichteheben, Valsalva-Manöver)
  - emotionaler Stress bzw. Tako-Tsubo-Syndrom
  - angeborene Bindegewebserkrankung (z. B. Marfan-, Ehler-Danlos-, Loeys-Dietz-Syndrom) und Vaskulitiden (Takayasu-, Riesenzellarteriitis)
  - u. a.

### 84.1.2 Klinische Präsentation/Symptomatik

- Variabel:
  - Angina pectoris bis zum kardiogenen Schock
  - aber auch schwache bis asymptomatische Verläufe möglich

## 84.2 Methode der Wahl

- Koronarangiografie

## 84.3 Pathognomonische Befunde

- Koronararteriendissektion an typischer Stelle (häufig R. interventricularis anterior bzw. im Bereich der Manipulation bei Koronarangiografie; Koronarangiografie, CT, ggf. Echokardiografie)

## 84.4 Befundbeschreibung

- **Spontane Koronararteriendissektion:**
  - eher distale Koronarsegmente
  - 3 Typen:
    - falsches Lumen
    - Dissektions-Flap
    - Füllungsdefekt
  - diffuse, lange glattwandige Stenose
  - fokale Stenose, nur mit optischer Kohärenztomografie oder intravaskulärem Ultraschall von einer atherosklerotischen Läsion zu unterscheiden
- **traumatische bzw. iatrogene Koronararteriendissektion:** eher proximal bzw. im Bereich der Manipulation
- **Aortendissektion:**
  - 3 Typen:
    - ostiale Dissektion
    - koronare Dissektion mit falschem Lumen
    - zirkumferenzielle Dissektion mit Intussuszeption
  - rechte Koronararterie etwas häufiger betroffen

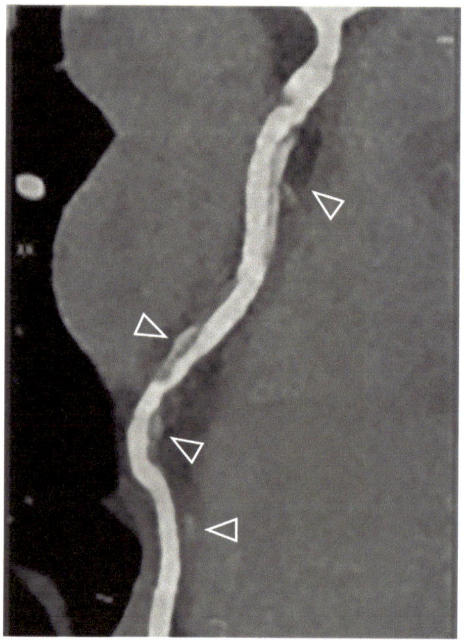

**Abb. 84.1 Koronararteriendissektion.** Koronar-CT einer 35-jährigen Patientin mit spontaner spiralförmiger Dissektion (Pfeilspitzen) der proximalen und distalen RCA.

### 84.4.1 Echokardiografie

- Eventuell ostiumnahe Dissektionsmembran (TEE; darauf sollte insbesondere bei Aortendissektion geachtet werden)
- territoriale Wandbewegungsstörung

### 84.4.2 CT

- Gegebenenfalls Dissektionsnachweis im Rahmen der Notfalldiagnostik (▸ Abb. 84.1)

### 84.4.3 MRT

- Keine Rolle im Rahmen der Akutdiagnostik
- Abschätzung der Prognose über die Bestimmung der Infarktausdehnung (▸ Abb. 84.2a, ▸ Abb. 84.2b und ▸ Abb. 84.2c)

### 84.4.4 Angiografie

- Dissektionsmembran (▸ Abb. 84.2d und ▸ Abb. 84.2e)
- ggf. Wandbewegungsstörung in der Lävokardiografie

## 84.5 Radiologische Differenzialdiagnosen

- Zusammenfassung infrage kommender Differenzialdiagnosen s. in ▸ Tab. 84.1



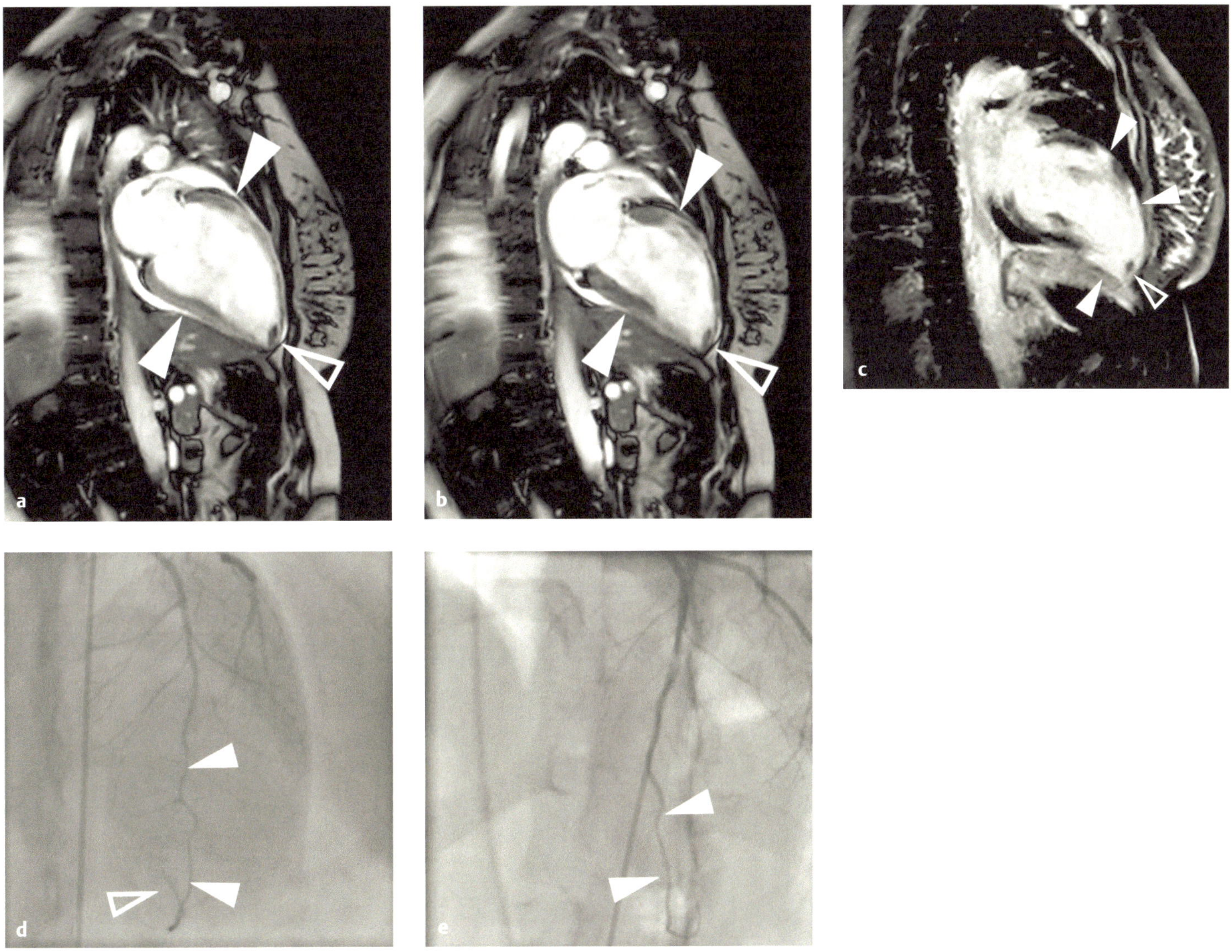


**Abb. 84.2 Koronararteriendissektion.** 37-jährige Patientin mit Zustand nach postpartaler Reanimation bei akutem Myokardinfarkt nach spontaner Dissektion des R. interventricularis anterior. Die Cine-Bildgebung zeigt eine hochgradig eingeschränkte Funktion des linken Ventrikels bei Hypo- bis Akinesie nahezu der gesamten Vorderwand sowie der mittventrikulären und apikalen Hinterwand. Die ausgefüllten Pfeilspitzen in **a** und **b** kennzeichnen die Segmente mit Kontraktilität, die unausgefüllten Pfeilspitzen in **a** und **b** einen kleinen Thrombus in der Spitze des linken Ventrikels. In der LGE-Bildgebung ausgedehnte, überwiegend transmurale Infarktnarben anterior, apikal und inferior (**c**, ausgefüllte Pfeilspitzen). Kleiner Thrombus in der Spitze des linken Ventrikels (**c**, unausgefüllte Pfeilspitze). Die Koronarangiografie zeigt, dass eine Linksversorgung mit Übergreifen des R. interventricularis anterior nach inferoapikal vorliegt (**d**, unausgefüllte Pfeilspitze). Sie stellt zudem eine Dissektion des distalen R. interventricularis anterior mit längerstreckiger, glattwandiger Lumenreduktion (**d**, ausgefüllte Pfeilspitzen) dar. Nach einer Woche ist nur noch eine residuale Lumenreduktion des distalen R. interventricularis anterior (**e**, Pfeilspitzen) zu erkennen.

**a** SSFP-Cine-MRT-Sequenz, Zweikammerblick, diastolisch.
**b** SSFP-Cine-MRT-Sequenz, Zweikammerblick, systolisch.
**c** LGE-MRT-Sequenz, Zweikammerblick.
**d** Koronarangiografie, a.-p., kranial.
**e** Koronarangiografie, a.-p., kranial; Verlaufskontrolle nach einer Woche.

Tab. 84.1 Radiologische Differenzialdiagnosen der Koronararteriendissektion.

| Differenzialdiagnose | Bemerkungen |
|---|---|
| Myocardial Bridging | • Einengung während der Systole, die während der Diastole verschwindet (sog. Milking Effect)<br>• fast ausschließlich mittleres Segment des R. interventricularis anterior |
| Koronararterienverschluss (ggf. Thrombus) | • Nachweis der Stenose in der Koronarangiografie (DSA, CT-Angiografie) |
| Lungenembolie | • Thrombusnachweis in der pulmonalarteriellen Strombahn |
| Aortendissektion, intramurales bzw. Aortenhämatom | • Nachweis des Aorten-Flaps bzw. des intramuralen Hämatoms |
| Tako-Tsubo-Kardiomyopathie | • unauffällige Koronarangiografie<br>• sog. Apical Ballooning |

CT = Computertomografie
DSA = digitale Subtraktionsangiografie
R. = Ramus

VIII

## 84.6 Typische Fehler

**Praxistipp**

In der kontrastmittelverstärken CT kann ggf. ein umschriebenes myokardiales Perfusionsdefizit erkennbar sein, das dann beweisend für die hämodynamische Relevanz der Koronararteriendissektion ist.

**Merke**

Bei jungen Patienten (besonders postpartal) mit akutem Myokardinfarkt bzw. akutem Koronarsyndrom sollte an eine Koronararteriendissektion gedacht werden. Ein Overlap zur Tako-Tsubo-Kardiomyopathie ist klinisch möglich.

## 84.7 Was der Kliniker von mir wissen will

- Nachweis/Ausschluss einer Koronararteriendissektion
- andere morphologische Veränderungen der Koronararterien

## 84.8 Literatur

### 84.8.1 Literatur zur weiteren Vertiefung


[1] Naderi S. Spontaneous coronary artery dissection and pregnancy. Curr Treat Options Cardiovasc Med 2017; 19 (9): 69. doi:10.1007/s11 936–017–0567-x

[2] Neri E, Toscano T, Papalia U et al. Proximal aortic dissection with coronary malperfusion: presentation, management, and outcome. J Thorac Cardiovasc Surg 2001; 121 (3): 552–560. doi:10.1067/mtc.2 001 112 534

[3] Saw J, Humphries K, Aymong E et al. Spontaneous coronary artery dissection: clinical outcomes and risk of recurrence. J Am Coll Cardiol 2017; 70 (9): 1148–1158. doi:10.1016/j.jacc.2017.06.053

[4] Y-Hassan S. Spontaneous coronary artery dissection and takotsubo syndrome: An often overlooked association; review. Cardiovasc Revasc Med 2018; 19 (6): 717–723. doi:10.1016/j.carrev.2018.02.002

# 85 Pulmonalarterienruptur

Claas P. Nähle

## 85.1 Einleitung

- **Definition:** Ein- oder Abriss einer Pulmonalarterie
- **Ätiologie:**
  - para- bzw. postinflammatorisch
  - paraneoplastisch
  - posttraumatisch (z. B. Dezelerationstrauma, Stichverletzung o. Ä.)
  - iatrogen (z. B. durch Swan-Ganz-Katheter, Thoraxdrainage oder pulmonalarterielle perkutane transluminale Angioplastie)

### 85.1.1 Epidemiologie

#### Häufigkeit

- Insgesamt selten

### 85.1.2 Klinische Präsentation/Symptomatik

- Hämoptysen
- Hypotonie bis hin zum hypovolämischen Schock
- Hypoxämie

## 85.2 Methode der Wahl

- CT

## 85.3 Pathognomonische Befunde

- Pulmonalarterielle Blutung (CT, MRT)
- Hämatothorax (CT, MRT, Echokardiografie)
- pulmonale Hämorrhagie (CT, Röntgen)

## 85.4 Befundbeschreibung

### 85.4.1 Sonografie

- Hämatothorax

### 85.4.2 Echokardiografie

- Eventuell Darstellung der Gefäßläsion (sofern zentral) und ggf. mit aktiver Blutung im TEE

### 85.4.3 Röntgen

- Hämatothorax
- pulmonale Hämorrhagie

### 85.4.4 CT

- Pulmonalarterielle Blutung
- Gefäßlazeration bzw. -verletzung (▸ Abb. 85.1a und ▸ Abb. 85.1b)
- Hämatothorax
- pulmonale Hämorrhagie

### 85.4.5 MRT

- Pulmonalarterielle Blutung
- evtl. Gefäßlazeration bzw. -verletzung
- Hämatothorax

### 85.4.6 Angiografie

- Pulmonalarterielle Blutung (▸ Abb. 85.1c)
- Hämatothorax

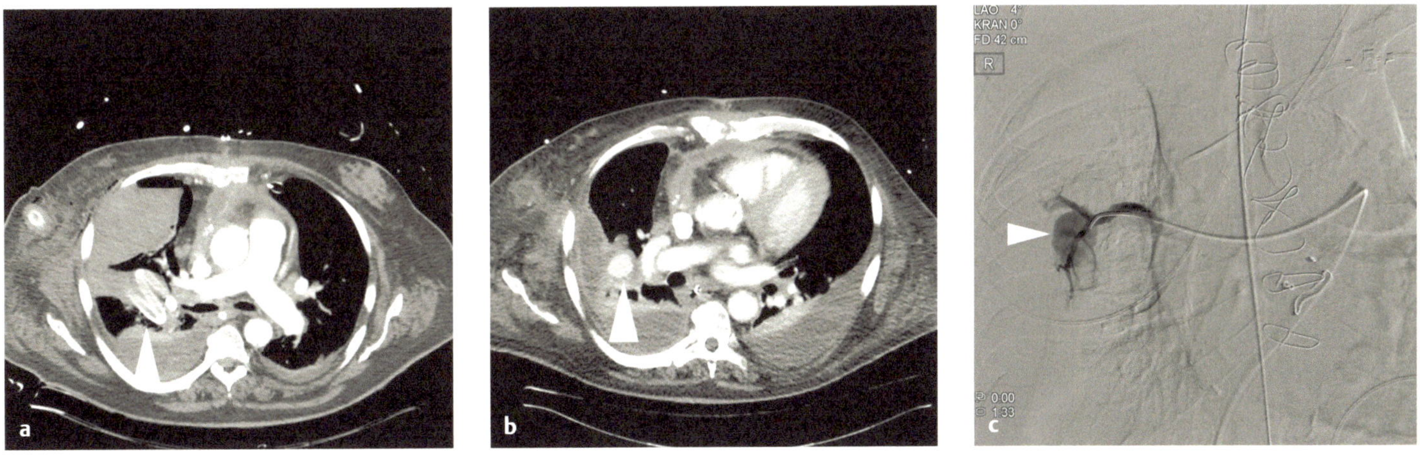


**Abb. 85.1 Pulmonalarterienruptur bzw. -aneurysma.** 62-jähriger Patient nach kardiochirurgischer Operation.

**a** Kontrastmittelverstärkte axiale CT. Initiale Bildgebung nach kardiochirurgischer Operation. Mehrfache Faltung der zentral und perihilär positionierten Thoraxdrainage rechts (Pfeilspitze).

**b** Kontrastmittelverstärkte axiale CT, Verlaufskontrolle. Acht Wochen später Ausbildung eines iatrogenen, ca. 2,3 cm messenden Pulmonalarterienaneurysmas (Pfeilspitze).

**c** Digitale Subtraktionsangiografie, p.-a., Verlaufskontrolle. Darstellung des durch mechanische Manipulation (Thoraxdrainage) entstandenen Aneurysmas (Pfeilspitze) einer rechten Pulmonalarterie.

Tab. 85.1 Radiologische Differenzialdiagnosen der Lungenarterienruptur.

| Differenzialdiagnose | Bemerkungen |
|---|---|
| Hämoptysen anderer Genese | • Anamnese: Tumor, Vaskulitis usw. bekannt? |
| Verletzung der Aorta oder des Herzes | • Hämatothorax dann meist links |

## 85.5 Radiologische Differenzialdiagnosen

- Zu beachtende Differenzialdiagnosen s. in ▸ Tab. 85.1

## 85.6 Typische Fehler

**Merke**

- Zwischen iatrogener Verletzung und Blutungsereignis können Wochen bis Monate vergehen (erst Entwicklung eines Pseudoaneurysmas, das dann sekundär rupturiert), sodass die Kausalität ggf. nur schwer ersichtlich ist (Anamnese, Voruntersuchungen).
- Bei Patienten mit Pulmonaliskatheter (Swan-Ganz-Katheter) und neu aufgetretenen pulmonalen Verschattungen oder akuter hämodynamischer Instabilität sollte an eine Pumonalisruptur bzw. ein Pseudoaneurysma gedacht werden.

VIII

## 85.7 Was der Kliniker von mir wissen will

- Vorhandensein einer aktiven Blutung
- Volumen des Hämatothorax
- Ausmaß der pulmonalen Hämorrhagie
- ggf. vor Intervention (Segment-)Zuordnung der rupturierten Lungenarterie

## 85.8 Literatur

### 85.8.1 Literatur zur weiteren Vertiefung

[1] Chen Y, Gilman MD, Humphrey KL et al. Pulmonary artery pseudoaneurysms: clinical features and CT findings. AJR Am J Roentgenol 2017; 208 (1): 84–91. doi:10.2214/AJR.16.16312

[2] Collins MP, Robinson GC. Traumatic rupture of the pulmonary artery. Ann Thorac Surg 1989; 47 (4): 612–613. doi:10.1016/0003-4975(89)90446-3

[3] Ejiri K, Ogawa A, Matsubara H. Bail-out technique for pulmonary artery rupture with a covered stent in balloon pulmonary angioplasty for chronic thromboembolic pulmonary hypertension. JACC Cardiovasc Interv 2015; 8 (5): 752–753. doi:10.1016/j.jcin.2014.11.024

[4] Hubler B, Earls JP, Stevens K. Traumatic pulmonary arterial and venous pseudoaneurysms. AJR Am J Roentgenol 1997; 169 (5): 1354. doi:10.2214/ajr.169.5.9353457

[5] Nellaiyappan M, Omar HR, Justiz R et al. Pulmonary artery pseudoaneurysm after Swan-Ganz catheterization: a case presentation and review of literature. Eur Heart J Acute Cardiovasc Care 2014; 3 (3): 281–288. doi:10.1177/2048872613520252

[6] Satler LF. Iatrogenic pulmonary artery rupture: the realities of management. Catheter Cardiovasc Interv 2013; 81 (1): 60–61. doi:10.1002/ccd.24745

# Teil IX

## Kongenitale Vitien



IX

# 86 Vorhofseptumdefekt

*Claas P. Nähle*

## 86.1 Einleitung

- **Definition:** Formen (▸ Abb. 86.1):
  - Septum-primum-Defekt
  - Septum-secundum-Defekt (Sonderform: offenes Foramen ovale)
  - Sinus-venosus-Defekt
  - Koronarsinusdefekt (selten)
- **Pathophysiologie:**
  - *Vorhofseptumdefekte < 0,5 cm:* hämodynamisch unbedeutend
  - *Vorhofseptumdefekte > 2 cm:* hämodynamisch relevanter Shunt (QP/S) > 1,5
  - *Shunt-Graduierung:* Berechnung der Shunt-Fraktion in % nach der Formel (QP – QS)/QP · 100; Grade:
    - Grad I = 20 %
    - Grad II = 20–40 %
    - Grad III = 40–60 %
    - Grad IV > 60 %
  - *relevanter Shunt:* Risiko einer pulmonalen Hypertonie mit Entwicklung einer Eisenmenger-Reaktion (Shunt-Umkehr nach rechts-links)
- **Besonderheiten bei Schwangeren:** keine bei isolierten Defekten, daher Ausschluss weiterer Vitien entscheidend
- **Therapie:** Verschluss bei QP/S > 1,5 möglichst zwischen dem 2. und 4. Lebensjahr vor Entwicklung einer pulmonalen Hypertonie

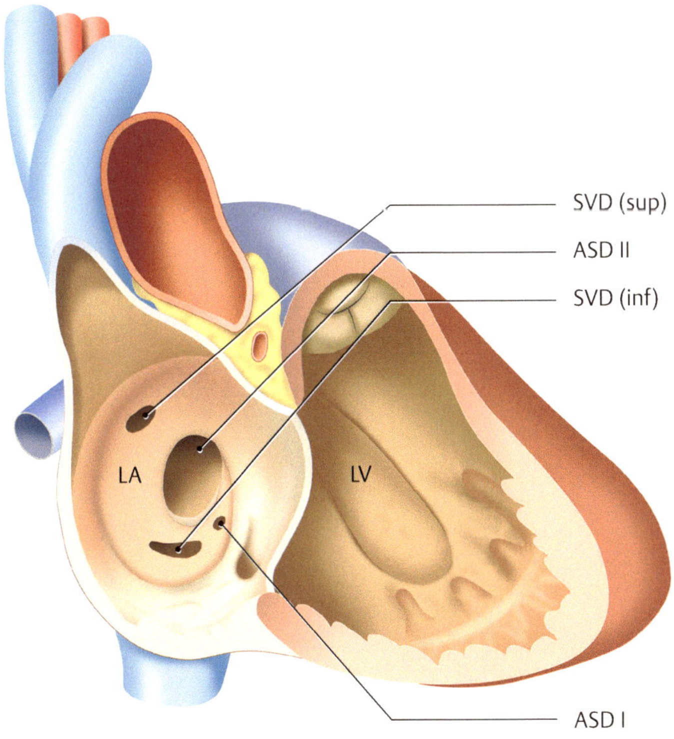


**Abb. 86.1 Vorhofseptumdefekt.** Lage der unterschiedlichen Vorhofseptumdefekte.
ASD I = Septum-primum-Defekt
ASD II = Septum-secundum-Defekt (im Bereich der Fossa ovalis)
LA = linker Vorhof
LV = linker Ventrikel
SVD (inf) = Sinus-venosus-Defekt mit Bezug zur V. cava inferior
SVD (sup) = Sinus-venosus-Defekt mit Bezug zur V. cava superior (Quelle: Nikolaou K, Kramer U, Kreitne K-F, Alkadhi H. Radiologische Differenzialdiagnostik Herz und große Gefäße. Stuttgart: Thieme; 2019)

### 86.1.1 Epidemiologie

#### Häufigkeit

- Prävalenzen:
  - *Vorhofseptumdefekt:* bei Erwachsenen 25–30 %
  - *Septum-primum-Defekt:* 15 %
  - *Septum-secundum-Defekt:* 75 % (Sonderform offenes Foramen ovale)
  - *Sinus-venosus-Defekt:* ca. 10 %
  - *Koronarsinusdefekt:* selten

#### Geschlechtsverteilung

- Männlich : weiblich ≈ 1:2

#### Prädisponierende Faktoren

- Chromosomenaberrationen (z. B. Trisomie 21, Ulrich-Turner-Syndrom)
- exogene Einflüsse während der Schwangerschaft (z. B. Rötelninfektion, Alkoholabusus)
- Diabetes mellitus der Mutter

### 86.1.2 Klinische Präsentation/Symptomatik

- Unter anderem abhängig vom Shunt-Volumen:
  - Leistungsminderung
  - verzögerte körperliche Entwicklung
  - Belastungsdyspnoe
- atriale Arrhythmien, Rechtsherzversagen und paradoxe bzw. kryptogene Embolien

## 86.2 Methode der Wahl

- TEE

## 86.3 Pathognomonische Befunde

- Shunt-Nachweis direkt oder ggf. mittels Farb-Doppler und/oder Ultraschallkontrastmittel (Sonografie, Echokardiografie) bzw. Cine-Sequenzen (MRT)

## 86.4 Befundbeschreibung

### 86.4.1 Sonografie

- Transkranieller Doppler-Ultraschall: Nachweis eines Rechts-links-Shunts über die intrakranielle, arterielle Detektion von Mikrobubbles (nicht lungengängige agitierte Kochsalzlösung), die venös injiziert worden sind (ggf. Valsalva-Manöver)

### 86.4.2 Echokardiografie

- Vergrößerung von rechtem Vorhof und Ventrikel (▸ Abb. 86.2)
- erweiterte Pulmonalarterien mit Flussbeschleunigung über der Pulmonalklappe (Abschätzung pulmonalarterieller Druckverhältnisse)
- abgeflachte bis paradoxe Septumbewegung

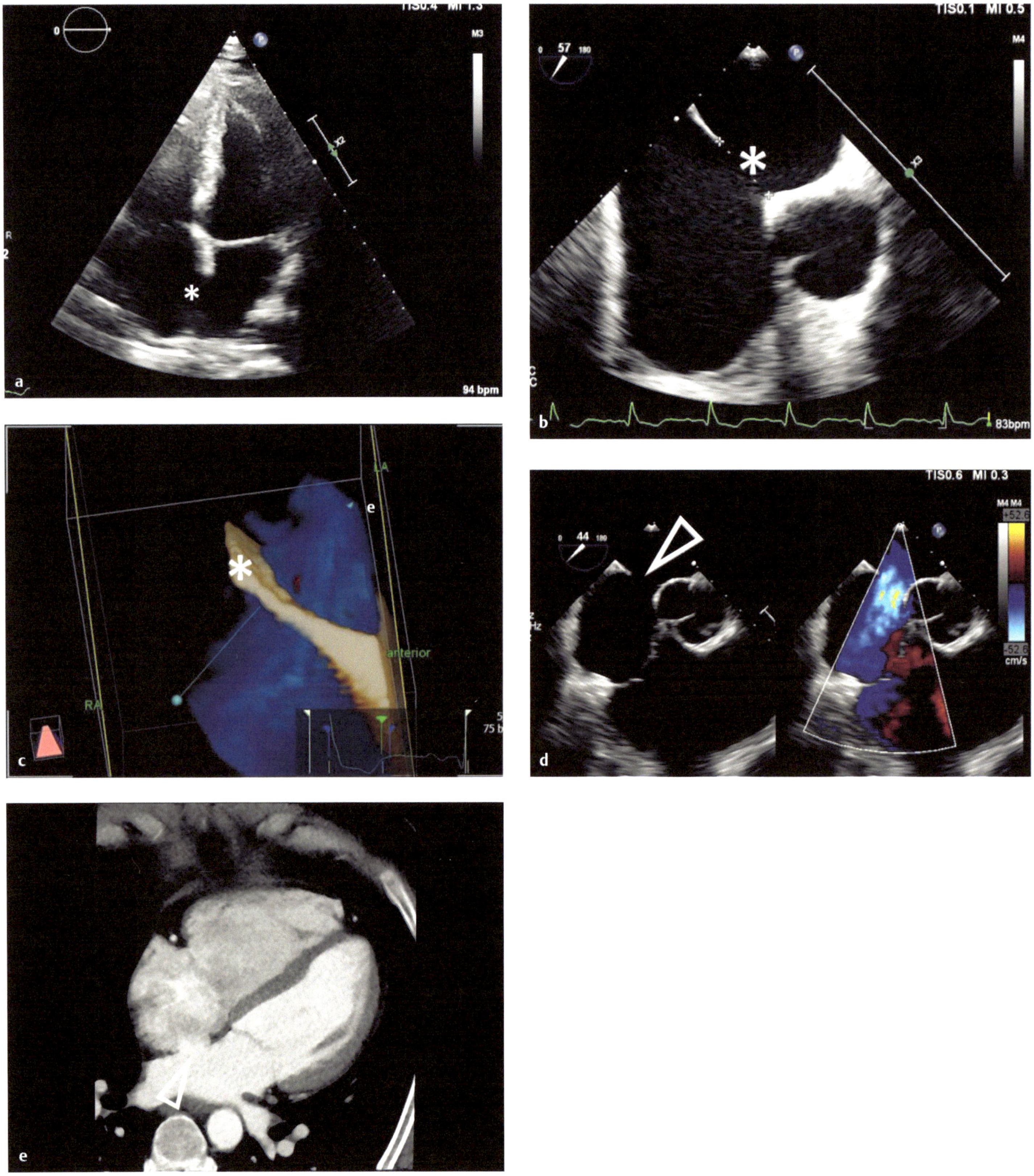


Abb. 86.2 **Vorhofseptumdefekt.** 37-jähriger Patient zur präoperativen Evaluation bei Vorhofseptumdefekt Grad II (**a**, **b**, Sterne; **c**, **e**, Pfeilspitzen). In der 3-D-Rekonstruktion der TEE (**d**) kennzeichnet der Stern das Vorhofseptum; der Fluss über den Vorhofseptumdefekt Grad II ist blau markiert.

**a** TTE, Vierkammerblick.

**b** TEE, 60°-Blick.

**c** TEE, 45°-Blick.

**d** TEE, 3-D-Rekonstruktion.

**e** Kontrastmittelverstärkte CT, EKG-getriggert, Vierkammerblick, diastolische Phase.

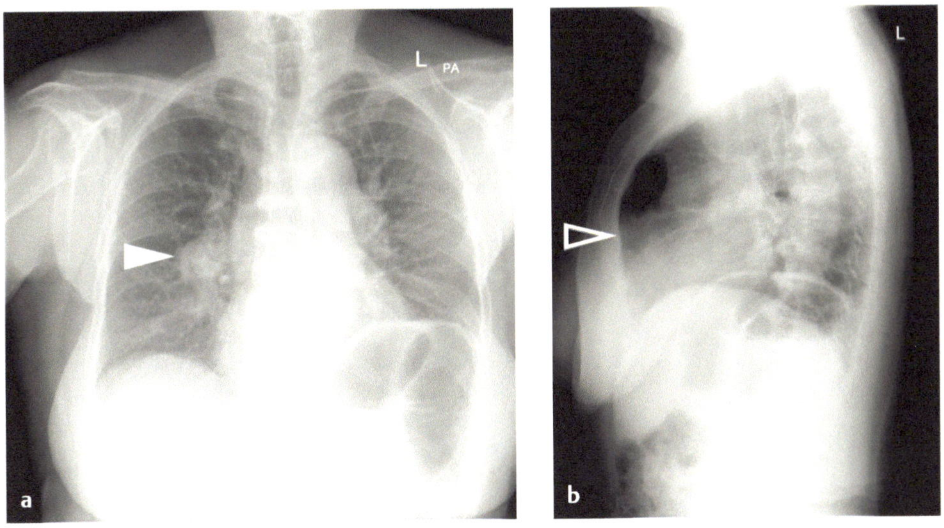


**Abb. 86.3 Vorhofseptumdefekt.** 65-jährige Patientin mit Vorhofseptumdefekt Grad II zur präoperativen Evaluation.
**a** Röntgenaufnahme des Thorax p.-a. Deutlich vergrößerte, zentrale Pulmonalarterien (Pfeilspitze) als Zeichen der pulmonalarteriellen Hypertension.
**b** Röntgenaufnahme des Thorax seitlich. Deutlich vergrößerte retrosternale Kontaktfläche (Pfeilspitze) als Zeichen der Vergrößerung von rechtem Ventrikel und Truncus pulmonalis.



- Darstellung und Quantifizierung des Shunts mittels Farb-Doppler und/oder Ultraschallkontrastmittel, ggf. unter Valsalva-Manöver (z. B. agitierte Kochsalzlösung, ggf. sog. Auswaschphänomen bei Links-rechts-Shunt)

### 86.4.3 Röntgen

- Prominente Pulmonalgefäße durch Rezirkulationsvolumen (▸ Abb. 86.3)
- Rechtsherzvergrößerung durch Volumenbelastung
- im Spätstadium interstitielle Lungenveränderungen

### 86.4.4 CT

- Direkter Nachweis des Vorhofseptumdefekts (dafür ggf. mehrphasige Rekonstruktion zur Bestimmung der Auslenkungsamplitude; s. ▸ Abb. 86.2e)
- prominente Pulmonalgefäße durch Rezirkulationsvolumen
- Rechtsherzvergrößerung durch Volumenbelastung
- im Spätstadium interstitielle Lungenveränderungen

### 86.4.5 MRT

- Direkter Nachweis des Vorhofseptumdefekts
- Vergrößerung von rechtem Vorhof und Ventrikel
- erweiterte Pulmonalarterien mit Flussbeschleunigung über der Pulmonalklappe
- abgeflachte bis paradoxe Septumbewegung
- Darstellung (Cine-Sequenzen) und Quantifizierung des Shunts (direkt: In-Plane-PC-Flussmessung, indirekt: Flussmessung in Aorta und Truncus pulmonalis mit Berechnung des Quotienten aus pulmonalem Fluss dividiert durch aortalen Fluss, QP/A)
- Shunt-Visualisierung mittels Sättigungsbalken über rechter bzw. linker Herzhälfte (transseptaler Einstrom von gesättigtem Blut)
- evtl. LGE septal oder rechtsventrikulär (Fibrose als Folge der chronischen Belastung des rechten Ventrikels)

**Tab. 86.1** Radiologische Differenzialdiagnosen des Vorhofseptumdefekts.

| Differenzialdiagnose | Bemerkungen |
|---|---|
| persistierender Ductus arteriosus Botalli | • ggf. schneller retrograder Fluss systolisch im Truncus pulmonalis<br>• prominente Aorta |
| Ventrikelseptumdefekt | • dilatierter linker Vorhof und Ventrikel |

### 86.4.6 Angiografie

- Invasive Quantifizierung der Shunt- bzw. Druckverhältnisse vor Verschluss des Vorhofseptumdefekts bei echokardiografisch erhöhten pulmonalarteriellen Drücken
- sog. Drahttest, bei dem die transseptale Passage eines venös eingebrachten Führungsdrahts versucht wird
- evtl. Koronarangiografie zum Ausschluss einer Koronaranomalie (auch Multidetektor-CT und MRT möglich) oder einer koronaren Herzkrankheit im Erwachsenenalter
- evtl. interventioneller Verschluss des Vorhofseptumdefekts mit Okkludersystem

## 86.5 Radiologische Differenzialdiagnosen

- Überblick über mögliche Differenzialdiagnosen s. in ▸ Tab. 86.1

## 86.6 Typische Fehler

- Wahl eines zu niedrigen Velocity Encoding (VENC) in der MRT-Flussmessung, sodass in der Folge die korrekte Bestimmung der aortalen und pulmonalarteriellen Schlagvolumina nicht möglich ist

## 86.7 Was der Kliniker von mir wissen will

- Größe und Lage des Shunts
- Shunt-Volumenfraktion (QP/A) > 1,5
- weitere Fehlbildungen
- Zeichen der pulmonalen Hypertonie (Kontraindikation für Verschluss)

## 86.8 Literatur

### 86.8.1 Quellenangaben

[1] Nikolaou K, Kramer U, Kreitne K-F, Alkadhi H. Radiologische Differenzialdiagnostik Herz und große Gefäße. Stuttgart: Thieme; 2019

### 86.8.2 Literatur zur weiteren Vertiefung

[1] Dattilo PB, Kim MS, Carroll JD. Patent foramen ovale. Cardiol Clin 2013; 31 (3): 401–415. doi:10.1016/j.ccl.2013.05.002

[2] Gillessen-Kaesbach G, Hellenbroich Y. Humangenetik. Pädiatrie 2019: 3–22. doi: 10.1007/978-3-662-57 295-5_1

[3] Harris IS. Management of pregnancy in patients with congenital heart disease. Prog Cardiovasc Dis 2011; 53 (4): 305–311. doi:10.1016/j.pcad.2010.08.001

[4] Schnieder M, Siddiqui T, Karch A et al. Clinical relevance of patent foramen ovale and atrial septum aneurysm in stroke: findings of a single-center cross-sectional study. Eur Neurol 2017; 78 (5–6): 264–269. doi:10.1159/000 479 962

[5] Yetkin E, Atalay H, Ileri M. Atrial septal aneurysm: prevalence and covariates in adults. Int J Cardiol 2016; 223: 656–659. doi:10.1016/j.ijcard.2016.08.220

[6] Zhao BW, Mizushige K, Xian TC et al. Incidence and clinical significance of interatrial shunting in patients with atrial septal aneurysm detected by contrast transesophageal echocardiography. Angiology 1999; 50 (9): 745–753. doi:10.1177/000 331 979 905 000 908

IX

# 87 Vorhofseptumaneurysma

*Claas P. Nähle*

## 87.1 Einleitung

- **Definition:**
  - keine einheitliche Definition
  - meist mindestens 10–15 mm Auslenkung bei einer Basisweite von 15 mm

### 87.1.1 Epidemiologie

#### Häufigkeit

- Prävalenz 1–2 %, mit zunehmendem Alter abnehmend
- vergesellschaftet mit offenem Foramen ovale

#### Geschlechtsverteilung

- Männlich : weiblich ≈ 1:3

### 87.1.2 Klinische Präsentation/Symptomatik

- Thoraxschmerzen, Palpitationen, Dyspnoe
- Arrhythmien (supraventrikuläre und ventrikuläre Extrasystolen, Vorhofflimmern)
- zerebrale Ischämien, transitorisch-ischämische Attacke, Schlaganfall, Amaurosis fugax

## 87.2 Methode der Wahl

- TEE

## 87.3 Pathognomonische Befunde

- Mindestens 10–15 mm Auslenkung bei einer Basisweite von 15 mm (Echokardiografie, MRT)

## 87.4 Befundbeschreibung

### 87.4.1 CT

- Direkter Nachweis des Vorhofseptumaneurysmas (▸ Abb. 87.1)

### 87.4.2 MRT

- Direkter Nachweis des Vorhofseptumaneurysmas (▸ Abb. 87.2)

## 87.5 Radiologische Differenzialdiagnosen

- Keine

## 87.6 Typische Fehler

**Cave**

Das Vorhofseptumaneurysma ist vergesellschaftet mit einem persistierenden Foramen ovale. Deshalb ist der Ausschluss eines persistierenden Foramen ovale erforderlich. Das Vorhofseptumaneurysma ist eine mögliche Thromboemboliequelle bei Patienten mit ansonsten kryptogenem Schlaganfall.

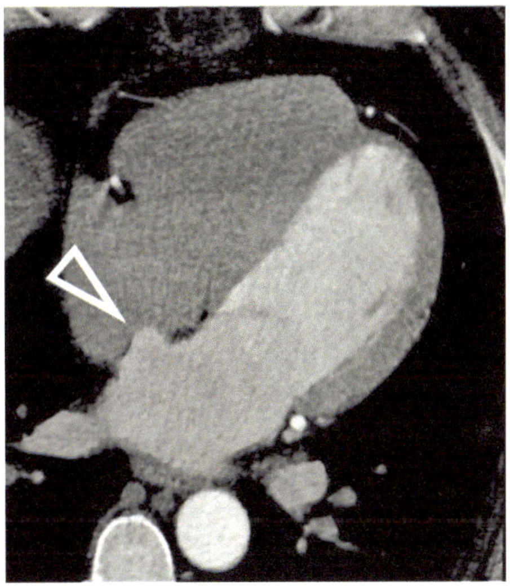

**Abb. 87.1 Vorhofseptumaneurysma.** 50-jähriger Patient zur Abklärung einer koronaren Herzkrankheit. Kontrastmittelverstärkte CT, EKG-getriggert, Vierkammerblick, diastolische Phase. Vorhofseptumaneurysma (Pfeilspitze).

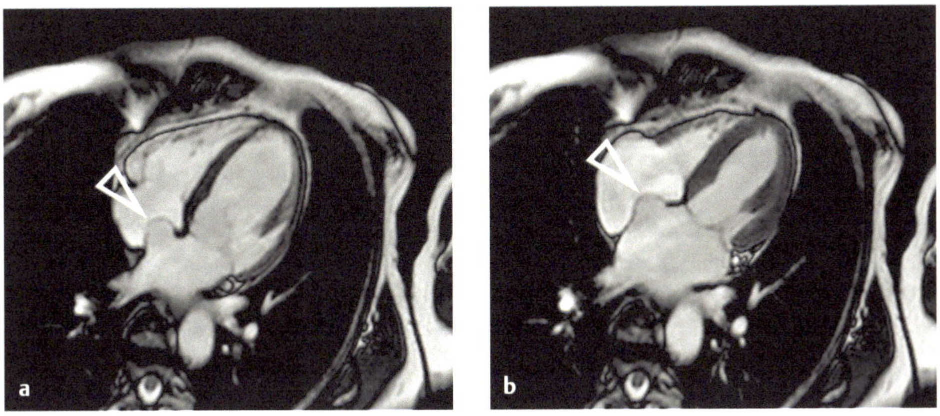


**Abb. 87.2 Vorhofseptumaneurysma.** 67-jährige Patientin zur Abklärung einer reduzierten Belastbarkeit. Zufallsbefund eines Vorhofseptumaneurysmas (Pfeilspitzen).
- **a** SSFP-Cine-MRT-Sequenz, Vierkammerblick, Diastole.
- **b** SSFP-Cine-MRT-Sequenz, Vierkammerblick, Systole.

## 87.7 Was der Kliniker von mir wissen will

- Differenzierung Vorhofseptumaneurysma versus Vorhofseptumdefekt
- weitere Anomalien vorhanden, insbesondere Mitralklappenprolaps

## 87.8 Literatur

### 87.8.1 Literatur zur weiteren Vertiefung

[1] Dattilo PB, Kim MS, Carroll JD. Patent foramen ovale. Cardiol Clin 2013; 31 (3): 401–415. doi:10.1016/j.ccl.2013.05.002

[2] Giannopoulos A, Gavras C, Sarioglou S et al. Atrial septal aneurysms in childhood: prevalence, classification, and concurrent abnormalities. Cardiol Young 2014; 24 (3): 453–458. doi:10.1017/S 104 795 1113 000 607

[3] Mugge A, Daniel WG, Angermann C et al. Atrial septal aneurysm in adult patients. A multicenter study using transthoracic and transesophageal echocardiography. Circulation 1995; 91 (11): 2785–2792. doi:10.1161/01.cir.91.11.2785

[4] Olivares-Reyes A, Chan S, Lazar EJ et al. Atrial septal aneurysm: a new classification in two hundred five adults. J Am Soc Echocardiogr 1997; 10 (6): 644–656. doi:10.1016/s0894-7 317(97)70 027-0

[5] Schnieder M, Siddiqui T, Karch A et al. Clinical relevance of patent foramen ovale and atrial septum aneurysm in stroke: findings of a single-center cross-sectional study. Eur Neurol 2017; 78 (5–6): 264–269. doi:10.1159/000 479 962

[6] Yetkin E, Atalay H, Ileri M. Atrial septal aneurysm: prevalence and covariates in adults. Int J Cardiol 2016; 223: 656–659. doi:10.1016/j.ijcard.2016.08.220

[7] Zhao BW, Mizushige K, Xian TC et al. Incidence and clinical significance of interatrial shunting in patients with atrial septal aneurysm detected by contrast transesophageal echocardiography. Angiology 1999; 50 (9): 745–753. doi:10.1177/000 331 979 905 000 908

IX

# 88 Ventrikelseptumdefekt

*Claas P. Nähle*

## 88.1 Einleitung

- **Definition:**
  - Defekt meist im membranösen Teil (in 70 % der Fälle), seltener im muskulären Teil des interventrikulären Septums (in 20 % der Fälle; ▸ Abb. 88.1)
  - infundibuläres und Inlet-Septum zusammen 15 %
- **Ätiologie und Pathophysiologie:**
  - meist angeboren
  - selten Komplikation eines Myokardinfarkts
  - initial Links-rechts-Shunt
  - häufig mit weiteren Fehlbildungen assoziiert (z. B. Lungenvenenfehlmündung, persistierender Ductus arteriosus Botalli, Pulmonalisstenose, Coarctatio aortae, Vascular Ring)
- **Graduierung:** ▸ Tab. 88.1
- **Besonderheiten bei Schwangeren:**
  - unverschlossener Ventrikelseptumdefekt mit ca. 4-fach erhöhtem Präeklampsierisiko
  - verschlossener Ventrikelseptumdefekt mit ca. 4-fach erhöhtem Frühgeburtsrisiko
- **Besonderheiten bei Kindern:** meist spontaner Verschluss in den ersten 3 Lebensjahren, spätestens jedoch bis zum 10. Lebensjahr

### 88.1.1 Epidemiologie

#### Häufigkeit

- Etwa 30 % aller angeborenen Herzfehler
- Inzidenz ca. 1:400 Geburten
- Prävalenz ca. 4:1000

#### Altersgipfel

- In der ersten Dekade

#### Geschlechtsverteilung

- Männlich : weiblich = 1:1,3

#### Prädisponierende Faktoren

- Der Inlet-Ventrikelseptumdefekt ist mit Trisomie 21 assoziiert.

### 88.1.2 Klinische Präsentation/Symptomatik

- Abhängig von der Defektgröße
- Leistungseinschränkung, Entwicklungsretardierung
- rezidivierende Bronchitiden und Pneumonien
- im Verlauf Herzinsuffizienz
- nach Shunt-Umkehr (Rechts-links-Shunt, Eisenmenger-Reaktion mit QP/S < 1) Zyanose und zunehmende Dyspnoe

## 88.2 Methode der Wahl

- Echokardiografie

## 88.3 Pathognomonische Befunde

- Direkter Defektnachweis (B-Bild-Echokardiografie oder MRT-Cine-Sequenzen)

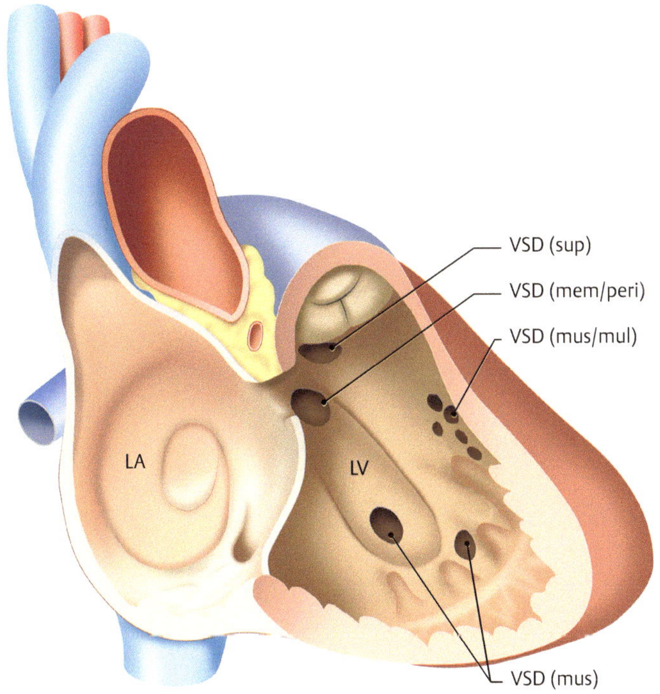


**Abb. 88.1 Ventrikelseptumdefekt.** Lage der unterschiedlichen Ventrikelseptumdefekte.
LA = linker Vorhof
LV = linker Ventrikel
VSD (mem/peri) = membranöser bzw. perimembranöser Ventrikelseptumdefekt
VSD (mus) bzw. VSD (mus/mul) = muskulärer Ventrikelseptumdefekt (ggf. auch als multiple kleine VSD, dann auch sog. Swiss Cheese)
VSD (sup) = suprakristallärer Ventrikelseptumdefekt
VSD (Inlet) = Inlet-Ventrikelseptumdefekt (Quelle: Nikolaou K, Kramer U, Kreitne K-F, Alkadhi H. Radiologische Differenzialdiagnostik Herz und große Gefäße. Stuttgart: Thieme; 2019)

**Tab. 88.1** Graduierung von Ventrikelseptumdefekten. Berechnung der Shunt-Fraktion in % mit der Formel (QP – QS)/QP · 100.

| Gradierung | QP/S | Defektgröße (indiziert auf Körperoberfläche) (cm²) | Shunt-Fraktion (%) | Pulmonalarterieller Druck/ Systemdruck |
|---|---|---|---|---|
| restriktiv | < 1,5 | < 0,5 | < 30 | 0,25–0,33 |
| mittelgradig restriktiv | 1,5–2,0 | 0,5–1,0 | 30–50 | 0,33–0,50 |
| nicht restriktiv | > 2,5 | > 1,0 | > 50 | > 0,50–1,00 |

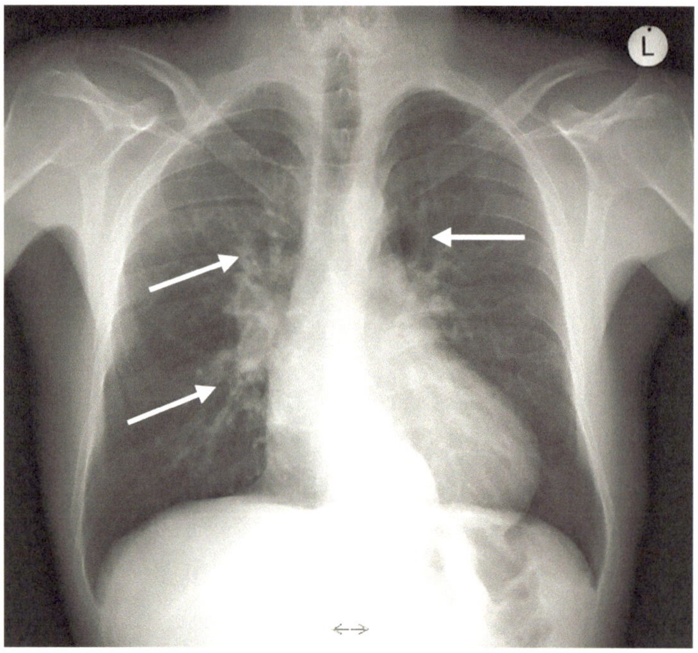


Abb. 88.2 **Ventrikelseptumdefekt.** Die Röntgenaufnahme des Thorax p.-a. zeigt den Ventrikelseptumdefekt. Biventrikuläre Kardiomegalie und prominente Pulmonalgefäße (Pfeile) aufgrund der pulmonalen Rezirkulation. (Quelle: Claussen CD, Miller S, Fenchel M. Kramer U, Riessen R. Pareto-Reihe Radiologie. Herz. Stuttgart: Thieme; 2006)



- Darstellung des Shunt-Flusses (Farb-Doppler, Kontrastmittelechokardiografie oder MRT-Cine-Sequenzen mit Sättigungsbalken)

## 88.4 Befundbeschreibung

### 88.4.1 Echokardiografie

- Direkter Defektnachweis (B-Bild-Echokardiografie
- Darstellung des Shunt-Flusses einschließlich seiner Richtung (Farb-Doppler, Kontrastmittelechokardiografie
- erhöhte pulmonalarterielle Drücke
- Bestimmung des QP/S

### 88.4.2 Röntgen

- Unspezifische Veränderungen
- ggf. Vergrößerung des linken Vorhofs, seltener auch des rechten und/oder linken Ventrikels (▶ Abb. 88.2)
- ggf. prominente Hili (pulmonalarterielle Hypertonie)
- Zeichen der Herzinsuffizienz (Lungenödem, Pleuraergüsse)

### 88.4.3 CT

- Gegebenenfalls direkter Defektnachweis (▶ Abb. 88.3), bei großen Defekten auch ohne EKG-Triggerung bzw. -Gating
- ggf. prominente Hili (pulmonalarterielle Hypertonie)
- Zeichen der Herzinsuffizienz (Lungenödem, Pleuraergüsse)

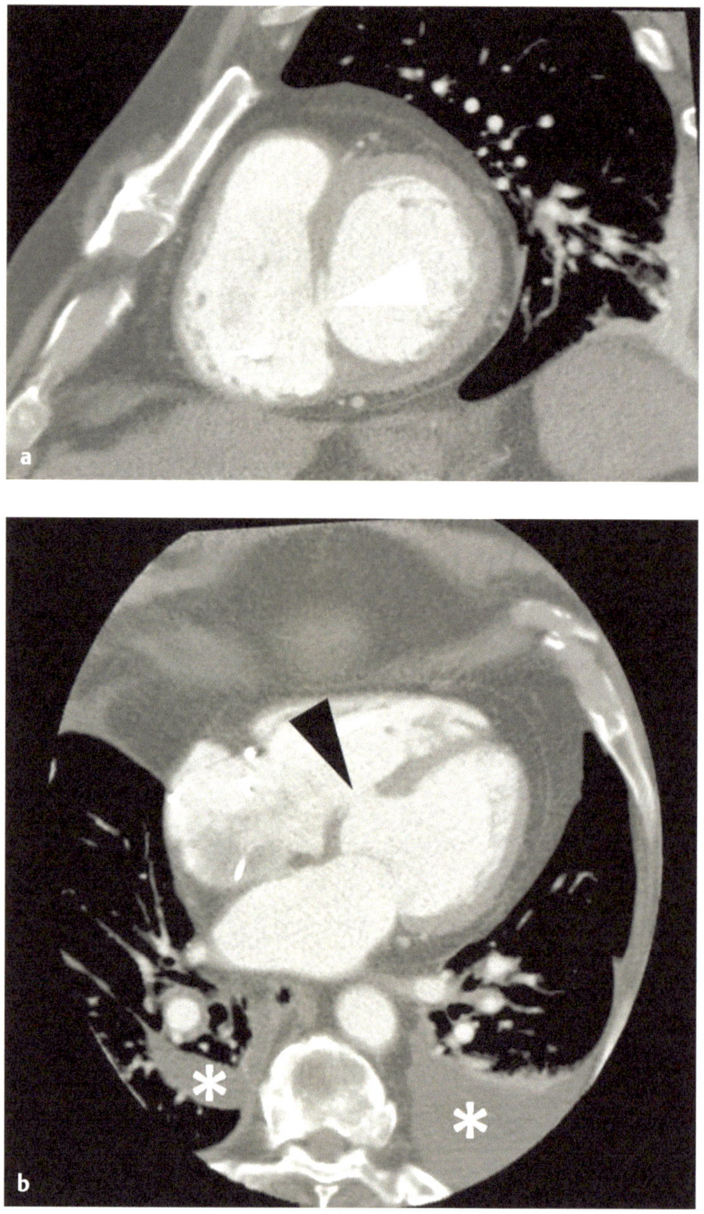


Abb. 88.3 **Ventrikelseptumdefekt.** 75-jähriger Patient mit erstmals diagnostiziertem Ventrikelseptumdefekt (muskulär). Das kardiale CT zeigt den Ventrikelseptumdefekt (**a**, **b**, Pfeilspitzen) und einen Pleuraerguss (**b**, Stern).

**a** Kardiales kontrastmittelgestütztes CT, EKG-Gating, diastolische Phase, kurze Achse.

**b** Kardiales kontrastmittelgestütztes CT, EKG-Gating, diastolische Phase, Vierkammerblick.

### 88.4.4 MRT

- Direkter Defektnachweis (MRT-Cine-Sequenzen; ▶ Abb. 88.4)
- Darstellung des Shunt-Flusses einschließlich seiner Richtung (MRT-Cine-Sequenzen mit Sättigungsbalken), ggf. direkte Quantifizierung über die Flussmessung
- ggf. erweiterte Pulmonalarterien (MR-Angiografie)
- Bestimmung des QP/S über die Flussmessung in Aorta ascendens und Truncus pulmonalis

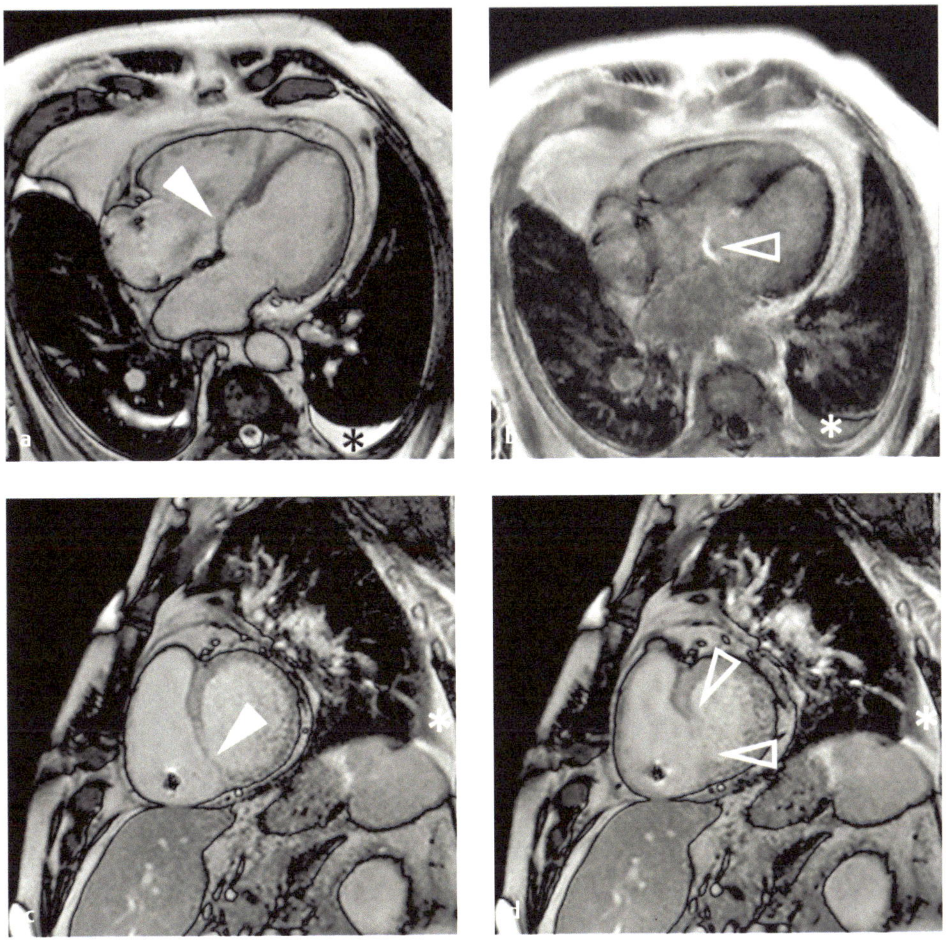


Abb. 88.4 **Ventrikelseptumdefekt.** 75-jähriger Patient mit erstmals diagnostiziertem Ventrikelseptumdefekt (perimembranös). In der Cine-SSFP-Sequenz wird der Ventrikelseptumdefekt (**a**, Pfeilspitze) dargestellt. LGE mit transmuraler Narbe angrenzend an den Ventrikelseptumdefekt (**b**, Pfeilspitze). Die MRT-Sequenz in der kurzen Herzachse stellt in der Diastole ebenfalls den Ventrikelseptumdefekt (**c**, Pfeilspitze) dar. In der Systole sind die nach linksventrikulär umschlagenden Ränder des Ventrikelseptumdefekts (**d**, Pfeilspitzen) als Hinweis auf einen bidirektionalen Fluss zu erkennen. In allen Sequenzen zeigen sich Pleuraergüsse (**a–d**, Sterne).

- **a** Kardiale SSFP-Cine-MRT-Sequenz, Vierkammerblick, Diastole.
- **b** Kardiale LGE-MRT-Sequenz, Vierkammerblick.
- **c** Kardiales MRT, kurze Herzachse, Diastole.
- **d** Kardiales MRT, kurze Herzachse, Systole.



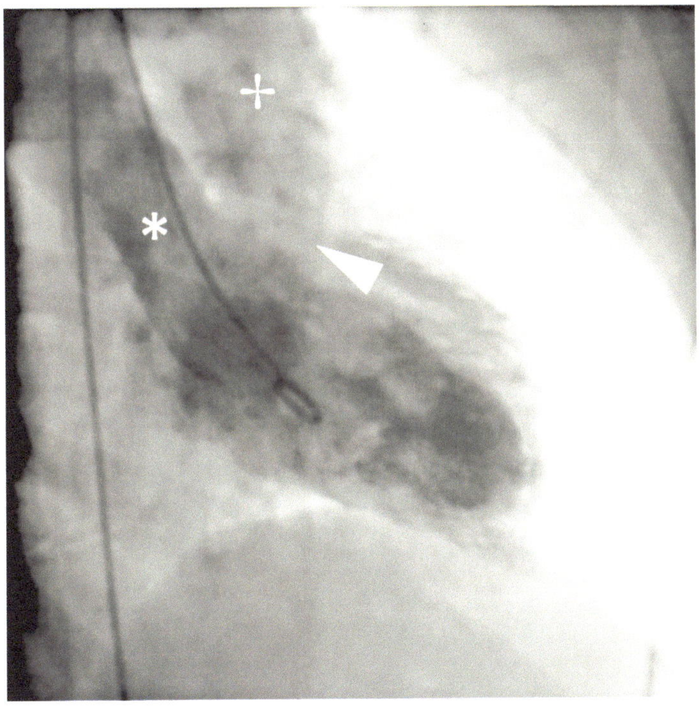

Abb. 88.5 **Ventrikelseptumdefekt.** 48-jähriger Patient mit angeborenem Ventrikelseptumdefekt. Angiografie (Lävokardiografie). Mittlerer pulmonalarterieller Druck 102 mmHg, nahezu vollständiger Druckausgleich zwischen linkem und rechtem Ventrikel. Kontrastmittelübertritt über den Ventrikelseptumdefekt (Pfeilspitze) vom linken Ventrikel (Pigtail-Katheter) in die Aorta (Stern) und in den rechten Ventrikel und von dort in den Truncus pulmonalis (Kreuz).

Tab. 88.2 Radiologische Differenzialdiagnosen des Ventrikelseptumdefekts.

| Differenzialdiagnose | Bemerkungen |
|---|---|
| atrialer Septumdefekt | • Vergrößerung von rechtem Vorhof und Ventrikel |
| persistierender Ductus arteriosus Botalli | • erhöhte pulmonalarterielle $O_2$-Sättigung |

### 88.4.5 Angiografie

- Rechtsherzkatheter mit Oxymetrie zur Shunt-Quantifizierung (Fick-Methode) oder zur Bestimmung des pulmonalen Widerstands bei Verdacht auf eine pulmonalvaskuläre Erkrankung (▸ Abb. 88.5)

## 88.5 Radiologische Differenzialdiagnosen

- Wichtige bildgebende Differenzialdiagnosen s. in ▸ Tab. 88.2

## 88.6 Typische Fehler

**Praxistipp**

Bei dezidierter Fragestellung nach der Größe eines Ventrikelseptumdefekts sollte die fragliche Region in 2 Ebenen lückenlos dargestellt werden.

## 88.7 Was der Kliniker von mir wissen will

- Größe des Defekts
- Flussrichtung
- hämodynamische Relevanz (QP/S, Graduierung)

## 88.8 Literatur

### 88.8.1 Quellenangaben

[1] Claussen CD, Miller S, Fenchel M. Kramer U, Riessen R. Pareto-Reihe Radiologie. Herz. Stuttgart: Thieme; 2006

[2] Nikolaou K, Kramer U, Kreitne K-F, Alkadhi H. Radiologische Differenzialdiagnostik Herz und große Gefäße. Stuttgart: Thieme; 2019

### 88.8.2 Literatur zur weiteren Vertiefung

[1] Baldasare MD, Polyakov M, Laub GW et al. Percutaneous repair of post-myocardial infarction ventricular septal defect: current approaches and future perspectives. Tex Heart Inst J 2014; 41 (6): 613–619. doi:10.14 503/THIJ-13-3 695

[2] Goo HW, Park IS, Ko JK et al. CT of congenital heart disease: normal anatomy and typical pathologic conditions. Radiographics 2003;23 (Spec No): S 147–S 165. doi:10.1148/rg.23si035 501

[3] Harris IS. Management of pregnancy in patients with congenital heart disease. Prog Cardiovasc Dis 2011; 53 (4): 305–311. doi:10.1016/j.pcad.2010.08.001

[4] Minette MS, Sahn DJ. Ventricular septal defects. Circulation 2006; 114 (20): 2190–2197. doi:10.1161/CIRCULATIONAHA.106 618 124

[5] Penny DJ, Vick GW, 3 rd. Ventricular septal defect. Lancet 2011; 377 (9 771): 1103–1112. doi:10.1016/S 0140–6 736(10)61 339–6

[6] Rojas CA, Jaimes C, Abbara S. Ventricular septal defects: embryology and imaging findings. J Thorac Imaging 2013; 28 (2): W28–W34. doi:10.1097/RTI.0b013e31 824b5b95

IX

# 89 Eisenmenger-Syndrom

*Claas P. Nähle*

## 89.1 Einleitung

- **Definition:** Das Eisenmenger-Syndrom ist durch eine Trias aus Vitium mit initialem Links-rechts-Shunt, pulmonalarterieller Hypertonie und Zyanose gekennzeichnet.
- **Pathogenese:**
  - Erhöhter pulmonalarterieller Widerstand führt letztlich zur einer Flussumkehr über den initialen Links-rechts-Shunt mit Umwandlung in einen Rechts-links-Shunt bzw. einen bidirektionalen Shunt.
  - Das Syndrom kann als Endzustand bei allen Vitien mit Links-rechts-Shunt auftreten (u. a. Atriumseptumdefekt, Ventrikelseptumdefekt, atrioventrikulärer Septumdefekt, persistierender Ductus arteriosus Botalli).

### 89.1.1 Epidemiologie

#### Altersgipfel

- Nur 42 % der Patienten mit Eisenmenger-Syndrom erreichen das 25. Lebensjahr.
- Die 10-Jahres-Mortalität liegt bei ca. 30–40 % (behandelt) bzw. 60–70 % (unbehandelt).

#### Prädisponierende Faktoren

- Vitium mit initial großem Links-rechts-Shunt

### 89.1.2 Klinische Präsentation/Symptomatik

- Schwere Symptome oft erst bei Jugendlichen und Erwachsenen
- zunehmende bis schwere Herzinsuffizienz, Dyspnoe und Zyanose
- Abnahme der körperlichen Belastbarkeit
- paradoxe Embolien
- Arrhythmie (Vorhofflimmern)
- infektiöse Endokarditis
- Aszites, periphere Ödeme
- Hyperviskosität, Thromboembolien (zerebral, peripher)
- Hämoptysen
- pulmonale Infektionen

## 89.2 Methode der Wahl

- Echokardiografie
- MRT

## 89.3 Pathognomonische Befunde

- Direkter oder indirekter Nachweis des Shunt-Vitiums

## 89.4 Befundbeschreibung

### 89.4.1 Echokardiografie

- Lokalisation und Größe des Shunts sowie Shunt-Flussrichtung
- dilatierter, hypertrophierter und funktionseingeschränkter rechter Ventrikel
- erhöhte geschätzte pulmonalarterielle Drücke (Trikuspidalinsuffizienzjet)

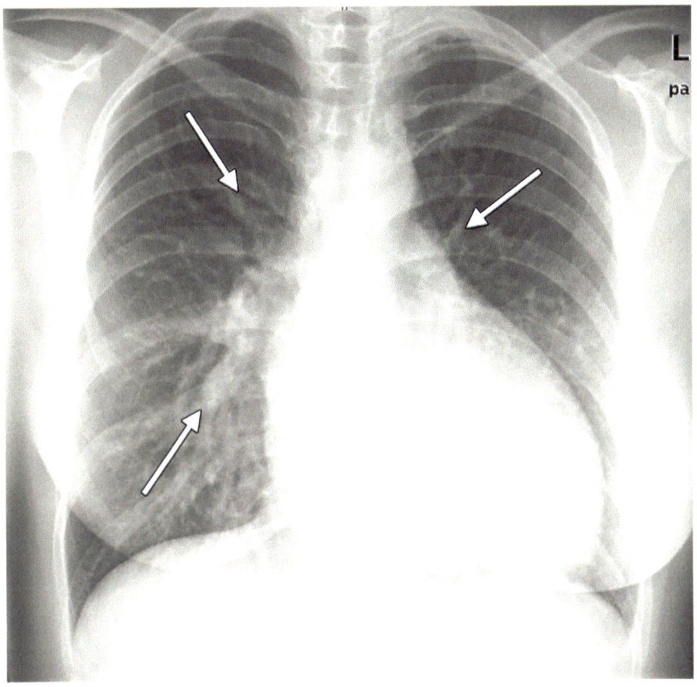


**Abb. 89.1 Eisenmenger-Syndrom.** Patient mit Eisenmenger-Reaktion (Pfeile) bei pulmonaler Hypertonie. Röntgenaufnahme p.-a. (Quelle: Claussen CD, Miller S, Fenchel M. Kramer U, Riessen R. Pareto-Reihe Radiologie. Herz. Stuttgart: Thieme; 2006)

### 89.4.2 Röntgen

- Vergrößerte zentrale Pulmonalarterien und periphere Rarefizierung (▸ Abb. 89.1)
- vergrößerter rechter Ventrikel

### 89.4.3 CT

- Dilatierte zentrale Pulmonalarterien, ggf. mit sekundärer parietaler Thrombosierung
- dilatierter und hypertrophierter rechter Ventrikel (freie Wand des rechten Ventrikels > 5 mm)
- zentrilobuläre Milchglasinfiltrate
- ggf. Air-Trapping durch Kompression
- Neovaskularisation, prominente Interkostalgefäße, hypertrophierte Bronchialarterien > 2 mm

### 89.4.4 MRT

- Dilatierte zentrale Pulmonalarterien, ggf. mit sekundärer parietaler Thrombosierung
- hypertrophierte Bronchialarterien > 2 mm
- dilatierter und hypertrophierter rechter Ventrikel (freie Wand des rechten Ventrikels > 5 mm; ▸ Abb. 89.2)
- paradoxe Septumbewegung oder septales Bowing
- reduzierte rechtsventrikuläre Funktion, Trikuspidalinsuffizienz

89

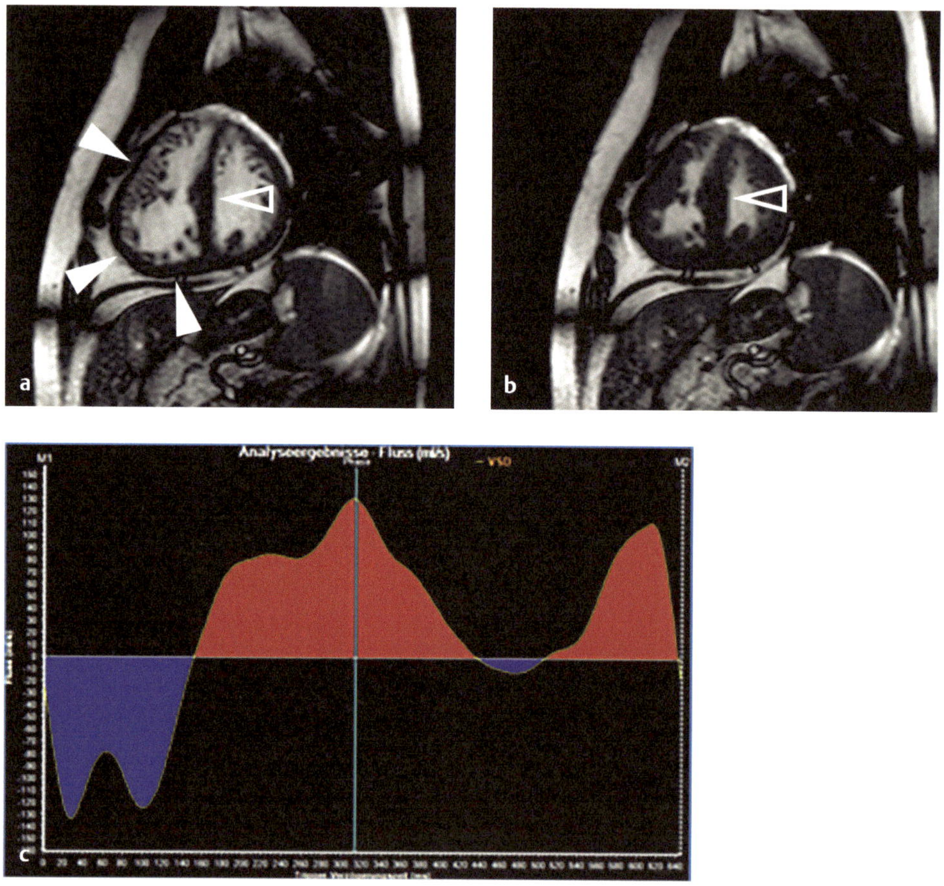


**Abb. 89.2 Eisenmenger-Syndrom.** 38-jähriger Patient mit lang bestehendem Links-rechts-Shunt bei Ventrikelseptumdefekt mit Flussumkehr. Die ausgefüllten Pfeilspitzen in **a** kennzeichnen den massiv hypertrophierten rechten Ventrikel. Die unausgefüllten Pfeilspitzen in **a** und **b** markieren die Abflachung des Septums in Diastole und Systole als Zeichen erhöhter rechtsventrikulärer Drücke. Die phasenkodierte Flussmessung (**c**) über dem Ventrikelseptumdefekt zeigt die Eisenmenger-Reaktion mit Pendelfluss (rot bzw. blau eingefärbt).
VSD = Ventrikelseptumdefekt

**a** SSFP-Cine-MRT-Sequenz, kurze Achse, Diastole.
**b** SSFP-Cine-MRT-Sequenz, kurze Achse, Systole.
**c** Phasenkodierte Flussmessung über dem Ventrikelseptumdefekt.



### 89.4.5 Szintigrafie

- Gegebenenfalls Perfusions-/Ventilationsszintigrafie zum Ausschluss einer chronisch-thromboembolischen Genese der pulmonalarteriellen Hypertonie

### 89.4.6 Angiografie

- Bestimmung von pulmonalarteriellen Drücken und pulmonalarteriellem Widerstand
- Testung der Reversibilität der pulmonalarteriellen Hypertonie
- Shunt-Quantifizierung nur in Ausnahmefällen

## 89.5 Radiologische Differenzialdiagnosen

- Zu berücksichtigende bildgebende Differenzialdiagnosen s. in ▶ Tab. 89.1

## 89.6 Typische Fehler

- Keine Bestimmung des QP/S und keine Volumetrie des rechten Ventrikels

**Merke**

Ein QP/S ≈ 1,0 schließt eine Shunt-Vitium mit Eisenmenger-Reaktion nicht aus, da die Pendelflussvolumina annähernd gleich groß sein können.

**Tab. 89.1** Radiologische Differenzialdiagnosen des Eisenmenger-Syndroms.

| Differenzialdiagnose | Bemerkungen |
|---|---|
| zyanotische Vitien ohne Eisenmenger-Syndrom | • morphologisch von Vitien mit initialem Links-rechts-Shunt (azyanotisch) in der Regel gut unterscheidbar |

## 89.7 Was der Kliniker von mir wissen will

- Größe und Funktion des rechten Ventrikels
- Zeichen der Druckerhöhung im rechten Ventrikel
- Zeichen einer pulmonalen Hypertonie
- Quantifizierung des Shunts inklusive Flussrichtung
- Bestimmung des zugrunde liegenden Vitiums
- pulmonaler Status

**Cave**

Bei Schwangeren bestehen bei Eisenmenger-Syndrom eine hohe Letalität von bis zu 50 % und ein hohes Risiko der Frühgeburtlichkeit.

# 89.8 Literatur

## 89.8.1 Quellenangaben

[1] Claussen CD, Miller S, Fenchel M. Kramer U, Riessen R. Pareto-Reihe Radiologie. Herz. Stuttgart: Thieme; 2006

## 89.8.2 Literatur zur weiteren Vertiefung

[1] Attinà D, Niro F, Garzillo G et al. Thoracic manifestation of Eisenmenger's syndrome in adult patients: a MDCT review. Lung 2015; 193 (2): 173–181. doi:10.1007/s00 408-014-9 681-7

[2] Diller GP, Kempny A, Inuzuka R et al. Survival prospects of treatment naive patients with Eisenmenger: a systematic review of the literature and report of own experience. Heart 2014; 100 (17): 1366–1372. doi:10.1136/heartjnl-2014-305 690

[3] Diller GP, Korten MA, Bauer UM et al. Current therapy and outcome of Eisenmenger syndrome: data of the German National Register for congenital heart defects. Eur Heart J 2016; 37 (18): 1449–1455. doi:10.1093/eurheartj/ehv743

[4] Penny DJ, Vick GW, 3 rd. Ventricular septal defect. Lancet 2011; 377 (9 771): 1103–1112. doi:10.1016/S 0140-6 736(10)61 339-6

[5] Sheehan R, Perloff JK, Fishbein MC et al. Pulmonary neovascularity: a distinctive radiographic finding in Eisenmenger syndrome. Circulation 2005; 112 (18): 2778–2785. doi:10.1161/CIRCULATIONAHA.104 509 869

[6] Warnes CA, Williams RG, Bashore TM et al. ACC/AHA 2008 Guidelines for the Management of Adults with Congenital Heart Disease: Executive Summary: a report of the American College of Cardiology/American Heart Association Task Force on Practice Guidelines (writing committee to develop guidelines for the management of adults with congenital heart disease). Circulation 2008; 118 (23): 2395–2451. doi:10.1161/CIRCULATIONAHA.108 190 811

# 90 Persistierender Ductus arteriosus Botalli

*Claas P. Nähle*

## 90.1 Einleitung

- **Definition:**
  - Ein persistierender Ductus arteriosus Botalli ist ein offener Ductus arteriosus später als 3 Monate nach Geburt bei reifen Neugeborenen bzw. ein Jahr nach der Geburt bei Frühgeborenen.
  - Es liegt ein initialer Links-rechts-Shunt vor (▸ Abb. 90.1).
  - Bei Frühgeborenen verschließt sich der persistierende Ductus arteriosus Botalli innerhalb der ersten Woche bei ⅓, innerhalb des ersten Jahres bei ca. 85 %.
- **Einteilung:** Die Einteilung erfolgt nach Krichenko (▸ Abb. 90.2).

### 90.1.1 Epidemiologie

#### Häufigkeit

- Variable Inzidenz von 1:2000
- 5–10 % der Kinder mit angeborenem Herzfehler

#### Geschlechtsverteilung

- Häufiger bei Mädchen bzw. Frauen (männlich : weiblich = 1:2)

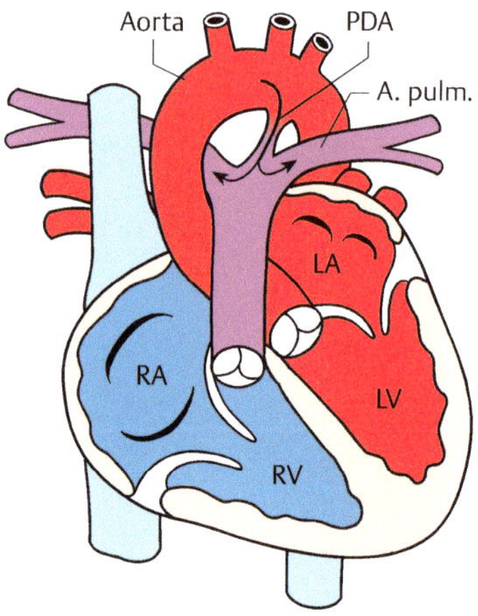


**Abb. 90.1 Persistierender Ductus arteriosus Botalli.** Offener Ductus arteriosus Botalli mit initialem Links-rechts-Shunt und dilatiertem linkem Vorhof und Ventrikel.
A. pulm. = Arteria pulmonalis
LA = linker Vorhof
LV = linker Ventrikel
PDA = persistierender Ductus arteriosus Botalli
RA = rechter Vorhof
RV = rechter Ventrikel (Quelle: Claussen CD, Miller S, Fenchel M. Kramer U, Riessen R. Pareto-Reihe Radiologie. Herz. Stuttgart: Thieme; 2006)

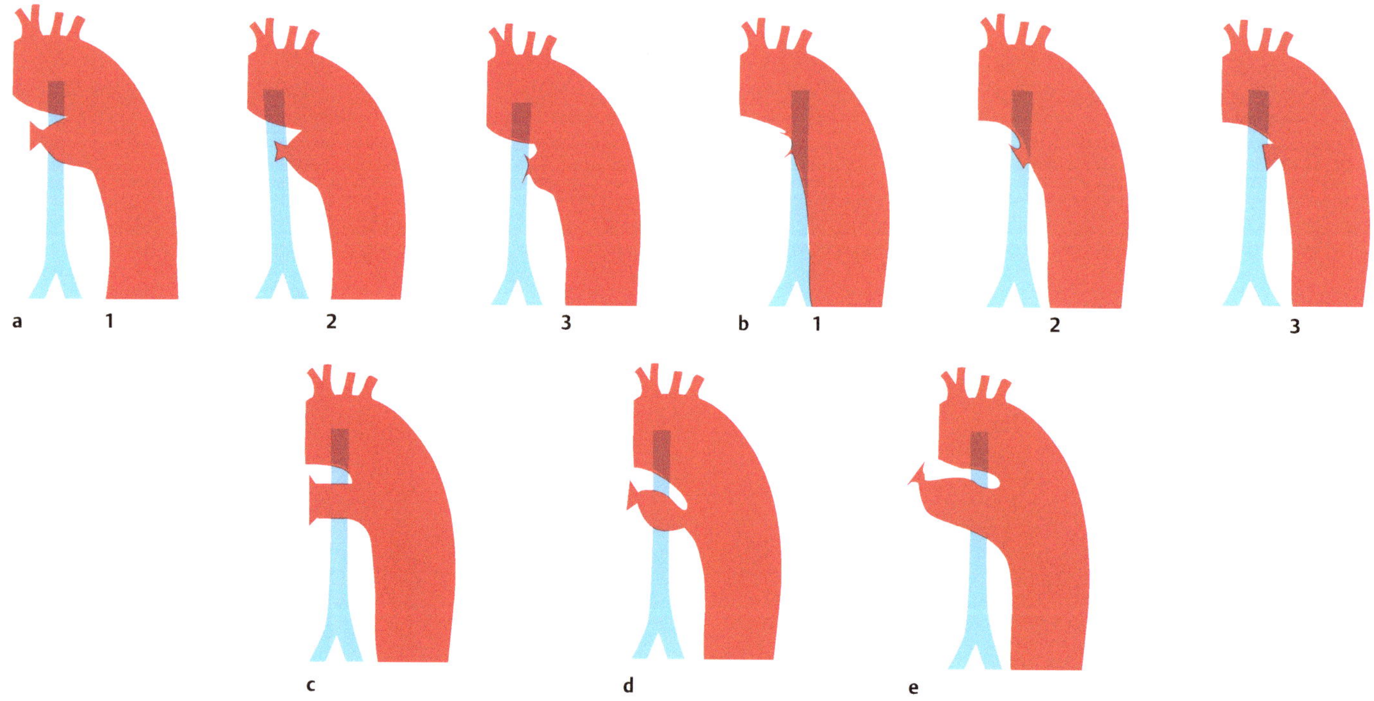


**Abb. 90.2 Persistierender Ductus arteriosus Botalli.** Einteilung nach Krichenko.
a = konisch (Verjüngung pumonalarteriellseitig)
b = fensterartig (kurz und breit)
c = tubulär ohne Verengung
d = komplex (mit multiplen Stenosen)
e = elongiert (Stenose distant zur Tracheavorderseite)

### Prädisponierende Faktoren

- Multifaktoriell
- Zusammenspiel von genetischer Prädisposition und Umwelteinflüssen wie z. B. Asphyxie während der Geburt, Rötelninfektion während der Schwangerschaft und Einnahme von Valproinsäure während der Schwangerschaft
- Geschwister mit persistierendem Ductus arteriosus Botalli

### 90.1.2 Klinische Präsentation/Symptomatik

- **Kleiner persistierender Ductus arteriosus Botalli:**
  - QP/S < 1,5
  - Quotient aus pulmonalarteriellem Druck und Systemdruck = 0,25
  - meist klinisch unauffällig, außer bei Endarteriitis im Verlauf
- **moderater persistierender Ductus arteriosus Botalli:**
  - QP/S = 1,5–2,2
  - Quotient aus pulmonalarteriellem Druck und Systemdruck = 0,25–0,50
  - meist erst im 3. Lebensjahrzehnt symptomatisch
  - Linksherzinsuffizienz mit eingeschränkter körperlicher Belastbarkeit
- **großer persistierender Ductus arteriosus Botalli:**
  - QP/S > 2,2
  - Quotient aus pulmonalarteriellem Druck und Systemdruck > 0,5–1,0
  - frühzeitig pulmonale Stauung, Linksherzversagen, rezidivierende pulmonale Infekte
  - im Falle des Überlebens Entwicklung einer pulmonalarteriellen Hypertonie und eines Eisenmenger-Syndroms mit Hypoxie der unteren Körperhälfte
  - Endokarditis

## 90.2 Methode der Wahl

- Echokardiografie

## 90.3 Pathognomonische Befunde

- Direkter Nachweis des persistierenden Ductus arteriosus Botalli (Echokardiografie, MRT)

## 90.4 Befundbeschreibung

### 90.4.1 Echokardiografie

- Bei mittlerem oder großem persistierendem Ductus arteriosus Botalli ggf. Vergrößerung von linkem Vorhof und Ventrikel (▸ Abb. 90.3); Verhältnis des Durchmessers des linken Vorhofs zum Durchmesser der Aorta ≥ 1,5
- direkter Nachweis auch sehr kleiner persistierender Ductus arteriosi Botalli im Farb-Doppler
- im Verlauf ggf. erhöhte rechtsventrikuläre und pulmonalarterielle Drücke, dann bei nur geringem Shunt-Fluss des persistierenden Ductus arteriosus Botalli Farb-Doppler-Nachweis schwierig
- schnelle Pulmonalklappeninsuffizienz
- indirekte Zeichen eines relevanten Links-rechts-Shunts wie Septumabflachung und Hypertrophie des rechten Ventrikels
- Auswaschphänomen bei Links-rechts-Shunt im kontrastmittelgestützten Ultraschall (negativer Kontrast) durch Übertritt von nicht kontrastiertem Blut über den persistierenden Ductus arteriosus Botalli in die Pulmonalarterie

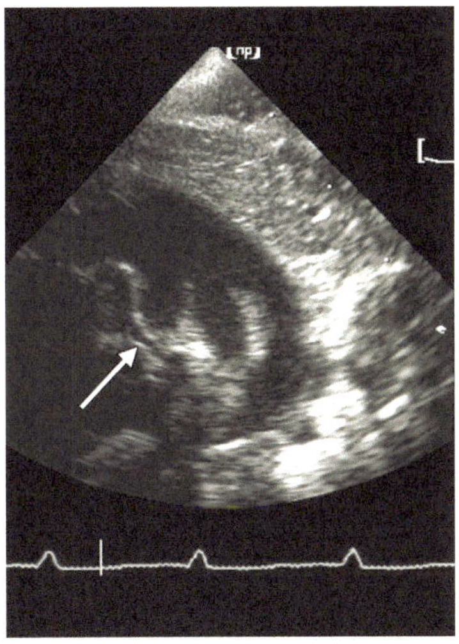

Abb. 90.3 **Persistierender Ductus arteriosus Botalli.** Echokardiografie, suprasternales Fenster. Verbindung der Aorta mit der A. pulmonalis (Pfeil). (Quelle: mit freundlicher Genehmigung von Prof. Dr. med. Ludger Sieverding, Universitätsklinikum Tübingen)

- bei Shunt-Umkehr frühe Kontrastierung der A. descendens im kontrastmittelgestützten Ultraschall
- QP/S > 1, bei Eisenmenger-Syndrom im Verlauf dann auch < 1

### 90.4.2 Röntgen

- Unauffällig bei kleinem persistierendem Ductus arteriosus Botalli
- bei mittlerem und großem persistierendem Ductus arteriosus Botalli Linksherzvergrößerung, prominenter Aortenbogen und vermehrte pulmonale Gefäßzeichnung
- bei großem persistierendem Ductus arteriosus Botalli Zeichen der pulmonalarteriellen Hypertonie
- bei älteren Patienten ggf. verkalkter persistierender Ductus arteriosus Botalli im Seitbild

### 90.4.3 CT

- Anatomie (Größe und Form) des persistierenden Ductus arteriosus Botalli (▸ Abb. 90.4a und ▸ Abb. 90.4b)
- ggf. Dilatation des linken Ventrikels und Vorhofs, Hypertrophie des rechten Ventrikels
- ggf. Aneurysma oder Verkalkungen des persistierenden Ductus arteriosus Botalli (prätherapeutisch wichtig)
- mögliche assoziierte Aortenanomalien (vaskulärer Ring, rechtsseitiger Aortenbogen, zervikaler Aortenbogen)

### 90.4.4 MRT

- Bei mittlerem oder großem persistierendem Ductus arteriosus Botalli ggf. Vergrößerung von linkem Vorhof und Ventrikel
- Verhältnis der Durchmesser von linkem Vorhof und Aorta ≥ 1,5
- schneller retrograder Jet im Truncus pulmonalis (Cine-Sequenzen; ▸ Abb. 90.4c, ▸ Abb. 90.4d und ▸ Abb. 90.4e)
- indirekte Zeichen eines relevanten Links-rechts-Shunts wie Septumabflachung und Hypertrophie des rechten Ventrikels
- QP/S > 1, bei Eisenmenger-Syndrom im Verlauf dann auch < 1
- MR-Angiografie:

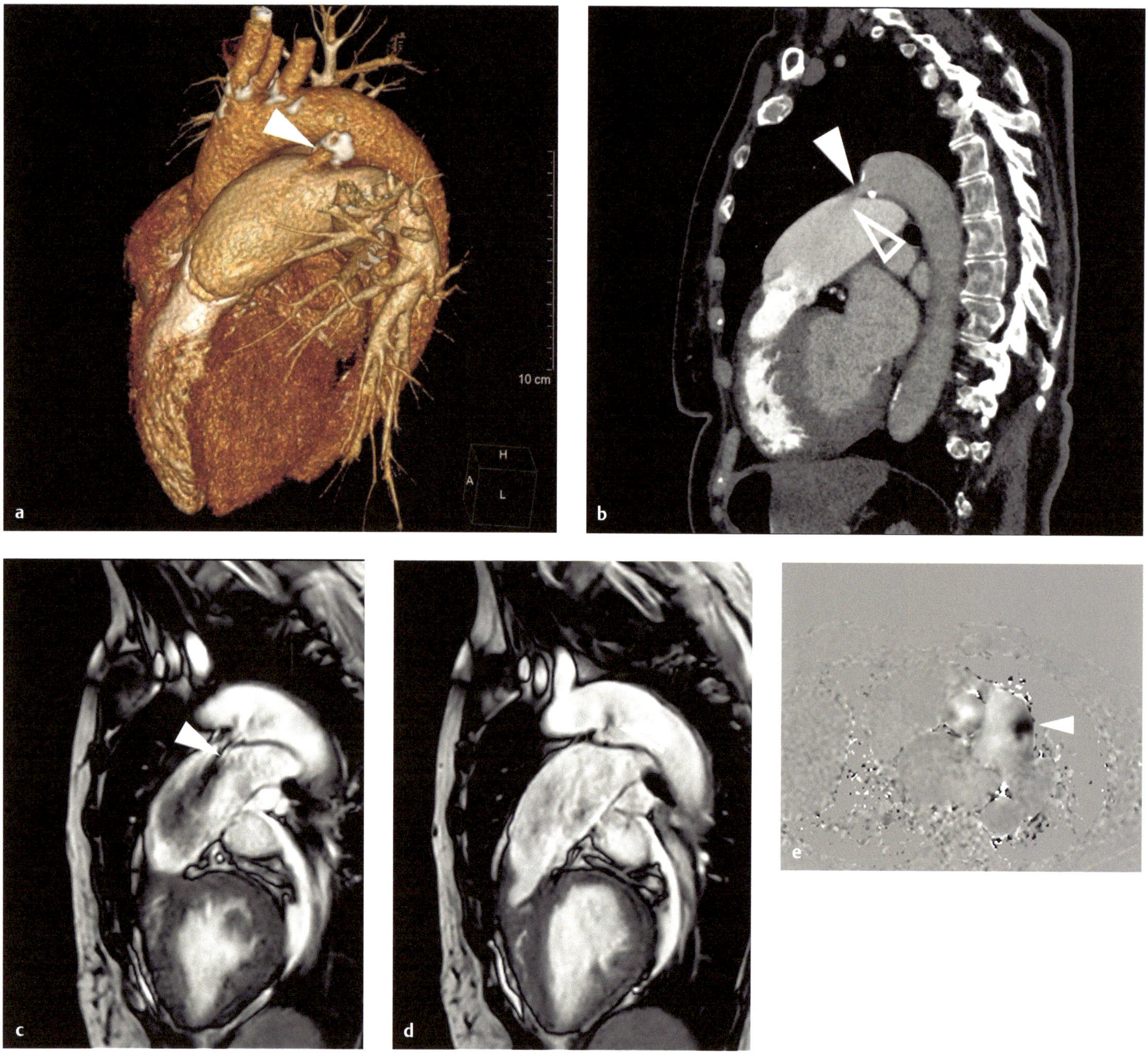


**Abb. 90.4 Persistierender Ductus arteriosus Botalli.** 70-jährige Patientin mit pulmonaler Hypertonie, NYHA III. In der CT-Angiografie ist der persistierende Ductus arteriosus Botalli (**a**, **b**, ausgefüllte Pfeilspitzen) zu erkennen. Fluss aus der Aorta in die linke Pulmonalarterie (**b**, unausgefüllte Pfeilspitze). In der Cine-MRT stellt sich in der Systole der Fluss aus der Aorta in die linke Pulmonalarterie dar (**c**, Pfeilspitze), in der Diastole der Fluss aus der Pulmonalarterie in die Aorta (**d**, Pfeilspitze). Die MRT-Flussmessung zeigt den Fluss aus der Aorta in die linke Pulmonalarterie (**e**, Pfeilspitze).

**a** 3-D-Volume-Rendering einer kontrastmittelverstärkten CT-Angiografie des Thorax.
**b** Kontrastmittelverstärkte CT-Angiografie des Thorax, links-parasagittale MPR.
**c** Links-parasagittale SSFP-Cine-MRT-Sequenz, Systole.
**d** Links-parasagittale SSFP-Cine-MRT-Sequenz, Diastole.
**e** Phasenbild einer MRT-Flussmessung der Aorta ascendens.

- ◦ Anatomie (Größe und Form) des persistierenden Ductus arteriosus Botalli
- ◦ ggf. Aneurysma des persistierenden Ductus arteriosus Botalli (prätherapeutisch wichtig)
- ◦ mögliche assoziierte Aortenanomalien (vaskulärer Ring, rechtsseitiger Aortenbogen, zervikaler Aortenbogen)

## 90.4.5 Angiografie

- Keine Rolle bei kleinen persistierenden Ductus arteriosi Botalli
- erhöhte pulmonalarterielle $O_2$-Sättigung
- bei Verdacht auf pulmonalarterielle Hypertonie oder prätherapeutisch Bestimmung des pulmonalen Gefäßwiderstands und der Shunt-Fraktion sowie ggf. Testung der Reversibilität der pulmonalen Widerstandserhöhung nach Vasodilatatorgabe
- ggf. temporäre Ballonokklusion des persistierenden Ductus arteriosus Botalli
- exakte Größenbestimmung vor interventioneller Okklusion

Tab. 90.1 Radiologische Differenzialdiagnosen des persistierenden Ductus arteriosus Botalli.

| Differenzialdiagnose | Bemerkungen |
|---|---|
| koronarpulmonalarterielle Fistel | • gut mittels CT-Angiografie diagnostizierbar |
| aortopulmonaler Defekt | • gut in der TTE zu detektieren |
| pulmonale arteriovenöse Fistel | • gut mittels CT-Angiografie, ggf. DSA, diagnostizierbar |
| Total anomalous pulmonary venous Return | • gut mittels CT-Angiografie diagnostizierbar |

CT = Computertomografie
DSA = digitale Subtraktionsangiografie
TTE = transthorakale Echokardiografie

## 90.5 Radiologische Differenzialdiagnosen

- Wichtige bildgebende Differenzialdiagnosen s. in ▸ Tab. 90.1 und ▸ Abb. 90.5

## 90.6 Typische Fehler

- Unterschätzen der hämodynamischen Relevanz eines bidirektionalen Shunts bei (ausgeglichenem) Pendelfluss (QP/S ≈ 1,0)

## 90.7 Was der Kliniker von mir wissen will

- QP/A und Flussprofil
- Größe des persistierenden Ductus arteriosus Botalli zur Interventionsplanung
- begleitende weitere Anomalien wie z. B. Aneurysma des persistierenden Ductus arteriosus Botalli oder Aortenbogenfehlbildungen (rechtsseitiger Aortenbogen, vaskulärer Ring, zervikaler Aortenbogen)

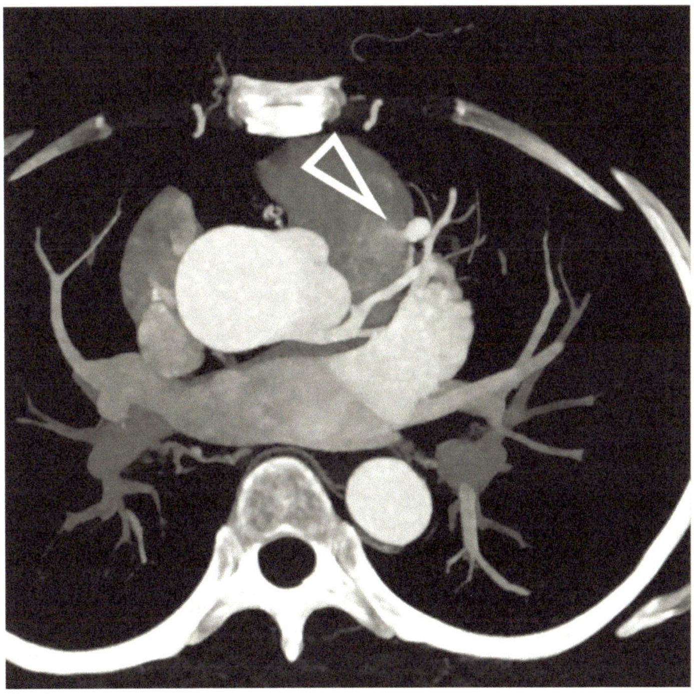

**Abb. 90.5 Persistierender Ductus arteriosus Botalli: Differenzialdiagnose koronarpulmonalarterielle Fistel.** Kontrastmittelverstärkte kardiale CT, axiale MIP. Die Pfeilspitze weist auf die koronararteriopulmonale Fistel aus dem R. interventricularis anterior in den Truncus pulmonalis.

## 90.8 Literatur

### 90.8.1 Quellenangaben

[1] Claussen CD, Miller S, Fenchel M. Kramer U, Riessen R. Pareto-Reihe Radiologie. Herz. Stuttgart: Thieme; 2006

### 90.8.2 Literatur zur weiteren Vertiefung

[1] Anilkumar M. Patent ductus arteriosus. Cardiol Clin 2013; 31 (3): 417–430. doi:10.1016/j.ccl.2013.05.006

[2] Gillam-Krakauer M, Reese J. Diagnosis and management of patent ductus arteriosus. Neoreviews 2018; 19 (7): e394–e402. doi:10.1542/neo.19-7-e394

[3] Gillam-Krakauer M, Mahajan K. Patent ductus arteriosus. StatPearls Publishing 2023. Internet: https://www.ncbi.nlm.nih.gov/books/NBK430 758/ (Stand: 21.08.2023)

[4] Krichenko A, Benson LN, Burrows P et al. Angiographic classification of the isolated, persistently patent ductus arteriosus and implications for percutaneous catheter occlusion. Am J Cardiol 1989; 63 (12): 877–880. doi:10.1016/0002-9 149(89)90 064-7

[5] Schneider DJ, Moore JW. Patent ductus arteriosus. Circulation 2006; 114 (17): 1873–1882. doi:10.1161/CIRCULATIONAHA.105 592 063

# 91 Bikuspide Aortenklappe

*Claas P. Nähle*

## 91.1 Einleitung

- **Definition:**
  - Eine bikuspide Aortenklappe ist eine Aortenklappe mit in der Regel 2 ungleich großen Taschen.
  - Die größere Tasche weist eine Raphe als Folge der Kommissurenfusion auf.
  - Bis zum Erwachsenenalter werden nur ca. 2 % symptomatisch.
  - Nur 15 % der Patienten mit normaler Klappenfunktion werden > 50 Jahre alt.
- **Ätiologie und Pathophysiologie:**
  - Die Fusion der rechts- und linkskoronaren Tasche (85 % der Fälle) ist mit Coarctatio aortae assoziiert (ca. 20 %).
  - Die bikuspide Aortenklappe ist mit anderen angeborenen Herzfehlern vergesellschaftet, am häufigsten mit einer Erweiterung der Aorta ascendens.
  - Endokarditis ist häufiger bei bikuspider als bei normaler Aortenklappe.
  - Das Risiko für eine Aortendissektion ist 9-fach erhöht.
- **Einteilung:**
  - Die bikuspide Aortenklappe kann kompetent, inkompetent, stenotisch oder beides sein.
  - Die Aortenklappenstenose ist am häufigsten.
- **Besonderheit bei Schwangeren:** Eine Zunahme der Vorlast während des 3. Trimenons kann zu Arrhythmien, Myokardischämie, Herzinsuffizienz und kardiogenem Schock führen.

### 91.1.1 Epidemiologie

#### Häufigkeit

- Prävalenz 0,5–2,0 %

#### Geschlechtsverteilung

- Männer sind häufiger betroffen als Frauen (männlich : weiblich = 3:1).

#### Prädisponierende Faktoren

- Familiäre Vorbelastung (Prävalenz von 9 % bei erstgradigem Verwandten mit bikuspider Aortenklappe)

## 91.2 Methode der Wahl

- Echokardiografie (TTE)

## 91.3 Pathognomonische Befunde

- Fischmaulkonfiguration der Aortenklappe in der Systole

## 91.4 Befundbeschreibung

### 91.4.1 Echokardiografie

- Sensitivität von 92 % und Spezifität von 96 % bei guter Untersuchungsqualität (schlechter bei ausgeprägten Kalzifikationen)
- Fischmaulkonfiguration der Aortenklappe in der Systole kennzeichnend für bikuspide Aortenklappen (die Raphe kann in der Diastole zu einem 3-taschigen Aussehen führen; ggf. erweiterte Bildgebung mittels TEE oder MRT)
- ggf. Aorteninsuffizienz oder -stenose im Doppler-Ultraschall
- ggf. vergrößerter Aortenanulus, sinutubulärer Übergang und mittlere Aorta ascendens (ggf. erweiterte Bildgebung mittels TEE oder MRT)
- Bestimmung der Klappenöffnungsfläche mittels Kontinuitätsgleichung (▶ Abb. 91.1)

### 91.4.2 Röntgen

- Unauffällig bei funktionsfähiger Aortenklappe
- evtl. Zeichen der Aortenklappenstenose oder -insuffizienz

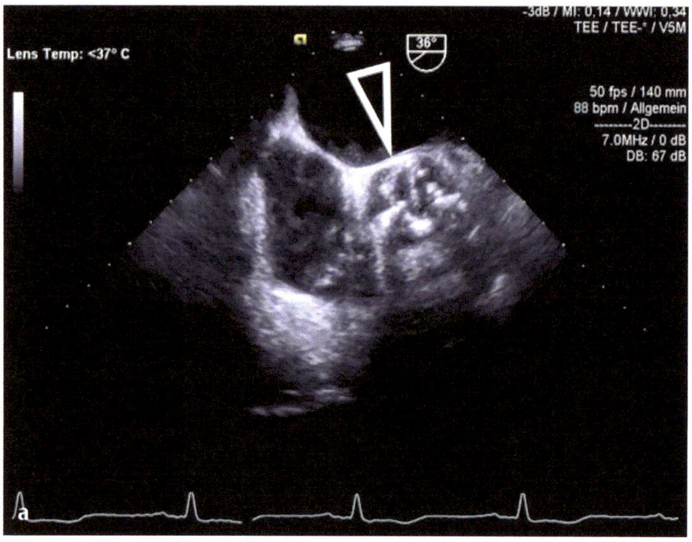


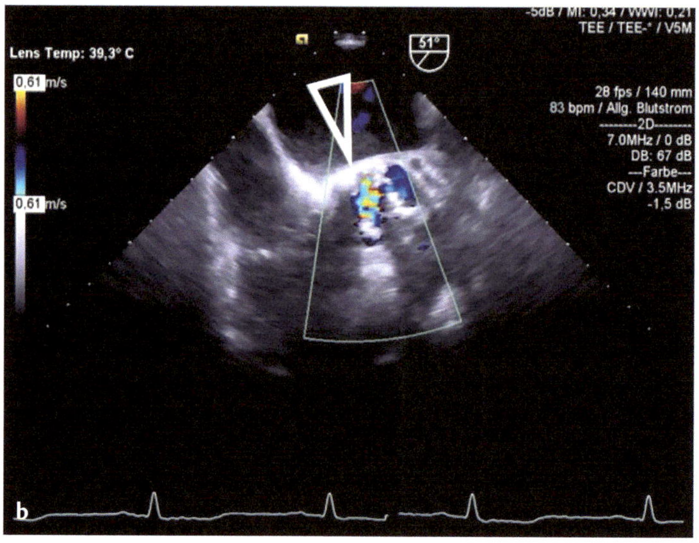


**Abb. 91.1 Bikuspide Aortenklappe.** 55-jähriger Patient mit schwerer kalzifizierter bikuspider Aortenklappenstenose mit Sklerosierung der Klappenränder (**a**, Pfeilspitze) und reduzierter Klappenöffnungsfläche (planimetrisch und nach Kontinuitätsgleichung 0,6 $cm^2$, $V_{max}$ = 5,6 m/s, $P_{mean}$ = 90 mmHg). Transvalvulärer Aortenfluss durch die bikuspide Aortenklappe (**b**, Pfeilspitze).

**a** TEE, Kurzachsenschnitt 80°, B-Bild.

**b** TEE, Kurzachsenschnitt 80°, farbkodierte Doppler-Sonografie.

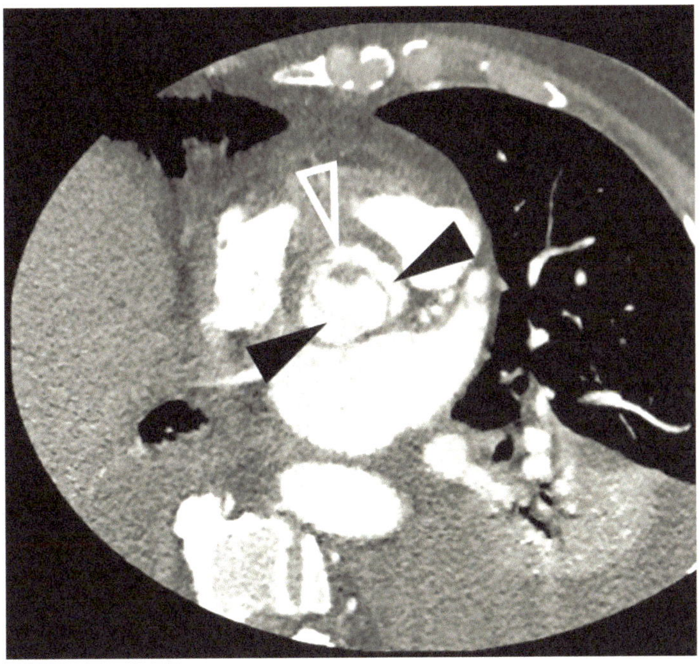

Abb. 91.2 **Bikuspide Aortenklappe.** 72-jähriger Patient mit bekannter bikuspider Aortenklappe und Verdacht auf Endokarditis. CT, EKG-getriggert, En-Face-Ansicht, Mittsystole. Die schwarzen Pfeilspitzen kennzeichnen die Fischmaulkonfiguration, die weiße Pfeilspitze die Klappenvegetation.

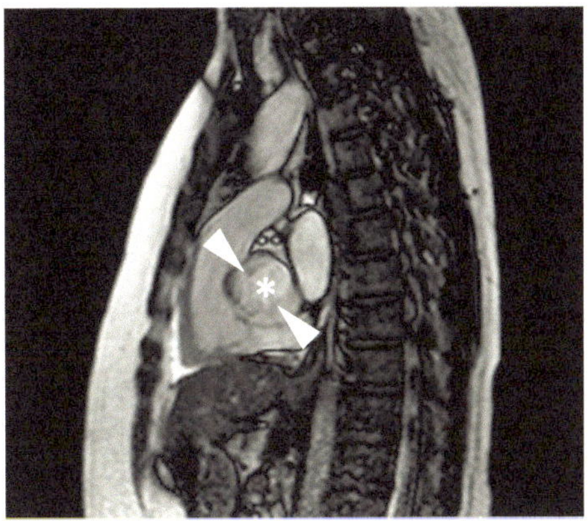

Abb. 91.3 **Bikuspide Aortenklappe.** 13-jähriger Junge mit bekannter bikuspider Aortenklappe zur Verlaufskontrolle bei Zustand nach Ballonvalvuloplastie und End-zu-End-Anastomose einer hochgradigen Aortenisthmusstenose. SSFP-Cine-MRT-Sequenz, En-Face-Ansicht, Mittsystole. Die Pfeilspitzen weisen auf das Aortenklappensegel, der Stern auf die Fischmaulkonfiguration.

### 91.4.3 CT

- Fischmaulkonfiguration der Aortenklappe in einer systolischen Rekonstruktion (die Raphe kann in der Diastole zu einem 3-taschigen Aussehen führen; En-Face-Ansicht; ▸ Abb. 91.2)
- insbesondere bei Erwachsenen auch Kalzifikationen
- ggf. vergrößerter Aortenanulus, sinutubulärer Übergang und mittlere Aorta ascendens in der CT-Angiografie

### 91.4.4 MRT

- Fischmaulkonfiguration der Aortenklappe (En-Face-Cine-Sequenz; ▸ Abb. 91.3) in der Systole kennzeichnend für bikuspide Aortenklappen (die Raphe kann in der Diastole zu einem 3-taschigen Aussehen führen)
- ggf. Aorteninsuffizienz oder -stenose in den Cine-Sequenzen bzw. in der Flussmessung
- ggf. vergrößerter Aortenanulus, sinutubulärer Übergang und mittlere Aorta ascendens in der MR-Angiografie

### 91.4.5 Angiografie

- Gegebenenfalls Bestimmung des transvalvulären Druckgradienten zur Stenosequantifizierung vor geplanter Valvuloplastie

## 91.5 Radiologische Differenzialdiagnosen

- Bildgebende Differenzialdiagnosen s. in ▸ Tab. 91.1 und ▸ Abb. 91.4

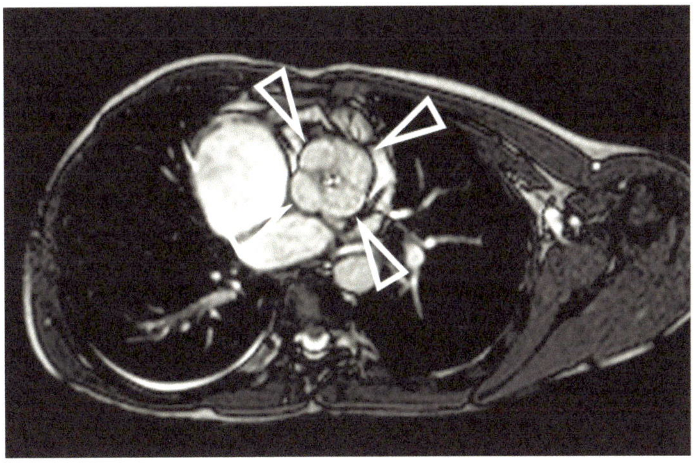

Abb. 91.4 **Bikuspide Aortenklappe: Differenzialdiagnose quadrikuspide Aortenklappe.** Zwölfjähriger Junge mit quadrikuspider Aortenklappe, Verlaufskontrolle nach Korrekturoperation u. a. eines Truncus arteriosus communis und mittelgradiger Aorteninsuffizienz. SSFP-Cine-MRT-Sequenz, En-Face-Ansicht, Enddiastole. Die Pfeilspitzen kennzeichnen die Klappentaschen.

Tab. 91.1 Radiologische Differenzialdiagnosen der bikuspiden Aortenklappe.

| Differenzialdiagnose | Bemerkungen |
|---|---|
| degenerative Aortenklappenstenose | • 3 funktionelle Klappentaschen<br>• atherogene Risikofaktoren<br>• Verkalkung der Klappe<br>• Fusion der Kommissuren mit Fibrose und Verdickung der Klappensegel |
| rheumatische Aortenklappenveränderungen | • fast immer Kombination mit rheumatischem Mitralvitium |
| monokuspide und quadrikuspide Aortenklappe | • sehr selten<br>• numerisch differenzierbar |

## 91.6 Typische Fehler

- Diagnosestellung anhand des Echokardiografiebefunds in der Diastole (in der Diastole kann die Raphe bei einer bikuspiden Aortenklappe zu einem 3-taschigen Aussehen führen; daher muss die Diagnose anhand des Erscheinungsbilds in der Systole gestellt werden)
- Verwechslung mit der seltenen unikuspiden unikommissuralen Aortenklappe
- Flussmessung zur Stenosegraduierung nicht an der engsten Stelle (die Flussmessung muss an der engsten Stelle erfolgen, und diese muss zur Planimetrie auch zwingend en face mitabgedeckt sein)

**Praxistipp**

Bei der MRT-Untersuchung einer bikuspiden Aortenklappe ist gutes Shimmen erforderlich, um Flussartefakte zu minimieren.

**Merke**

- Bei Patienten mit Coarctatio aortae muss wegen des gehäuften Auftretens gezielt auf eine bikuspide Aortenklappe gescreent werden.
- Aortendiameter > 40 mm sollten kontrolliert und mit einem Schnittbildverfahren korreliert werden (achsengerechte Diameterbestimmung).

## 91.7 Was der Kliniker von mir wissen will

- Funktionsstörung (Insuffizienz, Stenose)
- hämodynamische Quantifizierung

## 91.8 Literatur

### 91.8.1 Literatur zur weiteren Vertiefung

[1] Michelena HI, Della Corte A, Prakash SK et al. Bicuspid aortic valve aortopathy in adults: incidence, etiology, and clinical significance. Int J Cardiol 2015; 201: 400–407. doi:10.1016/j.ijcard.2015.08.106

[2] Siu SC, Silversides CK. Bicuspid aortic valve disease. J Am Coll Cardiol 2010; 55 (25): 2789–2800. doi:10.1016/j.jacc.2009.12.068

[3] Vahanian A, Alfieri O, Andreotti F et al. Guidelines on the management of valvular heart disease (version 2012): the Joint Task Force on the Management of Valvular Heart Disease of the European Society of Cardiology (ESC) and the European Association for Cardio-Thoracic Surgery (EACTS). Eur J Cardiothorac Surg 2012; 42 (4): S 1–S 44. doi:10.1093/ejcts/ezs455

[4] Ward C. Clinical significance of the bicuspid aortic valve. Heart 2000; 83 (1): 81–85. doi:10.1136/heart.83.1.81

[5] Windram JD, Colman JM, Wald RM et al. Valvular heart disease in pregnancy. Best Pract Res Clin Obstet Gynaecol 2014; 28 (4): 507–518. doi:10.1016/j.bpobgyn.2014.03.009

[6] Yuan SM. Bicuspid aortic valve in pregnancy. Taiwan J Obstet Gynecol 2014; 53 (4): 476–480. doi:10.1016/j.tjog.2013.06.018

IX

# 92 Aortenisthmusstenose (Koarktation)

*Christian P. Houbois*

## 92.1 Einleitung

- **Definition:**
  - Die Aortenisthmusstenose entsteht aufgrund einer Entwicklungsstörung der thorakalen Aorta.
  - Sie ist präduktal, juxtaduktal oder postduktal des Ductus Botalli lokalisiert.
  - Es bilden sich arterielle Kollateralen proximal und distal der Stenose abhängig vom Stenosegrad, um einen kollateralen Blutfluss zu ermöglichen.
- **Ätiologie:** Die Aortenisthmusstenose ist assoziiert mit der bikuspiden Aortenklappe (in 50 % der Fälle) und anderen kongenitalen Herzerkrankungen (z. B. Septumdefekten, Gefäßanomalien).
- **Operative Therapie:** Eingesetzt werden folgende Verfahren:
  - Ballonangioplastie (mit bzw. ohne Stent),
  - Subclavian Flap Repair,
  - End-zu-End-Anastomose.

### 92.1.1 Epidemiologie

#### Häufigkeit

- Zwischen 6 und 8 % aller angeborenen Herzfehler

#### Altersgipfel

- Angeboren

#### Geschlechtsverteilung

- Männer häufiger betroffen als Frauen (männlich : weiblich = 1,5:1–3,0:1)

#### Prädisponierende Faktoren

- Bikuspide Aortenklappe
- Turner-Syndrom (Monosomie X)
- Trisomie 13 (Patau-Syndrom)
- Trisomie 18 (Edward's-Syndrom)

### 92.1.2 Klinische Präsentation/Symptomatik

- Symptome variabel und abhängig vom Stenosegrad
- häufigstes Symptom: arterielle Hypertonie der oberen Extremität und niedrigerer Blutdruck der unteren Körperhälfte durch Nachlaststeigerung des linken Ventrikels

**Cave**

Ausgedehnte Kollateralkreisläufe, wie sie sich bei der Aortenisthmusstenose bilden, mildern die Blutdruckdifferenz ab.

## 92.2 Methode der Wahl

- Kleinkinder:
  - Echokardiografie
  - im weiteren Verlauf MR-Angiografie

## 92.3 Pathognomonische Befunde

- Darstellung der Stenose in der thorakalen Aorta und ggf. poststenotische Aortendilatation
- Detektion von Aortenbogenanomalien (z. B. Hypoplasie, unterbrochener Aortenbogen)
- Darstellung dilatierter arterieller Kollateralen (A. thoracica interna, Interkostalarterien)
- Phasenkontrastflussmessung prä- und poststenotisch (nur MRT) zur Stenosequantifizierung
- Komplikationen:
  - Aneurysmen
  - Pseudoaneurysmen
  - Restenose
  - Aortendissektion

## 92.4 Befundbeschreibung

### 92.4.1 Echokardiografie

- Je nach Schallfenster Detektion der Aortenisthmusstenose und von Anomalien des Aortenbogens
- Quantifizierung der Stenose durch Spektral-Doppler-Untersuchung
- Diagnose anderer kongenitaler Herzerkrankungen (z. B. bikuspide Aortenklappe)



### 92.4.2 Röntgen

- Aortale Herzkonfiguration
- typisches 3-Zeichen des mittleren Mediastinums, seitenabhängig je nach Lokalisation des Aortenbogens (links versus rechts)

### 92.4.3 CT

- Typische Befunde s. in ▸ Abb. 92.1

### 92.4.4 MRT

- Typische Befunde s. in ▸ Abb. 92.2

## 92.5 Radiologische Differenzialdiagnosen

- Infrage kommende Differenzialdiagnosen s. in ▸ Tab. 92.1

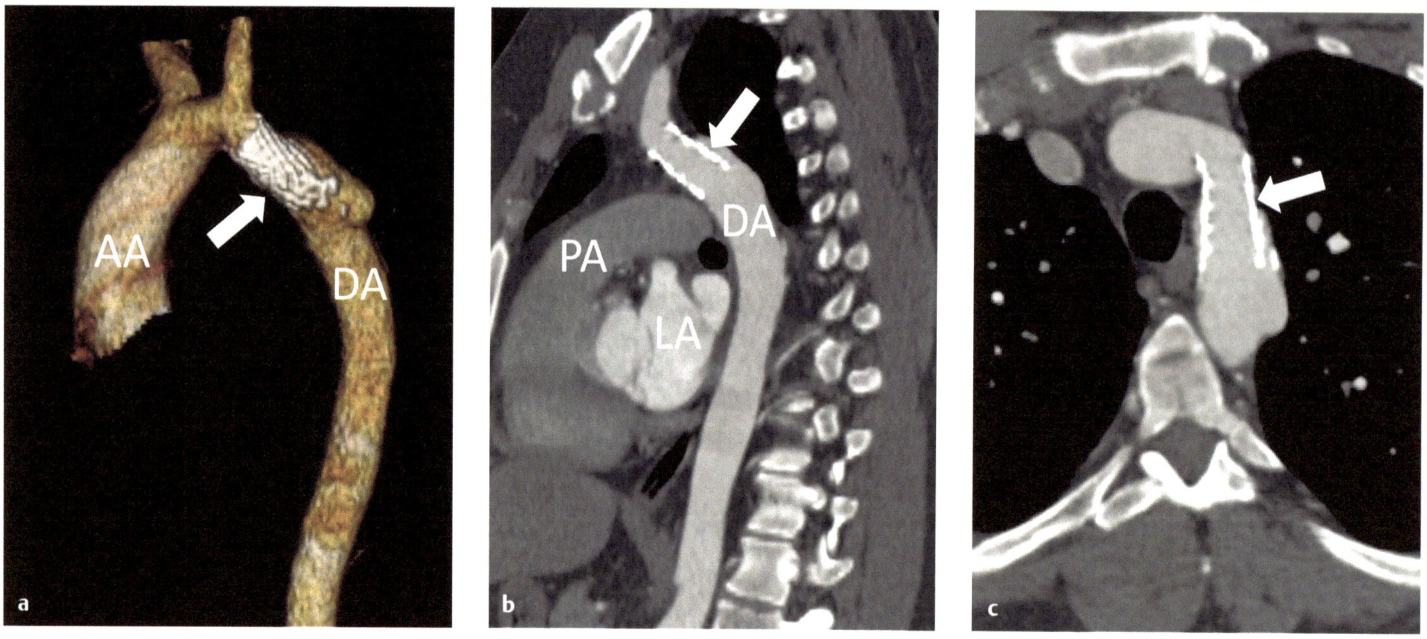


**Abb. 92.1 Aortenisthmusstenose.** 36-jähriger männlicher Patient nach minimalinvasiver Therapie einer Koarktation mittels Stent. Verlaufskontrolle nach Therapie einer Aortenisthmusstenose in kontrastmittelverstärkter CT-Angiografie. Korrekt platzierter, durchgängiger Stent (Pfeile) im Aortenisthmus ohne Komplikationen.

**a** 3-D-Rekonstruktion der thorakalen Aorta.

**b** Kontrastmittelverstärkte CT-Angiografie in sagittaler Rekonstruktion.

**c** Kontrastmittelverstärkte CT-Angiografie in axialer Rekonstruktion.



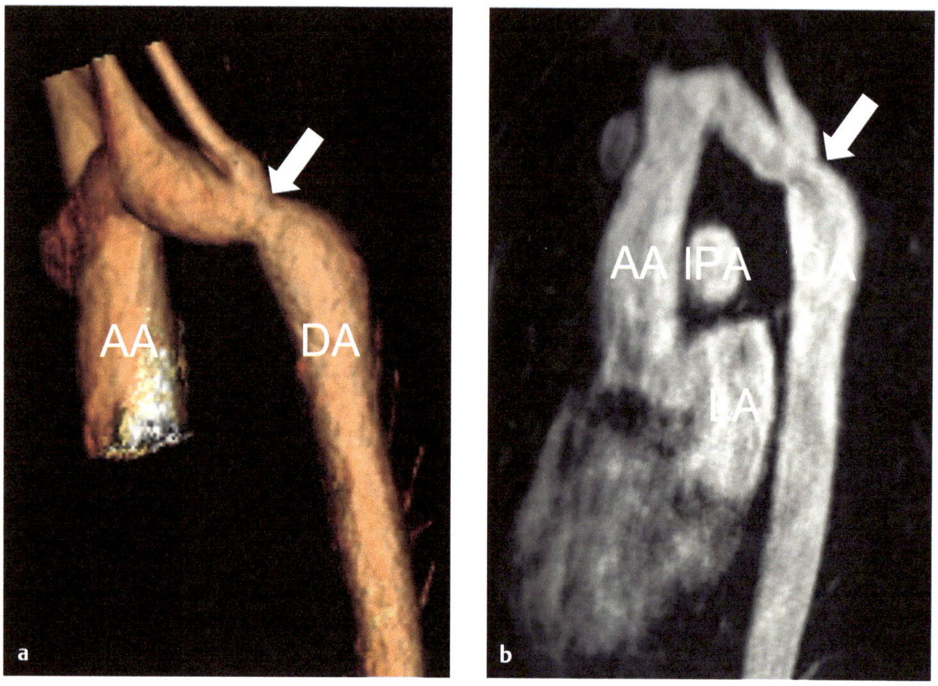


**Abb. 92.2 Aortenisthmusstenose.** 22-jähriger männlicher Patient nach operativer Therapie einer Koarktation mit End-zu-End-Anastomose. Verlaufskontrolle mit kontrastmittelverstärkter MRT. Leichtgradige Einengung der proximalen deszendierenden Aorta (minimaler Diameter 14 mm; Pfeile).

AA = Aorta ascendens
DA = Aorta descendens
IPA = A. pulmonalis sinistra
LA = linker Vorhof

**a** 3-D-Rekonstruktion der thorakalen Aorta.

**b** Kontrastmittelverstärkte MR-Angiografie in sagittaler Rekonstruktion.

**Tab. 92.1** Radiologische Differenzialdiagnosen der Aortenisthmusstenose.

| Differenzialdiagnose | Bemerkungen |
|---|---|
| **Pseudokoarktation** | • keine Kollateralkreisläufe<br>• keine Flussveränderungen im Stenosebereich<br>• Folge einer Elongation der Aorta mit Kinking |
| **Aortenbogenanomalien** | • Vortäuschen einer Aortenisthmusstenose durch Aortenbogenhypoplasie möglich |
| **entzündliche Aortopathie** | • z. B. Takayasu-Arteriitis<br>• infolge einer Entzündungsreaktion Gefäßwandverdickung und dadurch Stenosebildung |

## 92.6 Typische Fehler

- Verwechslung einer Koarktation mit einer Pseudokoarktation bei einfachem Kinking der Aorta
- Übersehen arterieller Kollateralen
- Über- bzw. Unterschätzen der Stenose

## 92.7 Was der Kliniker von mir wissen will

- **Präoperativ:**
  - Kollateralen proximal und/oder distal der Stenose
  - Diameter der aszendierenden Aorta
  - Morphologie des Aortenbogens
  - assoziierte kongenitale Herzerkrankungen (z. B. bikuspide Aortenklappe)
- **postoperativ:**
  - Restenose
  - Pseudoaneurysma
  - Dissektion
  - je nach Operationstechnik Gefäßverschluss, Stent-Dislokation

## 92.8 Literatur

### 92.8.1 Literatur zur weiteren Vertiefung

[1] Frazao C, Tavoosi A, Wintersperger BJ et al. Multimodality assessment of thoracic aortic dimensions: comparison of computed tomography angiography, magnetic resonance imaging, and echocardiography measurements. J Thorac Imaging 2020; 35 (6): 399–406. doi:10.1097/RTI.000 000 0000 000 514

[2] Hanneman K, Newman B, Chan F. Congenital variants and anomalies of the aortic arch. Radiographics 2017; 37 (1): 32–51. doi:10.1148/rg.201 716 0033

[3] Hastings LA, Nichols D G. Coarctation of the aorta and interrupted aortic arch. In: Nichols DG, Ungerleider RM, Spevak PJ et al., eds. Critical heart disease in infants and children. 2nd ed. Philadelphia: Mosby; 2006: 625–648

[4] Stout KK, Daniels CJ, Aboulhosn JA et al. 2018 AHA/ACC Guideline for the management of adults with congenital heart disease: a report of the American College of Cardiology/American Heart Association Task Force on Clinical Practice Guidelines. Circulation 2019; 139 (14): e698–e800. doi:10.1161/CIR.000 000 0000 000 603

[5] Wintersperger B, D'Errico L, Kramer H et al. Erkrankungen der thorakalen Aorta. In: Nikolaou K, Kramer U, Alkadhi H et al., Hrsg. Radiologische Differenzialdiagnostik Herz und große Gefäße. Stuttgart: Thieme; 2019

92

# 93 Aortenbogenanomalien

*Claas P. Nähle*

## 93.1 Einleitung

- **Definition:**
  - fehlerhafte Obliteration mindestens einer Schlundbogenarterie mit möglicher Kompression von Trachea und/oder Ösophagus
  - „klassische Lehrbuchanatomie": linksseitiger Aortenbogen (links der Trachea mit Überkreuzen des linken Hauptbronchus) mit Abgang von Truncus brachiocephalicus (nach rechts), A. carotis communis sinistra und A. subclavia sinistra (von proximal nach distal)
- **Formen:** häufigste Anomalien (▶ Abb. 93.1):
  - rechtsseitiger Aortenbogen mit spiegelbildlichem Abgang der supraaortalen Gefäße (A2)
  - rechtsseitiger Aortenbogen mit aberranter A. subclavia sinistra
  - doppelter Aortenbogen (keine Unterbrechung)
  - linksseitiger Aortenbogen mit aberranter A. subclavia dextra (A. lusoria; C 1)
  - Aortenisthmusstenose (Coarctatio aortae)
  - ggf. Ausbildung eines sog. vaskulären Ringes mit trachealer oder ösophagealer Kompression (C 2; ▶ Tab. 93.1)

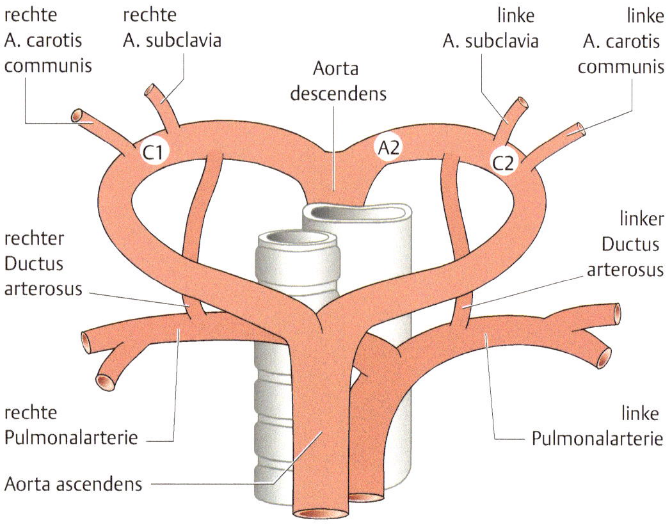


**Abb. 93.1 Aortenbogenanomalien.** Rathke-Diagramm der Entwicklung des Aortenbogens und seiner Abgänge. Der Aortenbogen entwickelt sich aus der 4. Schlundbogenarterie, die Pulmonalarterie aus der 6. Schlundbogenarterie. Die alphanumerischen Marker stehen für häufige mögliche Lokalisationen einer ausbleibenden Gefäßunterbrechung und resultierende Anomalien des Aortenbogens (s. Text).
A. = Arteria (Quelle: Nikolaou K, Kramer U, Kreitne K-F, Alkadhi H. Radiologische Differenzialdiagnostik Herz und große Gefäße. Stuttgart: Thieme; 2019)

### 93.1.1 Epidemiologie

#### Häufigkeit

- Prävalenz 1–2 %
- rechtsseitiger Aortenbogen gehäuft bei kongenitalen Vitien

#### Geschlechtsverteilung

- Linksseitiger Aortenbogen mit aberranter A. subclavia dextra häufiger bei Frauen

#### Prädisponierende Faktoren

- Mikrodeletion beim Genlokus 22q11n

### 93.1.2 Klinische Präsentation/Symptomatik

- Abhängig von der Art der Aortenbogenanomalie und den ggf. begleitenden Vitien
- anomaliebedingte Kompression möglicherweise symptomatisch, z. B.:
  - Dysphagie bei A. lusoria
  - Dyspnoe bei Tracheakompression durch einen vaskulären Ring (Vascular Ring)
  - Flussumkehr bei A.-subclavia-Isolation

## 93.2 Methode der Wahl

- **Feten, Kinder:** Echokardiografie, Ultraschall
- **Jugendliche, Erwachsene:** MRT, CT

## 93.3 Pathognomonische Befunde

- Gültig für alle Modalitäten:
  - *linksseitiger Aortenbogen mit aberranter A. subclavia dextra:* Abgang der A. subclavia dextra als distalstes Gefäß des Aortenbo-

**Tab. 93.1** Einteilung der Aortenbogenanomalien nach dem Ausmaß der Ringbildung.

| Vollständige Ringbildung | Unvollständige Ringbildung |
|---|---|
| • rechtsseitiger Aortenbogen mit spiegelbildlichem Abgang der supraaortalen Gefäße und posteriorem Ligament<br>• rechtsseitiger Aortenbogen mit aberranter A. subclavia sinistra und persistierendem Ductus arteriosus Botalli links<br>• rechtsseitiger Aortenbogen mit Isolation der A. subclavia sinistra und persistierendem Ductus arteriosus Botalli links<br>• A. thoracalis descendens kontralateral zum Aortenbogen mit kontralateralem persistierendem Ductus arteriosus Botalli<br>• doppelter Aortenbogen | • rechtsseitiger Aortenbogen mit spiegelbildlichem Abgang der supraaortalen Gefäße<br>• linksseitiger Aortenbogen und aberrante A. subclavia dextra (A. lusoria)<br>• rechtsseitiger Aortenbogen mit Isolation der A. subclavia sinistra<br>• Pulmonary Sling |

A. = Arteria

gens und meist retroösophagealer Verlauf bei normalem Verlauf des Aortenbogens
- *rechtsseitiger Aortenbogen:* Verlauf des Aortenbogens rechts der Trachea mit Überkreuzen des rechten Hauptbronchus; 3 wichtige Subtypen:
  - spiegelbildlicher Abgang der supraaortalen Gefäße
  - aberrante A. subclavia sinistra (von proximal nach distal: A. carotis communis sinistra, A. carotis communis dextra, A. subclavia dextra, A. subclavia sinistra mit retroösophagealem Verlauf)
  - Isolation der A. subclavia sinistra, die entweder aus der A. vertebralis sinistra oder dem Ductus arteriosus Botalli entspringt
- *doppelter Aortenbogen:* fehlende Rückbildung eines Bogens (s. ▸ Abb. 93.1) mit Abgang der ipsilateralen supraaortalen Gefäße aus dem jeweiligen Bogen

## 93.4 Befundbeschreibung

### 93.4.1 Sonografie

- **Linksseitiger Aortenbogen mit aberranter A. subclavia dextra:**
  - Abgang der A. subclavia dextra als distalstes Gefäß des Aortenbogens und meist retroösophagealer Verlauf (dann Kompression des Ösophagus möglich) bei normalem Verlauf des Aortenbogens
  - ggf. in Kombination mit Kommerell-Divertikel
- **rechtsseitiger Aortenbogen:**
  - Verlauf des Aortenbogens rechts der Trachea mit Überkreuzen des rechten Hauptbronchus
  - 3 wichtige Subtypen:
    - spiegelbildlicher Abgang der supraaortalen Gefäße (von proximal nach distal: A. brachiocephalica sinistra, A. carotis communis dextra und A. subclavia dextra)
    - aberrante A. subclavia sinistra (von proximal nach distal: A. carotis communis sinistra, A. carotis communis dextra, A. subclavia dextra, A. subclavia sinistra) mit retroösophagealem Verlauf (falls aus dem Kommerell-Divertikel entspringend: meist mit Bildung eines vaskulären Ringes)
    - Isolation der A. subclavia sinistra, die entweder aus der A. vertebralis sinistra oder dem Ductus arteriosus Botalli entspringt (von proximal nach distal: A. carotis communis sinistra, A. carotis communis dextra und A. subclavia sinistra)
  - ggf. Steal-Syndrom mit Flussumkehr in der ipsilateralen A. vertebralis
- **doppelter Aortenbogen:**
  - fehlende Rückbildung eines Bogens (s. ▸ Abb. 93.1) mit Abgang der ipsilateralen supraaortalen Gefäße aus dem jeweiligen Bogen
  - Bildung eines vollständigen vaskulären Ringes, der durch eine Trachea- und/oder Ösophaguskompression symptomatisch werden kann

### 93.4.2 Echokardiografie

- **Linksseitiger Aortenbogen mit aberranter A. subclavia dextra:**
  - Abgang der A. subclavia dextra als distalstes Gefäß des Aortenbogens und meist retroösophagealer Verlauf (dann Kompression des Ösophagus möglich) bei normalem Verlauf des Aortenbogens
  - ggf. in Kombination mit Kommerell-Divertikel
- **rechtsseitiger Aortenbogen:**
  - Verlauf des Aortenbogens rechts der Trachea mit Überkreuzen des rechten Hauptbronchus
  - 3 wichtige Subtypen:
    - spiegelbildlicher Abgang der supraaortalen Gefäße (von proximal nach distal: A. brachiocephalica sinistra, A. carotis communis dextra und A. subclavia dextra)
    - aberrante A. subclavia sinistra (von proximal nach distal: A. carotis communis sinistra, A. carotis communis dextra, A. subclavia dextra, A. subclavia sinistra) mit retroösophagealem Verlauf (falls aus dem Kommerell-Divertikel entspringend: meist mit Bildung eines vaskulären Ringes)
    - Isolation der A. subclavia sinistra, die entweder aus der A. vertebralis sinistra oder dem Ductus arteriosus Botalli entspringt (von proximal nach distal: A. carotis communis sinistra, A. carotis communis dextra und A. subclavia sinistra)
- **doppelter Aortenbogen:**
  - fehlende Rückbildung eines Bogens (s. ▸ Abb. 93.1) mit Abgang der ipsilateralen supraaortalen Gefäße aus dem jeweiligen Bogen
  - Bildung eines vollständigen vaskulären Ringes, der durch eine Trachea- und/oder Ösophaguskompression symptomatisch werden kann

### 93.4.3 Röntgen

- Gegebenenfalls rechtsseitiger oder doppelter Aortenbogen erkennbar
- bei Ringbildung ggf. erkennbare Kompression von Trachea oder Ösophagus (Breischluck)

### 93.4.4 CT

- **Linksseitiger Aortenbogen mit aberranter A. subclavia dextra:**
  - Abgang der A. subclavia dextra als distalstes Gefäß des Aortenbogens und meist retroösophagealer Verlauf (dann Kompression des Ösophagus möglich) bei normalem Verlauf des Aortenbogens
  - ggf. in Kombination mit Kommerell-Divertikel
- **rechtsseitiger Aortenbogen:**
  - Verlauf des Aortenbogens rechts der Trachea mit Überkreuzen des rechten Hauptbronchus
  - 3 wichtige Subtypen:
    - spiegelbildlicher Abgang der supraaortalen Gefäße (von proximal nach distal: A. brachiocephalica sinistra, A. carotis communis dextra und A. subclavia dextra; ▸ Abb. 93.2)
    - aberrante A. subclavia sinistra (von proximal nach distal: A. carotis communis sinistra, A. carotis communis dextra, A. subclavia dextra, A. subclavia sinistra) mit retroösophagealem Verlauf (falls aus dem Kommerell-Divertikel entspringend: meist mit Bildung eines vaskulären Ringes)
    - Isolation der A. subclavia sinistra, die entweder aus der A. vertebralis sinistra oder dem Ductus arteriosus Botalli entspringt (von proximal nach distal: A. carotis communis sinistra, A. carotis communis dextra und A. subclavia sinistra; ▸ Abb. 93.3)

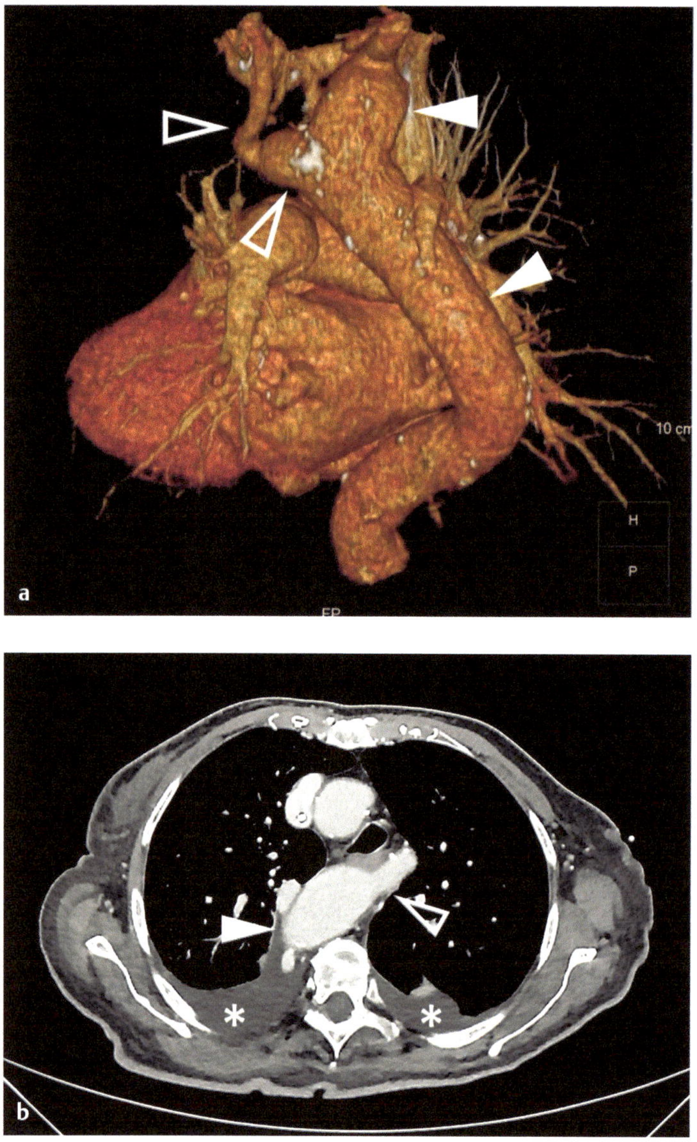


Abb. 93.2 **Aortenbogenanomalie.** 84-jährige Patientin mit Malignom. Zufallsbefund eines rechtsseitigen Aortenbogens mit spiegelbildlichem Abgang der supraaortalen Gefäße bei aberrantem, retroösophagealem Verlauf der A. subclavia sinistra im Rahmen des Stagings. Rechtsseitiger Aortenbogen mit rechts deszendierender Aorta thoracalis (**a**, **b**, ausgefüllte Pfeilspitzen). Kommerell-Divertikel mit Abgang der retroösophageal verlaufenden A. subclavia sinistra (**a**, **b**, unausgefüllte Pfeilspitzen). Die Sterne in **b** kennzeichnen Pleuraergüsse.

**a** Kontrastmittelverstärkte CT, 3-D-Volume-Rendering, Ansicht von posterior.

**b** Kontrastmittelverstärkte axiale CT.

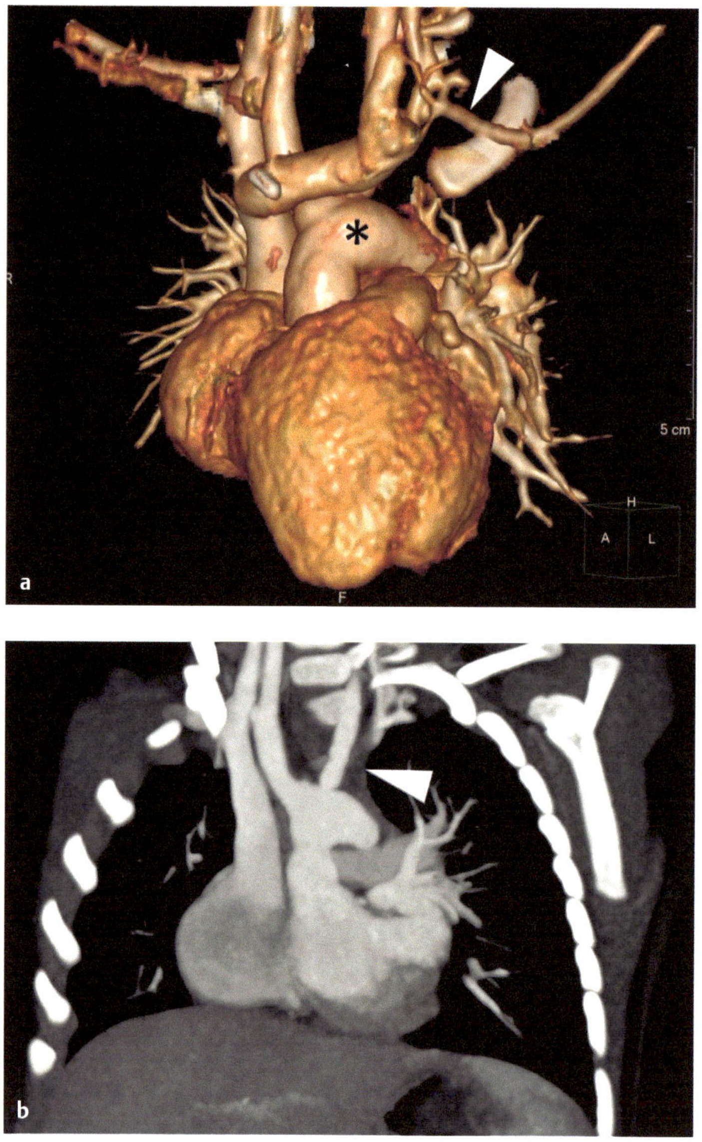


Abb. 93.3 **Aortenbogenanomalie.** Einen Monat alter Säugling mit pränatal diagnostizierter Aortenbogenanomalie (Isolation der A. subclavia sinistra). A. subclavia sinistra (**a**, **b**, Pfeilspitzen), die über die A. vertebralis sinistra versorgt wird. Linksseitiger Aortenbogen (**a**, Stern).

**a** Kontrastmittelverstärkte CT, 3-D-Volume-Rendering.

**b** Kontrastmittelverstärkte CT, parakoronare MPR.

- **doppelter Aortenbogen:**
  - fehlende Rückbildung eines Bogens (s. ▶ Abb. 93.1) mit Abgang der ipsilateralen supraaortalen Gefäße aus dem jeweiligen Bogen
  - Bildung eines vollständigen vaskulären Ringes, der durch eine Trachea- und/oder Ösophaguskompression symptomatisch werden kann (▶ Abb. 93.4)

### 93.4.5 MRT

- **Linksseitiger Aortenbogen mit aberranter A. subclavia dextra:**
  - Abgang der A. subclavia dextra als distalstes Gefäß des Aortenbogens und meist retroösophagealer Verlauf (dann Kompression des Ösophagus möglich) bei normalem Verlauf des Aortenbogens
  - ggf. in Kombination mit Kommerell-Divertikel
- **rechtsseitiger Aortenbogen:**
  - Verlauf des Aortenbogens rechts der Trachea mit Überkreuzen des rechten Hauptbronchus

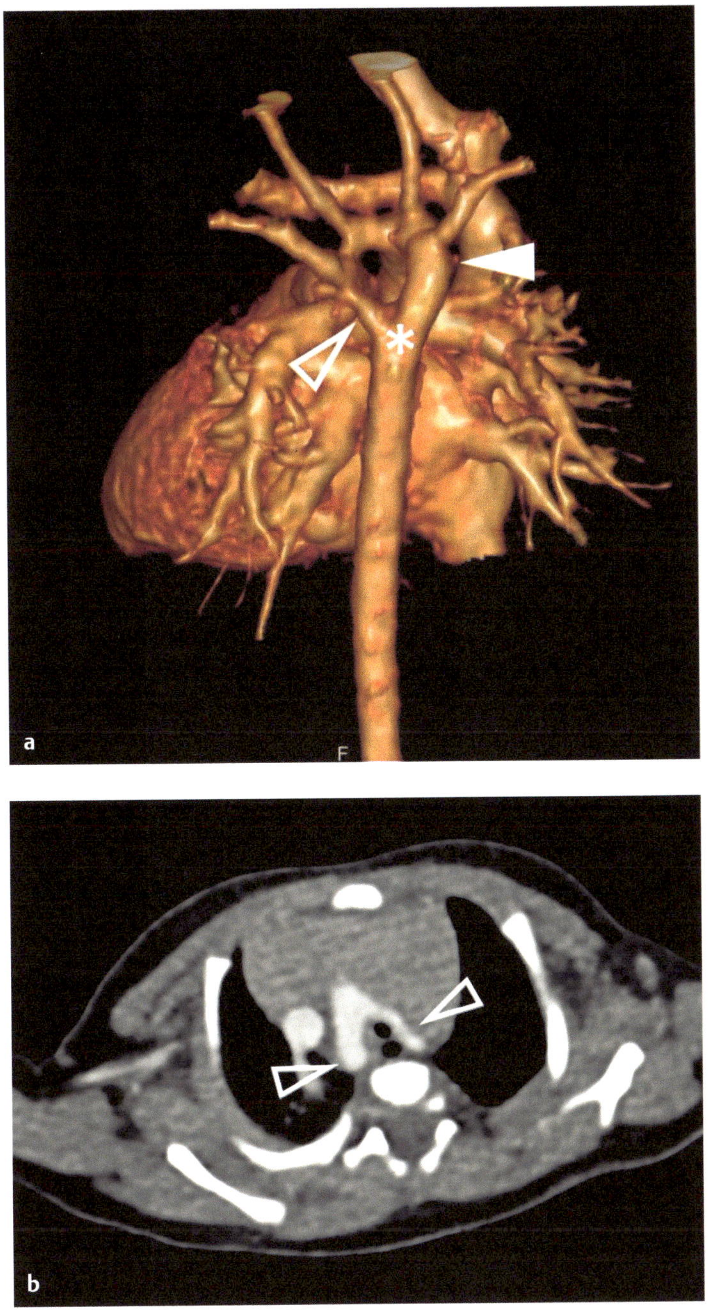

**Abb. 93.4 Aortenbogenanomalie.** Einen Monat alter Säugling mit Husten und Stridor bei bekanntem doppeltem Aortenbogen. Vollständige Ringbildung.

**a** Kontrastmittelverstärkte CT, 3-D-Volume-Rendering, Ansicht von posterior-rechts. Kaliberstärkerer rechter Aortenbogen (ausgefüllte Pfeilspitze), kaliberschwächerer linker Aortenbogen (unausgefüllte Pfeilspitze), vollständige Ringbildung (Stern).

**b** Kontrastmittelverstärkte axiale CT. Linker bzw. rechter Aortenbogen (Pfeilspitzen).

- ○ 3 wichtige Subtypen:
  - spiegelbildlicher Abgang der supraaortalen Gefäße (von proximal nach distal: A. brachiocephalica sinistra, A. carotis communis dextra und A. subclavia dextra)
  - aberrante A. subclavia sinistra (von proximal nach distal: A. carotis communis sinistra, A. carotis communis dextra, A. subclavia dextra, A. subclavia sinistra) mit retroösophagealem Verlauf (▸ Abb. 93.5; falls aus dem Kommerell-Divertikel entspringend: meist mit Bildung eines vaskulären Ringes)

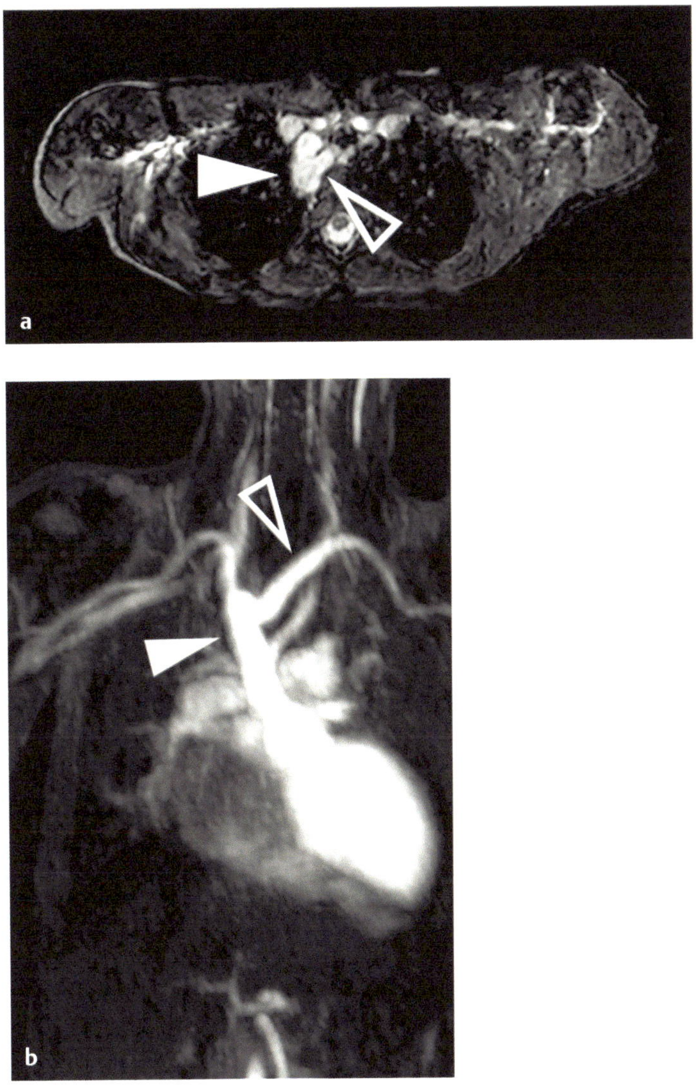

**Abb. 93.5 Aortenbogenanomalie.** Siebenjähriger Junge mit Di-George-Syndrom. Rechtsseitiger Aortenbogen mit retroösophagealem Verlauf der A. subclavia sinistra. Rechtsseitiger Aortenbogen mit rechts deszendierender Aorta thoracalis (ausgefüllte Pfeilspitzen); retroösophageal verlaufende A. subclavia sinistra (unausgefüllte Pfeilspitzen).

**a** 3-D-Whole-Heart-MRT-Sequenz.

**b** 4-D-Track-MR-Angiografie.

  - Isolation der A. subclavia sinistra, die entweder aus der A. vertebralis sinistra oder dem Ductus arteriosus Botalli entspringt (von proximal nach distal: A. carotis communis sinistra, A. carotis communis dextra und A. subclavia sinistra)
- **doppelter Aortenbogen:**
  - ○ fehlende Rückbildung eines Bogens (s. ▸ Abb. 93.1) mit Abgang der ipsilateralen supraaortalen Gefäße aus dem jeweiligen Bogen
  - ○ Bildung eines vollständigen vaskulären Ringes, der durch eine Trachea- und/oder Ösophaguskompression symptomatisch werden kann

### 93.4.6 Angiografie

- Aberranter Gefäßverlauf bei Sondierung bzw. in der DSA, z. B. A. lusoria bei linksseitigem Aortenbogen (▸ Abb. 93.6)

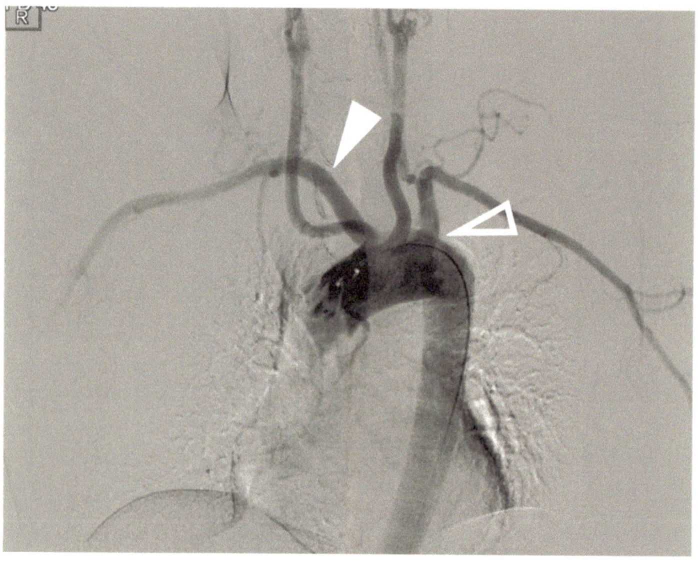

**Abb. 93.6 Aortenbogenanomalie.** 51-jähriger Patient mit akuter kritischer Ischämie des rechten Armes. DSA, Aortenbogenübersicht. A. subclavia sinistra (ausgefüllte Pfeilspitze), Abgang der A. lusoria (unausgefüllte Pfeilspitze).

IX

Tab. 93.2 Radiologische Differenzialdiagnosen von Aortenbogenanomalien.

| Differenzialdiagnose | Bemerkungen |
|---|---|
| Pulmonary Artery Sling | • selten<br>• Abgang der linken Pulmonalarterie aus der rechten mit möglicher Kompression von Trachea und Ösophagus |

## 93.5 Radiologische Differenzialdiagnosen

- Bildgebende Differenzialdiagnose s. in ▸ Tab. 93.2

## 93.6 Typische Fehler

**Cave**

Bei Kindern entspringt der Truncus brachiocephalicus physiologischerweise häufig weiter links und kann die Trachea von anterior komprimieren.

**Praxistipp**

- Bei Verdacht auf eine Aortenbogenanomalie ist die Akquisition einer Mehrphasen-MR-Angiografie erforderlich. Bei Kindern muss auf eine ausreichende örtliche Auflösung der MR-Angiografie geachtet werden. Gegebenenfalls müssen schnelle Techniken wie Keyhole usw. verwendet werden.
- Bei Durchführung einer CT ist bei Kindern eine Reduktion der CT-Dosis zu beachten!

## 93.7 Was der Kliniker von mir wissen will

- Ringbildung (unvollständig, vollständig)
- Kompression von mediastinalen Strukturen (Trachea, Ösophagus)
- begleitende Vitien

## 93.8 Literatur

### 93.8.1 Quellenangaben

[1] Nikolaou K, Kramer U, Kreitne K-F, Alkadhi H. Radiologische Differenzialdiagnostik Herz und große Gefäße. Stuttgart: Thieme; 2019

### 93.8.2 Literatur zur weiteren Vertiefung

[1] Garcia-Guereta L, Garcia-Cerro E, Bret-Zurita M. Multidetector computed tomography for congenital anomalies of the aortic arch: vascular rings. Rev Esp Cardiol (Engl Ed) 2016; 69 (7): 681–693. doi:10.1016/j.rec.2016.03.025

[2] Hanneman K, Newman B, Chan F. Congenital variants and anomalies of the aortic arch. Radiographics 2017; 37 (1): 32–51. doi:10.1148/rg.2017160033

[3] Krishnamurthy R, Bahouth SM, Muthupillai R. 4D Contrast-enhanced MR angiography with the keyhole technique in children: technique and clinical applications. Radiographics 2016; 36 (2): 523–537. doi:10.1148/rg.2016150106

[4] Natsis K, Didagelos M, Gkiouliava A et al. The aberrant right subclavian artery: cadaveric study and literature review. Surg Radiol Anat 2017; 39 (5): 559–565. doi:10.1007/s00276-016-1796-5

[5] Oztunc F, Ugan Atik S, Dedeoglu R et al. Aortic arch anomalies detected in foetal life by echocardiography. J Obstet Gynaecol 2018; 38 (5): 647–651. doi:10.1080/01443615.2017139 9 989

[6] Priya S, Thomas R, Nagpal P et al. Congenital anomalies of the aortic arch. Cardiovasc Diagn Ther 2018; 8 (Suppl. 1): S26–S44. doi:10.21037/cdt.2017.10.15

[7] Wang Y, Fan M, Siddiqui FA et al. Strategies for accurate diagnosis of fetal aortic arch anomalies: benefits of three-dimensional sonography with spatiotemporal image correlation and a novel algorithm for volume analysis. J Am Soc Echocardiogr 2018; 31 (11): 1238–1251. doi:10.1016/j.echo.2018.07.010

# 94 Heterotaxiesyndrome

Claas P. Nähle

## 94.1 Einleitung

- **Definition:**
  - *Heterotaxiesyndrom:* Fehlen der normalen Links-rechts-Asymmetrie der thorakoabdominellen Organe
  - *Situs ambiguus* (synonym zu Heterotaxiesyndrom): partiell anatomisch korrekte Anordnung; im Gegensatz zu:
    - Situs solitus: normale Anordnung der inneren Organe
    - Situs inversus: vollständig spiegelbildliche Anordnung
- **Einteilung** (▸ Abb. 94.1):
  - *linksatrialer Isomerismus:*
    - beide Vorhofohren mit linksatrialer Morphologie
    - in der Regel vergesellschaftet mit Polysplenie
  - *rechtsatrialer Isomerismus:*
    - beide Vorhöfe mit rechtsatrialer Morphologie
    - in der Regel dann Asplenie

### 94.1.1 Epidemiologie

#### Häufigkeit

- Inzidenz 1:10 000–1:20 000 Lebendgeburten
- Heterotaxiesyndrom bei bis zu 4 % der Patienten mit angeborenem Herzfehler
- angeborener Herzfehler bei 50–100 % der Patienten mit Heterotaxiesyndrom
- Wiederholungsrisiko bei Geschwistern ≈ 5–10 %

#### Geschlechtsverteilung

- Männlich : weiblich = 2:1

#### Prädisponierende Faktoren

- Frühgeborene
- nicht kaukasische Mutter
- Diabeteserkrankung der Mutter
- Nikotin- bzw. Kokainabusus

### 94.1.2 Klinische Präsentation/Symptomatik

- Unter anderem abhängig von den begleitenden Herzfehlern (▸ Tab. 94.1, ▸ Abb. 94.2 und ▸ Abb. 94.3)
- postnatale Herzinsuffizienz, Hypoxie oder Zyanose durch assoziierte Vitien
- Tachy- oder Bradyarrhythmien
- Volvulus, Sepsis
- Letalität: 85 % (Aspleniesyndrom) bzw. 65 % (Polyspleniesyndrom) der unbehandelten Neugeborenen innerhalb eines Jahres

## 94.2 Methode der Wahl

- Schnittbildgebung (CT, MRT)
- ggf. pränatale Echokardiografie

## 94.3 Pathognomonische Befunde

- **Linksatrialer Isomerismus:** beide Vorhofohren mit linksatrialer Morphologie
- **rechtsatrialer Isomerismus:** beide Vorhofohren mit rechtsatrialer Morphologie

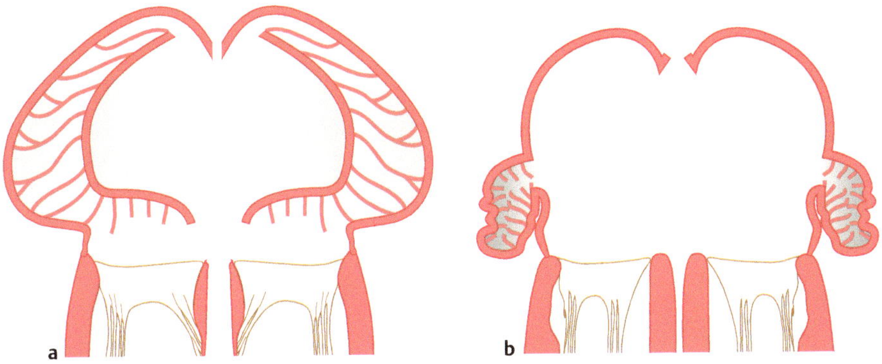


Abb. 94.1 **Heterotaxiesyndrome.** Charakteristika der linken bzw. rechten Vorhofohren.
**a** Bilateral morphologisch rechtsatriale Vorhofohren mit breitbasiger Verbindung zum Vestibulum. Die Mm. pectinati erstrecken sich nahezu entlang der gesamten Zirkumferenz der atrioventrikularjunktionalen Region.
**b** Bilateral morphologisch linksatriale Vorhofohren mit schmaler Basis. Die Mm. pectinati sind auf die Vorhofohren beschränkt.

Tab. 94.1 Häufige kardiale und extrakardiale Anomalien bei linksatrialem und rechtsatrialem Isomerismus.

| Betroffene Organe/Fehlbildungen | Linksatrialer Isomerismus | Rechtsatrialer Isomerismus |
|---|---|---|
| Dextrokardie | 35 % (Mesokardia 5–15 %) | 40 % |
| V. cava superior | bilateral 40 % | bilateral 50–60 % |
| V. cava inferior | unterbrochen 80–90 % (Azygoskontinuität) | Drainage in einen Vorhof |
| Pulmonalvenen | häufig partielle Lungenvenenfehlmündung | häufig obstruktive vollständige Lungenvenenfehlmündung |
| Vorhofohren | linksseitige Morphologie beider Atrien | rechtsseitige Morphologie beider Atrien |
| gemeinsames Atrium | häufig | selten |
| atrioventrikuläre Verbindung | meist biventrikulär (75 %) | meist univentrikulär (70 %) |
| ventrikuloarterielle Verbindung | meist konkordant (70 %) | selten konkordant (4 %) |
| Pulmonalatresie bzw. -stenose | 30 % | 80 % |
| Lungen | beidseits morphologisch linker Bronchus bzw. linke Lunge | beidseits morphologisch rechter Bronchus bzw. rechte Lunge |
| Milz | Polysplenie (90–95 %) | Asplenie (90–95 %) |
| Leber | > 70 % links | meist mittig |
| Pankreas | z. B. Pancreas anulare oder Malrotation | meist regelrecht |
| Erregungsleitungssystem | Bradyarrhythmien (fehlender Sinusknoten) | atriale Tachykardien (2 Sinusknoten) |

V. = Vena



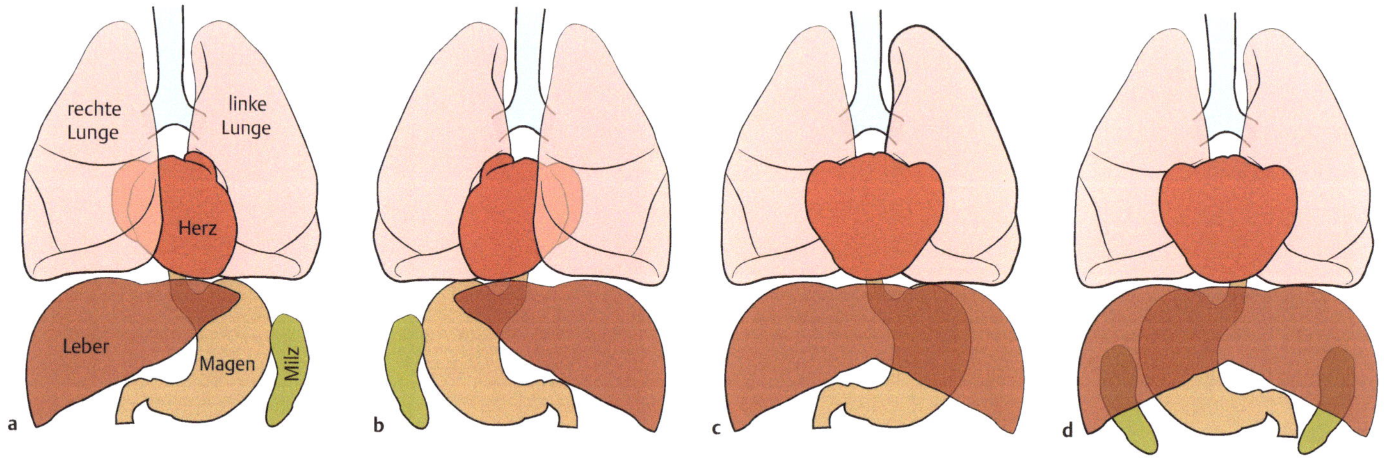


**Abb. 94.2 Heterotaxiesyndrome.** Typische Veränderungen bei Lateralisationsstörungen.
**a** Situs solitus (normale Anatomie).
**b** Situs inversus totalis (vollständige Lateralisationsstörung).
**c** Rechtsatrialer Isomerismus (Asplenie, beidseits morphologisch rechte Lunge, meist abdominaler Situs ambiguus).
**d** Linksatrialer Isomerismus (Polysplenie, beidseits morphologisch linke Lunge).

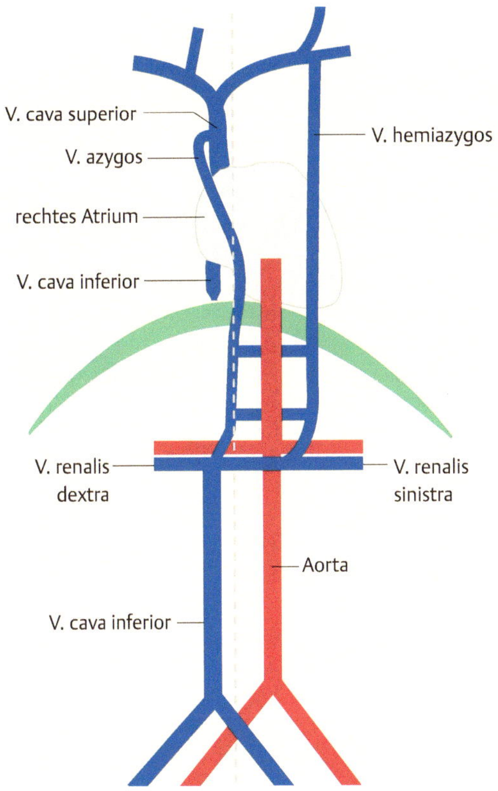


**Abb. 94.3 Heterotaxiesyndrome.** Venöse Verhältnisse bei Azygoskontinuität. Die suprarenale V. cava inferior ist unterbrochen, der venöse Rückstrom erfolgt entweder über die V. azygos oder die V. hemiazygos. Der Befund ist typisch für die Polysplenie. Aorta und V. cava inferior liegen auf unterschiedlichen Seiten der Mittellinie.
V. = Vena

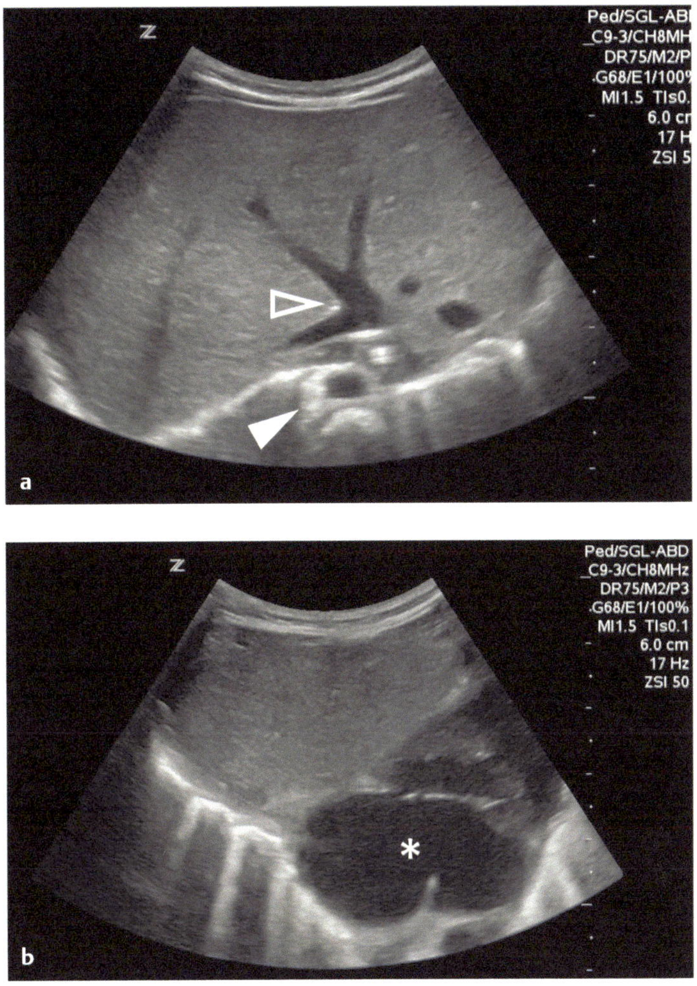


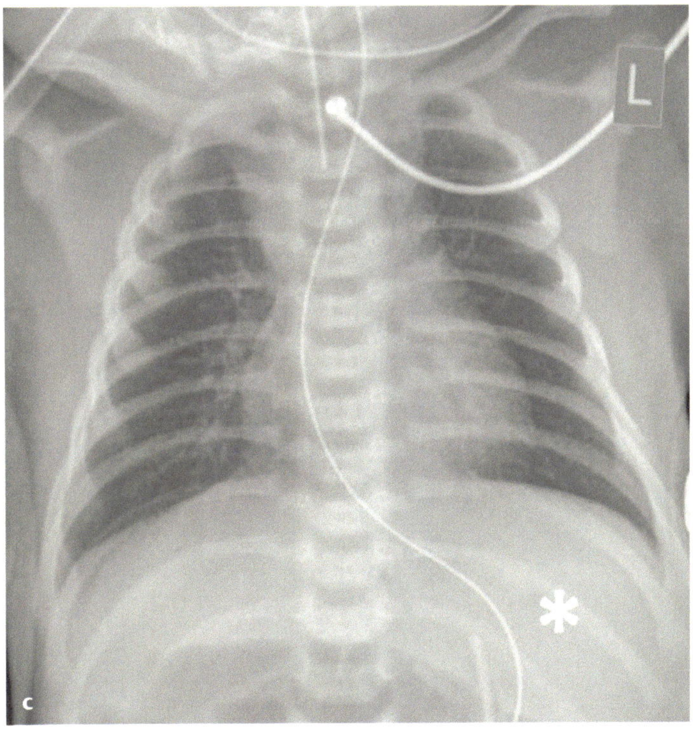


**Abb. 94.4 Heterotaxiesyndrome.** Siebenjähriges Mädchen mit linksatrialem Isomerismus.

- **a** In der Sonografie des Oberbauchs (Querschnitt) ist die Aorta abgrenzbar (ausgefüllte Pfeilspitze), die Lebervenen münden direkt in den Vorhof (unausgefüllte Pfeilspitze), die V. cava inferior ist nicht abgrenzbar.
- **b** Die Sonografie im subxiphoidalen Querschnitt zeigt das gemeinsame Atrium (Stern).
- **c** In der Röntgenaufnahme des Thorax a.-p. (liegend) ist das mittelständige Herz dargestellt, die Leber projiziert sich überwiegend nach links (Stern).

## 94.4 Befundbeschreibung

### 94.4.1 Sonografie

- Typische Befunde s. in ▸ Abb. 94.4a und ▸ Abb. 94.4b (s. auch ▸ Tab. 94.1)

### 94.4.2 Echokardiografie

- Typische Befunde s. ▸ Tab. 94.1

### 94.4.3 Röntgen

- Typische Befunde s. in ▸ Abb. 94.4c (s. auch ▸ Tab. 94.1)

### 94.4.4 CT

- Typische Befunde s. ▸ Tab. 94.1

### 94.4.5 MRT

- Typische Befunde s. ▸ Tab. 94.1

### 94.4.6 Angiografie

- Keine Bedeutung bei der Diagnosestellung
- Bestimmung des pulmonalen Widerstands vor der oberen kavopulmonalen Anastomose

Tab. 94.2 Radiologische Differenzialdiagnosen der Heterotaxiesyndrome.

| Differenzial-diagnose | Bemerkungen |
|---|---|
| Rechtsisomerie | • 3 Lungenlappen rechts und links<br>• meist Asplenie mit mittelständiger Leber |
| Linksisomerie | • 2 Lungenlappen rechts und links<br>• meist Polysplenie<br>• Leber oft links |
| Situs inversus totalis | • alle Organe spiegelverkehrt<br>• normalerweise keine kardialen Fehlbildungen<br>• assoziiert mit Kartagener-Syndrom |
| Dextroversion des Herzes | • Herz in der rechten Thoraxhälfte<br>• Herzspitze weiterhin nach links gerichtet |

## 94.5 Radiologische Differenzialdiagnosen

- Wichtige Differenzialdiagnosen der Heterotaxiesyndrome s. in ▸ Tab. 94.2

## 94.6 Typische Fehler

- Keine Angaben

IX

## 94.7 Was der Kliniker von mir wissen will

- Isomerietyp
- Anatomie
- funktioneller und hämodynamischer Status des oft komplexen Vitiums

## 94.8 Literatur

### 94.8.1 Literatur zur weiteren Vertiefung

[1] Anderson RH, Sarwark AE, Spicer DE et al. Exercises in anatomy: cardiac isomerism. Multimed Man Cardiothorac Surg 2014; 2014: mmu027. doi:10.1093/mmcts/mmu027

[2] Applegate KE, Goske MJ, Pierce G et al. Situs revisited: imaging of the heterotaxy syndrome. Radiographics 1999; 19 (4): 837–852; discussion 853–854. doi:10.1148/radiographics.19.4.g99jl31 837

[3] Degenhardt K, Rychik J. Fetal situs, isomerism, heterotaxy syndrome: diagnostic evaluation and implication for postnatal management. Curr Treat Options Cardiovasc Med 2016; 18 (12): 77. doi:10.1007/s11 936-016-0494-2

[4] Loomba RS, Hlavacek AM, Spicer DE et al. Isomerism or heterotaxy: Which term leads to better understanding? Cardiol Young 2015; 25 (6): 1037–1043. doi:10.1017/S 104 795 1115 001 122

[5] Mishra S. Cardiac and non-cardiac abnormalities in heterotaxy syndrome. Indian J Pediatr 2015; 82 (12): 1135–1146. doi:10.1007/s12 098-015-1925-x

[6] Shiraishi I, Ichikawa H. Human heterotaxy syndrome – from molecular genetics to clinical features, management, and prognosis. Circ J 2012; 76 (9): 2066–2075. doi:10.1253/circj.cj-12-0957

[7] Teele SA, Jacobs JP, Border WL et al. Heterotaxy syndrome: proceedings from the 10th International PCICS Meeting. World J Pediatr Congenit Heart Surg 2015; 6 (4): 616–629. doi:10.1177/215 013 5 115 604 470

[8] Yoo SJ, MacDonald C, Babyn P. Abnormal situs and cardiac malposition. In: Yoo SJ, MacDonald C, Babyn P, eds. Chest radiographic interpretation in pediatric cardiac patients. New York: Thieme; 2010: 247–256

# 95 Trikuspidalatresie

*Lenhard Pennig*

## 95.1 Einleitung

- **Definition:**
  - zum Formenkreis Single Ventricle gehörendes kongenitales Vitium mit fehlender oder (seltener) nur als Membran angelegter Trikuspidalklappe und hypoplastischem rechtem Ventrikel (▸ Abb. 95.1)
  - interatriale Verbindung (pulmonaler Blutfluss) lebensnotwendig
- **Ätiologie:** assoziierte Fehlbildungen u. a.:
  - Vorhofseptumdefekt
  - Ventrikelseptumdefekt
  - persistierender Ductus arteriosus Botalli
  - Aortenisthmusstenose
  - Transposition der großen Arterien

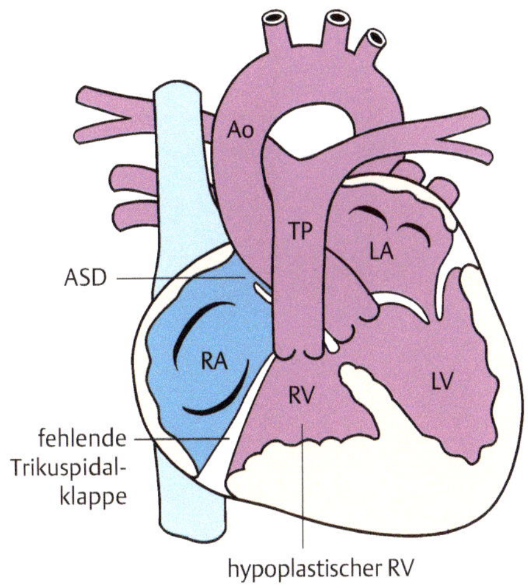


Abb. 95.1 **Trikuspidalatresie.** Verbindung zwischen Vorhöfen und Ventrikeln mit Durchmischung von sauerstoffarmem und sauerstoffreichem Blut. Hypoplastischer rechter Ventrikel.
Ao = Aorta
ASD = Vorhofseptumdefekt
LA = linker Vorhof
LV = linker Ventrikel
RA = rechter Vorhof
RV = rechter Ventrikel
TP = Truncus pulmonalis (Quelle: Claussen CD, Miller S, Fenchel M. Kramer U, Riessen R. Pareto-Reihe Radiologie. Herz. Stuttgart: Thieme; 2006)

### 95.1.1 Epidemiologie

#### Häufigkeit

- 1:25 000 bei Lebendgeburten
- 3 % aller angeborenen Herzfehler

#### Geschlechtsverteilung

- Männlich : weiblich = 1:1

#### Prädisponierende Faktoren

- Chromosomale Defekte

### 95.1.2 Klinische Präsentation/Symptomatik

- Postnatal: zentrale Zyanose infolge des Rechts-links-Shunts auf Vorhofebene (kritisch bei Duktusabhängigkeit und Konstriktion des persistierenden Ductus arteriosus Botalli)

## 95.2 Methode der Wahl

- **Echokardiografie:** pränatal bzw. postnatal
- **MRT:** postoperativ bzw. im fortgeschrittenen Patientenalter (Volumetrie des rechten Ventrikels)

## 95.3 Pathognomonische Befunde

- Fehlender Fluss zwischen rechtem Vorhof und Ventrikel (Echokardiografie)
- hypoplastischer rechter Ventrikel (Echokardiografie)
- vergrößerter linker Ventrikel (Echokardiografie)
- Rechts-links-Shunt auf Vorhofebene (Echokardiografie)

## 95.4 Befundbeschreibung

### 95.4.1 Echokardiografie

- Fehlender Fluss zwischen rechtem Vorhof und Ventrikel
- hypoplastischer rechter Ventrikel
- vergrößerter linker Ventrikel
- Rechts-links-Shunt auf Vorhofebene
- Detektion weiterer Fehlbildungen:
  - Vorhofseptumdefekt (persistierendes Foramen ovale)
  - Ventrikelseptumdefekt
  - persistierender Ductus arteriosus Botalli
  - aortale Pathologien (Aortenisthmusstenose bis hin zur aortalen Atresie)
  - Transposition der großen Arterien
  - Pulmonalstenose oder -atresie (vor allem bei kleinem Ventrikelseptumdefekt)

### 95.4.2 MRT

- Fehlende Abgrenzung der Trikuspidalklappe (▸ Abb. 95.2)
- hypoplastischer rechter Ventrikel
- vergrößerter linker Ventrikel
- Detektion weiterer Fehlbildungen:
  - Vorhofseptumdefekt (persistierendes Foramen ovale)
  - Ventrikelseptumdefekt
  - persistierender Ductus arteriosus Botalli
  - aortale Pathologien (Aortenisthmusstenose bis hin zur aortalen Atresie)
  - Transposition der großen Arterien
  - Pulmonalstenose oder -atresie (vor allem bei kleinem Ventrikelseptumdefekt)
- postoperative Verhältnisse, Shuntquantifizierung

95

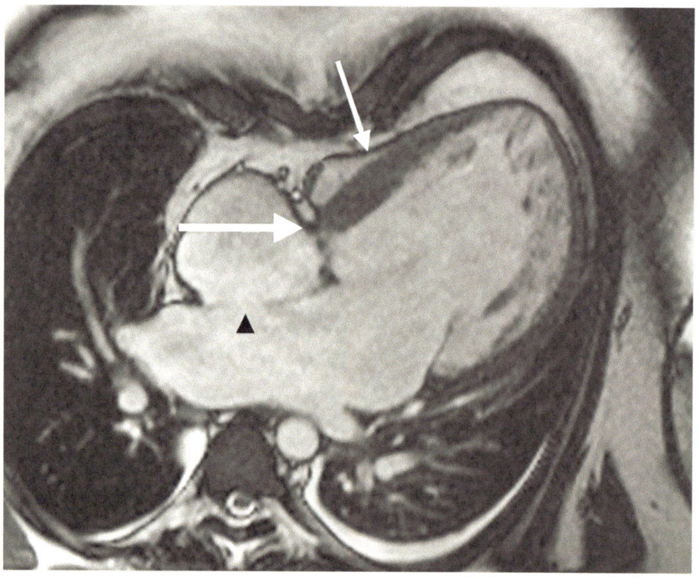

**Abb. 95.2 Trikuspidalatresie.** SSFP-MRT-Sequenz, Vierkammerblick. Fehlende Trikuspidalklappe (langer Pfeil) und hypoplastischer rechter Ventrikel (kurzer Pfeil). Vorhofseptumdefekt zwischen dem rechten und dem dilatierten linken Vorhof (Pfeilspitze). (Quelle: Claussen CD, Miller S, Fenchel M. Kramer U, Riessen R. Pareto-Reihe Radiologie. Herz. Stuttgart: Thieme; 2006)



**Tab. 95.1** Radiologische Differenzialdiagnosen der Trikuspidalatresie.

| Differenzialdiagnose | Bemerkungen |
|---|---|
| Ebstein-Anomalie | • Verlagerung der vorhandenen Trikuspidalklappe herzspitzenwärts |

## 95.5 Radiologische Differenzialdiagnosen

- Infrage kommende Differenzialdiagnose s. in ▶ Tab. 95.1

## 95.6 Typische Fehler

- Cave: Untersucherabhängigkeit der Echokardiografie.
- fehlerhafte Akquisition bzw. Planung der Cine-Sequenzen in der MRT

## 95.7 Was der Kliniker von mir wissen will

- Größe der Herzhöhlen (Volumetrie des rechten und linken Ventrikels)
- Anatomie der herznahen Gefäße
- Vorhandensein weiterer Fehlbildungen
- postoperative Verhältnisse

## 95.8 Literatur

### 95.8.1 Quellenangaben

[1] Claussen CD, Miller S, Fenchel M. Kramer U, Riessen R. Pareto-Reihe Radiologie. Herz. Stuttgart: Thieme; 2006

### 95.8.2 Literatur zur weiteren Vertiefung

[1] Baumgartner H, De Backer J, Babu-Narayan SV et al. 2020 ESC Guidelines for the management of adult congenital heart disease. Eur Heart J 2021; 42 (6): 563–645. doi:10.1093/eurheartj/ehaa554

# 96 Truncus arteriosus communis

*Marcel C. Langenbach*

## 96.1 Einleitung

- **Definition:**
  - angeborene Erkrankung des Neugeborenen
  - seltene konotrunkale Fehlbildung mit fehlendem Einwachsen des aortopulmonalen Septums in der Embryonalzeit
  - einzelnes großes arterielles Gefäß (Trunkus) mit einer Semilunarklappe (Trunkusklappe) aus dem Herz, das die korporale, pulmonale und kardiale Zirkulation versorgt (▶ Abb. 96.1)

### 96.1.1 Epidemiologie

#### Häufigkeit

- Zwischen 0,5 und 0,8 % aller angeborenen Herzfehler

#### Prädisponierende Faktoren

- Konsanguinität der Eltern
- Mikrodeletion 22q11
- maternaler Nikotinkonsum im ersten Trimester

### 96.1.2 Klinische Präsentation/Symptomatik

- Herzinsuffizienz in den ersten Lebenstagen bzw. -wochen bei ausgeprägtem Links-rechts-Shunt, oft verstärkt durch die Trunkusklappeninsuffizienz
- ohne Operation meist innerhalb der ersten 6–12 Monate letal
- hohe Prävalenz von Begleiterkrankungen:
  - gastrointestinal (Analatresie, ösophagotracheale Fistel)
  - Chromosomenanomalie (z. B. Mikrodeletion 22q11, Trisomie 21, Turner-Syndrom)
- Einteilung nach van Praagh in 2 Hauptklassen A (häufig) und B; Unterteilung von A in 4 Subtypen (A1–A4)

## 96.2 Methode der Wahl

- (Farb-Doppler-)Echokardiografie

## 96.3 Pathognomonische Befunde

- Einzelnes großes arterielles Gefäß (Trunkus) mit einer Semilunarklappe (Trunkusklappe) aus dem Herz
- Trunkusklappe meist mit unterschiedlicher Zahl (2–6) oft dysmorpher Taschen, häufig insuffizient, selten mit Stenose
- (Malalignement-)Ventrikelseptumdefekt, über dem der Trunkus reitet (das Ventrikelseptum kann vollständig fehlen)
- Aortenisthmusstenose möglich, Systemperfusion dann von offenem Ductus arteriosus abhängig
- rechtsseitiger Aortenbogen (in 25–60 % der Fälle)
- Koronaranomalien (in 15–30 % der Fälle)
- pulmonale Abgangsstenosen (die Zyanose steht im Vordergrund)
- assoziierte Fehlbildungen:
  - Vorhofseptumdefekte (häufig)
  - Cor triatriatum
  - univentrikuläres Herz
  - persistierende V. cava links
  - Lungenvenenfehlmündungen
  - atrioventrikuläre Septumdefekte

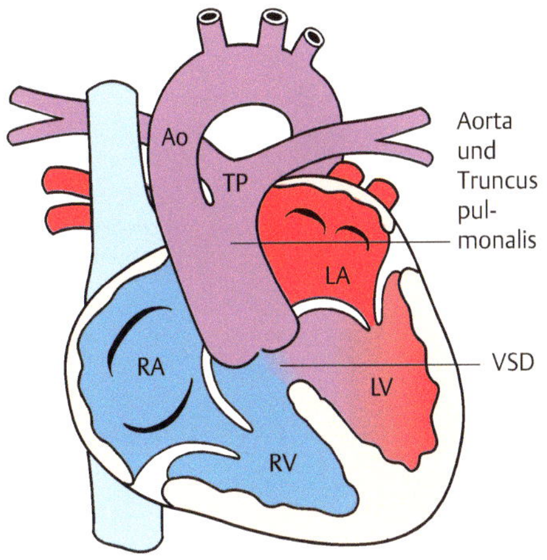


**Abb. 96.1 Truncus arteriosus communis.** Truncus arteriosus (Typ I) mit gemeinsamer Trunkusklappe, die über einem hohen Ventrikelseptumdefekt „reitet". Aus dem Trunkus entspringen die Aorta und die Pulmonalarterie (Aufteilung in linke und rechte A. pulmonalis). Durch die Vermischung des Blutstroms in den Ventrikeln und dem gemeinsamen Trunkus kommt es zur Zyanose.
Ao = Aorta
LA = linker Vorhof
LV = linker Ventrikel
RA = rechter Vorhof
RV = rechter Ventrikel
TP = Truncus pulmonalis
VSD = Ventrikelseptumdefekt (Quelle: Claussen CD, Miller S, Fenchel M. Kramer U, Riessen R. Pareto-Reihe Radiologie. Herz. Stuttgart: Thieme; 2006)

## 96.4 Befundbeschreibung

### 96.4.1 Echokardiografie

- Darstellbarkeit des Truncus arteriosus communis mit Abgang aus beiden Ventrikeln
- Ventrikelseptumdefekt mit reitendem Trunkus, ggf. vollständig fehlendes Septum
- Darstellung der Trunkusklappe mit Anzahl und Morphologie der Klappentaschen sowie Quantifizierung der Stenose oder Insuffizienz
- Darstellung der Ventrikel mit Funktionsanalyse
- Aortenbogen mit Verlauf (rechts bzw. links) sowie Darstellung der abgehenden Gefäße und des Diameters bei Aortenisthmusstenose
- Pulmonalarterien mit Frage nach Stamm und Stenosen, Pulmonalvenenfehlmündungen
- Anomalien der Koronargefäße (Cave bei Operation!)
- Beschreibung weiterer kardialer Fehlbildungen
- fetale Echokardiografie: pränatale Diagnostik in ca. 70 % der Fälle möglich

### 96.4.2 Röntgen

- Vermehrte Lungengefäßzeichnung (bei pulmonaler Hyperzirkulation), ggf. mit Seitendifferenz
- Kardiomegalie

Tab. 96.1 Radiologische Differenzialdiagnosen des Truncus arteriosus communis.

| Differenzialdiagnose | Bemerkungen |
|---|---|
| Fallot-Tetralogie | • häufigster zyanotischer Herzfehler<br>• auch großer Ventrikelseptumdefekt über überreitender Aorta sowie Pulmonalarterienstenose<br>• regelrechte Anatomie der kardialen Gefäßabgänge (A. pulmonalis und Aorta) |
| Pulmonalatresie mit Ventrikelseptumdefekt | • ähnlich der Fallot-Tetralogie<br>• regelrechte Anatomie der kardialen Gefäßabgänge (A. pulmonalis und Aorta) |
| Transposition der großen Arterien | • ausgeprägte Zyanose, assoziiert mit Ductus arteriosus<br>• frühere Symptomatik<br>• ausgebildete A. pulmonalis und Pulmonalklappe<br>• regelrechte Ventrikelanatomie |
| aortopulmonales Fenster | • Verbindung zwischen Aorta und Pulmonalarterie durch Fehlbildung des aortopulmonalen Septums<br>• ausgebildete A. pulmonalis und Pulmonalklappe |

A. = Arteria

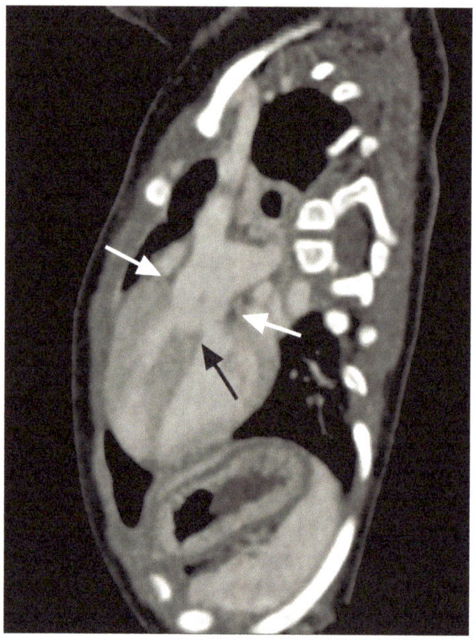

**Abb. 96.2 Truncus arteriosus communis.** Zweijähriges Mädchen. Im CT mit Kontrastmittel Darstellung eines einzelnen großen arteriellen Gefäßes (Trunkus; weiße Pfeile) mit einer Semilunarklappe (Trunkusklappe) aus dem Herz. Unvollständig ausgebildetes Ventrikelseptum, über dem der Trunkus reitet (schwarzer Pfeil).

- schmales Mediastinum
- evtl. rechts deszendierender Aortenbogen

### 96.4.3 CT

- Bei eingeschränkter Beurteilbarkeit in der Echokardiografie oder zur optimalen präoperativen Diagnostik
- Darstellung der Morphologie entsprechend den Befunden in der Echokardiografie (▸ Abb. 96.2)
- falls bei Kindern präoperativ nötig, Indikation zur CT gegeben

### 96.4.4 MRT

- Bei eingeschränkter Beurteilbarkeit in der Echokardiografie oder zur optimalen präoperativen Diagnostik
- entsprechend den Befunden in der Echokardiografie, genaue morphologische Darstellung
- Quantifizierung der Klappeninsuffizienz (Phasenkontrastmessung)

### 96.4.5 Sonstiges

- Herzkatheter:
  - selten in der Primärdiagnostik notwendig
  - Darstellung der Anatomie
  - bei einem Patientenalter > 6 Monaten präoperativ zur pulmonalarteriellen Druckmessung und Abschätzung der Gefäßreagibilität

## 96.5 Radiologische Differenzialdiagnosen

- Überblick über mögliche Differenzialdiagnosen s. in ▸ Tab. 96.1

## 96.6 Typische Fehler

- Verwechslung mit Fallot-Tetralogie oder Pulmonalarterienatresie (immer die Anatomie der Abgangsgefäße beachten)
- Übersehen von Koronaranomalien präoperativ

## 96.7 Was der Kliniker von mir wissen will

- Exakte Anatomie unter Beachtung aller möglichen Begleitfehlbildungen
- Trunkusklappeninsuffizienz
- Verlauf der Koronararterien
- Abschätzung des Operationsrisikos
- Major aortopulmonary collateral Arteries

## 96.8 Literatur

### 96.8.1 Quellenangaben


[1] Claussen CD, Miller S, Fenchel M. Kramer U, Riessen R. Pareto-Reihe Radiologie. Herz. Stuttgart: Thieme; 2006


### 96.8.2 Literatur zur weiteren Vertiefung


[1] Haas NA, Rüffer A, Michel-Behnke I. S2k-Leitlinie „Truncus arteriosus communis (TAC)". Düsseldorf: Deutsche Gesellschaft für Pädiatrische Kardiologie und angeborene Herzfehler e. V. (DGPK); 2020. Internet: https://register.awmf.org/assets/guidelines/023-043l_S2k_Truncus_arteriosus_communis_TAC_Kinder_Jugendliche_2020-08.pdf (Stand: 21.08.2023)

# 97 Cor triatriatum

*Claas P. Nähle*

## 97.1 Einleitung

- **Definition:**
  - *Cor triatriatum sinistrum* :
    - fibromuskuläres Septum im Vorhof, das diesen in 2 Kammern teilt
    - Klassifikation u. a. nach Löffler: bei Typ 1 keine Kommunikation zwischen Kammer und Vorhof, bei Typ 2 einige Öffnungen in der Membran, bei Typ 3 offene Kommunikation beider Kompartimente
    - posteriore (proximale) Kammer: Einmündung der Lungenvenen
    - anteriore (distale) Kammer: Verbindung zur Mitralklappe und zum Vorhofohr
  - *Cor triatriatum dextrum:*
    - unvollständige Rückbildung der Klappe des rechten Sinus venosus (normalerweise Rückbildung in Eustachi- und Thebes-Klappe)
    - infolge der unvollständigen Rückbildung diverse rechtsatriale oder trikuspidalklappenassoziierte Obstruktionen möglich

### 97.1.1 Epidemiologie

#### Häufigkeit

- Häufigkeit bei Patienten mit angeborenen Herzfehlern 0,4 %, sonst < 0,1 %

#### Geschlechtsverteilung

- Männlich : weiblich = 1,5 : 1

#### Prädisponierende Faktoren

- Assoziiert u. a. mit Vorhofseptumdefekt vom Sekundumtyp und Lungenvenenfehlmündung

### 97.1.2 Klinische Präsentation/Symptomatik

- **Cor triatriatum sinistrum:**
  - ggf. Druckerhöhung im linken Vorhof mit postkapillärer pulmonaler Hypertonie und Druckbelastung des rechten Ventrikels
  - Größe des Ostiums zwischen 3. Kammer und Vorhof entscheidend
- **Cor triatriatum dextrum:** ggf. Zeichen der Rechtsherzinsuffizienz

## 97.2 Methode der Wahl

- Echokardiografie

## 97.3 Pathognomonische Befunde

- Lineare Struktur, die den Vorhof partiell oder vollständig teilt

## 97.4 Befundbeschreibung

### 97.4.1 Echokardiografie

- Lineare Membran, die den Vorhof partiell oder vollständig teilt (Vierkammerblick)
- ggf. Abgrenzbarkeit einer oder mehrerer Öffnungen in der Membran (Doppler-Fluss > 2 m/s als Hinweis auf relevante Obstruktion)
- ggf. Planimetrie der Öffnungen in der 3-D-TTE oder -TEE
- diastolisches Flattern der Mitralklappensegel
- Vorhandensein weiterer Vitien wie z. B. Vorhofseptumdefekt, Lungenvenenfehlmündung

### 97.4.2 Röntgen

- Gegebenenfalls Zeichen der pulmonalvenösen Stauung, prominente Pulmonalgefäße, Vergrößerung des linken Vorhofs, Kardiomegalie

### 97.4.3 CT

- Lineare Membran, die den Vorhof partiell oder vollständig teilt
- ggf. Abgrenzbarkeit einer oder mehrerer Öffnungen in der Membran
- Vorhandensein weiterer Vitien wie z. B. Vorhofseptumdefekt, Lungenvenenfehlmündung
- Zeichen der pulmonalen Hypertonie

### 97.4.4 MRT

- Lineare Membran, die den Vorhof partiell oder vollständig teilt (Vierkammerblick; ▸ Abb. 97.1 und ▸ Abb. 97.2)
- ggf. Abgrenzbarkeit einer oder mehrerer Öffnungen in der Membran
- dort ggf. Flussbeschleunigung bzw. turbulenter Fluss in Cine-Sequenzen
- Vorhandensein weiterer Vitien wie z. B. Vorhofseptumdefekt, Lungenvenenfehlmündung
- Zeichen der pulmonalen Hypertonie

### 97.4.5 Angiografie

- Gegebenenfalls transatrialer Druckgradient, bestimmt durch simultane Messung von pulmonalarteriellem Wedge-Druck und linksventrikulärem enddiastolischem Druck
- ggf. Lungenvenenfehlmündung oder -stenosen

## 97.5 Radiologische Differenzialdiagnosen

- Zu berücksichtigende Differenzialdiagnosen s. in ▸ Tab. 97.1

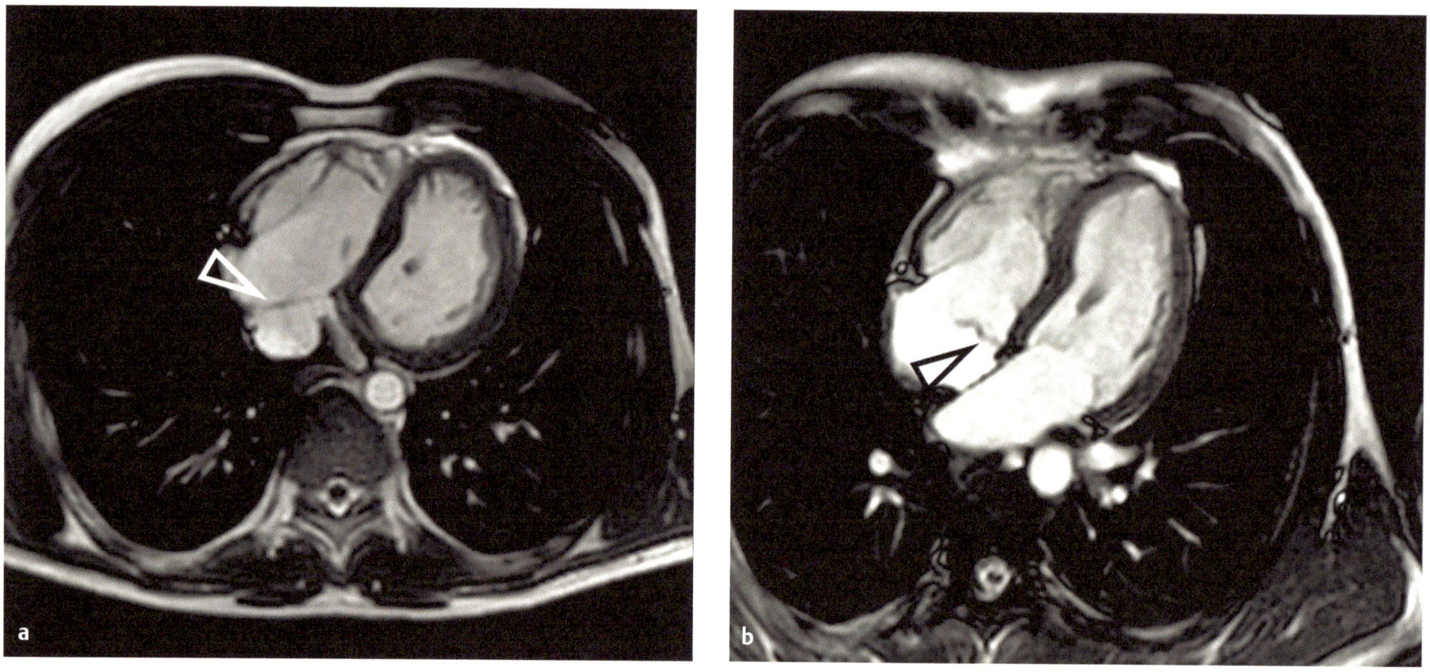


**Abb. 97.1 Cor triatriatum.** 46-jähriger Patient mit Zufallsbefund einer rechtsatrialen Raumforderung. Die Pfeilspitzen kennzeichnen die Membran bei Cor triatriatum dextrum.

**a** Axiale SSFP-Cine-MRT-Sequenz.

**b** SSFP-Cine-MRT-Sequenz, Vierkammerblick.



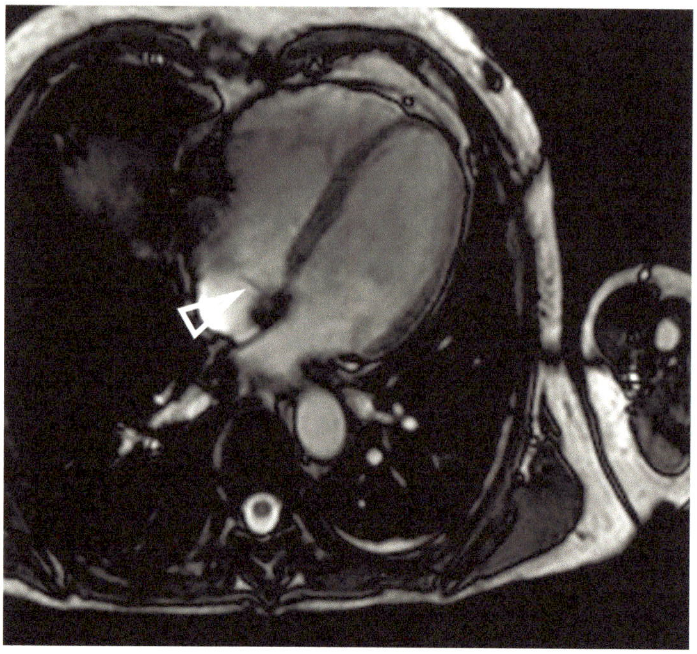

**Abb. 97.2 Cor triatriatum.** 67-jähriger Patient mit Zufallsbefund einer rechtsatrialen Septierung. SSFP-Cine-MRT-Sequenz, Vierkammerblick. Die Pfeilspitze weist auf die Membran bei Cor triatriatum dextrum.

Tab. 97.1 Radiologische Differenzialdiagnosen des Cor triatriatum.

| Differenzial-diagnose | Bemerkungen |
|---|---|
| Morbus Ebstein | • Differenzialdiagnose bei Cor triatriatum dextrum<br>• Trikuspidalklappendysplasie mit Apikalisierung des septalen und posterioren Segels |
| Rete chiari | • Differenzialdiagnose bei Cor triatriatum dextrum<br>• keine Flussbehinderung<br>• netzartig |
| prominente Thebes- oder Eustachi-Klappe | • Differenzialdiagnose bei Cor triatriatum dextrum<br>• keine Anheftung an das Vorhofseptum |
| supravalvulärer Mitralring | • Differenzialdiagnose bei Cor triatriatum sinistrum<br>• Bewegung „in der Diastole von der eigentlichen Mitralklappe weg"<br>• Anheftung unterhalb des linken Vorhofohrs |

## 97.6 Typische Fehler

**Praxistipp**

Der Vierkammerblick sollte bei Cor triatriatum den gesamten Vorhof lückenlos abdecken, um die Gesamtgeometrie der Membran zu erfassen.

## 97.7 Was der Kliniker von mir wissen will

- Cor-triatriatum-Typ, ggf. Anzahl der Fenestrationen und ggf. Hinweis auf Obstruktion
- Zeichen der rechtsventrikulären Druckbelastung oder der pulmonalarteriellen Hypertonie

## 97.8 Literatur

### 97.8.1 Literatur zur weiteren Vertiefung

[1] Jha AK, Makhija N. Cor triatriatum: a review. Semin Cardiothorac Vasc Anesth 2017; 21 (2): 178–185. doi:10.1177/108 925 3 216 680 495

[2] Loeffler E. Unusual malformation of the left atrium; pulmonary sinus. Arch Pathol (Chic) 1949; 48 (5): 371–376

[3] Nassar PN, Hamdan RH. Cor triatriatum sinistrum: classification and imaging modalities. Eur J Cardiovasc Med 2011; 1 (3): 84–87. doi:10.5 083/ejcm.20 424 884.21

[4] Rao S, Suntharos P, Najm H et al. Cor triatriatum dexter with right ventricular hypoplasia: role of multimodality imaging in decision making. Echocardiography 2018; 35 (12): 2113–2116. doi:10.1111/echo.14 175

[5] Shan SJ, Johnson PT, Fishman EK. Asymptomatic cor triatriatum: utility of 64-slice multidetector computed tomography with 3-dimensional volume rendering. J Comput Assist Tomogr 2009; 33 (5): 779–781. doi:10.1097/RCT.0b013e318 194b282

[6] Yoo SM, Lee HY, Jeudy J et al. Adult cor triatriatum – the measurement of opening in the membrane using ECG-gated multidetector CT. Clin Radiol 2009; 64 (12): 1235–1237. doi:10.1016/j.crad.2009.07.012

# 98 Scimitar-Syndrom

*Lenhard Pennig*

## 98.1 Einleitung

- **Definition:** Fehlmündung aller oder von Teilen der Venen der rechten Lunge über eine gemeinsame Vene in die V. cava inferior (seltener: in das rechte Atrium oder die Portalvene)
- **Ätiologie:** in 25 % der Fälle mit weiteren Fehlbildungen assoziiert (Vorhofseptumdefekt, Ventrikelseptumdefekt, Fallot-Tetralogie)

### 98.1.1 Epidemiologie

#### Häufigkeit

- 1:100 000–3:100 000 Lebendgeburten

### 98.1.2 Klinische Präsentation/Symptomatik

- **Adulte Form:** milde Symptomatik (z. B. rezidivierende Infekte der betroffenen Lunge) je nach Ausmaß des Shunt-Volumens
- **infantile Form:**
  - Zeichen des Links-rechts-Shunts (Belastungsdyspnoe)
  - pulmonale Hypertonie
  - Eisenmenger-Reaktion (zyanotischer Herzfehler)

IX

## 98.2 Methode der Wahl

- Echokardiografie (bei Kindern)
- Röntgen (bei Erwachsenen, dort oft Zufallsbefund)
- CT bzw. MRT

## 98.3 Pathognomonische Befunde

- Scimitar-Vene (Blickdiagnose, Türkensäbel; Röntgen)

## 98.4 Befundbeschreibung

### 98.4.1 Echokardiografie

- Fehlmündung der Scimitar-Vene
- Detektion weiterer Fehlbildungen:
  - Vorhofseptumdefekt
  - Ventrikelseptumdefekt
  - persistierendes Foramen ovale

### 98.4.2 Röntgen

- Scimitar-Vene: nach Art eines Türkensäbels (= Scimitar) vertikal verlaufende, atypische rechtsseitige Lungenvene, die in Höhe des Zwerchfells nach medial umbiegt (▸ Abb. 98.1a)
- Dextroversion des Herzens, prominenter rechter Vorhof
- hypoplastische Lunge mit atypischer bronchovaskulärer Zeichnung
- Zwerchfellhochstand

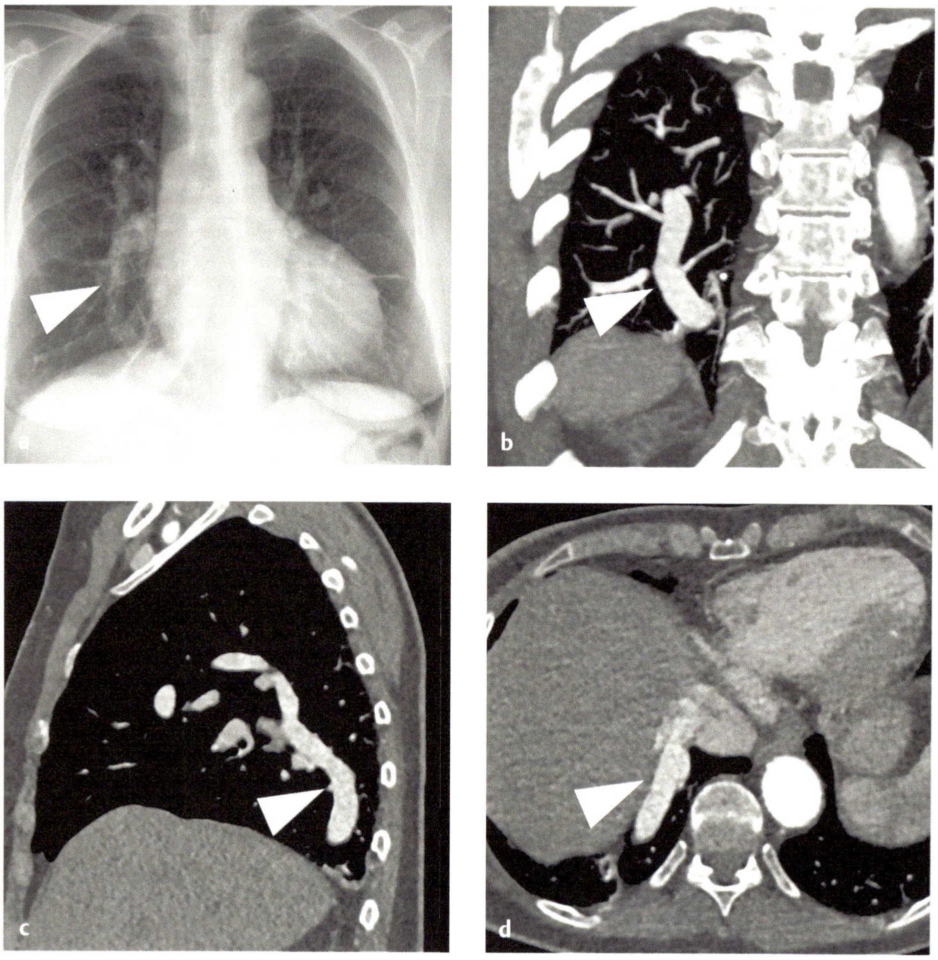


**Abb. 98.1 Scimitar-Syndrom.** 78-jährige Patientin mit Türkensäbel im Röntgenbild (**a**, Pfeilspitze). Korrelierend zeigt sich in der CT zur Evaluation einer Transkatheter-Aortenklappenimplantation eine Fehlmündung der rechten unteren Lungenvene in die V. cava inferior (**b–d**, Pfeilspitzen).
**a** Röntgen, p.-a. Strahlengang.
**b** CT, MIP in koronarer Schichtführung.
**c** CT, MIP in sagittaler Schichtführung.
**d** CT in axialer Schichtführung.

### 98.4.3 MRT

- Darstellung der Scimitar-Vene und der atypischen systemarteriellen Versorgung der rechten Lunge
- Shunt-Quantifizierung mittels Phasenkontrastmessung
- Detektion weiterer Fehlbildungen:
  - Vorhofseptumdefekt
  - Ventrikelseptumdefekt
  - persistierendes Foramen ovale
- ggf. dynamische kontrastmittelgestützte (4-D-)MR-Angiografie

### 98.4.4 CT

- Darstellung der Scimitar-Vene und der atypischen systemarteriellen Versorgung der rechten Lunge (▸ Abb. 98.1b, ▸ Abb. 98.1c und ▸ Abb. 98.1d)
- Detektion weiterer Fehlbildungen:
  - ipsilaterale Zwerchfellanomalien
  - pulmonale Anomalien (ipsilaterale Bronchiektasien und Lungensequester, Horseshoe Lung)
  - Trachealdivertikel

## 98.5 Radiologische Differenzialdiagnosen

- Zu den bildgebenden Differenzialdiagnosen s. in ▸ Tab. 98.1

Tab. 98.1 Radiologische Differenzialdiagnosen des Scimitar-Syndroms.

| Differenzialdiagnose | Bemerkungen |
|---|---|
| Wandering Vein | • atypischer Lungenvenenverlauf mit regelrechter Drainage in das linke Atrium |
| (Platten-)Atelektase | • regelrechte Mündung der Lungenvenen |
| Lungensequester | • regelrechte Mündung der Lungenvenen |
| andere Formen der (partiellen) Lungenvenenfehlmündung | • genaue Anatomie prüfen |

## 98.6 Typische Fehler

- Cave: Untersucherabhängigkeit der Echokardiografie.
- fehlerhafte Phasenkontrastmessung (z. B. Aliasing) in der MRT

M!

**Merke**

Bei Zufallsbefund eines Scimitar-Syndroms im Röntgen ist eine weiterführende Diagnostik zur Evaluation seiner hämodynamischen Bedeutung indiziert.

## 98.7 Was der Kliniker von mir wissen will

- Anzahl der fehleinmündenden Venen und Zielgefäß
- Shunt-Volumen
- Vorhandensein weiterer Fehlbildungen

# 99 Atrioventrikulärer Septumdefekt

*Marcel C. Langenbach*

## 99.1 Einleitung

- **Definition:**
  - angeborene Erkrankung des Neugeborenen
  - kurz: AVSD
- **Pathogenese und Ätiologie:**
  - Entstehung durch Fehlentwicklung des Vorhof- und Ventrikelseptums sowie der Atrioventrikularklappenebene (▶ Abb. 99.1)
  - vielfältige Begleitfehlbildungen, z. B.:
    - Vorhofseptumdefekt (Sekundumtyp; 20 % der Fälle)
    - persistierender Ductus arteriosus (10 % der Fälle)
    - Fallot-Tetralogie (ca. 6 % der Fälle)

### 99.1.1 Epidemiologie

#### Häufigkeit

- Zwischen 3 und 5 % aller angeborenen Herzfehler

#### Prädisponierende Faktoren

- Genetische Assoziation in 60 % der Fälle, vor allem mit Trisomie 21 (häufigste assoziierte kardiale Fehlbildung)

### 99.1.2 Klinische Präsentation/Symptomatik

- **Partieller atrioventrikulärer Septumdefekt:**
  - 9 % der atrioventrikulären Septumdefekte
  - Vorhofseptumdefekt (Primumtyp)
  - 2 einzelne Klappen in getrennten Klappenringen
  - auf das Ventrikelseptum gerichteter Cleft der Mitralklappe
  - Links-rechts-Shunt mit nur geringer Volumenbelastung des rechten Herzes
- **intermediärer atrioventrikulärer Septumdefekt:**
  - 8 % der atrioventrikulären Septumdefekte
  - kompletter Vorhofseptumdefekt (Primumtyp) mit kleinem Inlet-Ventrikelseptumdefekt
  - 2 getrennte Atrioventrikularklappen
- **kompletter atrioventrikulärer Septumdefekt:**
  - 78 % der atrioventrikulären Septumdefekte
  - Vorhofseptumdefekt (Primumtyp) mit Inlet-Ventrikelseptumdefekt
  - gemeinsamer Atrioventrikularklappenring mit gemeinsamer Atrioventrikularklappe
  - Atrioventrikularklappe mit anteriorem und posteriorem Brückensegel, insgesamt 5 unterschiedlich große Klappenanteile
  - Einteilung nach Rastelli (Typ A–C)
  - Insuffizienz der Atrioventrikularklappe (links > rechts)
  - Links-rechts-Shunt mit Druckangleich zwischen rechtem und linkem Herz, konsekutiv biventrikuläre Volumenbelastung und pulmonale Hypertonie
- **imbalanzierter atrioventrikulärer Septumdefekt:**
  - 5 % der atrioventrikulären Septumdefekte
  - Hypoplasie eines Ventrikels
  - keine biventrikuläre Korrekturoption

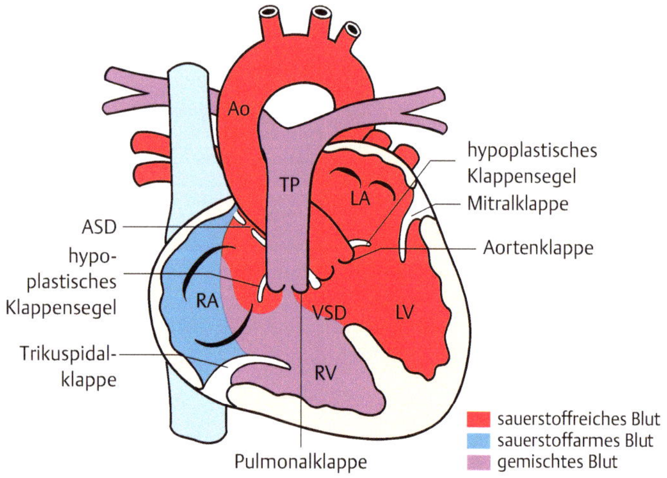


**Abb. 99.1 Atrioventrikulärer Septumdefekt.** Kompletter atrioventrikulärer Septumdefekt mit Vorhofseptumdefekt (Ostium primum) und hohem perimembranösem Ventrikelseptumdefekt.
Ao = Aorta
ASD = Vorhofseptumdefekt
LA = linker Vorhof
LV = linker Ventrikel
RA = rechter Vorhof
RV = rechter Ventrikel
TP = Truncus pulmonalis
VSD = Ventrikelseptumdefekt (Quelle: Claussen CD, Miller S, Fenchel M. Kramer U, Riessen R. Pareto-Reihe Radiologie. Herz. Stuttgart: Thieme; 2006)

## 99.2 Methode der Wahl

- Echokardiografie

## 99.3 Pathognomonische Befunde

- Unvollständige Ausbildung des Atrioventrikularseptums (Echokardiografie, MRT, CT)
- Fehlanlage der Atrioventrikularklappen (Echokardiografie, MRT, CT)
- elongierter linksventrikulärer Ausflusstrakt durch die nach anterior und kranial verlagerte Aortenklappe (Echokardiografie, MRT, CT)
- partieller atrioventrikulärer Septumdefekt: oft nicht symptomatisch, lediglich bildmorphologische Veränderungen
- kompletter atrioventrikulärer Septumdefekt: frühzeitige Herzinsuffizienz, ggf. mit Zyanose ohne Operation bei Shunt-Umkehr (Eisenmenger-Reaktion)

## 99.4 Befundbeschreibung

### 99.4.1 Echokardiografie

- Darstellung des Defekts mit Lage und Größe (▶ Abb. 99.2)
- Anatomie der Klappen und Beurteilung der Funktion mit Quantifizierung der Insuffizienz
- Ventrikelgröße und -imbalance
- Beurteilung des Ausflusstrakts
- fetale Echokardiografie: pränatale Diagnostik möglich

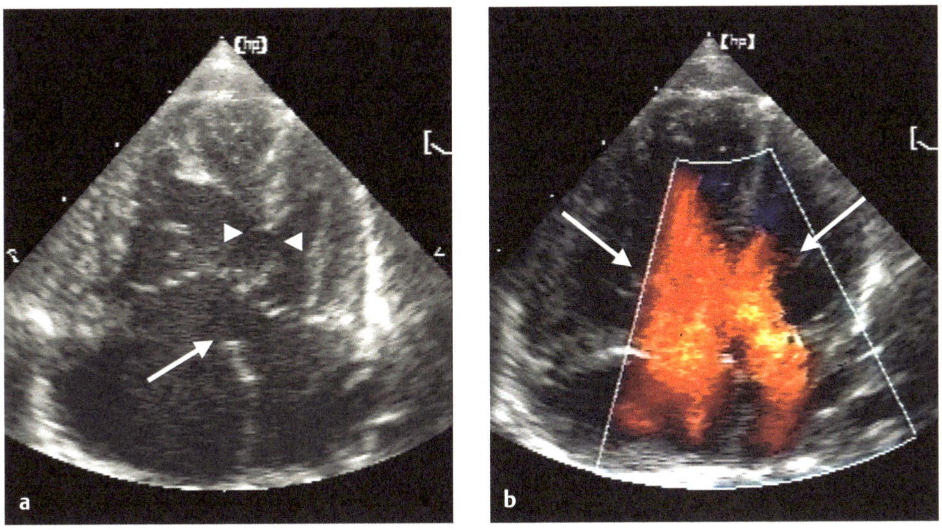


**Abb. 99.2 Atrioventrikulärer Septumdefekt.**
**a** Echokardiografie, Vierkammerblick. Kompletter Defekt des Septum primum (Pfeil) und des perimembranösen Septums (Pfeilspitzen). (Quelle: mit freundlicher Genehmigung von L. Sieverding, Tübingen)
**b** Farb-Doppler, Vierkammerblick. Systolischer Shunt zwischen linkem und rechtem Ventrikel (Pfeile). (Quelle: mit freundlicher Genehmigung von L. Sieverding, Tübingen)

### 99.4.2 Röntgen

- Kardiomegalie
- vermehrte Lungengefäßzeichnung sowie interstitielle Zeichnungsvermehrung bei Herzinsuffizienz
- prominentes Pulmonalissegment
- Atelektasen betont in den Oberfeldern (vor allem bei Trisomie-21-Patienten)

### 99.4.3 CT

- Keine Indikation
- Darstellung von morphologischen Veränderungen möglich, ebenso von pulmonalen Veränderungen

### 99.4.4 MRT

- Keine Indikation
- anatomische Verhältnisse und Beurteilung der kardialen und valvulären Funktion
- Abschätzung des Shunt-Volumens mittels Flussquantifizierung in der Pulmonalarterie und der Aorta ascendens

### 99.4.5 Sonstiges

- Herzkatheter:
  - invasive Messung des pulmonalarteriellen Widerstands bei Verdacht auf eine pulmonale Hypertonie
  - Abschätzung des Operationsrisikos bzw. der Operabilität anhand der pulmonalvaskulären Reagibilität

## 99.5 Radiologische Differenzialdiagnosen

- Mögliche bildgebende Differenzialdiagnosen s. in ▸ Tab. 99.1

## 99.6 Typische Fehler

- Beurteilung der pulmonalen Hypertonie im Rahmen der Bildgebung
- Verwechslung mit isolierten Vorhof- oder Ventrikelseptumdefekten
- Evaluation der Klappenebene in der Schnittbildgebung mittels Schichtführung entlang der Klappenebene

**Tab. 99.1** Radiologische Differenzialdiagnosen des atrioventrikulären Septumdefekts.

| Differenzialdiagnose | Bemerkungen |
|---|---|
| **isolierte Vorhof- oder Ventrikelseptumdefekte** | • ähnliche Klinik je nach Shunt-Volumen |
| **komplexe Vitien mit assoziiertem atrioventrikulärem Septumdefekt** | • weitere kardiale Veränderungen in der Diagnostik |

## 99.7 Was der Kliniker von mir wissen will

- Morphologischer Status
- Differenzierung zwischen partiellem, intermediärem und komplettem atrioventrikulärem Septumdefekt
- Klappen- und Ventrikelfunktion
- Shunt-Volumen
- pulmonaler Status
- Zeichen der Herzinsuffizienz

## 99.8 Literatur

### 99.8.1 Quellenangaben

[1] Claussen CD, Miller S, Fenchel M. Kramer U, Riessen R. Pareto-Reihe Radiologie. Herz. Stuttgart: Thieme; 2006

### 99.8.2 Literatur zur weiteren Vertiefung

[1] Lindinger A, Haas Nam, Sachweh J et al. S2k-Leitlinie „Atrioventrikuläre Septumdefekte (AVSD)“. Düsseldorf: Deutsche Gesellschaft für Pädiatrische Kardiologie und Angeborene Herzfehler e.V. (DGPK); 2019. Internet: https://www.awmf.org/uploads/tx_szleitlinien/023-013l_S2k_Atrioventrikul%C3%A4rer_Septumdefekt_AVSD_2020-07.pdf (Stand: 22.08.2023)

# 100 Ebstein-Anomalie

*Lenhard Pennig*

## 100.1 Einleitung

- **Definition:** angeborene Malformation der Trikuspidalklappe mit apikaler Verlagerung der Schlussebene (septales > posteriores Segel) und konsekutiver Trikuspidalinsuffizienz sowie Dilatation des rechten Vorhofs und Ventrikels (▸ Abb. 100.1)
- **Ätiologie:** assoziierte Fehlbildungen, u. a.:
  - Vorhofseptumdefekt (bis zu 95 % aller Patienten)
  - weitere Klappenfehler (Mitralklappenprolaps, bikuspide Aortenklappe, Pulmonalstenose)
  - Ventrikelseptumdefekt

### 100.1.1 Epidemiologie

#### Häufigkeit

- < 1 % aller angeborenen Herzfehler

#### Geschlechtsverteilung

- Männlich : weiblich = 1:1



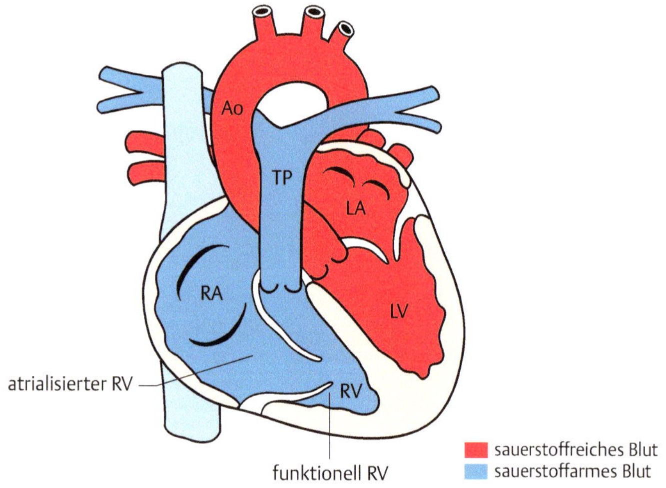


**Abb. 100.1 Ebstein-Anomalie.** Verlagerung des posterioren Trikuspidalsegels in den rechten Ventrikel. Die freie rechtsventrikuläre Wand ist dünn und dilatiert. „Atrialisierung" des rechtsventrikulären Einflusstrakts.
Ao = Aorta
LA = linker Vorhof
LV = linker Ventrikel
RA = rechter Vorhof
RV = rechter Ventrikel
TP = Truncus pulmonalis (Quelle: Claussen CD, Miller S, Fenchel M. Kramer U, Riessen R. Pareto-Reihe Radiologie. Herz. Stuttgart: Thieme; 2006)

### 100.1.2 Klinische Präsentation/Symptomatik

- Bei Neugeborenen Zyanose, Rechtsherzinsuffizienz, Kardiomegalie
- bei Kindern > 10 Jahre und Erwachsenen vor allem Arrhythmien und plötzlicher Herztod
- Klinik abhängig von Alter und Ausprägung des Rechts-links-Shunts auf Vorhofebene

## 100.2 Methode der Wahl

- **Echokardiografie:** primäres Diagnostikum
- **MRT:**
  - zur Volumetrie des rechten Ventrikels
  - zur Shunt-Quantifizierung
  - wenn die Echokardiografie insuffizient ist bzw. im höheren Alter

## 100.3 Pathognomonische Befunde

- Apikale Verlagerung des septalen bzw. posterioren Segels der Trikuspidalklappe um > 8 mm/m² Körperoberfläche im Vergleich zur Insertionsstelle des anterioren Segels der Mitralklappe (Echokardiografie)

## 100.4 Befundbeschreibung

### 100.4.1 Echokardiografie

- Apikale Verlagerung des septalen bzw. posterioren Segels der Trikuspidalklappe um > 8 mm/m² Körperoberfläche im Vergleich zur Insertionsstelle des anterioren Segels der Mitralklappe
- elongiertes, „peitschendes" anteriores Segel der Trikuspidalklappe
- Trikuspidalklappeninsuffizienz
- Dilatation von rechtem Vorhof und Ventrikel
- weitere Herzfehler (vor allem Vorhofseptumdefekt)

### 100.4.2 MRT

- Apikale Verlagerung des septalen bzw. posterioren Segels der Trikuspidalklappe (▸ Abb. 100.2)
- elongiertes, „peitschendes" anteriores Segel der Trikuspidalklappe
- Trikuspidalklappeninsuffizienz
- Dilatation von rechtem Vorhof und Ventrikel
- weitere Herzfehler (vor allem Vorhofseptumdefekt)

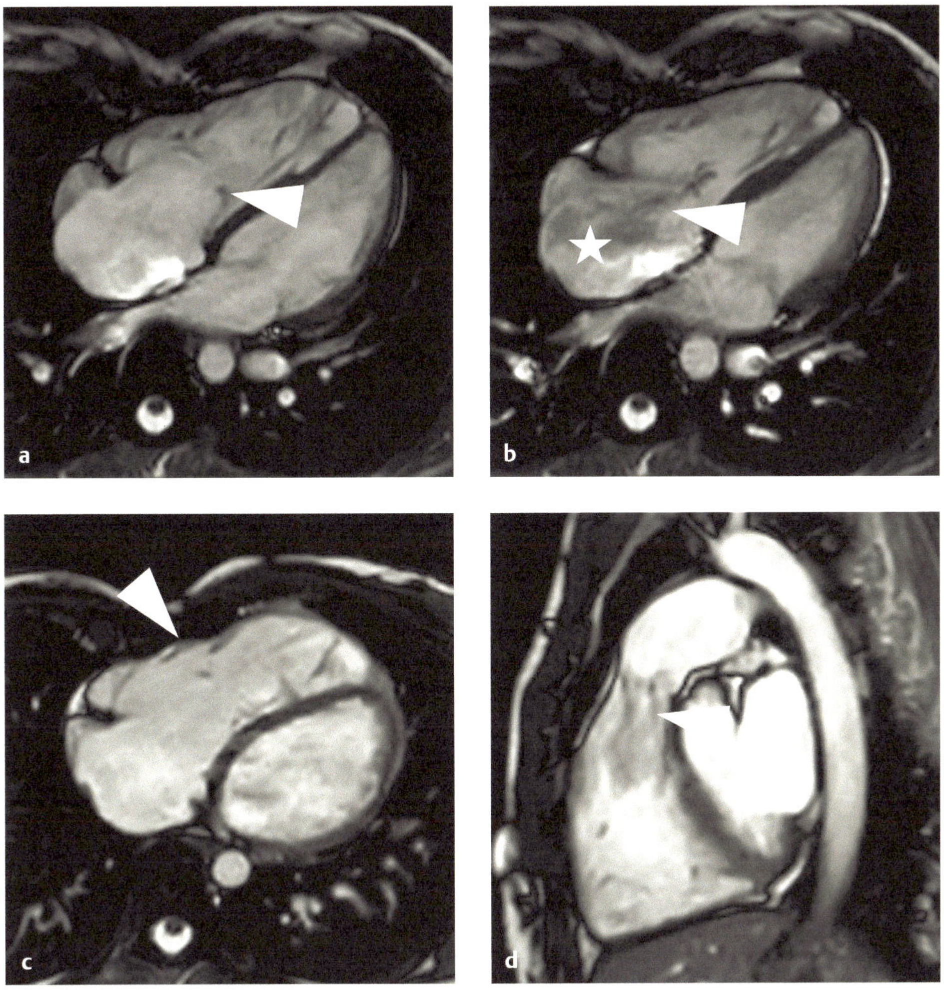


**Abb. 100.2 Ebstein-Anomalie.** 43-jährige Patientin. Im MRT zeigt sich eine apikale Verlagerung der Trikuspidalklappe (**a**, Pfeilspitze) mit begleitender Trikuspidalinsuffizienz (**b**, Pfeilspitze) und Dilatation des rechten Vorhofs (**b**, Stern) sowie des rechten Ventrikels (**c**, Pfeilspitze). Beachten Sie die begleitend vorliegende Pulmonalinsuffizienz (**d**, Pfeilspitze) nach Valvulotomie einer mit der Ebstein-Anomalie vergesellschafteten Pulmonalstenose.

- **a** Balanced SSFP-MRT-Sequenz, Vierkammerblick, Vorhofsystole.
- **b** Balanced SSFP-MRT-Sequenz, Vierkammerblick, Vorhofdiastole.
- **c** Balanced SSFP-MRT-Sequenz in transversaler Schnittführung, Ventrikeldiastole.
- **d** Balanced SSFP-MRT-Sequenz des rechtsventrikulären Ausflusstrakts in parasagittaler Schichtführung.

## 100.5 Radiologische Differenzialdiagnosen

- Zu berücksichtigende Differenzialdiagnosen s. in ▸ Tab. 100.1

**Tab. 100.1** Radiologische Differenzialdiagnosen der Ebstein-Anomalie.

| Differenzialdiagnose | Bemerkungen |
|---|---|
| Trikuspidalatresie | • fehlende Abgrenzung der Trikuspidalklappe<br>• hypoplastischer rechter Ventrikel<br>• vergrößerter linker Ventrikel |
| Trikuspidalinsuffizienz anderer Genese | • regelrechte Lage der Trikuspidalklappe |

## 100.6 Typische Fehler

- Cave: Untersucherabhängigkeit der Echokardiografie.
- fehlerhafte Akquisition bzw. Planung der Cine-Sequenzen in der MRT
- fehlende Detektion weiterer Herzfehler

## 100.7 Was der Kliniker von mir wissen will

- Morphologische Verhältnisse der Trikuspidalklappe, Trikuspidalinsuffizienz
- Volumetrie des rechten Ventrikels (mittels transversaler Cine-Sequenz)
- ggf. Quantifizierung des Shunt-Volumens (mittels Phasenkontrastmessung)

## 100.8 Literatur

### 100.8.1 Quellenangaben

[1] Claussen CD, Miller S, Fenchel M. Kramer U, Riessen R. Pareto-Reihe Radiologie. Herz. Stuttgart: Thieme; 2006

### 100.8.2 Literatur zur weiteren Vertiefung

[1] Attenhofer Jost CH, Connolly HM, Dearani JA et al. Ebstein's anomaly. Circulation 2007; 115 (2): 277–285

# 101 Fallot-Tetralogie und -Pentalogie

*Bettina Baeßler*

## 101.1 Einleitung

- **Definition:**
  - Die Fallot-Tetralogie setzt sich folgendermaßen zusammen (▶ Abb. 101.1):
    - hochgradige Pulmonalstenose,
    - rechtsventrikuläre Hypertrophie,
    - Ventrikelseptumdefekt,
    - über dem Ventrikelseptumdefekt reitende Aorta.
  - Bei der Fallot-Pentalogie kommt zusätzlich noch ein Vorhofseptumdefekt hinzu.
- **Ätiologie:** Als häufige begleitende Fehlbildungen werden insbesondere ein rechter Aortenbogen (in 25 % der Fälle) und Koronaranomalien (in 5–10 % der Fälle) beobachtet.

### 101.1.1 Epidemiologie

#### Häufigkeit

- Die Fallot-Tetralogie ist mit ca. 6 % der angeborenen Herzfehler der häufigste zyanotische Herzfehler im Kindesalter.

IX

### 101.1.2 Klinische Präsentation/Symptomatik

- **Kindesalter:**
  - Zyanose
  - evtl. hypoxämische Anfälle
  - bei älteren Kindern typische Hockstellung (Steigerung des totalen peripheren Widerstands)

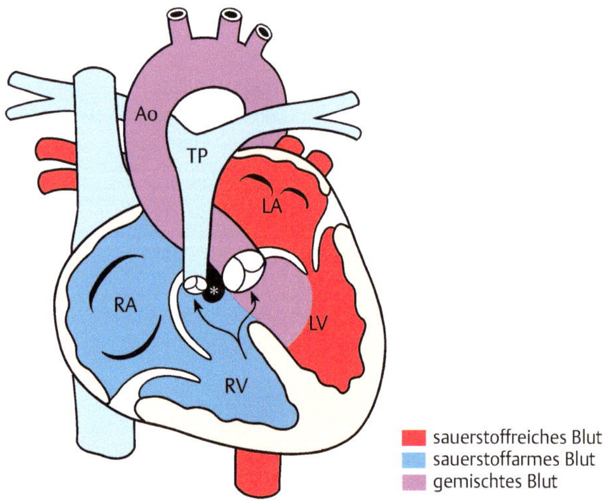


**Abb. 101.1 Fallot-Tetralogie.** Subvalvuläre Pulmonalstenose (Muskel, Stern) bei kleiner Pulmonalklappe, große Aortenklappe über dem hochsitzenden Ventrikelseptumdefekt (reitende Aorta), rechtsventrikuläre Hypertrophie. Zyanose aufgrund des Rechts-links-Shunts.
Ao = Aorta
LA = linker Vorhof
LV = linker Ventrikel
RA = rechter Vorhof
RV = rechter Ventrikel
TP = Truncus pulmonalis (Quelle: Claussen CD, Miller S, Fenchel M. Kramer U, Riessen R. Pareto-Reihe Radiologie. Herz. Stuttgart: Thieme; 2006)

  - Polyglobulie
  - Trommelschlegelfinger
  - Uhrglasnägel
- **Erwachsene:**
  - Dyspnoe
  - verminderte Belastbarkeit
  - chronische Zyanose
  - Hirnabszess
  - zerebrovaskulärer Insult
  - Endokarditis

**Merke** M!

In seltenen Fällen kommt eine Fallot-Tetralogie auch beim Erwachsenen als Zufallsbefund vor!

## 101.2 Methode der Wahl

- Echokardiografie
- MRT bei steigendem Lebensalter sowie zur prä- und postoperativen Untersuchung
- zunehmend auch CT zur schnellen Darstellung der Anatomie vor einem operativen Eingriff

## 101.3 Pathognomonische Befunde

- **Fallot-Tetralogie:**
  - Pulmonalstenose
  - rechtsventrikuläre Hypertrophie
  - Ventrikelseptumdefekt mit „reitender Aorta" (alle anatomischen Bildgebungsmethoden)
- **Fallot-Pentalogie:** zusätzlich zur Fallot-Tetralogie noch Vorhofseptumdefekt

## 101.4 Befundbeschreibung

### 101.4.1 Echokardiografie

- Darstellung des Ventrikelseptumdefekts
- Position der Aortenwurzel und des Aortenbogens
- Funktion der Pulmonalklappe
- Obstruktion des rechtsventrikulären Ausflusstrakts
- Anatomie der Pulmonalgefäße
- weitere assoziierte Anomalien

### 101.4.2 MRT

- Morphologische Darstellung vor (selten auch im Erwachsenenalter Zufallsbefund; ▶ Abb. 101.2 und ▶ Abb. 101.3) und nach Operation
- Nachweis von majoren aortopulmonalen Kollateralen
- funktionelle Befunde wie in der Echokardiografie
- Darstellung der postoperativen Situation (z. B. Blalock-Taussig-Shunt)
- Shunt-Offenheit
- Flussvolumen und Regurgitationsfraktion mit MRT besser messbar als mit Echokardiografie (MR-Angiografie, Flussquantifizierung mit Phasenkontrastbildgebung)
- genaue Bewertung der Funktion des rechten Ventrikels (insbesondere auch für die Langzeitverlaufskontrolle) und der Myokardhypertrophie
- Analyse der Fibrosebildung (prognostischer Wert)

### 101.4.3 Röntgen

- Unspezifisch
- sog. Holzschuhherz
- Hypertrophie des rechten Ventrikels
- verminderte pulmonale Gefäßzeichnung
- evtl. rechter Aortenbogen (in 25 % der Fälle)

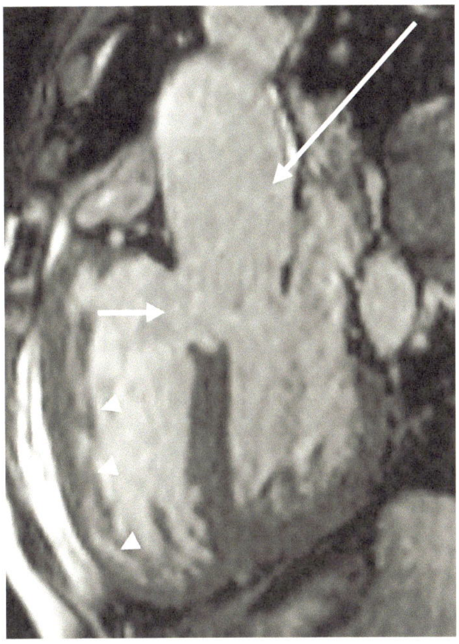

**Abb. 101.2 Fallot-Tetralogie.** Cine-MRT-Sequenz im Dreikammerblick eines Patienten mit unkorrigierter Fallot-Tetralogie. Rechtsventrikuläre Hypertrophie (Pfeilspitzen), Ventrikelseptumdefekt (kurzer Pfeil) und reitende Aorta (langer Pfeil). (Quelle: Claussen CD, Miller S, Fenchel M. Kramer U, Riessen R. Pareto-Reihe Radiologie. Herz. Stuttgart: Thieme; 2006)

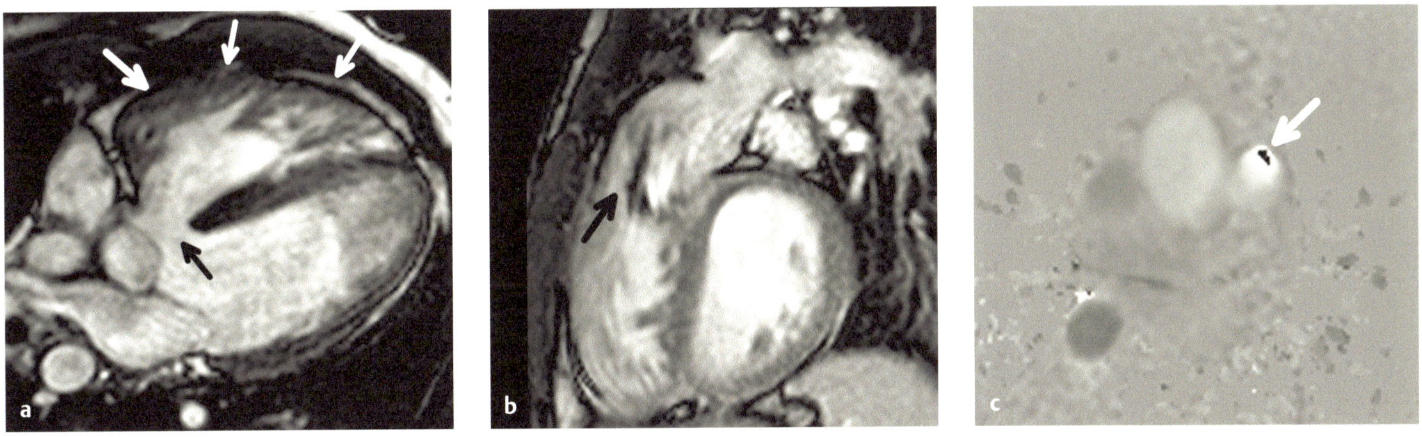


**Abb. 101.3 Fallot-Tetralogie.** 24-jährige Patientin mit unkorrigierter Fallot-Tetralogie als Zufallsbefund. Die Cine-Sequenz im Vierkammerblick zeigt einen großen Ventrikelseptumdefekt (**a**, schwarzer Pfeil) mit der überreitenden Aorta. Ausgeprägte Hypertrophie des rechten Ventrikels mit Hypertrabekularisierung (**a**, weiße Pfeile). Die Cine-MRT-Sequenz über dem rechtsventrikulären Ausflusstrakt bringt den Nachweis der Pulmonalstenose durch Darstellung eines Flussbeschleunigungsjets (**b**, Pfeil). Ebenfalls Nachweis der rechtsventrikulären Hypertrophie. Die Phasenkontrastbildgebung orthograd im rechtsventrikulären Ausflusstrakt bestätigt das Vorliegen einer Pulmonalstenose durch Nachweis von deutlichen Aliasing-Artefakten (**c**, Pfeil).

**a** Cine-MRT-Sequenz im Vierkammerblick.

**b** Cine-MRT-Sequenz über dem rechtsventrikulären Ausflusstrakt.

**c** MRT-Phasenkontrastbildgebung orthograd im rechtsventrikulären Ausflusstrakt.

### 101.4.4 CT

- Morphologische Darstellung vor und nach Operation (aufgrund der mittlerweile geringen Strahlenbelastung und der höheren räumlichen Auflösung insbesondere in der präoperativen Diagnostik zunehmend etabliert)
- besonders gut geeignet zum Nachweis assoziierter Koronaranomalien
- Nachweis von majoren aortopulmonalen Kollateralen

### 101.4.5 Angiografie

- Eventuell zur Darstellung der Koronaranatomie
- Quantifizierung des Ventrikelseptumdefekts
- Intervention bei Pulmonalarterienstenose
- präoperativ zur Embolisation von majoren aortopulmonalen Kollateralen

## 101.5 Radiologische Differenzialdiagnosen

- Pulmonalatresie
- Truncus arteriosus communis
- Double Outlet right Ventricle



## 101.6 Typische Fehler

- Nichterkennen der Diagnose im Rahmen eines Zufallsbefunds (selten, aber kommt vor; bei Detektion einer der Komponenten der Fallot-Tetra- bzw. -Pentalogie sollte gezielt nach den anderen Komponenten gesucht werden)
- fehlende Detektion anderer, assoziierter Fehlbildungen (z. B. Koronaranomalien)

## 101.7 Was der Kliniker von mir wissen will

- Ausmaß der Obstruktion des rechtsventrikulären Ausflusstrakts
- Anatomie des rechtsventrikulären Ausflusstrakts
- Ausmaß des Rechts-links-Shunts
- Abgang und Verlauf der Koronararterien
- Entwicklung der Pulmonalgefäße (wichtig für das chirurgische Vorgehen)

## 101.8 Literatur

### 101.8.1 Quellenangaben


[1] Claussen CD, Miller S, Fenchel M. Kramer U, Riessen R. Pareto-Reihe Radiologie. Herz. Stuttgart: Thieme; 2006


### 101.8.2 Literatur zur weiteren Vertiefung


[1] Frank L, Dillman JR, Parish V et al. Cardiovascular MR imaging of conotruncal anomalies. Radiographics 2010; 30 (4): 1069–1094

[2] Ulmer HE. Fallot'sche Tetralogie. Herzblatt 2015; Sonderdruck

# 102 Hypoplastisches Linksherzsyndrom

*Marcel C. Langenbach*

## 102.1 Einleitung

- **Definition:**
  - Hypoplasie des linken Ventrikels, vergesellschaftet mit Stenose bzw. Atresie der Mitral- und/oder Aortenklappe (variable Kombinationen; ▶ Abb. 102.1)
  - Hypoplasie der Aorta ascendens und des Aortenbogens
  - Synonym: Single Ventricle (kurz: HLHS)
  - oft Zusammenfassung weiterer Fehlbildungen mit hypoplastischem oder dysfunktionellem linkem Ventrikel unter dem Begriff „hypoplastisches Linksherzsyndrom"

### 102.1.1 Epidemiologie

#### Häufigkeit

- Zwischen 1 und 2 % aller angeborenen Herzfehler

#### Geschlechtsverteilung

- Männlich : weiblich = 2:1

#### Prädisponierende Faktoren

- Gehäuft bei chromosomalen Störungen, z. B. Turner-Syndrom und Trisomieerkrankungen

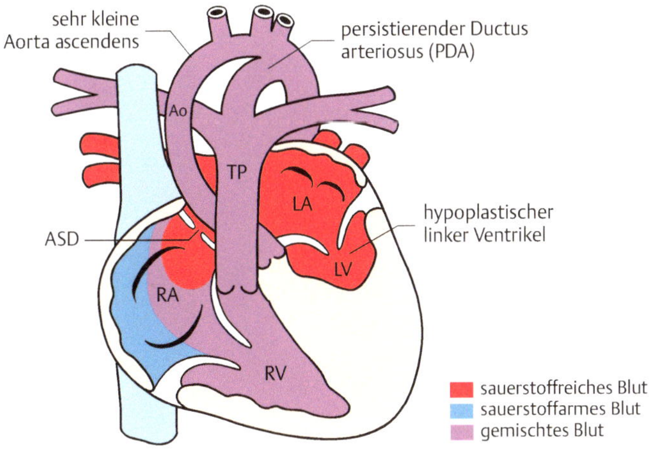


**Abb. 102.1 Hypoplastisches Linksherzsyndrom.** Hypoplasie von linkem Vorhof, linkem Ventrikel, der Aortenklappe und der aszendierenden Aorta (Typ I). Der systemische Blutfluss ist abhängig von einem persistierenden Ductus arteriosus. Blutoxygenierung durch Durchmischung im rechten Vorhof mit Links-rechts-Shunt über das Foramen ovale.
Ao = Aorta
ASD = Vorhofseptumdefekt
LA = linker Vorhof
LV = linker Ventrikel
RA = rechter Vorhof
RV = rechter Ventrikel
TP = Truncus pulmonalis (Quelle: Claussen CD, Miller S, Fenchel M. Kramer U, Riessen R. Pareto-Reihe Radiologie. Herz. Stuttgart: Thieme; 2006)

### 102.1.2 Klinische Präsentation/Symptomatik

- Unzureichendes systemisches Herzminutenvolumen
- systemische Perfusion über einen persistierenden Ductus arteriosus durch den rechten Ventrikel
- oxygeniertes Blut über einen Links-rechts-Shunt auf Vorhofebene (offenes Foramen ovale bzw. atrialer Septumdefekt)
- persistierender Ductus arteriosus und atrialer Septumdefekt überlebensnotwendig (ihr Verschluss führt zur Dekompensation)
- Frühsymptom lediglich postnatale Tachypnoe
- Manifestation bereits zeitnah postnatal
- im Verlauf kardiogener Schock bei beginnendem Duktusverschluss und Abfall des pulmonalen Gefäßwiderstands, Zyanose
- Letalität ohne Behandlung > 90 % vor dem 10. Lebenstag
- Überlebenschance 50 % bei operativer Therapie (Norwood-Operation)

## 102.2 Methode der Wahl

- Echokardiografie (Farb-Doppler)
- MRT für postoperative Verlaufskontrollen

## 102.3 Pathognomonische Befunde

- Hypoplastischer linker Ventrikel (Echokardiografie, CT, MRT, Herzkatheter)
- Stenose bzw. Atresie der Mitral- und/oder Aortenklappe (Echokardiografie, MRT)
- Dilatation des rechten Ventrikels und der Pulmonalarterien (Echokardiografie, CT, MRT, Herzkatheter)
- Fehlbildungen der Aorta (Echokardiografie, CT, MRT)
- atrialer Septumdefekt, offenes Foramen ovale (Echokardiografie, CT, MRT, Herzkatheter)
- assoziierte Fehlbildungen:
  - Ventrikelseptumdefekt
  - Lungenvenenanomalie
  - Koronaranomalie
  - Trikuspidalklappenanomalie
  - Hohlvenenanomalie

## 102.4 Befundbeschreibung

### 102.4.1 Echokardiografie

- Größe und Funktion des linken und des rechten Ventrikels
- Größe der Aorta (< 5 mm) und Perfusion
- Darstellung des Aortenbogens und der Anatomie, Beurteilung der Abgänge, Frage nach Gefäßanomalien
- Darstellung und Quantifizierung des atrialen Links-rechts-Shunts sowie des Ductus arteriosus, Frage nach ausreichender Perfusion
- Darstellung der Lungen- und Systemvenen
- Beurteilung der Klappenfunktion

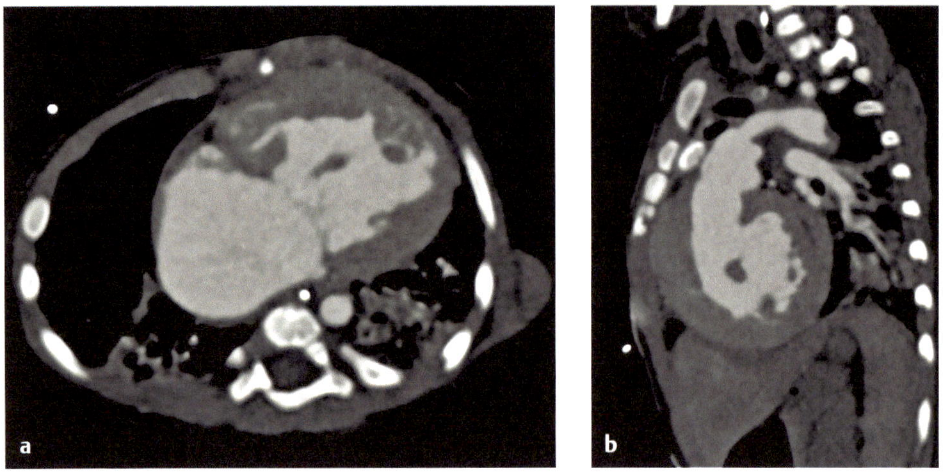


**Abb. 102.2 Hypoplastisches Linksherzsyndrom.** 15 Monate altes Mädchen. In der paraaxialen Schnittführung der CT (**a**) zeigen sich der deutlich dilatierte rechte Vorhof sowie der hypertrophierte, singuläre rechte Ventrikel. In den parasagittalen Schichten (**b**) sind die zur Körperschlagader umfunktionierte Pulmonalarterie und die hypoplastische Aorta erkennbar. Die pulmonale Zirkulation wird nach erfolgter Norwood-I-Operation über einen Sano-Shunt versorgt (nicht abgebildet).

**a** CT mit Kontrastmittel, paraaxiale Schnittführung.

**b** CT mit Kontrastmittel, parasagittale Schnittführung.

**Tab. 102.1** Radiologische Differenzialdiagnosen des hypoplastischen Linksherzsyndroms.

| Differenzialdiagnose | Bemerkungen |
|---|---|
| Aortenstenose, Aortenisthmusstenose, unterbrochener Aortenbogen | • Druckbelastung des linken Ventrikels bei normal entwickeltem Herz |
| Kardiomyopathie | • globale Herzvergrößerung, morphologisch unauffällig<br>• Myokardfunktionsstörung |
| arteriovenöse Malformation | • morphologisch unauffälliges Herz<br>• Volumenbelastung aller Herzkammern |



### 102.4.2 Röntgen

- Kardiomegalie mit plumpem, kugelförmigem Herz (der rechte Ventrikel ist links herzrandbildend)
- vermehrte pulmonale Gefäßzeichnung
- ggf. pulmonale Stauung mit interstitiellem Ödem
- schmales Mediastinum

### 102.4.3 CT

- Keine Indikation
- bei gezielten Fragestellungen bezüglich der Anatomie prä- oder postoperativ (▸ Abb. 102.2)

### 102.4.4 MRT

- Keine Indikation, jedoch häufig Anwendung in der postoperativen Nachsorge
- Darstellung der anatomischen Verhältnisse
- Offenheit von aortopulmonalen (Blalock-Taussig-Shunt) und kavopulmonalen Shunts (Glenn-Shunt)
- Flussmessung zur Quantifizierung der Shunt-Volumina und der Herzfunktion

### 102.4.5 Sonstiges

- Herzkatheter:
  - Abklärung der Lungenvenenanatomie
  - Nachweis von Koronaranomalien (Begleitfehlbildung)
  - postoperative Druckverhältnisse

## 102.5 Radiologische Differenzialdiagnosen

- Übersicht der infrage kommenden Differenzialdiagnosen s. in ▸ Tab. 102.1

## 102.6 Typische Fehler

- Übersehen von Begleitfehlbildungen

**Merke** M!

Bei kardiogenem Shock und Zyanose muss an das Vorliegen eines hypoplastischen Linksherzsyndroms gedacht werden.

## 102.7 Was der Kliniker von mir wissen will

- Quantifizierung der linksventrikulären und aortalen Hypoplasie, der Flussverhältnisse und der Funktion sowie des Ductus arteriosus und des atrialen Septumdefekts
- Klappenfunktion (vor allem Mitral- und Aortenklappe)
- Lungenvenenanatomie

## 102.8 Literatur

### 102.8.1 Quellenangaben

[1] Claussen CD, Miller S, Fenchel M. Kramer U, Riessen R. Pareto-Reihe Radiologie. Herz. Stuttgart: Thieme; 2006

### 102.8.2 Literatur zur weiteren Vertiefung

[1] Michel-Behnke I, Haas N, Murin P et al. S2k-Leitlinie „Hypoplastisches Linksherzsyndrom/Hypoplastischer Linksherzkomplex". Düsseldorf: Deutsche Gesellschaft für Pädiatrische Kardiologie und Angeborene Herzfehler e.V. (DGPK); 2022. Internet: https://register.awmf.org/assets/guidelines/023-030l_S2k_Hypoplastisches-Linksherzsyndrom-Hypoplastischer-Linksherzkomplex-Kinder-Jugendliche_2023-01.pdf (Stand: 22.08.2023)

# 103 Pulmonalatresie

*Lenhard Pennig*

## 103.1 Einleitung

- **Definition:**
  - zum Formenkreis Single Ventricle gehörendes kongenitales Vitium mit fehlender Anlage der Pulmonalklappe und begleitendem Ventrikelseptumdefekt (sehr selten ohne Ventrikelseptumdefekt, dann mit hypoplastischem rechtem Ventrikel) sowie ggf. Hypoplasie der Pulmonalarterien (▸ Abb. 103.1)
  - pulmonaler Blutfluss über den Ductus arteriosus bzw. über aortopulmonale Kollateralen (Major aortopulmonary collateral Arteries, MAPCA)
- **Ätiologie:** assoziierte Fehlbildungen u. a.:
  - Vorhofseptumdefekt
  - persistierender Ductus arteriosus Botalli

### 103.1.1 Epidemiologie

#### Häufigkeit

- 3 % aller angeborenen Herzfehler

### 103.1.2 Klinische Präsentation/Symptomatik

- Abhängig vom Vorhandensein des Ventrikelseptumdefekts, vom Verschluss des Ductus arteriosus und von der Ausprägung der majoren aortopulmonalen Kollateralen mit milder bis ausgeprägter Zyanose und Herzinsuffizienzsymptomatik

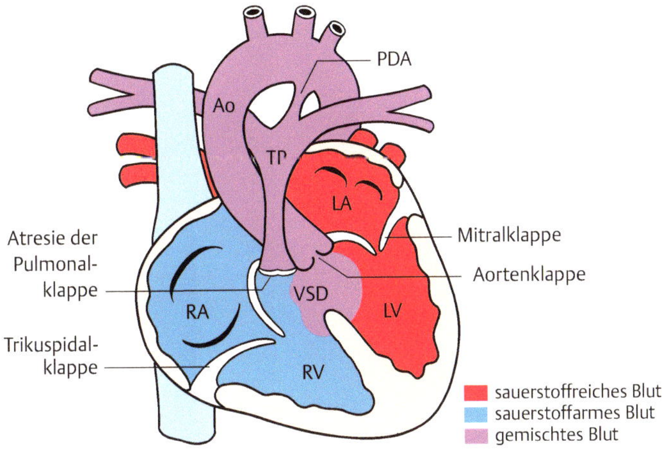


**Abb. 103.1 Pulmonalatresie.** Atresie der Pulmonalklappe sowie Blutmischung über den Ventrikelseptumdefekt (Typ I). Die Lungenstrombahn wird über einen persistierenden Ductus arteriosus Botalli mit Mischblut versorgt.
Ao = Aorta
LA = linker Vorhof
LV = linker Ventrikel
PDA = persistierender Ductus arteriosus Botalli
RA = rechter Vorhof
RV = rechter Ventrikel
TP = Truncus pulmonalis
VSD = Ventrikelseptumdefekt (Quelle: Claussen CD, Miller S, Fenchel M. Kramer U, Riessen R. Pareto-Reihe Radiologie. Herz. Stuttgart: Thieme; 2006)

## 103.2 Methode der Wahl

- **Echokardiografie:** primäres Diagnostikum prä- bzw. postnatal
- **MRT:**
  - zur Volumetrie des rechten Ventrikels bzw. zur Darstellung der Major aortopulmonary collateral Arteries und der Pulmonalarterien
  - Evaluation prä- und postoperativer Verhältnisse (Shunt- bzw. Konduit-Stenose)
  - wenn die Echokardiografie insuffizient ist bzw. im höheren Alter
- **CT:**
  - zur Darstellung der Major aortopulmonary collateral Arteries und der Pulmonalarterien
  - Evaluation prä- und postoperativer Verhältnisse (Shunt- bzw. Konduit-Stenose)

## 103.3 Pathognomonische Befunde

- Fehlende Anlage der Pulmonalklappe mit oder ohne Ventrikelseptumdefekt (Echokardiografie, MRT und CT)
- ggf. Hypoplasie der Pulmonalarterien mit pulmonalem Blutfluss über den Ductus arteriosus bzw. über die Major aortopulmonary collateral Arteries (Echokardiografie, MRT und CT)

## 103.4 Befundbeschreibung

### 103.4.1 Echokardiografie

- Fehlende Anlage der Pulmonalklappe mit oder ohne Ventrikelseptumdefekt und ggf. Hypoplasie der Pulmonalarterien bzw. des rechten Ventrikels
- assoziierte Fehlbildungen

### 103.4.2 MRT

- Fehlende Anlage der Pulmonalklappe mit oder ohne Ventrikelseptumdefekt und ggf. Hypoplasie der Pulmonalarterien bzw. des rechten Ventrikels (▸ Abb. 103.2)
- Major aortopulmonary collateral Arteries in der MR-Angiografie
- postoperative Verhältnisse (Stenose bzw. Insuffizienz des Konduits, Shunt-Quantifizierung; ▸ Abb. 103.3)

### 103.4.3 CT

- Hypoplasie der Pulmonalgefäße
- Major aortopulmonary collateral Arteries (mit der CT aufgrund der superioren Ortsauflösung besser als in der MR-Angiografie abzugrenzen; s. ▸ Abb. 103.3c)
- postoperative Verhältnisse (Stenose bzw. Lumenverschmälerung des Konduits)

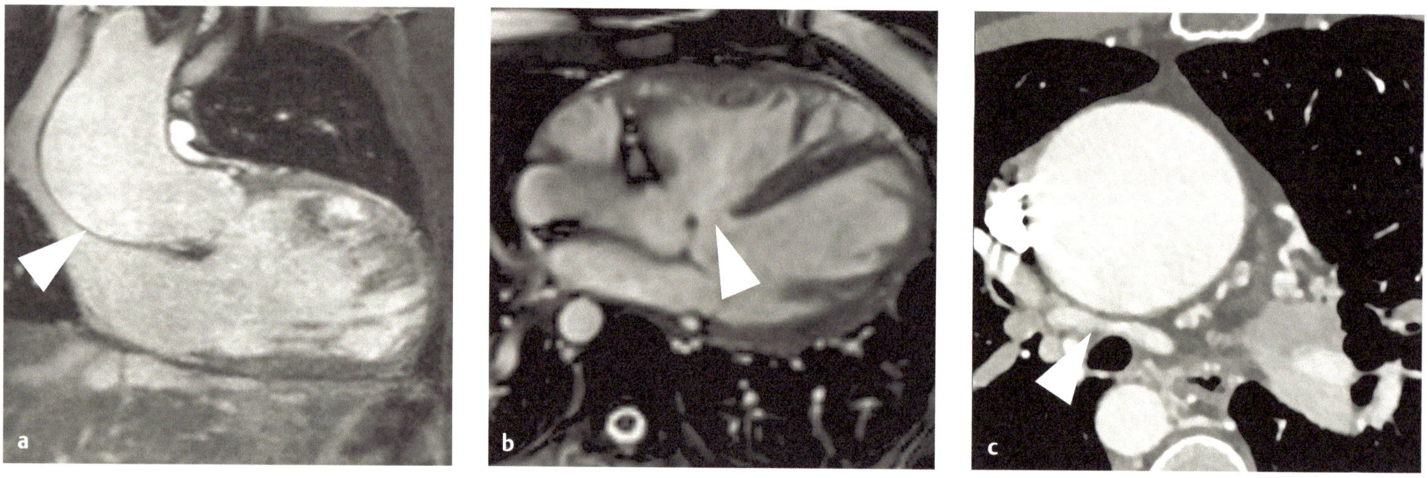

Abb. 103.2 **Pulmonalatresie.** Fehlende Abgrenzung der Pulmonalklappe und hypoplastische Pulmonalarterien mit begleitender Dilatation der Aorta ascendens (**a**, Pfeilspitze) und Ventrikelseptumdefekt (**b**, Pfeilspitze) sowie Major aortopulmonary collateral Arteries zur rechten Pulmonalarterie (**c**, Pfeilspitze).

**a** Native koronare MR-Angiografie.

**b** Axiale balanced SSFP-Cine-MRT-Sequenz.

**c** Axiale CT-Angiografie.



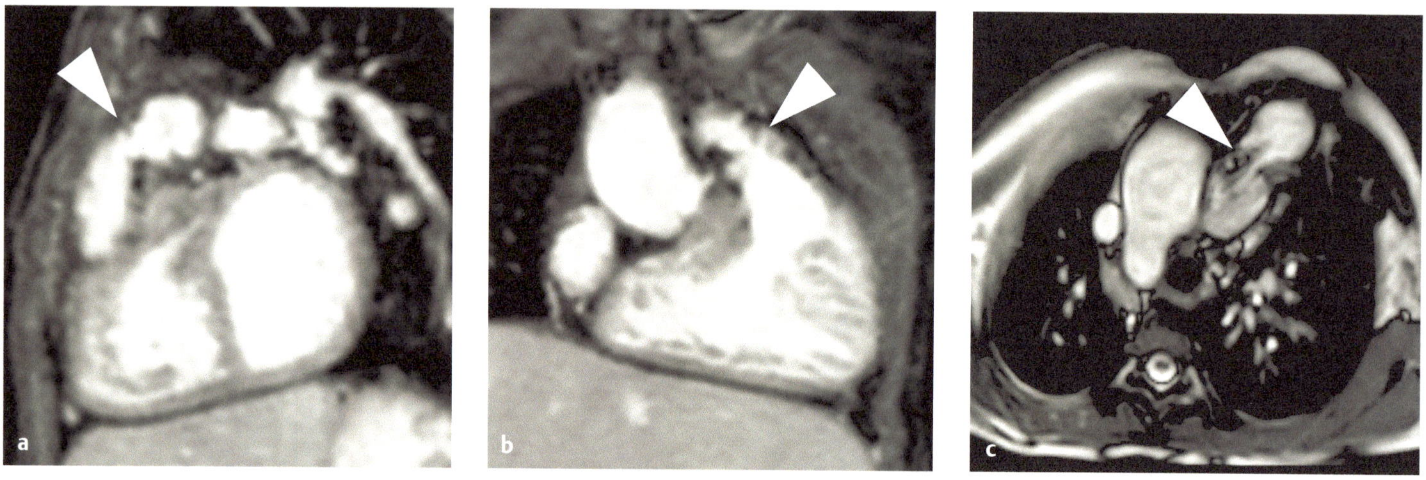

Abb. 103.3 **Pulmonalatresie.** Elfjähriger Patient nach Implantation eines Integra-Konduits aufgrund einer Pulmonalatresie mit Konduit-Stenose bei Lumenverschmälerung (**a**, **b**, Pfeilspitzen) und Flussbeschleunigung (**c**, Pfeilspitze).

**a** Native parasagittale MR-Angiografie.

**b** Native koronare MR-Angiografie.

**c** Axiale balanced SSFP-Cine-MRT-Sequenz.

Tab. 103.1 Radiologische Differenzialdiagnosen der Pulmonalatresie.

| Differenzialdiagnose | Bemerkungen |
|---|---|
| Fallot-Tetralogie | • vorhandene Pulmonalklappe mit Stenose<br>• Hypertrophie des rechten Ventrikels |
| andere Formen der Pulmonalstenose | • vorhandene Pulmonalklappe mit Stenose<br>• Hypertrophie des rechten Ventrikels |

## 103.5 Radiologische Differenzialdiagnosen

- Bildgebende Differenzialdiagnosen s. in ▸ Tab. 103.1

**Merke**

Von manchen Autoren wird die Pulmonalatresie mit Ventrikelseptumdefekt auch als extreme Form der Fallot-Tetralogie bezeichnet.

## 103.6 Typische Fehler

- Cave: Untersucherabhängigkeit der Echokardiografie.
- fehlerhafte Akquisition bzw. Planung der Cine-Sequenzen in der MRT
- fehlende Detektion weiterer Herzfehler und fehlende Evaluation der pulmonalarteriellen Strombahn
- fehlende Abklärung hinsichtlich der majoren aortopulmonalen Kollateralen

## 103.7 Was der Kliniker von mir wissen will

- Ventrikelseptumdefekt vorhanden, Lage und Größe
- persistierender Ductus arteriosus bzw. Major aortopulmonary collateral Arteries vorhanden, Lage
- Ausprägung der Hypoplasie der Pulmonalgefäße
- Volumetrie des rechten Ventrikels (mittels transversaler Cine-Sequenz)
- weitere Herzfehler (vor allem Vorhofseptumdefekt)
- ggf. Quantifizierung des Shunt-Volumens (mittels Phasenkontrastmessung)

## 103.8 Literatur

### 103.8.1 Quellenangaben

[1] Claussen CD, Miller S, Fenchel M. Kramer U, Riessen R. Pareto-Reihe Radiologie. Herz. Stuttgart: Thieme; 2006

# 104 Dextroposition der großen Arterien

*Christian P. Houbois*

## 104.1 Einleitung

- **Definition:**
  - Die Dextroposition der großen Arterien (kurz: d-TGA) ist der zweithäufigste kongenitale zyanotische Herzfehler.
  - Die Gefäßkreisläufe verlaufen parallel, deshalb zirkuliert nicht oxygeniertes Blut vom rechten Vorhof in den subaortalen Ventrikel und gelangt so in die Aorta und den Körperkreislauf.
  - Andererseits zirkuliert oxygeniertes Blut vom linken Vorhof in den subpulmonalen Ventrikel und gelangt so in den Lungenkreislauf.
  - Aufgrund der Kreislauftrennung kommt es zur Zyanose, die mit dem Leben unvereinbar ist. Wenn allerdings ein Ventrikelseptumdefekt vorliegt, wird durch den Shunt Mischblut erzeugt, und die Zyanose wird abgemildert.
- **Ätiologie:** Die Dextroposition der großen Arterien ist häufig assoziiert mit anderen kongenitalen Herzerkrankungen, z. B.:
  - Ventrikelseptumdefekt,
  - Stenose des rechtsventrikulären Ausflusstrakts,
  - persistierendem Ductus arteriosus Botalli,
  - Aortenisthmusstenose,
  - unterbrochenem Aortenbogen.
- **Therapie:**
  - Aktuell ist die Therapie der Wahl die Arterial Switch Operation nach Jatene, die die Operation nach Mustard und Senning abgelöst hat.
  - Wenn ein Ventrikelseptumdefekt in Kombination mit einer Obstruktion des linksventrikulären Ausflusstrakts (subpulmonale bzw. Pulmonalstenose) vorliegt, wird eine Operation nach Rastelli durchgeführt.

### 104.1.1 Epidemiologie

#### Häufigkeit

- 0,2:1000 Lebendgeburten
- ca. 5 % aller angeborenen Herzerkrankungen

#### Altersgipfel

- Angeboren

#### Geschlechtsverteilung

- Männlich : weiblich = 2:1

#### Prädisponierende Faktoren

- Mütterlicher Diabetes während der Schwangerschaft
- Heterotaxiesyndrom
- ionisierende Strahlung

### 104.1.2 Klinische Präsentation/Symptomatik

- Zyanotisches Neugeborenes
- Herzinsuffizienz

## 104.2 Methode der Wahl

- **Echokardiografie:** während der Schwangerschaft und nach der Geburt
- **Kardio-MRT:** Follow-up

## 104.3 Pathognomonische Befunde

- Konkordante atrioventrikuläre Verbindung, diskordante ventrikuloarterielle Verbindung
- Ursprung der Aorta aus dem morphologischen rechten Ventrikel (subaortaler Ventrikel) und Ursprung des Pulmonalarterienhauptstamms aus dem morphologischen linken Ventrikel (subpulmonaler Ventrikel)
- subaortaler Ventrikel: morphologischer rechter Ventrikel und damit systemischer Ventrikel
- Risiko der rechtsventrikulären Hypertrophie wegen des hohen Afterloads und Folge einer Rechtsherzinsuffizienz
- Mustard-Senning-Operation: superiorer bzw. inferiorer Baffle, Dilatation der V. azygos (lässt indirekt auf superiore Baffle-Stenose schließen)
- Jatene-Operation: Pulmonalarterienhauptstamm vor Aortenwurzel (rechte und linke Pulmonalarterie ziehen um die Aortenwurzel herum)
- Rastelli-Operation: Konduit (Homograft) zwischen rechtem Ventrikel bzw. rechtsventrikulärem Ausflusstrakt und Pulmonalarterien, Verschluss des Ventrikelseptumdefekts

## 104.4 Befundbeschreibung

### 104.4.1 Röntgen

- Postoperativ im konventionellen Röntgen-Thorax im p.-a. Strahlengang
- „auf der Seite liegendes Ei“
- verengter Gefäßbaum
- Kardiomegalie
- prominente Pulmonalgefäße

IX

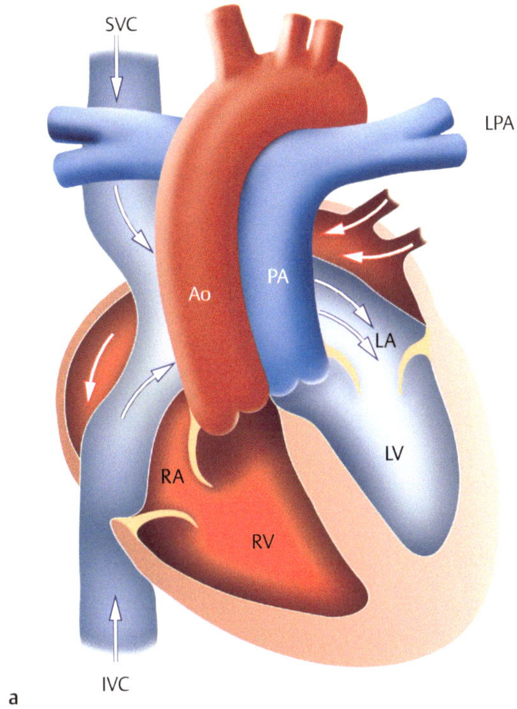


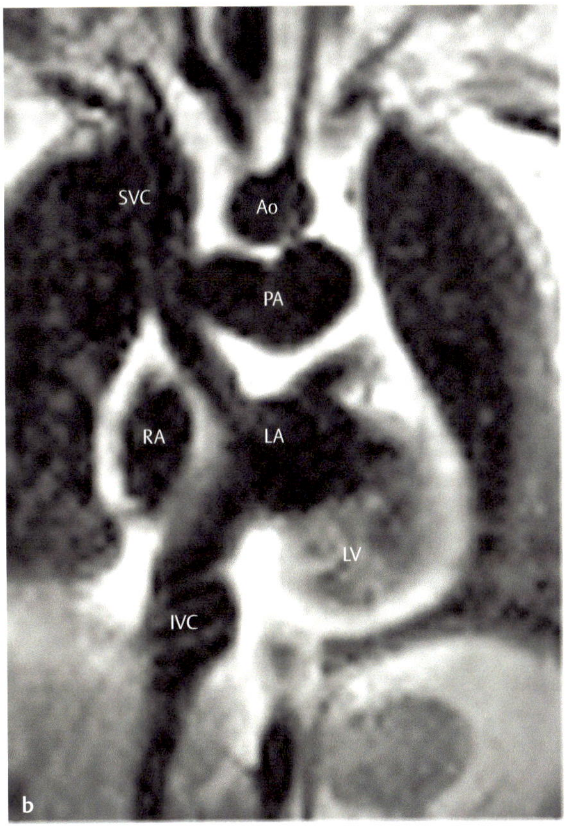


**Abb. 104.1 Dextroposition der großen Arterien.** Zustand nach Mustard-Senning-Operation (Atrial Switch Operation), mit der die vollständige Transposition der großen Arterien mit intaktem Ventrikelseptum korrigiert werden soll. Beide Abbildungen zeigen den venösen Baffle, der auf Vorhofniveau den Blutfluss von den Vv. cavae superior und inferior zum linken Vorhof lenkt.
Ao = Aorta
IVC = V. cava inferior
LA = linker Vorhof
LPA = A. pulmonalis sinistra
LV = linker Ventrikel
PA = A. pulmonalis
RA = rechter Vorhof
RV = rechter Ventrikel
SVC = V. cava superior
**a** Schematische Darstellung. (Quelle: Gutberlet M. Diagnostic imaging of congenital heart defects. Stuttgart: Thieme; 2020)
**b** Korrespondierende koronare T1w Spin-Echo-MRT-Sequenz. (Quelle: Gutberlet M. Diagnostic imaging of congenital heart defects. Stuttgart: Thieme; 2020)

### 104.4.2 MRT

- Konkordante atrioventrikuläre Verbindung, diskordante ventrikuloarterielle Verbindung
- Ursprung der Aorta aus dem morphologischen rechten Ventrikel (subaortaler Ventrikel) und Ursprung des Pulmonalarterienhauptstamms aus dem morphologischen linken Ventrikel (subpulmonaler Ventrikel)
- subaortaler Ventrikel: morphologischer rechter Ventrikel und damit systemischer Ventrikel
- Risiko der rechtsventrikulären Hypertrophie wegen des hohen Afterloads und Folge einer Rechtsherzinsuffizienz
- postoperativ (▸ Abb. 104.1 und ▸ Abb. 104.2)

## 104.5 Radiologische Differenzialdiagnosen

- Die ventrikuloarterielle Diskordanz kann eindeutig diagnostiziert werden. Daher kommen keine anderen Erkrankungen infrage.
- Ein besonderes Augenmerk sollte auf die Detektion zusätzlicher kardialer Fehlbildungen wie z. B. Vorhofseptumdefekt, Ventrikelseptumdefekt und Aortenanomalien gelegt werden.

## 104.6 Typische Fehler

- Häufige Dilatation der Neoaorta mit Neoaortenklappeninsuffizienz nach Jatene-Operation (in bis zu 50 % der Fälle)
- Koronarostienstenose und/oder -Verschluss in seltenen Fällen (in ca. 5 % der Fälle)
- Übersehen einer Stenose des Konduits, eines Ventrikelseptumdefekts oder einer subaortalen Stenose

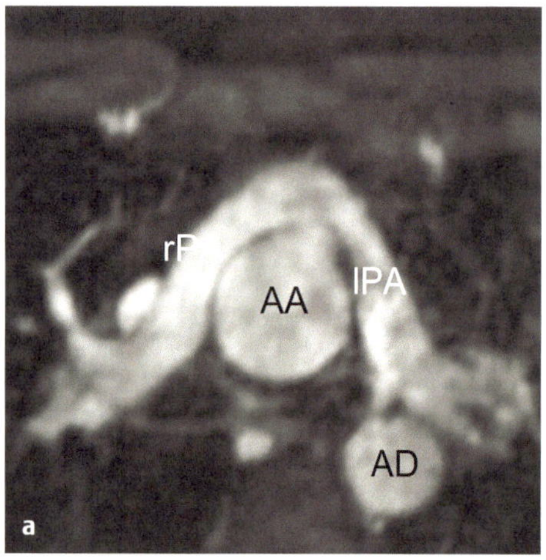


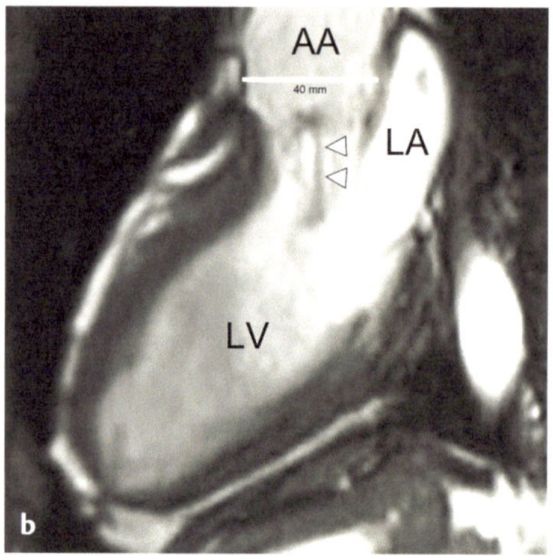


**Abb. 104.2 Dextroposition der großen Arterien.** 19-jähriger männlicher Patient mit Dextroposition der großen Arterien und Zustand nach Jatene-Operation (Arterial Switch Operation).

AA = Aorta ascendens
AD = Aorta descendens
lPA = A. pulmonalis sinistra
LA = linker Vorhof
LV = linker Ventrikel
rPA = A. pulmonalis dextra

**a** Whole Heart navigated MR-Angiografie, rekonstruiert in axialer Schichtführung. Postoperative Position der Pulmonalarterie anterior der aszendierenden Aorta. Die rechte und die linke Pulmonalarterie ziehen jeweils seitlich um die aszendierende Aorta herum.

**b** Balanced SSFP-Cine-MRT-Sequenz, Dreikammerblick. Dilatation der Neoaortenwurzel mit Aortenklappeninsuffizienz (Pfeilspitzen).



**Cave**

Kleine Baffle Leaks können nach Operation einer Dextroposition der großen Arterien mit der MRT nicht sicher ausgeschlossen werden.

**Cave**

Vorsicht bei Schwangeren: Retinsäure konnte in Tierversuchen eine Dextroposition der großen Arterien induzieren.

## 104.7 Was der Kliniker von mir wissen will

- Je nach vorangegangener Operationsmethode sollte Folgendes im Befund erwähnt werden:
  - *grundsätzlich:* Volumina und Funktion des linken und rechten Ventrikels
  - *Mustard-Senning-Operation:*
    - Trikuspidalklappeninsuffizienz
    - Obstruktion bzw. Leaking des superioren bzw. inferioren Baffles
    - Vorliegen einer Stenose in der V. cava superior oder inferior
  - *Jatene-Operation:*
    - Durchmesser der Aortenwurzel
    - Aortenklappeninsuffizienz
    - Stenose bzw. Aneurysma der reimplantierten Koronarostien bzw. der proximalen Koronararterien
    - Pulmonalarterienstenose
  - *Rastelli-Operation:*
    - Durchgängigkeit des Konduits
    - Pulmonalarterienstenose
    - weiterhin bestehender Ventrikelseptumdefekt

## 104.8 Literatur

### 104.8.1 Quellenangaben

[1] Gutberlet M. Diagnostic imaging of congenital heart defects. Stuttgart: Thieme; 2020

### 104.8.2 Literatur zur weiteren Vertiefung

[1] Fratz S, Chung T, Greil GF et al. Guidelines and protocols for cardiovascular magnetic resonance in children and adults with congenital heart disease: SCMR expert consensus group on congenital heart disease. J Cardiovasc Magn Reson 2013; 15 (1): 51. doi:10.1186/1532-429X-15-51

[2] Manning WJ, Pennell DJ, eds. Cardiovascular magnetic resonance: a companion to Braunwald's heart disease. 3 rd ed. Amsterdam, Niederlande: Elsevier; 2018

[3] Nikolaou K, Kramer U, Alkadhi H et al., Hrsg. 1. Aufle. Stuttgart: Thieme; 2018. doi:10.1055/b-005-145 238

# 105 Korrigierte Transposition der großen Arterien

*Christian P. Houbois*

## 105.1 Einleitung

- **Definition:**
  - Die korrigierte Transposition der großen Arterien (kurz: cc-TGA, L-TGA) ist ein seltener, kongenitaler, azyanotischer Herzfehler.
  - Die Vorhöfe sind anatomisch korrekt angeordnet, aber der morphologisch rechte Ventrikel liegt auf der linken Seite und der morphologisch linke Ventrikel auf der rechten Seite.
  - Der Aorten- und der Pulmonalarterienhauptstamm entspringen von der richtigen Seite.
  - Die Blutzirkulation wird durch die vertauschten Ventrikel nicht beeinträchtigt.
  - Der morphologisch rechte Ventrikel ist der systemische Ventrikel. Die Folge ist eine erhöhte Druckbelastung mit erhöhtem langfristigem Risiko einer Herzinsuffizienz.
- **Therapie:** Die operative Therapie kann der Ventrikel-Switch sein, da auch die Mitral- bzw. die Trikuspidalklappe vertauscht sind. Das Gleiche gilt für die Aorten- und die Pulmonalklappe.
- **Prognose:**
  - Die isolierte korrigierte Transposition der großen Arterien hat eine gute Prognose.
  - Allerdings kommen zusätzliche kongenitale Erkrankungen wie z. B. eine Ebstein-like Trikuspidalklappe mit resultierender progredienter Trikuspidalklappenregurgitation vor, die die Prognose verschlechtern.

### 105.1.1 Epidemiologie

#### Häufigkeit

- < 1 % der kongenitalen Herzerkrankungen

#### Altersgipfel

- Angeboren

#### Geschlechtsverteilung

- Unbekannt

#### Prädisponierende Faktoren

- Unbekannt

### 105.1.2 Klinische Präsentation/Symptomatik

- Häufig lange asymptomatisch und erst spät mit Komplikationen auffällig
- Rechtsherzinsuffizienz
- Trikuspidalklappeninsuffizienz
- Arrhythmien mit Atrioventrikularblock

## 105.2 Methode der Wahl

- **Während der Schwangerschaft und nach der Geburt:** Echokardiografie
- **Follow-up:** neben Echokardiografie hauptsächlich Kardio-MRT

## 105.3 Pathognomonische Befunde

- Aortenwurzel anterior und nach links zur Pulmonalarterie transponiert
- diskordante atrioventrikuläre und ventrikuloarterielle Verbindung
- morphologisch rechter Ventrikel = systemischer Ventrikel
- großer Anteil an begleitenden kongenitalen Herzerkrankungen:
  - Ventrikelseptumdefekt
  - pulmonale Ausflusstraktobstruktion
  - Ebstein-like linksseitige (Trikuspidal-)Klappenanomalien (apikale Verlagerung, dysplastisches septales Segel; Trikuspidalklappenregurgitation führt zu zusätzlicher Belastung des rechten Ventrikels, der schon einem erhöhten Druck ausgesetzt ist)
  - ventrikuläre Non-Compaction
  - rechter Aortenbogen
  - Single Ventricle und Dextrokardie
- Situs inversus bei ca. 25 % der Patienten

## 105.4 Befundbeschreibung

### 105.4.1 Echokardiografie

- Transposition der Aorta zur Pulmonalarterie
- Morphologie, Volumina und Funktion des rechten Ventrikels

### 105.4.2 Röntgen

- Fehlende Herzsilhouette
- fehlendes normales Pulmonalissegment
- Pulmonalarterie nach medial verschoben
- rechte Pulmonalarterie im Vergleich zur Gegenseite leicht nach kranial verschoben

### 105.4.3 MRT

- Transposition der Aorta zur Pulmonalarterie (atrioventrikuläre Diskordanz, diskordante ventrikuloarterielle Verbindung; ▸ Abb. 105.1)
- Morphologie, Volumina und Funktion des rechten Ventrikels
- Regurgitation der Atrioventrikularklappen
- physiologische Einmündung der Vv. cavae superior und inferior sowie des Koronarsinus in den rechten Vorhof und der Pulmonalvenen in den linken Vorhof
- Detektion von begleitenden kongenitalen Fehlbildungen, z. B. Ventrikelseptumdefekt

## 105.5 Radiologische Differenzialdiagnosen

- Welche Differenzialdiagnosen bildgebend zu berücksichtigen sind, s. in ▸ Tab. 105.1

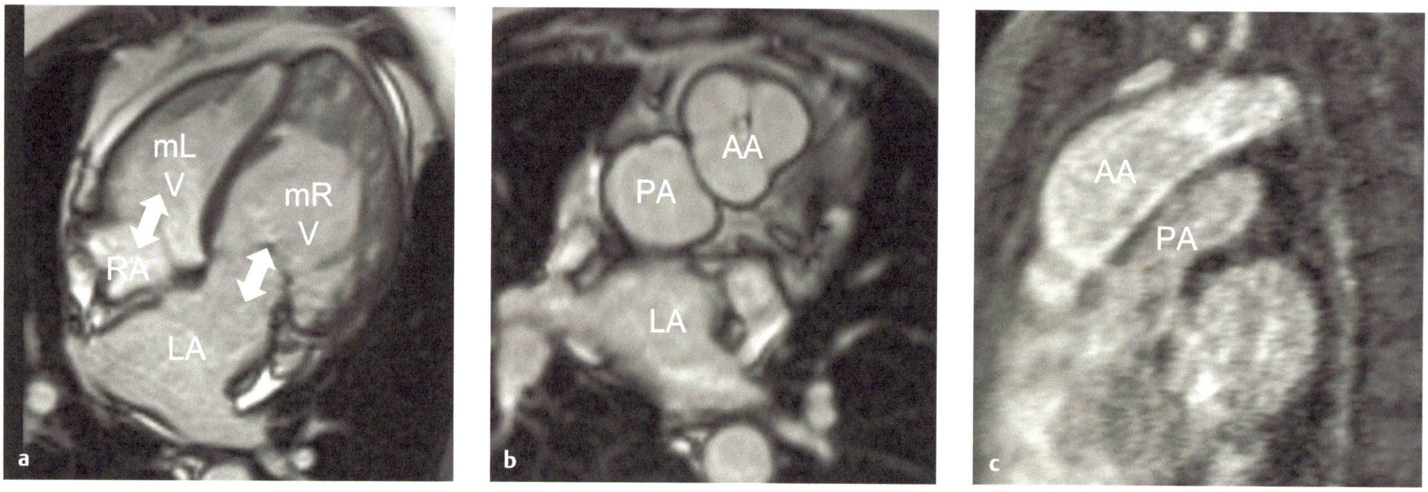


**Abb. 105.1 Korrigierte Transposition der großen Arterien.** 67-jährige weibliche Patientin. Die Verlaufskontrolle zeigt eine diskordante atrioventrikuläre Verbindung (**a**, Doppelpfeile). Die Aorta liegt linksanterior der Pulmonalarterie, die großen Gefäße verlaufen parallel, entspringen aber aus anatomisch korrekten Ventrikeln (**b**, **c**).
AA = Aorta ascendens
LA = linker Vorhof
mLV = morphologisch linker Ventrikel
mRV = morphologisch rechter Ventrikel
PA = A. pulmonalis
RA = rechter Vorhof
**a** Cine-MRT-Sequenz, Vierkammerblick.
**b** Axiale Cine-MRT-Sequenz.
**c** Sagittale Rekonstruktion der kontrastmittelverstärkten MR-Angiografie.



Tab. 105.1 Radiologische Differenzialdiagnosen der korrigierten Transposition der großen Arterien.

| Differenzialdiagnose | Bemerkungen |
|---|---|
| **Ventrikelseptumdefekt** | • Zeichen einer Rechtsherzbelastung je nach Ausprägung des Ventrikelseptumdefekts<br>• erhöhter pulmonaler Blutfluss (Qp/Qs > 1,0)<br>• Dilatation des rechten Ventrikels |
| **Double-Inlet-Ventrikel** | • Zeichen einer Rechtsherzbelastung je nach Ausprägung<br>• erhöhter pulmonaler Blutfluss (Qp/Qs > 1,0)<br>• Dilatation des rechten Ventrikels |
| **Trikuspidalatresie** | • hypoplastischer rechter Ventrikel<br>• Vorhofseptumdefekt<br>• Ursprung der großen Arterien normal oder transponiert |
| **Fallot-Tetralogie** | • zyanotischer Herzdefekt<br>• konkordante atrioventrikuläre und ventrikuloarterielle Verbindung<br>• Obstruktion des rechtsventrikulären Ausflusstrakts<br>• über einem Ventrikelseptumdefekt reitende Aorta<br>• Hypertrophie des rechten Ventrikels |

## 105.6 Typische Fehler

- Fehler in der Volumen- und Funktionsanalyse des rechten Ventrikels aufgrund von Schwierigkeiten in der Zuordnung von ventrikulären Trabekularisierungen zum Blutpool oder zur Masse des rechten Ventrikels
- ungenügende Darstellung des Ventrikels aufgrund der erschwerten Konturierung des Ventrikels wegen der Ebstein-like Trikuspidalklappe

## 105.7 Was der Kliniker von mir wissen will

- Volumina und Funktion beider Ventrikel, insbesondere des morphologischen rechten Ventrikels
- Vorliegen und Ausprägung einer Trikuspidal- oder Aortenklappeninsuffizienz
- assoziierte kongenitale Fehlbildungen
- Heterotaxiesyndrom

## 105.8 Literatur

### 105.8.1 Literatur zur weiteren Vertiefung


[1] Fratz S, Chung T, Greil GF et al. Guidelines and protocols for cardiovascular magnetic resonance in children and adults with congenital heart disease: SCMR expert consensus group on congenital heart disease. J Cardiovasc Magn Reson 2013; 15 (1): 51. doi:10.1186/1532-429X-15-51

[2] Manning WJ, Pennell DJ, eds. Cardiovascular magnetic resonance: a companion to Braunwald's heart disease. 3 rd ed. Amsterdam, Niederlande: Elsevier; 2018

[3] Nikolaou K, Kramer U, Alkadhi H et al., Hrsg. 1. Aufle. Stuttgart: Thieme; 2018. doi:10.1055/b-005-145 238

[4] Paul T, Rickers C, Murin P. S 2k-Leitlinie „Kongenital korrigierte Transposition der großen Arterien (cc-TGA)". Düsseldorf: Deutsche Gesellschaft für Pädiatrische Kardiologie und Angeborene Herzfehler e. V. (DGPK); 2021. Internet: https://register.awmf.org/assets/guidelines/023-048l_S 2k_Kongenital-korrigierte-Transposition-der-gro%C 3 %9Fen-Arterien-cc-TGA_2021-10.pdf (Stand: 22.08.2023)

[5] Rickers C, Läer S, Diller GP et al. S 2k-Leitlinie „Leitlinie Pädiatrische Kardiologie: Chronische Herzinsuffizienz", 2015 (in Überarbeitung). AWMF Register-Nr. 023/006. Internet: https://register.awmf.org/assets/guidelines/023-006l_S 2k_Chronische_Herzinsuffizienz_Kinder_Jugendliche_2015-10-abgelaufen.pdf (Stand: 22.08.2023)

# 106 Double Outlet right Ventricle

*Claas P. Nähle*

## 106.1 Einleitung

- **Definition:**
  - bei Double Outlet right Ventricle (kurz: DORV) Ursprung von Aorta und Truncus pulmonalis vollständig oder überwiegend aus dem rechten Ventrikel (▶ Abb. 106.1)
  - bei hypoplastischem linkem Ventrikel: sog. univentrikulärer Double Outlet right Ventricle, sonst biventrikulärer Double Outlet right Ventricle
- **Einteilung:** Einteilung nach Lev abhängig von der Lage des immer vorhandenen Ventrikelseptumdefekts:
  - *subaortaler Typ:* bei gleichzeitiger Pulmonalstenose sog. Fallot-Typ (in ca. 50 % der Fälle)
  - *subpulmonaler Typ:* transponierte große Gefäße (in ca. 30 % der Fälle); bei Seit-zu-Seit-Stellung sog. Taussig-Bing-Anomalie
  - *Doubly committed double Outlet right Ventricle:* direkt unterhalb der beiden Gefäße (in ca. 10 % der Fälle)
  - *Non-committed bzw. Remote doubly committed double Outlet right Ventricle:* weit entfernt von den großen Gefäßen (in ca. 10 % der Fälle)

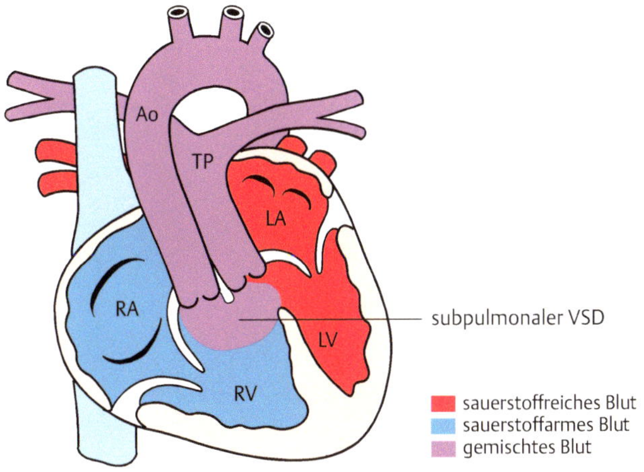


**Abb. 106.1 Double Outlet right Ventricle.** Aorta und Pulmonalarterie entspringen aus dem rechten Ventrikel. Gleichzeitig ist hier ein subpulmonaler Ventrikelseptumdefekt vorhanden.
Ao = Aorta
LA = linker Vorhof
LV = linker Ventrikel
RA = rechter Vorhof
RV = rechter Ventrikel
TP = Truncus pulmonalis
VSD = Ventrikelseptumdefekt (Quelle: Claussen CD, Miller S, Fenchel M. Kramer U, Riessen R. Pareto-Reihe Radiologie. Herz. Stuttgart: Thieme; 2006)

### 106.1.1 Epidemiologie

#### Häufigkeit

- 3:100 000–24:100 000 Lebendgeburten
- ca. 1–3 % der kongenitalen Vitien

#### Prädisponierende Faktoren

- Selten genetische Faktoren (Trisomie 13 und 18, Mikrodeletion 22q11)
- selten Syndrome (Adams-Oliver-, Ellis-van-Creveld-, Gardner-Silengo-Wachtel-, Kabuki-, Kalmann-, Melnick-Needles-, Noonan-, Opitz-, Ritscher-Schinzel-, Robinow-Syndrom)

### 106.1.2 Klinische Präsentation/Symptomatik

- Gedeihstörung
- progrediente Herzinsuffizienz, ggf. Zyanose (bei gleichzeitiger Pulmonalstenose)
- Zeitpunkt und Schweregrad sehr variabel

## 106.2 Methode der Wahl

- Echokardiografie

## 106.3 Pathognomonische Befunde

- Überwiegender Ursprung von Aorta und Truncus pulmonalis aus dem rechten Ventrikel
- keine fibröse Kontinuität zwischen Aorten- und Mitralklappe (Echokardiografie, MRT)

## 106.4 Befundbeschreibung

### 106.4.1 Echokardiografie

- Überwiegender Ursprung von Aorta und Truncus pulmonalis aus dem rechten Ventrikel
- keine fibröse Kontinuität zwischen Aorten- und Mitralklappe
- ggf. Aorten- oder Pulmonalstenose
- nach Korrektur:
  - Größe und Funktion des rechten Ventrikels sowie der kavopulmonalen Anastomosen
  - ggf. Restenosen aortal oder pulmonalarteriell

### 106.4.2 Röntgen

- Befund variabel, abhängig von Vorhandensein und Ausmaß der Aorten- oder Pulmonalstenose:
  - *Pulmonalstenose (Fallot-Typ):*
    - geringe Kardiomegalie
    - verminderte pulmonale Gefäße
  - *keine Pulmonalstenose:*
    - moderate Kardiomegalie
    - vermehrte pulmonale Gefäßzeichnung
    - vergrößerte zentrale Pulmonalarterien
  - *Aortenstenose:*
    - moderate Kardiomegalie
    - vermehrte pulmonale Gefäßzeichnung
    - pulmonalvenöse Stauung

106

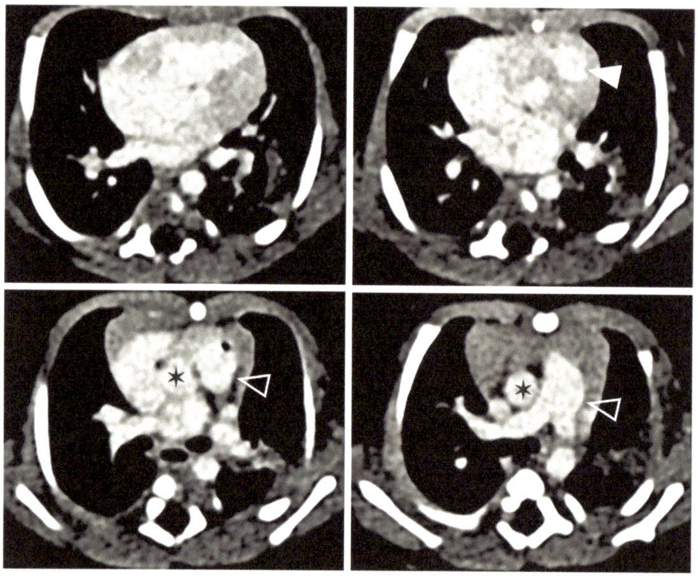

Abb. 106.2 **8 Tage altes Neugeborenes u. a. mit DORV.** Obere Reihe: dunkler Stern = rechter Ventrikel, Pfeilspitze = hypoplastischer linker Ventrikel. Untere Reihe: Stern = Aorta, Pfeilspitze: Pulmonalarterie. Aorta und Pulmonalarterie entspringen dem rechten Ventrikel.

IX

### 106.4.3 CT

- Überwiegender Ursprung von Aorta und Truncus pulmonalis aus dem rechten Ventrikel (▶ Abb. 106.2)
- keine fibröse Kontinuität zwischen Aorten- und Mitralklappe
- ggf. Aorten- oder Pulmonalstenose
- nach Korrektur:
  - Größe und Funktion des rechten Ventrikels sowie der kavopulmonalen Anastomosen
  - ggf. Restenosen aortal oder pulmonalarteriell

### 106.4.4 MRT

- Überwiegender Ursprung von Aorta und Truncus pulmonalis aus dem rechten Ventrikel
- keine fibröse Kontinuität zwischen Aorten- und Mitralklappe
- ggf. Aorten- oder Pulmonalstenose
- nach Korrektur:
  - Größe und Funktion des rechten Ventrikels sowie der kavopulmonalen Anastomosen
  - ggf. Restenosen aortal oder pulmonalarteriell

## 106.5 Radiologische Differenzialdiagnosen

- Wichtige bildgebende Differenzialdiagnosen s. in ▶ Tab. 106.1

## 106.6 Typische Fehler

- Keine Angaben

## 106.7 Was der Kliniker von mir wissen will

- Uni- oder biventrikulärer Double Outlet right Ventricle
- Stellung der großen Gefäße zueinander
- Lage und Größe des Ventrikelseptumdefekts, insbesondere relativ zu Aorta und Truncus pulmonalis
- Vorhandensein einer Pulmonalstenose
- begleitende Vitien (in 25 % der Fälle mit Atriumseptumdefekt)

**Tab. 106.1** Radiologische Differenzialdiagnosen des Double Outlet right Ventricle.

| Differenzialdiagnose | Bemerkungen |
|---|---|
| Ventrikelseptumdefekt | • Ursprung von Aorta und Truncus pulmonalis aus dem linken bzw. rechten Ventrikel |
| Transposition der großen Arterien | • fibröse Kontinuität zwischen Aorten- und Mitralklappe vorhanden |
| Fallot-Tetralogie | • fibröse Kontinuität zwischen Aorten- und Mitralklappe vorhanden<br>• Pulmonalstenose obligatorisch |

- nach Korrektur:
  - Funktion der kavopulmonalen Anastomosen
  - Größe und Funktion des rechten Ventrikels
  - ggf. Restenose pulmonalarteriell oder aortal

## 106.8 Literatur

### 106.8.1 Quellenangaben


[1] Claussen CD, Miller S, Fenchel M. Kramer U, Riessen R. Pareto-Reihe Radiologie. Herz. Stuttgart: Thieme; 2006


### 106.8.2 Literatur zur weiteren Vertiefung


[1] Bharucha T, Hlavacek AM, Spicer DE et al. How should we diagnose and differentiate hearts with double-outlet right ventricle? Cardiol Young 2017; 27 (1): 1–15. doi:10.1017/S 104 795 1116 001 190

[2] Lev M, Bharati S, Meng CC et al. A concept of double-outlet right ventricle. J Thorac Cardiovasc Surg 1972; 64 (2): 271–281

[3] Mahle WT, Martinez R, Silverman N et al. Anatomy, echocardiography, and surgical approach to double outlet right ventricle. Cardiol Young 2008; 18 (Suppl. 3): 39–51. doi:10.1017/S 104 795 1108 003 284

[4] Niezen RA, Beekman RP, Helbing WA et al. Double outlet right ventricle assessed with magnetic resonance imaging. Int J Card Imaging 1999; 15 (4): 323–329. doi:10.1023/a:100 611 252 9 535

[5] Obler D, Juraszek AL, Smoot LB et al. Double outlet right ventricle: aetiologies and associations. J Med Genet 2008; 45 (8): 481–497. doi:10.1136/jmg.2 008 057 984

[6] Pang KJ, Meng H, Hu SS et al. Echocardiographic classification and surgical approaches to double-outlet right ventricle for great arteries arising almost exclusively from the right ventricle. Tex Heart Inst J 2017; 44 (4): 245–251. doi:10.14 503/THIJ-16–5 759

[7] Smallhorn JF. Double-outlet right ventricle: an echocardiographic approach. Semin Thorac Cardiovasc Surg Pediatr Card Surg Annu 2000; 3: 20–33. doi:10.1053/tc.2 000 6 041

[8] Yim D, Dragulescu A, Ide H et al. Essential modifiers of double outlet right ventricle: revisit with endocardial surface images and 3-dimensional print models. Circ Cardiovasc Imaging 2018; 11 (3): e006 891. doi:10.1161/CIRCIMAGING.117 006 891

[9] Yoo SJ, Lim TH, Park IS et al. MR anatomy of ventricular septal defect in double-outlet right ventricle with situs solitus and atrioventricular concordance. Radiology 1991; 181 (2): 501–505. doi:10.1148/radiology.181.2 192 4 795

[10] Yoo SJ, MacDonald C, Babyn P. Double-Outlet Ventricles. In: Yoo SJ, MacDonald C, Babyn P, eds. Chest radiographic interpretation in pediatric cardiac patients. New York: Thieme; 2010: 241–242


## 106.9 Wichtige Internetadressen

- Herzkind e. V.: https://www.herzkind.de

# 107 Totale Lungenvenenfehlmündung

*Marcel C. Langenbach*

## 107.1 Einleitung

- **Definition:**
  - Fehlentwicklung des interatrialen Septums (▶ Abb. 107.1)
  - embryonale Entwicklungsstörung der Lungenvenen bzw. der atrialen Konnektion
- **Einteilung:** Unterscheidung der totalen von der partiellen Lungenvenenfehlmündung
- **Ätiologie:** überwiegend als isolierte kardiale Fehlbildung

**Merke**

M!

Die pulmonalvenöse Obstruktion sowie ein unzureichender atrialer Links-rechts-Shunt sind Notfallsituationen!

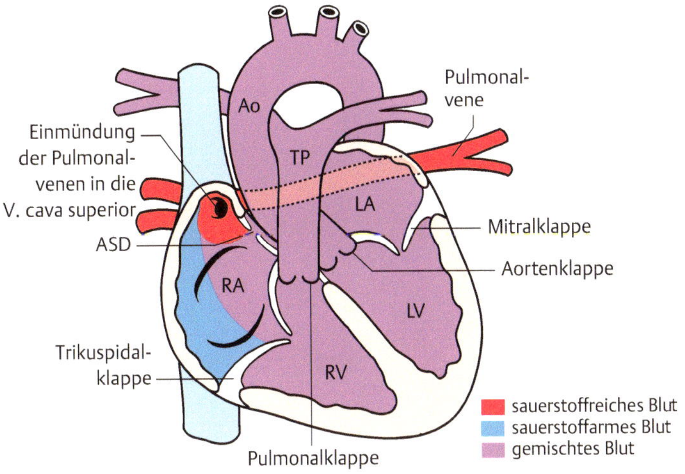


**Abb. 107.1 Totale Lungenvenenfehlmündung.** Einmündung aller 4 Lungenvenen in die obere Hohlvene (Typ I). Dadurch besteht ein extrakardialer Links-rechts-Shunt. Mischblut fließt durch einen Vorhofseptumdefekt in den linken Vorhof.
Ao = Aorta
ASD = Vorhofseptumdefekt
LA = linker Vorhof
LV = linker Ventrikel
RA = rechter Vorhof
RV = rechter Ventrikel
TP = Truncus pulmonalis
V. = Vena (Quelle: Claussen CD, Miller S, Fenchel M. Kramer U, Riessen R. Pareto-Reihe Radiologie. Herz. Stuttgart: Thieme; 2006)

### 107.1.1 Epidemiologie

#### Häufigkeit

- Zwischen 0,4 und 0,9 % aller angeborenen Herzfehler

#### Prädisponierende Faktoren

- VACTERL-Assoziation
- Goldenhar-Syndrom
- 22q11-Deletion
- Heterotaxiesyndrom vom Asplenietyp

### 107.1.2 Klinische Präsentation/Symptomatik

- Drainage der Lungenvenen in den rechten Vorhof bzw. systemvenöse Kreislaufabschnitte, meist über eine gemeinsame Drainagevene
- intraatriale Verbindung (meist über das Foramen ovale) mit Rechts-links-Shunt überlebensnotwendig
- > 50 % mit Obstruktion der Drainagevene; konsekutiver Rückstau in den Pulmonalkreislauf
- variable Einmündung der retrokardialen Drainagevene; Einteilung nach Craig in eine suprakardiale (häufigste Form), eine kardiale, eine infrakardiale und eine gemischte Lungenvenenfehlmündung
- ohne pulmonalvenöse Obstruktion:
  - Zeichen der gesteigerten pulmonalen Zirkulation
  - Herzinsuffizienz
  - verzögertes Wachstum
- mit pulmonalvenöser Obstruktion:
  - Notfall
  - pulmonalarterielle Hypertonie
  - Kreislaufinsuffizienz
  - Zyanose

## 107.2 Methode der Wahl

- Echokardiografie
- CT und MRT (postoperativ)

## 107.3 Pathognomonische Befunde

- Darstellung der totalen Lungenvenenfehlmündung mit Drainagevene, Beurteilung des Verlaufs
- Rechtsherzvergrößerung, relative Linksherzhypoplasie
- Rechts-links-Shunt auf Vorhofebene

## 107.4 Befundbeschreibung

### 107.4.1 Echokardiografie

- Keine Konnektion der Pulmonalvenen zum linken Vorhof
- Darstellung und Quantifizierung des atrialen Shunts
- Rechtsherzvergrößerung mit Quantifizierung der kardialen Funktion
- Begleitfehlbildungen
- eingeschränkte Beurteilbarkeit postoperativ
- TEE ergänzend zur TTE bei unzureichendem Schallfenster

### 107.4.2 Röntgen

- Unauffällig bis veränderter Mediastinalschatten
- Schneemannzeichen bei suprakardialer totaler Lungenvenenfehlmündung
- pulmonale Stauungszeichen mit Zeichnungsvermehrung oder pulmonalem Ödem

107

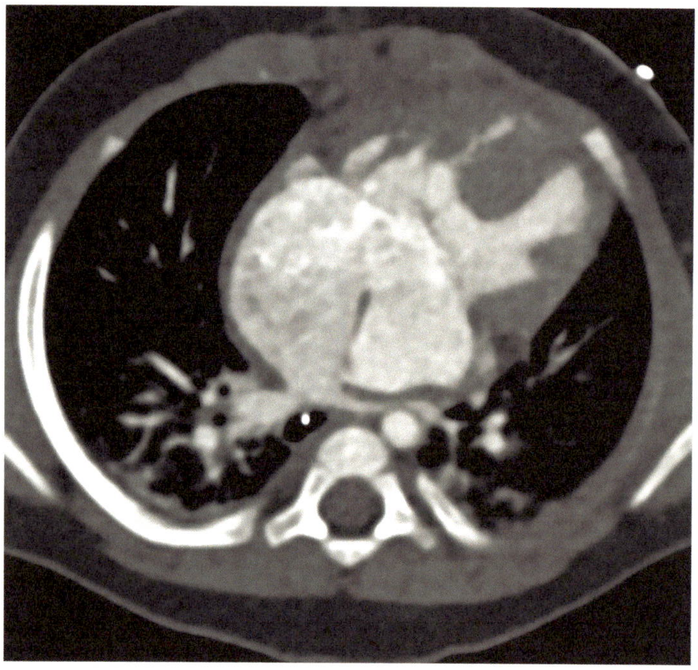

**Abb. 107.2 Totale Lungenvenenfehlmündung.** Mädchen, 4 Jahre, mit totaler Lungenvenenfehlmündung in den rechts liegenden dilatierten Vorhof. CT mit Kontrastmittel. Persistierende linke Hohlvene und Double Outlet right Ventricle. Begleitend imbalancierter atrioventrikulärer Septumdefekt. Keine Verbindung von Vorhof und Ventrikel linkskardial. Begleitende pulmonale interstitielle Flüssigkeitseinlagerungen bei kardiopulmonaler Stauung.

### 107.4.3 CT

- Detaillierte Darstellung atypischer Gefäßverläufe (▸ Abb. 107.2)
- Evaluation der pulmonalvenösen Obstruktion
- postoperative Verlaufskontrolle
- pulmonale Stauungszeichen mit verdickten Interlobärsepten, peribronchialem Ödem und Milchglasveränderungen

### 107.4.4 MRT

- Detaillierte Darstellung atypischer Gefäßverläufe
- Evaluation der pulmonalvenösen Obstruktion
- Shunt-Quantifizierung
- postoperative Verlaufskontrolle
- Klappeninsuffizienz
- kardiale Begleitfehlbildungen

### 107.4.5 Sonstiges

- Herzkatheter:
  - keine generelle Indikation, zur Diagnose entbehrlich
  - Evaluation von Begleitfehlbildungen
  - Evaluation der pulmonalarteriellen Drücke und der pulmonalvenösen Obstruktion

## 107.5 Radiologische Differenzialdiagnosen

- Wichtige bildgebende Differenzialdiagnosen s. in ▸ Tab. 107.1

**Tab. 107.1** Radiologische Differenzialdiagnosen der totalen Lungenvenenfehlmündung.

| Differenzialdiagnose | Bemerkungen |
|---|---|
| Cor triatriatum | • Verbindung der Pulmonalvenen zum linken Vorhof |
| hypoplastisches Linksherzsyndrom | • linksventrikuläre Hypoplasie und Obstruktion des linksventrikulären Ausflusstrakts<br>• Einmündung der Pulmonalvenen in den linken Vorhof<br>• atrialer Links-rechts-Shunt und systemische Perfusion über den Ductus arteriosus |

## 107.6 Typische Fehler

- Übersehend des infradiaphragmalen Verlaufs der Drainagevene beim infrakardialen Typ
- Verwendung von Spin-Echo-Sequenzen in der MRT (damit eingeschränkte Beurteilbarkeit der venösen Gefäßwand)

**Praxistipp**

CT oder MRT mit SSFP und Kontrastmittelangiografie sind gut geeignet zur postoperativen Beurteilung von Anastomosenstenosen.

## 107.7 Was der Kliniker von mir wissen will

- Lungenvenenmündung und Einteilung
- Quantifizierung des atrialen Links-rechts-Shunts (lebensnotwendig)
- pulmonale Gefäßsituation
- pulmonale Stauungszeichen und pulmonale Gefäßdrücke
- assoziierte kardiale Fehlbildungen

## 107.8 Literatur

### 107.8.1 Quellenangaben

[1] Claussen CD, Miller S, Fenchel M. Kramer U, Riessen R. Pareto-Reihe Radiologie. Herz. Stuttgart: Thieme; 2006

### 107.8.2 Literatur zur weiteren Vertiefung

[1] Bertram H, Dewald O, Lindinger A. Leitlinie „Partielle und totale Lungenvenenfehlmündung“. Düsseldorf: Deutsche Gesellschaft für Pädiatrische Kardiologie und Angeborene Herzfehler e. V. (DGPK); 2015. Internet: https://www.dgpk.org/wp-content/uploads/LL_Lungenvenenfehlmuendung-final_10–15.pdf (Stand: 22.08.2023)

# 108 Marfan-Syndrom

Lenhard Pennig

## 108.1 Einleitung

- **Definition:** erblich oder durch Neumutation bedingte Bindegewebserkrankung (FBN1-Mutation), die die Augen und den Bewegungsapparat sowie das Herz-Kreislauf-System betrifft

### 108.1.1 Epidemiologie

#### Häufigkeit

- Prävalenz 1:10 000–2:10 000

#### Altersgipfel

- Medianes Alter bei Diagnose: 19 Jahre

#### Geschlechtsverteilung

- Männlich : weiblich = 1:1

### 108.1.2 Klinische Präsentation/Symptomatik

- **Auge:** u. a. Linsenluxation, Kurzsichtigkeit, Glaukom und Katarakt
- **Bewegungsapparat:** u. a. Hyperlaxität der Gelenke, Hochwuchs, Arachnodaktylie und Duraektasie
- **Herz-Kreislauf-System:** Aortendilatation, -aneurysma oder -dissektion, Vitien

## 108.2 Methode der Wahl

- Jährliche Bildgebung zur Überwachung der aortalen Dimensionen notwendig
- möglich mittels folgender bildgebender Techniken:
  - *Echokardiografie:* primäres Diagnostikum zur Beurteilung der Aortenwurzel (Aorta in ihrem gesamten Verlauf, jedoch vor allem bei Adoleszenten nicht einschallbar)
  - *MRT:* primäres Diagnostikum zur Beurteilung der gesamten Aorta, vorzugsweise EKG- und Atem-getriggerte native MR-Angiografie (nachrangig kontrastmittelgestützte MR-Angiografie)
  - *CT:* EKG-getriggerte CT-Angiografie (nachrangig anzuwenden aufgrund der Strahlenbelastung, primär bei Verdacht auf Dissektion oder bei eingeschränkter Beurteilbarkeit in Echokardiografie bzw. MRT)

## 108.3 Pathognomonische Befunde

- Dilatation der Aorta, vor allem im Bereich der Wurzel (Echokardiografie, MRT, CT)

## 108.4 Befundbeschreibung

### 108.4.1 Echokardiografie

- Dilatation der Aorta, vor allem im Bereich der Wurzel, mit Aneurysmabildung; ggf. Dissektion, Ruptur
- begleitende Vitien der Aortenklappe (Aorteninsuffizienz) und der Mitralklappe (Mitralklappenprolaps, Mitral annular Disjunction, Mitralinsuffizienz)
- ggf. bikuspide Aortenklappe begleitend vorliegend
- Beurteilung postoperativer Zustände

### 108.4.2 MRT

- Dilatation der Aorta, vor allem im Bereich der Wurzel (▸ Abb. 108.1), mit Aneurysmabildung; ggf. Dissektion, Ruptur
- begleitende Vitien der Aortenklappe (Aorteninsuffizienz; ▸ Abb. 108.2) und der Mitralklappe (Mitralklappenprolaps, Mitralinsuffizienz)
- ggf. bikuspide Aortenklappe begleitend vorliegend
- Beurteilung postoperativer Zustände (evtl. eingeschränkte Beurteilbarkeit aufgrund von Suszeptibilitätsartefakten)

108

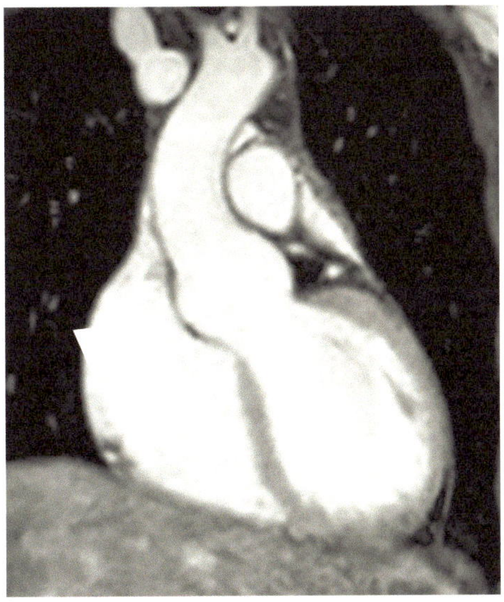

**Abb. 108.1 Marfan-Syndrom.** 29-jährige Patientin. In der nativen MR-Angiografie, parakoronare Rekonstruktion, zeigt sich eine Dilatation der Aortenwurzel (Pfeilspitze).

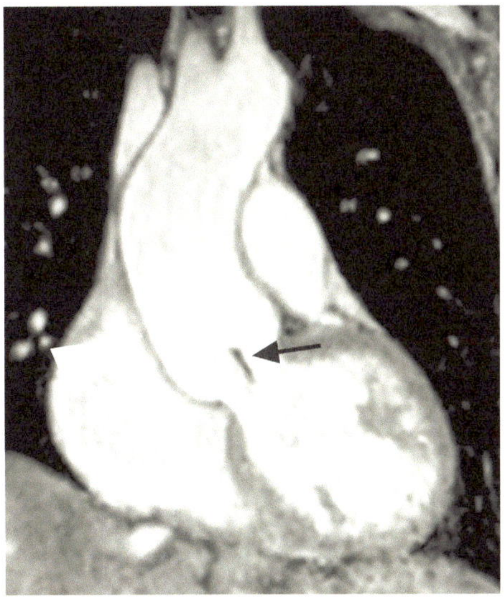

**Abb. 108.2 Marfan-Syndrom.** 36-jähriger Patient. In der nativen MR-Angiografie, parakoronare Rekonstruktion, zeigen sich eine bis zum Aortenbogen reichende Dilatation der Aortenwurzel (Pfeilspitze) und ein Regurgitationsjet über der Aortenklappe (Pfeil) als Zeichen der begleitend vorliegenden Aorteninsuffizienz.

Tab. 108.1 Radiologische Differenzialdiagnosen des Marfan-Syndroms.

| Differenzialdiagnose | Bemerkungen |
|---|---|
| andere Bindegewebserkrankungen (z. B. Ehlers-Danlos-Syndrom) | • bildmorphologisch die Aorta betreffend kein Unterschied zum Marfan-Syndrom |
| andere zu einem Aortenaneurysma führende Erkrankungen | • z. B. Arteriosklerose, arterielle Hypertonie, Vaskulitiden, Infektionskrankheiten |

### 108.4.3 CT

- Dilatation der Aorta, vor allem im Bereich der Wurzel, mit Aneurysmabildung; ggf. Dissektion, Ruptur
- Beurteilung postoperativer Zustände

## 108.5 Radiologische Differenzialdiagnosen

- Zu beachtende Differenzialdiagnosen s. in ▶ Tab. 108.1

## 108.6 Typische Fehler

- Cave: Untersucherabhängigkeit der Echokardiografie.
- fehlende Beurteilung der aortalen Dimensionen im, wenn vorhanden, langfristigen Verlauf
- Übersehen akuter Pathologien (z. B. Aortendissektion) bei Kontrolluntersuchungen
- Übersehen aneurysmatischer Erweiterungen der aortalen Abgänge

## 108.7 Was der Kliniker von mir wissen will

- Exakte aortale Dimensionen (Cusp-to-Cusp auf Höhe des Sinus aortae) über einen, wenn vorhanden, langfristigen Verlauf
- Ausschluss einer Dissektion
- begleitende Vitien
- Duraektasie bei Erstvorstellung (dafür Durchführung einer sagittalen T2w Turbo-Spin-Echo-Sequenz der Lendenwirbelsäule)

## 108.8 Literatur

### 108.8.1 Literatur zur weiteren Vertiefung


[1] Baumgartner H, De Backer J, Babu-Narayan SV et al. 2020 ESC Guidelines for the management of adult congenital heart disease. Eur Heart J 2021; 42 (6): 563–645. doi:10.1093/eurheartj/ehaa554

[2] Czerny M, Grabenwöger M, Berger T et al. EACTS/STS Guidelines for diagnosing and treating acute and chronic syndromes of the aortic organ. Eur J Cardiothorac Surg 2024; 65 (2): ezad426

[3] Erbel R, Aboyans V, Boileau C et al. 2014 ESC Guidelines on the diagnosis and treatment of aortic diseases: Document covering acute and chronic aortic diseases of the thoracic and abdominal aorta of the adult. The Task Force for the Diagnosis and Treatment of Aortic Diseases of the European Society of Cardiology (ESC). Eur Heart J 2014; 35 (41): 2873–2926. doi: 10.1093/eurheartj/ehu281


IX

# 109 Arterial Switch Operation

*Christian P. Houbois*

## 109.1 Einleitung

- **Definition:**
  - Bei der Arterial Switch Operation (kurz: ASO; Jatene-Operation) handelt es sich um eine operative Korrektur der großen herznahen Gefäße mit Herstellung der normalen Anatomie und einer physiologischen Blutzirkulation im Herz bei Dextroposition der großen Arterien.
  - Die Operation wird in den Arterial Switch mit LeCompte-Manöver und den Koronararterientransfer unterteilt.
- **Geschichte:**
  - Die Arterial Switch Operation ist eine Erfolgsgeschichte in der Therapie kongenitaler Herzerkrankungen und ist heutzutage Standard zur operativen Korrektur der Dextroposition der großen Arterien.
  - Palliative Behandlungen nach Mustard und Senning konnten durch die Arterial Switch Operation abgelöst werden.
- **Indikation:** operative Korrektur der Dextroposition der großen Arterien.
- **Kontraindikationen:**
  - unvorbereiteter linker Ventrikel, der keinen systemischen Druck aufbauen kann,
  - Ventrikelseptumdefekt mit Pulmonalstenose bzw. -atresie,
  - Trikuspidalatresie,
  - Mitralatresie,
  - relativ: Koronaranomalien, z. B. intramural verlaufende linke Koronararterie mit Ursprung aus dem rechten Koronarsinus.
- **Zugangsweg:** Mediansternotomie.
- **Durchführung** (▶ Abb. 109.1):
  - arterielle Kanülierung in der distalen aszendierenden Aorta nahe dem Truncus brachiocephalicus und venöse Kanülierung jeweils in der V. cava superior und der V. cava inferior für den Bypass,
  - Ligatur des Ductus arteriosus,
  - Präparation der Aorta und der Pulmonalarterien,
  - Koronararterienanatomie: im Normalfall entspringt die rechte Koronararterie aus dem nach rechts zeigenden Sinus und Ursprung des R. interventricularis anterior bzw. des R. circumflexus aus dem nach links zeigenden Sinus,
  - Setzen von Suturen in die vorgesehenen Areale für die Koronararterien in der Pulmonaliswurzel,
  - Absetzen von Aorta und Pulmonalarterienhauptstamm ca. 2–3 mm distal des sinutubulären Übergangs,
  - Auslösen der Koronararterien aus der Aortenwurzel mit Buttons,
  - Mobilisierung, Transfer und Reimplantation der Koronar-Buttons in die Pulmonaliswurzel und dort in die bereits durch Suturen markierten Areale (Lokalisation kranialer als in der nativen Aortenwurzel),
  - Einnähen der Patch-Aortenwurzel,
  - LeCompte-Manöver (normale Position der großen Gefäße, aber beide Pulmonalarterien verlaufen um die Neoaortenwurzel herum),
  - Anastomosierung der Aorta auf die Neoaortenwurzel und des Pulmonalishauptstamms auf die Neopulmonalwurzel.
- **Ergebnisse und Prognose:**
  - Nach der Arterial Switch Operation ist die ventrikuloarterielle Konkordanz wiederhergestellt.
  - Die Prognose der Patienten wurde durch die Arterial Switch Operation erheblich verbessert, mit einer exzellenten 15-Jahres-Überlebensrate von 95 %.
- **Mögliche Spätkomplikationen:**
  - Dilatation der Neoaortenwurzel,
  - Neoaortenklappeninsuffizienz,
  - Stenosen des rechtsventrikulären Ausflusstrakts oder der Pulmonalarterien,
  - Stenose bzw. Insuffizienz der Koronararterien.

## 109.2 Methode der Wahl

- Kardio-MRT: Follow-up

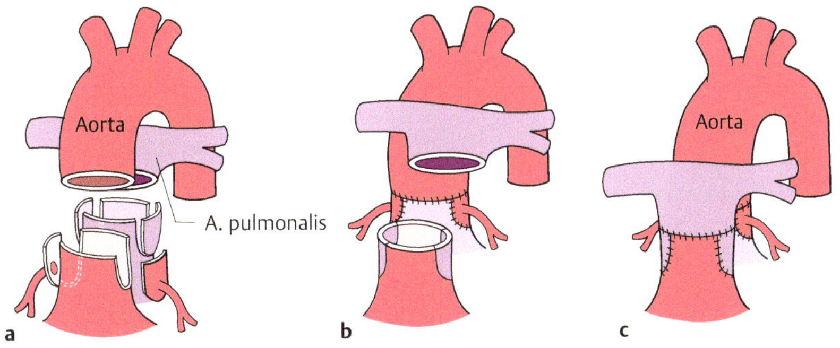


**Abb. 109.1 Arterial Switch-Operation (Jatene-Operation).** A. = Arteria.

**a** Zunächst durchtrennt man Aorta und Pulmonalarterie und setzt die Koronararterien von der Aortenwurzel ab. (Quelle: Haas N, Kleideiter U. Arterielle Switch-Operation (Jatene-Operation). In: Haas N, Kleideiter U, Hrsg. Kinderkardiologie. 3. Aufl. Stuttgart: Thieme; 2021)

**b** Nun verlagert man die Aorta hinter die Pulmonalarterie (Lecompte-Manöver) und implantiert die Koronararterien in die Pulmonaliswurzel (Neoaorta). (Quelle: Haas N, Kleideiter U. Arterielle Switch-Operation (Jatene-Operation). In: Haas N, Kleideiter U, Hrsg. Kinderkardiologie. 3. Aufl. Stuttgart: Thieme; 2021)

**c** Zuletzt anastomosiert man die Pulmonalarterie mit der Aortenwurzel (Neopulmonalis). (Quelle: Haas N, Kleideiter U. Arterielle Switch-Operation (Jatene-Operation). In: Haas N, Kleideiter U, Hrsg. Kinderkardiologie. 3. Aufl. Stuttgart: Thieme; 2021)

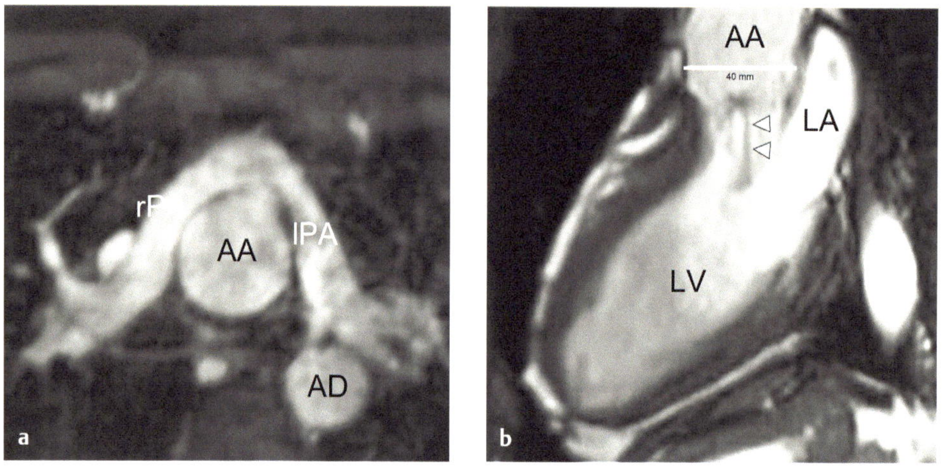


**Abb. 109.2 Arterial Switch Operation.** 19-jähriger männlicher Patient mit Dextroposition der großen Arterien und Zustand nach Jatene-Operation (Arterial Switch Operation).
AA = Aorta ascendens
AD = Aorta descendens
lPA = A. pulmonalis sinistra
LA = linker Vorhof
LV = linker Ventrikel
rPA = A. pulmonalis dextra
**a** Whole Heart navigated MR-Angiografie, rekonstruiert in axialer Schichtführung. Postoperative Position der Pulmonalarterie anterior der aszendierenden Aorta. Die rechte und die linke Pulmonalarterie ziehen jeweils seitlich um die aszendierende Aorta herum.
**b** Balanced SSFP-Cine-MRT-Sequenz, Dreikammerblick. Dilatation der Neoaortenwurzel mit Aortenklappeninsuffizienz (Pfeilspitzen).



## 109.3 Pathognomonische Befunde

- Nach Jatene-Operation: Pulmonalarterienhauptstamm vor Aortenwurzel (rechte und linke Pulmonalarterie ziehen um die Aortenwurzel herum)

## 109.4 Befundbeschreibung

### 109.4.1 Röntgen

- Postoperativ im konventionellen Röntgen-Thorax im p.-a. Strahlengang

### 109.4.2 MRT

- Postoperativ (▸ Abb. 109.2)

## 109.5 Radiologische Differenzialdiagnosen

- Zu der zugrunde liegenden Erkrankung und Operation gibt es keine Differenzialdiagnosen.
- Gegebenenfalls auftretende Komplikationen sind z. B. Pulmonalarterienstenosen, die Dilatation der Neoaortenwurzel bzw. eine Neoaortenklappeninsuffizienz.

## 109.6 Typische Fehler

- Häufige Dilatation der Neoaorta mit Neoaortenklappeninsuffizienz nach Jatene-Operation (in bis zu 50 % der Fälle)

## 109.7 Was der Kliniker von mir wissen will

- Folgendes sollte im Befund erwähnt werden:
  - *grundsätzlich:* Volumina und Funktion des linken und rechten Ventrikels,
  - *Jatene-Operation:*
    - Durchmesser der Aortenwurzel,
    - Aortenklappeninsuffizienz,
    - Stenose bzw. Aneurysma der reimplantierten Koronarostien bzw. der proximalen Koronararterien,
    - Pulmonalarterienstenose.

## 109.8 Literatur

### 109.8.1 Literatur zur weiteren Vertiefung

[1] Benscoter AL, Ryan A, Tweddell JS. Transposition of the great arteries and the arterial switch operation. In: Ungerleider RM, Meliones JN, McMillan KN et al., eds. Critical heart disease in infants and children. 3 rd ed. Philadelphia: Elsevier; 2019: 683.e682–693.e682

[2] Dodge-Khatami A, Mavroudis C, Mavroudis CD et al. Past, present, and future of the arterial switch operation: historical review. Cardiol Young 2012; 22 (6): 724–731. doi:10.1017/s1047951112001746

[3] Haas N, Kleideiter U. Arterielle Switch-Operation (Jatene-Operation). In: Haas N, Kleideiter U, Hrsg. Kinderkardiologie. 3. Aufl. Stuttgart: Thieme; 2021

[4] Santens B, Van De Bruaene A, De Meester P et al. Outcome of arterial switch operation for transposition of the great arteries. A 35-year follow-up study. Int J Cardiol 2020; 316: 94–100. doi:10.1016/j.ijcard.2020.04.072

# 110 Mustard-Senning-Operation

*Christian P. Houbois*

## 110.1 Einleitung

- **Definition:** Bei der Mustard-Senning-Operation wird venöses Blut von den Vv. cavae superior und inferior auf Vorhofebene in den anatomisch linken Ventrikel umgeleitet.
- **Geschichte:** Die Operationstechniken von Mustard und Senning (Vorhofumkehroperation) wurden in der Therapie der Dextroposition der großen Arterien angewendet und sind heute von der Arterial Switch Operation weitgehend ersetzt worden.
- **Indikation:** native Dextroposition der großen Arterien.
- **Material:**
  - *Methode nach Senning:* Perikard,
  - *Methode nach Mustard:* prothetisches Material (Goretex).
- **Durchführung:**
  - Resektion des Vorhofseptums,
  - Bildung eines venösen Tunnels (Baffle), der venöses Blut aus den Vv. cavae superior und inferior zur Mitralklappe leitet,
  - Baffle in der Form eines T-Shirts (Material: Perikard oder Goretex),
  - Verbindung der beiden längeren Schenkel („T-Shirt-Ärmel“) mit den Vv. cavae superior und inferior,
  - Verbindung des Hauptschenkels („T-Shirt-Oberteil“) mit dem anatomisch linken Ventrikel.
- **Ergebnis:**
  - Ziel von Mustard und Senning war die permanente Trennung der systemischen und der pulmonalarteriellen Blutzirkulation auf Vorhofebene durch sog. Baffles. Diese wurden entweder aus Perikard oder aus körperfremdem Material modelliert und anschließend zur Trennung der beiden Körperkreisläufe verwendet.
  - Das Ergebnis ist ein physiologischer Blutfluss im Herz bei unveränderter ventrikuloarterieller Diskordanz.
  - Die Langzeitergebnisse nach Mustard-Senning-Operation sind gut.
- **Mögliche Komplikationen:**
  - Hypertrophie und Dilatation des systemischen rechten Ventrikels über die Zeit,
  - Trikuspidalklappeninsuffizienz,
  - Baffle-Leckagen und/oder -Stenosen,
  - Pulmonalvenenstenosen,
  - Herzinsuffizienz,
  - Arrhythmien.

## 110.2 Methode der Wahl

- Kardio-MRT: Follow-up

## 110.3 Pathognomonische Befunde

- Nach Mustard-Senning-Operation: superiorer bzw. inferiorer Baffle, Dilatation der V. azygos (lässt indirekt auf superiore Baffle-Stenose schließen)

## 110.4 Befundbeschreibung

### 110.4.1 MRT

- Postoperativ (▶ Abb. 110.1 und ▶ Abb. 110.2)

## 110.5 Radiologische Differenzialdiagnosen

Die folgenden Komplikationen sollten beachtet werden:

- Hypertrophie und Dilatation des systemischen rechten Ventrikels über die Zeit
- Trikuspidalklappeninsuffizienz
- Baffle-Leckagen und/oder -Stenosen
- Pulmonalvenenstenosen
- Herzinsuffizienz
- Arrhythmien

## 110.6 Typische Fehler

**Cave**

Kleine Baffle Leaks können nach Operation einer Dextroposition der großen Arterien mit der MRT nicht sicher ausgeschlossen werden.

110

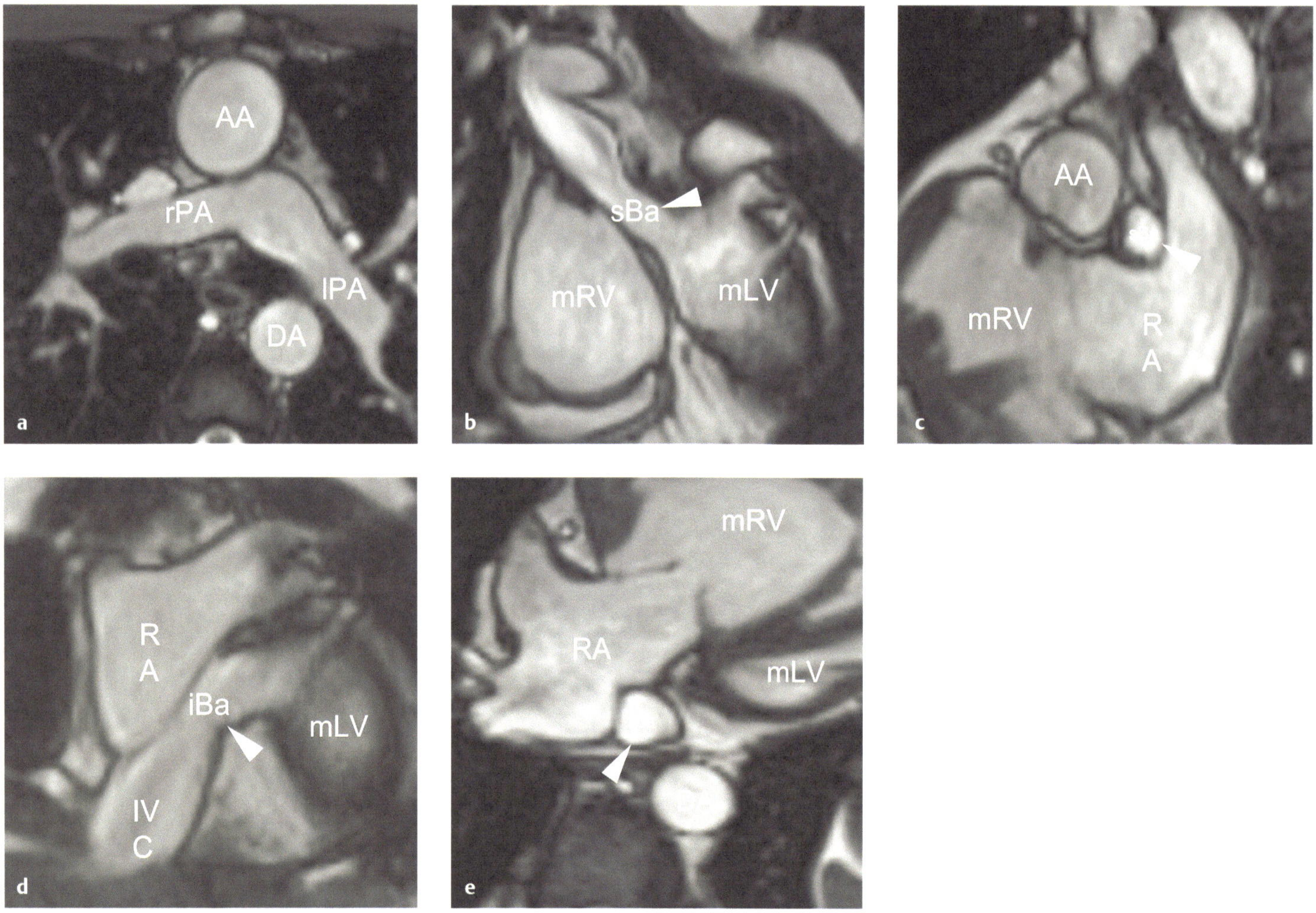


**Abb. 110.1 Mustard-Senning-Operation.** 36-jähriger männlicher Patient mit Dextroposition der großen Arterien und Zustand nach palliativer Mustard-Operation. In **a** und **b** ist die Transposition der großen Gefäße mit Aorta anterior zur Pulmonalarterie zu sehen; **c–f** zeigen die V.-cava-superior- und V.-cava-inferior-Baffles (**c–f**, Pfeilspitzen) mit Verbindung zum morphologisch linken Ventrikel.

AA = Aorta ascendens
DA = Aorta descendens
iBa = V.-cava-inferior-Baffle
lPA = A. pulmonalis sinistra
IVC = V. cava inferior
LA = linker Vorhof
mLV = morphologisch linker Ventrikel
mRV = morphologisch rechter Ventrikel
PA = A. pulmonalis
RA = rechter Vorhof
rPA = A. pulmonalis dextra
sBa = V.-cava-superior-Baffle

**a** Balanced SSFP-Cine-MRT-Sequenz, axiale Schichtführung.
**b** Balanced SSFP-Cine-MRT-Sequenz, koronar-schräge Schichtführung. Der V.-cava-superior-Baffle ist in Längsachse dargestellt.
**c** Balanced SSFP-Cine-MRT-Sequenz, koronar-schräge Schichtführung. Der V.-cava-superior-Baffle ist in Double-oblique-Achse dargestellt (rund).
**d** Balanced SSFP-Cine-MRT-Sequenz, senkrecht-schräg-oblique Schichtführung. Der V.-cava-superior-Baffle ist in Längsachse dargestellt.
**e** Balanced SSFP-Cine-MRT-Sequenz, senkrecht-schräg-oblique Schichtführung. Der V.-cava-superior-Baffle ist in Double-oblique-Achse dargestellt (rund).

## 110.7 Was der Kliniker von mir wissen will

- Folgendes sollte im Befund erwähnt werden:
  - *grundsätzlich:* Volumina und Funktion des linken und rechten Ventrikels,
  - *Mustard-Senning-Operation:*
    - Trikuspidalklappeninsuffizienz,
    - Obstruktion bzw. Leaking des superioren bzw. inferioren Baffles,
    - Vorliegen einer Stenose in der V. cava superior oder inferior.

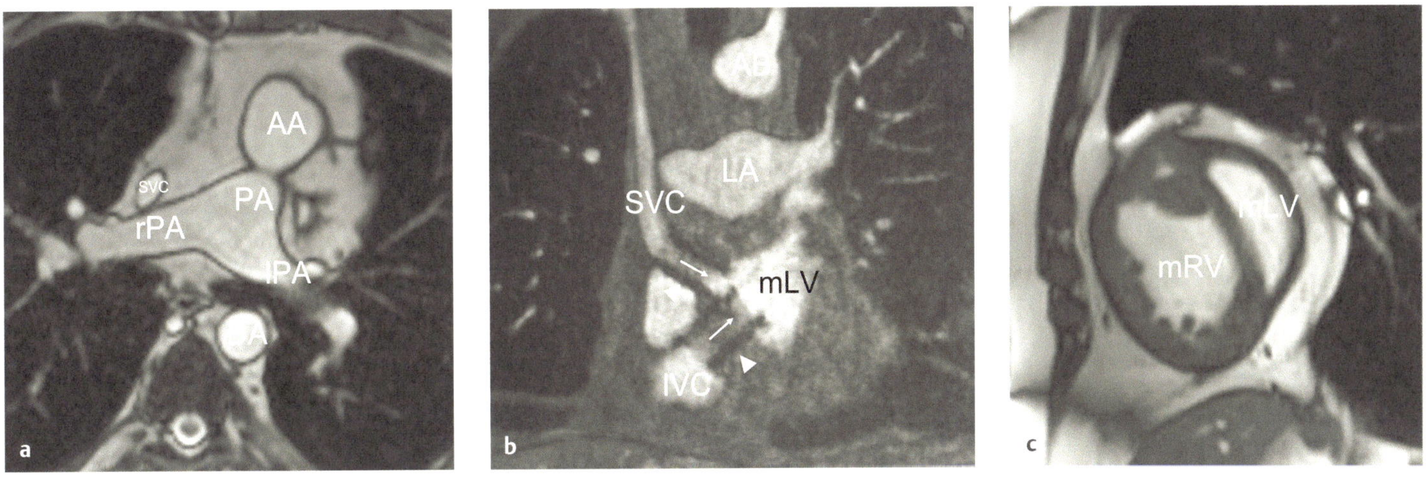


**Abb. 110.2 Mustard-Senning-Operation.** 44-jähriger männlicher Patient mit Dextroposition der großen Arterien und Zustand nach palliativer Mustard-Operation (Verlaufskontrolle) sowie Stents in beiden Baffles.

AA = Aorta ascendens
AB = Aortenbogen
DA = Aorta descendens
lPA = A. pulmonalis sinistra
IVC = V. cava inferior
LA = linker Vorhof
mLV = morphologisch linker Ventrikel
mRV = morphologisch rechter Ventrikel
PA = A. pulmonalis
rPA = A. pulmonalis dextra
SVC = V. cava superior

**a** Balanced SSFP-Cine-MRT-Sequenz, axiale Schichtführung. Diskordante ventrikuloarterielle Verbindung.

**b** Kontrastmittelverstärkte MR-Angiografie, koronar rekonstruiert. Stents im superioren und im inferioren Baffle (Pfeilspitzen), die zur Therapie der Baffle-Stenosen eingesetzt wurden. Die Flussrichtung des Blutes ist mit kleinen Pfeilen angegeben.

**c** Balanced SSFP-Cine-MRT-Sequenz, mittventrikuläre Schicht, kurze Achse. Deutliche Hypertrophie und Dilatation des subaortalen (morphologisch rechten) Ventrikels.



## 110.8 Literatur

### 110.8.1 Literatur zur weiteren Vertiefung

[1] Benscoter AL, Ryan A, Tweddell JS. Transposition of the great arteries and the arterial switch operation. In: Ungerleider RM, Meliones JN, McMillan KN et al., eds. Critical heart disease in infants and children. 3 rd ed. Philadelphia: Elsevier; 2019: 683.e682–693.e682

# 111 Fallot-Korrektur

*Lenhard Pennig*

## 111.1 Einleitung

- **Definition:** operatives Verfahren am offenen Herz zur Korrektur der Fallot-Tetralogie, um den Blutfluss in die Lunge zu verbessern (Korrektur der Pulmonalstenose) bzw. den korrekten Fluss von sauerstoffarmem und -reichem Blut (Verschluss des Ventrikelseptumdefekts) zu gewährleisten
- **Indikation:**
  - Fallot-Tetralogie
  - primär nach der Neonatalperiode durchzuführen, vorzugsweise im ersten Lebensjahr (aber auch im fortgeschrittenen Lebensalter möglich)
- **Technik:**
  - *Entlastung der Pulmonalstenose:* abhängig von der Anatomie der Pulmonalklappe, der Ausprägung der Obstruktion und der Anatomie der Pulmonalarterien; basierend auf folgenden Verfahren (ggf. in Kombination):
    - Resektion der Muskelbündel im rechtsventrikulären Ausflusstrakt
    - Inzision des Infundibulums
    - Erweiterung der Pulmonalklappe bzw. des rechtsventrikulären Ausflusstrakts mittels Valvulotomie oder Patch (dieser ggf. bis in die Pulmonalarterien, jedoch zurückhaltend angewendet aufgrund der postoperativ hohen Rate an Pulmonalinsuffizienz) oder Klappenersatz
  - *Korrektur des Ventrikelseptumdefekts:* Verschluss mittels Patch (Perikard oder Goretex)
  - *modifizierter Blalock-Taussig-Shunt:*
    - Anastomose zwischen A. subclavia und Pulmonalarterie
    - bei Neonaten mit niedriger Sättigung bzw. ausgeprägter Zyanose als palliatives Verfahren bis zur Korrektur (vor allem bei stark ausgeprägter Pulmonalstenose)
- **mögliche Komplikationen:**
  - Pulmonalinsuffizienz (häufigste Komplikation) mit konsekutiver Dilatation und Dysfunktion des rechten Ventrikels sowie Trikuspidalinsuffizienz
  - residuale Pulmonalstenose
  - Aneurysma des rechtsventrikulären Ausflusstrakts
  - residualer Ventrikelseptumdefekt
  - Infektion (z. B. Endokarditis, Entzündung des Patches)

## 111.2 Methode der Wahl

**Merke** M!

Die kardiale MRT gewinnt vor allem zur postoperativen Beurteilung immer mehr an Bedeutung.

## 111.3 Pathognomonische Befunde

- Beurteilung des postoperativen Status
- Beurteilung der Pulmonalklappe bzw. des rechtsventrikulären Ausflusstrakts (Pulmonalstenose, -insuffizienz)
- residualer Shunt

## 111.4 Befundbeschreibung

### 111.4.1 Echokardiografie

- **Präoperativ:** primär Echokardiografie zur Darstellung der kardialen Fehlbildung (u. a. Gradient im rechtsventrikulären Ausflusstrakt) und der präoperativen anatomischen Verhältnisse
- **postoperativ:**
  - Verschluss des Ventrikelseptumdefekts
  - Beurteilung des rechten Ventrikels bzw. des rechtsventrikulären Ausflusstrakts und der Pulmonalklappe

### 111.4.2 CT

- Postoperativ selten indiziert, Darstellung der anatomischen Verhältnisse (bei Suszeptibilitätsartefakten in der MRT)

### 111.4.3 MRT

- **Präoperativ:** ggf. MRT (inklusive MR-Angiografie) zur genauen Planung
- **postoperativ:**
  - Einsatz entsprechend der Echokardiografie
  - mit MRT bessere Beurteilung des rechten Ventrikels bzw. des rechtsventrikulären Ausflusstrakts und der Pulmonalklappe möglich (mit nativer MR-Angiografie und balanced SSFP-Cine-Sequenz; ▶ Abb. 111.1, ▶ Abb. 111.2 und ▶ Abb. 111.3)
  - ggf. Bestimmung des residualen Shunt-Volumens (mit Phasenkontrastmessung)
  - in MR-Angiografie Beurteilung der peripheren Pulmonalarterien

### 111.4.4 Angiografie

- Präoperativ ggf. Koronarangiografie bzw. CT-Angiografie zum definitiven Ausschluss koronarer Anomalien (bei 5–12 % der Patienten)

### 111.4.5 Sonstiges

- **Präoperativ:** Evaluation hinsichtlich extrakardialer Malformationen wie VACTERL und genetische Testung (22q11-Deletion)
- **postoperativ:** invasive Diagnostik selten indiziert

## 111.5 Radiologische Differenzialdiagnosen

- Weitere postoperative Zustände

## 111.6 Typische Fehler

- Übersehen einer Pulmonalinsuffizienz
- Übersehen einer residualen Pulmonalstenose, Übersehen peripherer Pulmonalstenosen
- Übersehen eines residualen Ventrikelseptumdefekts

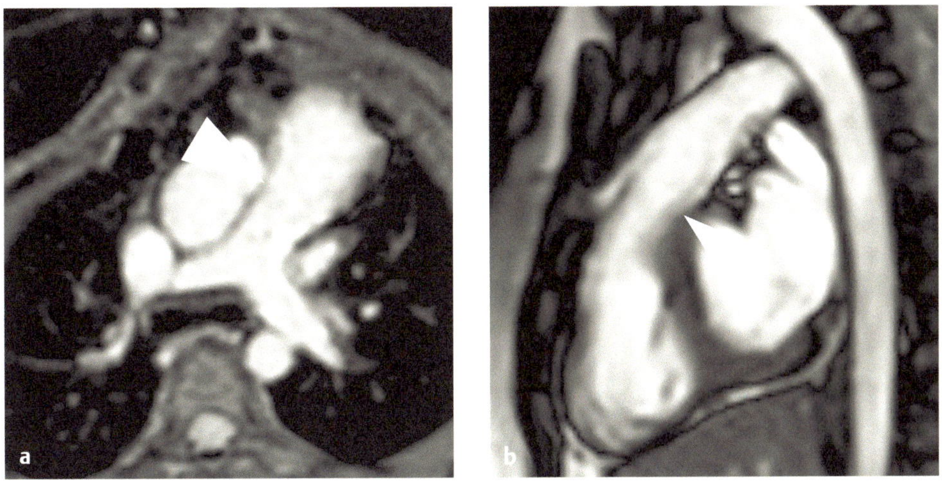


**Abb. 111.1 Fallot-Korrektur.** Achtjährige Patientin mit unauffälligen postoperativen Verhältnissen des rechtsventrikulären Ausflusstrakts und der Pulmonalklappe (Pfeilspitzen).
**a** Native MR-Angiografie, axiale Schichtführung.
**b** Balanced SSFP-Cine-MRT-Sequenz des rechtsventrikulären Ausflusstrakts, parasagittale Schichtführung.

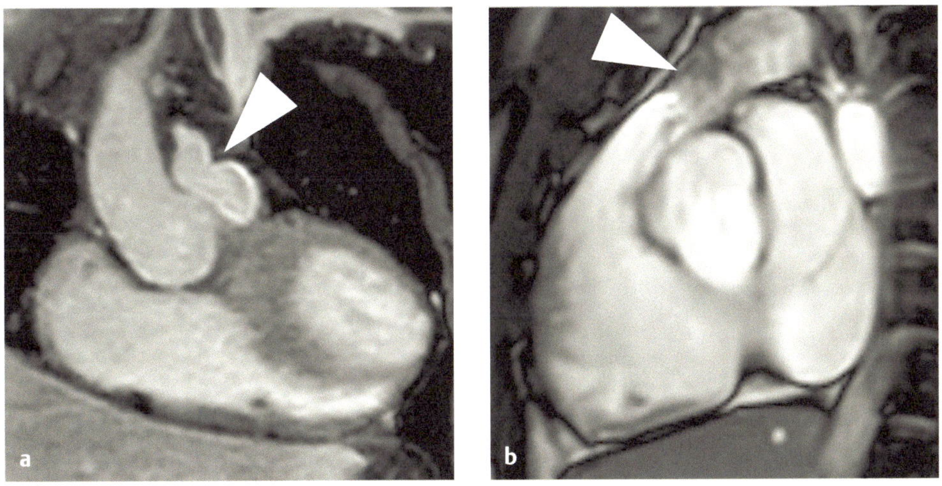


**Abb. 111.2 Fallot-Korrektur.** 18-jähriger Patient. Postoperative Verhältnisse nach Fallot-Korrektur mit Taillierung im Truncus pulmonalis (**c**, Pfeilspitze) und supravalvulärer Pulmonalstenose mit entsprechender Flussbeschleunigung (**d**, Pfeilspitze).
**a** Native MR-Angiografie, koronare Schichtführung.
**b** Balanced SSFP-Cine-MRT-Sequenz des rechtsventrikulären Ausflusstrakts, parasagittale Schichtführung.



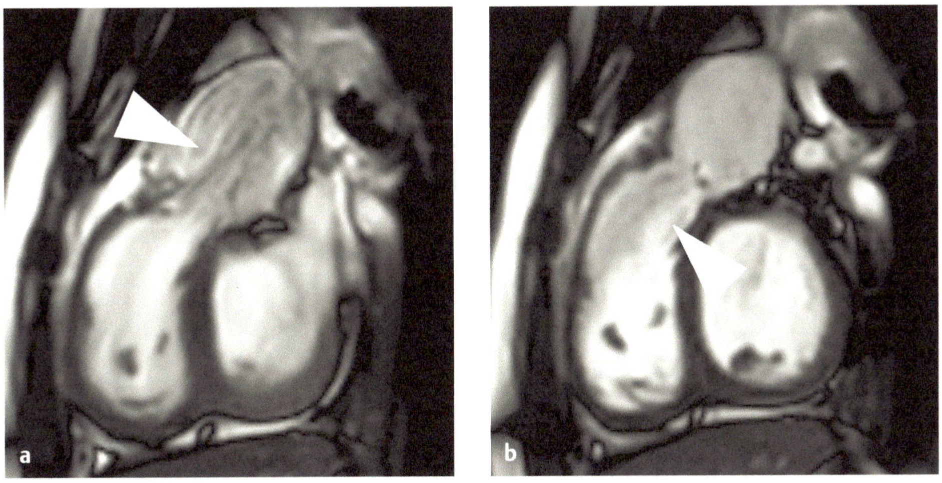


**Abb. 111.3 Fallot-Korrektur.** 40-jährige Patientin. Postoperative Verhältnisse nach Fallot-Korrektur mit kombinierter Pulmonalstenose und Pulmonalinsuffizienz.
**a** Balanced SSFP-Cine-MRT-Sequenz des rechtsventrikulären Ausflusstrakts (parasagittale Schichtführung, Ventrikelsystole). Pulmonalstenose bei deutlicher Flussbeschleunigung (Pfeilspitze).
**b** Balanced SSFP-Cine-MRT-Sequenz des rechtsventrikulären Ausflusstrakts (parasagittale Schichtführung, Ventrikeldiastole). Pulmonalinsuffizienz bei deutlicher Flussbeschleunigung (Pfeilspitze).

## 111.7 Was der Kliniker von mir wissen will

- Postoperative Verhältnisse
- residuale Stenose bzw. Insuffizienz
- periphere Stenose der Pulmonalarterien
- Funktion des rechten Ventrikels

## 111.8 Literatur

### 111.8.1 Literatur zur weiteren Vertiefung

[1] Norton KI, Tong C, Glass RBJ et al. Cardiac MR imaging assessment following tetralogy of Fallot repair. Radiographics 2006; 26 (1): 197–211. doi:10.1148/rg.261 055 064

[2] Sarris GE, Comas JV, Tobota Z et al. Results of reparative surgery for tetralogy of Fallot: data from the European Association for Cardio-Thoracic Surgery Congenital Database. Eur J Cardiothorac Surg 2012; 42 (5): 766–774; discussion 774. doi:10.1093/ejcts/ezs478

# 112 Weitere postoperative Zustände

*Lenhard Pennig*

## 112.1 Einleitung

- **Definition:** generell diverse weitere postoperative Zustände möglich, an dieser Stelle aber Fokus auf die operative Rekonstruktion der Aortenwurzel bzw. der proximalen Aorta ascendens unter Ersatz (Bentall-Operation) oder Erhalt der Aortenklappe (David- und Yacoub-Operation)
- **Indikationen:** passendes Operationsverfahren vom Patienten (-zustand) und von der Morphologie der Aortenklappe abhängig:
  - *David- bzw. Yacoub-Operation :*
    - primär prophylaktisch bei Aortenwurzelaneurysma > 5 cm (bei Bindegewebserkrankungen oder auch bei kleineren Diametern abhängig von einer Aorteninsuffizienz, der Familienanamnese und dem Wachstum)
    - auch bei Dissektion möglich
  - *Bentall-Operation:* primär bei akuter Aortendissektion (Stanford-Typ A)
- **Techniken:**
  - *Bentall-Operation:*
    - Ersatz der Aortenwurzel bzw. Aorta ascendens mit Dacron-Prothese und Ersatz der Aortenklappe mit mechanischer Klappe (Rohrprothese mit integrierter Aortenklappenprothese)
    - ggf. biologische Aortenklappe
  - *David- bzw. Yacoub-Operation:* Ersatz der Aortenwurzel bzw. Aorta ascendens mit Dacron-Prothese unter Erhalt der Aortenklappe:
    - David-Operation: Reimplantation der nativen Aortenklappe in die Prothese (Unterstützung des Aortenanulus, sog. Reimplantationstechnik)
    - Yacoub-Operation: separater Ersatz des Sinus aortae (ohne Unterstützung des Aortenanulus, sog. Remodellierungstechnik)
  - ggf. in Kombination mit anderen Ersatzverfahren (Aortenbogen- bzw. Deszendensersatz)
- **mögliche Komplikationen:**
  - akute perioperative Komplikationen (vor allem bei Dissektion, z. B. Fortschreiten der Dissektionsmembran)
  - thromboembolische Komplikationen, Nebenwirkungen der lebenslangen oralen Antikoagulation und der Druckbelastung des linken Ventrikels sowie Klappengeräusche (bei Bentall-Operation)
  - Aorteninsuffizienz im langfristigen Verlauf
  - Infektion (z. B. Endokarditis, Entzündung der Prothese)

**Merke** M!

Während früher, auch bei normaler Morphologie der Aortenklappe, eine Bentall-Operation durchgeführt wurde, sollte aktuellen Empfehlungen zufolge, wann immer möglich, ein klappenerhaltendes Verfahren angewendet werden.

## 112.2 Methode der Wahl

- Echokardiografie (nur eingeschränktes Schallfenster)
- CT-Angiografie (im Notfall-Setting)
- MR-Angiografie (im elektiven Setting)

## 112.3 Pathognomonische Befunde

- Beurteilung des postoperativen Status, Anastomose
- residuale Dissektionsmembran
- Beurteilung der Koronarien
- Beurteilung der Aorteninsuffizienz

## 112.4 Befundbeschreibung

### 112.4.1 Echokardiografie

- **Präoperativ:** Darstellung der Anatomie der Aortenklappe bzw. der Aorta ascendens mittels Echokardiografie primär zur Klappenbeurteilung geeignet (je distaler, desto schlechtere Einschallbarkeit der Aorta)
- **unmittelbar intraoperativ:** TEE zur Beurteilung der Klappe bzw. der proximale Aorta
- **im weiteren Verlauf:** zur Beurteilung der Klappenmorphologie

### 112.4.2 CT

- **Präoperativ:**
  - Darstellung der Anatomie der Aortenklappe bzw. der Aorta ascendens mittels CT (EKG-getriggerte CT-Angiografie) primär im notfallmäßigen Setting (Dissektion, dabei auch unbedingt Durchführung mit nativer Spirale, um ein intramurales Hämatom nicht zu verpassen)
  - Messung der aortalen Dimensionen auf definierten Höhen gemäß American Heart Association
- **postoperativ** (▸ Abb. 112.1a, ▸ Abb. 112.2a, ▸ Abb. 112.2b und ▸ Abb. 112.3a):
  - entsprechend der Echokardiografie, mit CT jedoch deutlich bessere Beurteilung der Aorta in ihrem Verlauf möglich
  - initiale postoperative Bildgebung und wenn ausgeprägte Suszeptibilitätsartefakte in der MRT vorhanden sind (vor allem bei Bentall-Operation möglich)

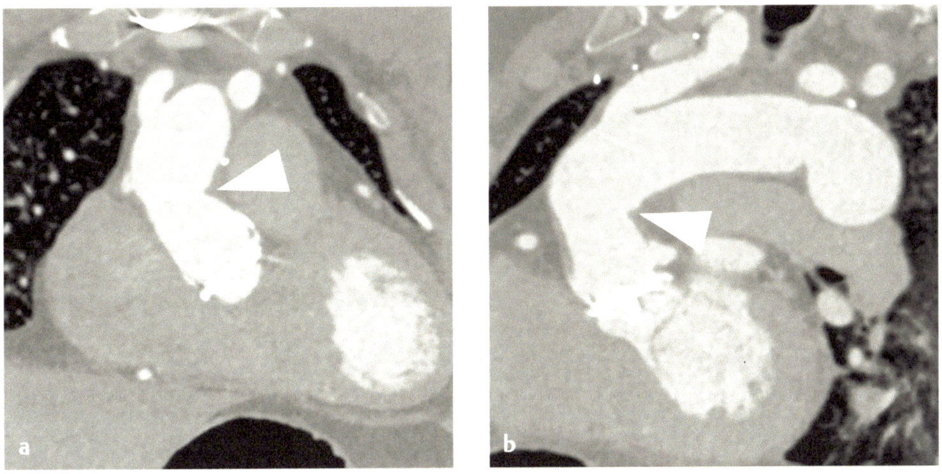


**Abb. 112.1 Bentall-Operation.** Postoperative Bildgebung einer 51-jährigen Patientin mit einliegender künstlicher Aortenklappe und geringer Knickbildung der Aorta ascendens distal der Prothese (Pfeilspitzen).
**a** CT-Angiografie, parakoronare Rekonstruktion.
**b** CT-Angiografie, parasagittale Rekonstruktion.

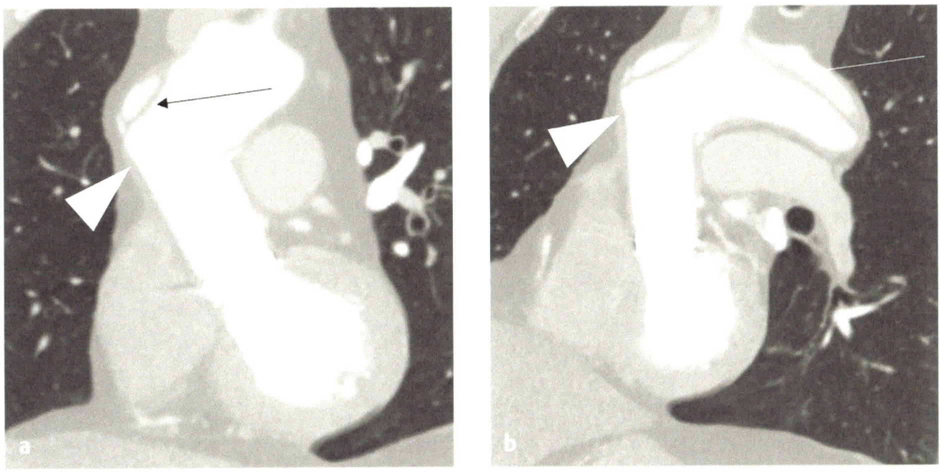


**Abb. 112.2 Bentall-Operation.** Postoperative Bildgebung eines 55-jährigen Patienten mit Knickbildung der Aorta ascendens distal der Prothese (Pfeilspitzen) und residualer Dissektionsmembran distal der Prothese, die sich bis in den Aortenbogen fortsetzt
**a** CT-Angiografie, parakoronare Rekonstruktion.
**b** CT-Angiografie, parasagittale Rekonstruktion.

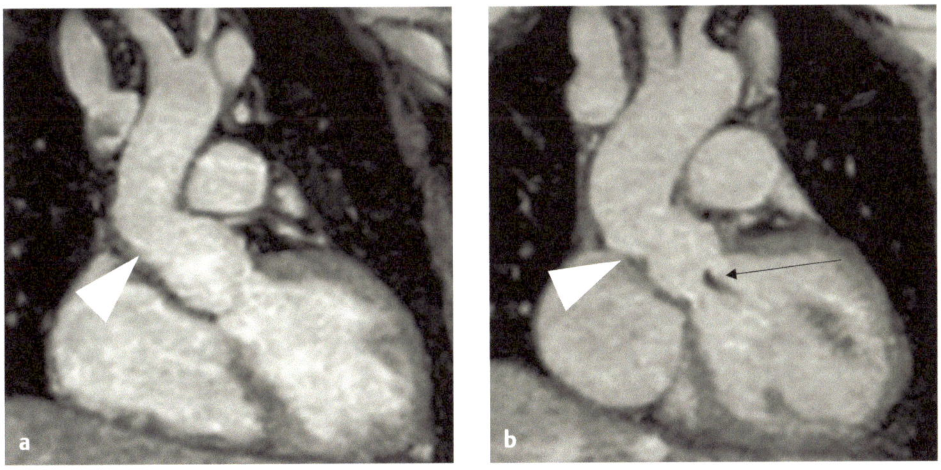


**Abb. 112.3 David-Operation.** Postoperative Bildgebung zweier Patienten mit geringen Einschnürungen und irregulärer Darstellung der Gefäßwand der Aortenwurzel bzw. der proximalen Aorta ascendens im Bereich des einliegenden Fremdmaterials (Pfeilspitzen). Beachten Sie den Regurgitationsjet über der Aortenklappe als Zeichen der begleitend vorliegenden Aorteninsuffizienz (b, Pfeil).
**a** 40-jähriger Patient, native MR-Angiografie, parakoronare Rekonstruktion.
**b** 43-jähriger Patient, native MR-Angiografie, parakoronare Rekonstruktion.



### 112.4.3 MRT

- **Präoperativ:**
  - ○ Darstellung der Anatomie der Aortenklappe bzw. der Aorta ascendens mittels MRT zur Beurteilung der Aortenklappe und der Aorta ascendens im Verlauf:
    - vorzugsweise EKG- und atemgetriggerte native MR-Angiografie (nachrangig kontrastmittelgestützte MR-Angiografie), ggf. balanced SSFP-Cine-Sequenzen, koronar auf die Aorta ascendens oder axial auf den Bulbus gekippt
    - primär im elektiven Setting und bei Patienten mit Bindegewebserkrankungen
  - ○ Messung der aortalen Dimensionen auf definierten Höhen gemäß American Heart Association
- **postoperativ** (▶ Abb. 112.1b und ▶ Abb. 112.3b):
  - ○ entsprechend der Echokardiografie, mit MRT jedoch deutlich bessere Beurteilung der Aorta in ihrem Verlauf möglich
  - ○ Verlaufsbildgebung (aortale Dimensionen)

## 112.5 Radiologische Differenzialdiagnosen

- Es sind diverse weitere postoperative Verhältnisse möglich, die differenzialdiagnostisch beachtet werden müssen.

## 112.6 Typische Fehler

- Übersehen einer residuellen Aortendissektion
- Übersehen einer Dilatation distal der distalen Landezone des aortalen Fremdmaterials

## 112.7 Was der Kliniker von mir wissen will

- Aortale Diameter
- postoperative Verhältnisse und Komplikationen

## 112.8 Literatur

### 112.8.1 Literatur zur weiteren Vertiefung

[1] Baumgartner H, De Backer J, Babu-Narayan SV et al. 2020 ESC Guidelines for the management of adult congenital heart disease. Eur Heart J 2021; 42 (6): 563–645. doi:10.1093/eurheartj/ehaa554

[2] Czerny M, Grabenwöger M, Berger T et al. EACTS/STS Guidelines for diagnosing and treating acute and chronic syndromes of the aortic organ. Eur J Cardiothorac Surg 2024; 65 (2): ezad426

[3] Erbel R, Aboyans V, Boileau C et al. 2014 ESC Guidelines on the diagnosis and treatment of aortic diseases: Document covering acute and chronic aortic diseases of the thoracic and abdominal aorta of the adult. The Task Force for the Diagnosis and Treatment of Aortic Diseases of the European Society of Cardiology (ESC). Eur Heart J 2014; 35 (41): 2873–2926. doi:10.1093/eurheartj/ehu281

# 113 Fontan-Operation

Bettina Baeßler, Claas P. Nähle

## 113.1 Einleitung

- **Definition:** palliative Operation bei funktionell univentrikulären, kongenitalen Vitien (z. B. Trikuspidalklappenatresie, Pulmonalarterienatresie bei intaktem Ventrikelseptum, hypoplastisches Linksherzsyndrom, Double Inlet Ventricle)
- **Technik:** mehrzeitige kavopulmonale Anastomose, falls möglich, Konnektion sowohl der V. cava superior als auch der V. cava inferior mit der rechten Pulmonalarterie (passive Lungenperfusion bei nur einem Ventrikel für beide in Serie geschalteten Kreisläufe; ▸ Abb. 113.1):
  - zunächst obere kavopulmonale Anastomose als End-zu-Seit-Anastomose (sog. bidirektionale Glenn-Operation) im Alter von 4–12 Monaten
  - im Alter von 1–5 Jahren Vervollständigung der Fontan-Zirkulation durch eine untere kavopulmonale Konnektion (meist intraatrialer Tunnel oder extraatriales Konduit)
- **Ergebnis:**
  - direkte Umleitung des systemvenösen Blutes direkt in die Pulmonalarterie unter Umgehung des subpulmonalen Ventrikels (Kreislauftrennung zur Behebung der Zyanose)
  - Mitwachsen des Tunnels möglich, Mitwachsen der Konduit-Prothese aber nicht
- **mögliche Spätkomplikationen:** im Verlauf ggf. Shunts über aortopulmonale Kollateralen (bis zu 17–39 % des Systemherzzeitvolumens) und die operativ angelegte Fenestration zwischen Konduit bzw. Tunnel und pulmonalem Atrium

M!

**Merke**

Bei gutem klinischem Zustand werden die 30–40 % Zunahme des Herzzeitvolumens und des Blutvolumens nach Fontan-Operation während der Schwangerschaft in der Regel gut toleriert.

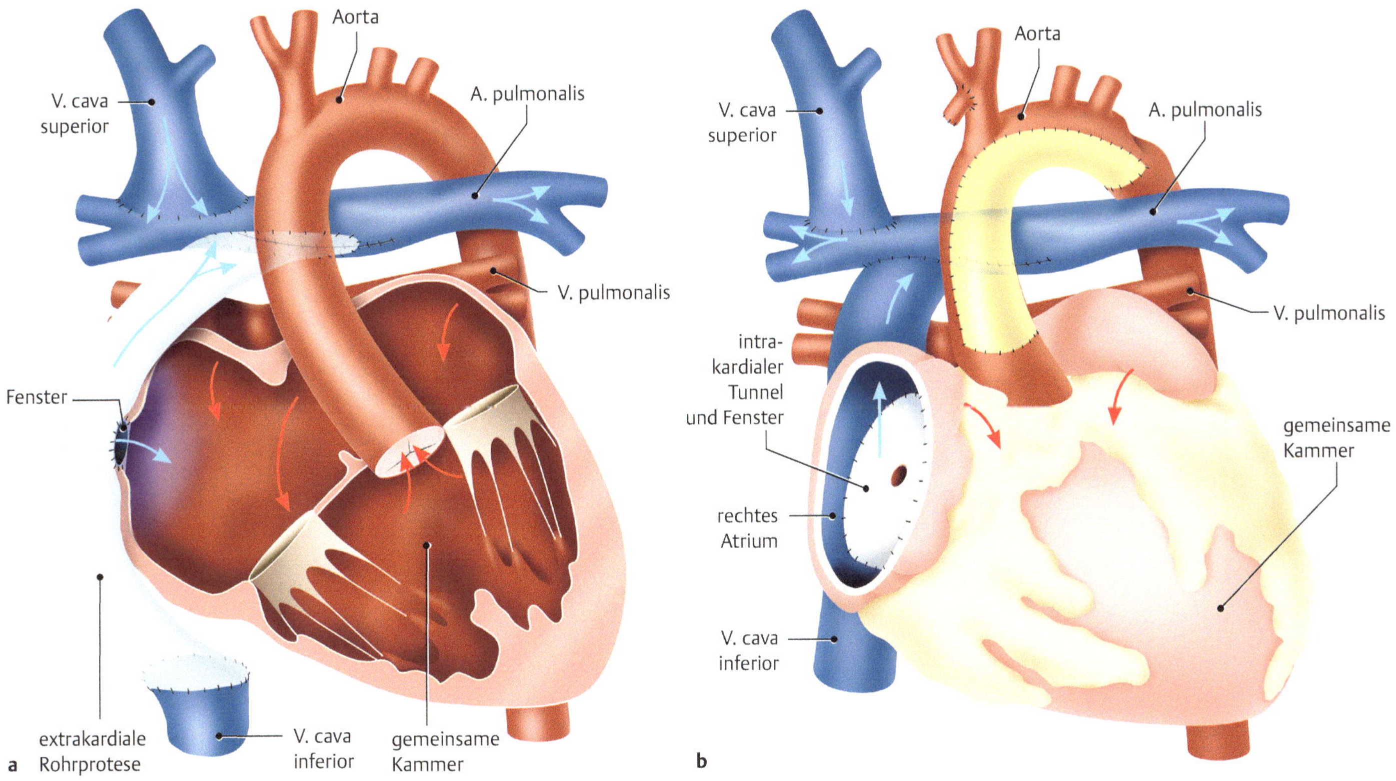


**Abb. 113.1 Fontan-Operation.**

**a** Komplettierte Fontan-Operation mit intrakardialem (lateralem) Tunnel und Fenster. Dabei wird das Blut der oberen Körperhälfte durch eine Anastomose der oberen Hohlvene mit dem Oberrand der rechten Pulmonalarterie geführt. Das Blut der unteren Körperhälfte erreicht durch eine in den rechten Vorhof eingenähte Scheidewand rechts und seitlich das Dach des rechten Vorhofs. Dort wird eine Membran zwischen einer bereits vorher hergestellten Verbindung (Hemifontan-Operation, nicht abgebildet) des vorhofseitigen Stumpfes der oberen Hohlvene und dem Unterrand der rechten Pulmonalarterie reseziert. Damit wird der Blutfluss von der unteren Hohlvene in die Pulmonalarterien realisiert. Meist wird ein Überlaufventil (sog. Fenster) in der Scheidewand geschaffen. (Quelle: Ennker J, Falk V, Photiadis J et al., Hrsg. Referenz Herzchirurgie. 1. Aufl. Stuttgart: Thieme; 2022)

**b** Komplettierte Fontan-Operation mit extrakardialem und fenestriertem Konduit. Dabei wird das Blut der oberen Körperhälfte durch eine Anastomose der oberen Hohlvene mit dem Oberrand der rechten Pulmonalarterie geführt. Das Blut der unteren Körperhälfte erreicht durch eine Anastomose der unteren Hohlvene mit einer Rohrprothese und einer weiteren Anastomose mit dem Unterrand der rechten Pulmonalarterie passiv die Lunge. Meist wird ein Überlaufventil (sog. Fenster) durch eine Anastomose der Rohrprothese mit dem rechten Vorhof geschaffen. (Quelle: Ennker J, Falk V, Photiadis J et al., Hrsg. Referenz Herzchirurgie. 1. Aufl. Stuttgart: Thieme; 2022)

### 113.1.1 Epidemiologie

**Häufigkeit**

- Etwa 9:100 000 Lebendgeburten

### 113.1.2 Klinische Präsentation/Symptomatik

- Herzinsuffizienz
- Zyanose bei Ausbildung venovenöser Kollateralen bei ca. 20 % der Patienten (systemvenös-pulmonalvenös)
- Vorhofarrhythmien
- Leberfibrose bzw. -zirrhose
- Proteinverlustenteropathie
- Tunnel- bzw. Konduit-Dysfunktion bei Thrombose bzw. Stenose

## 113.2 Methode der Wahl

- MRT

## 113.3 Pathognomonische Befunde

- Obere und untere kavopulmonale Anastomose



## 113.4 Befundbeschreibung

### 113.4.1 Echokardiografie

- In der Regel reduzierte maximale systolische Geschwindigkeit des Atrioventrikularklappenrings (Peak annular systolic Velocity, S')
- zunehmende diastolische Dysfunktion
- verminderter longitudinaler und zirkumferenzieller Strain
- ggf. Rechts-links-Shunt über die Fenestration zwischen Tunnel und pulmonalem Vorhof
- Myocardial Performance Index als Verlaufsparameter der Ventrikelfunktion

### 113.4.2 Röntgen

- Abhängig vom zugrunde liegenden Vitium unspezifisch
- „Holzschuhherz"
- Hypertrophie des rechten Ventrikels
- verminderte pulmonale Gefäßzeichnung
- evtl. rechter Aortenbogen (in 25 % der Fälle)

### 113.4.3 CT

- Tunnel- bzw. Konduit-Stenose bzw. -Thrombosierung (▸ Abb. 113.2 und ▸ Abb. 113.3)
- aortopulmonale Kollateralen
- myokardiale Fibrose
- ggf. assoziierte Koronaranomalie(-n) oder Major aortopulmonary collateral Arteries

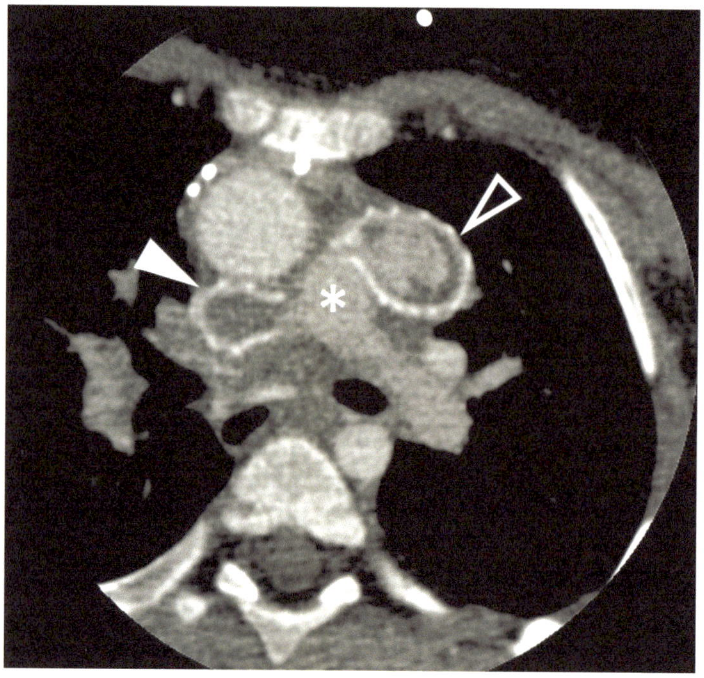

**Abb. 113.2 Fontan-Operation.** Dreijähriger Junge mit univentrikulärem Herz und Fontan-Zirkulation bei persistierender oberer Hohlvene links. In der kontrastmittelverstärkten CT suboptimale Kontrastierung der unteren kavopulmonalen Anastomose. Ausgefüllte Pfeilspitze: Stent in der rechten Pulmonalarterie; unausgefüllte Pfeilspitze: obere kavopulmonale Anastomose; Stern: untere kavopulmonale Anastomose.

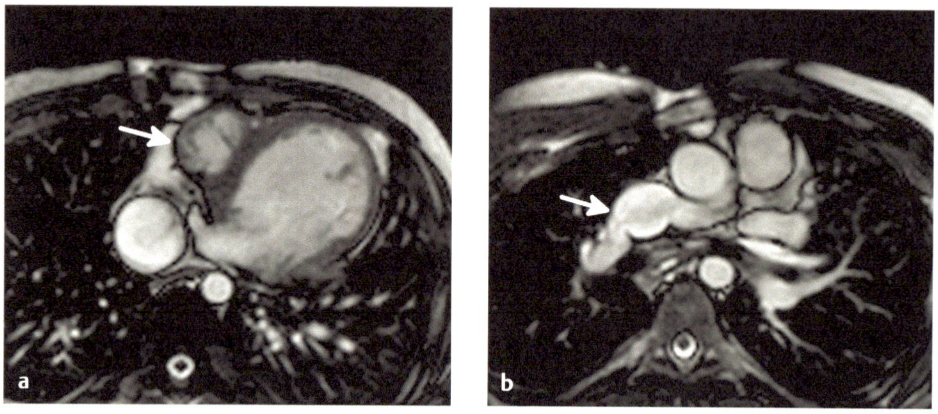


**Abb. 113.3 Fontan-Operation.** 28-jähriger Patient mit Fontan-Zirkulation.

**a** Die Notwendigkeit einer Fontan-Operation bestand aufgrund der Atresie des rechten Ventrikels (Pfeil).

**b** Anastomosierung der V. cava inferior mit der rechten Pulmonalarterie im Sinne einer Fontan-Zirkulation bei totaler kavopulmonaler Verbindung (Pfeil).

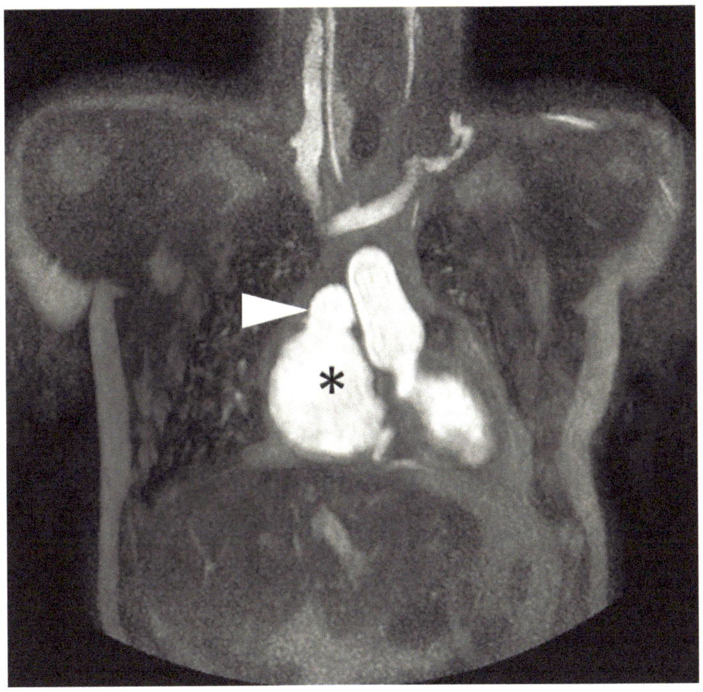

**Abb. 113.4 Fontan-Operation.** 19-jähriger Patient nach Korrektur einer Trikuspidalatresie Ib durch Fontan-Operation, kontrastmittelverstärkte MR-Angiografie. Sogenannte modifizierte Fontan-Operation mit Konnektion des rechten Vorhofs (Stern) an die rechte Pulmonalarterie (Pfeilspitze).

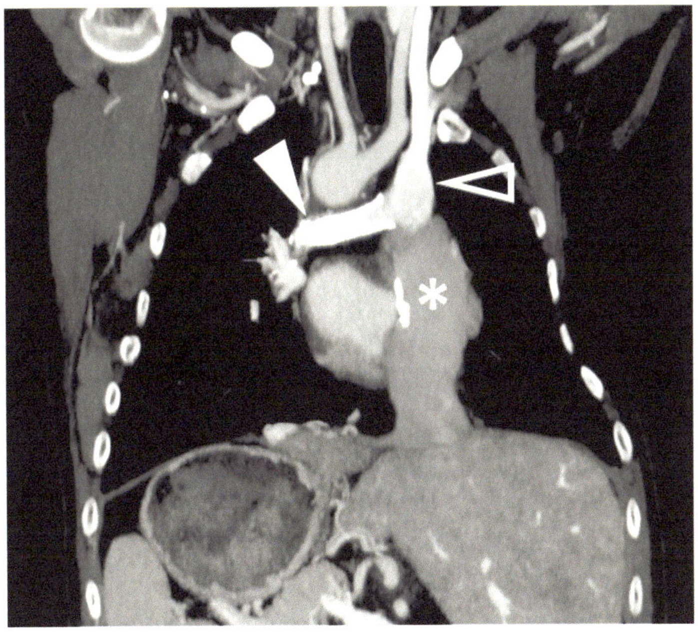

**Abb. 113.5 Fontan-Operation.** 39-jähriger Patient nach Korrektur einer Pulmonal- und Trikuspidalatresie bei Situs inversus durch Fontan-Operation mit totaler kavopulmonaler Anastomose. Kontrastmittelverstärkte MR-Angiografie. Unausgefüllte Pfeilspitze: obere Hohlvene; Stern: untere Hohlvene; ausgefüllte Pfeilspitze: Stent in der rechten Pulmonalarterie.

### 113.4.4 MRT

- Verminderter longitudinaler und zirkumferenzieller Strain
- Tunnel- bzw. Konduit-Stenose bzw. -Thrombosierung (▸ Abb. 113.4, ▸ Abb. 113.5 und ▸ Abb. 113.6)
- aortopulmonale Kollateralen
- myokardiale Fibrose

### 113.4.5 Angiografie

- Selten indiziert
- exakte Druckbestimmung
- ggf. Darstellung der Koronararterien

## 113.5 Radiologische Differenzialdiagnosen

- Keine Angaben

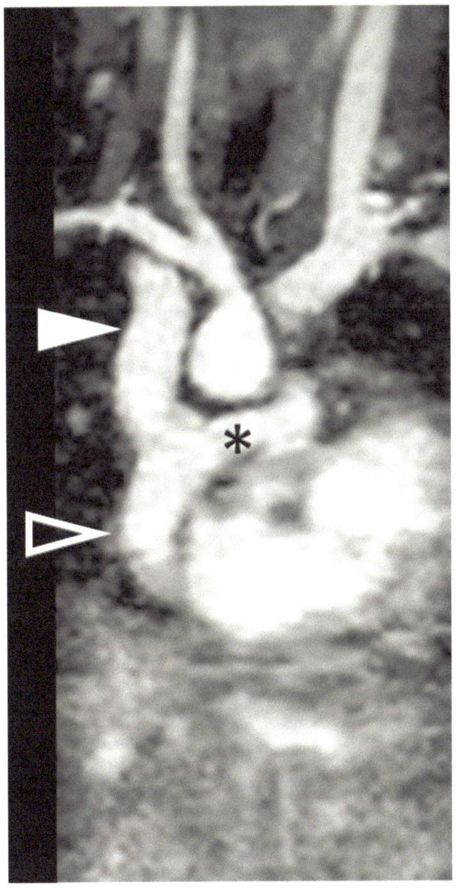

**Abb. 113.6 Fontan-Operation.** Elfjähriger Patient nach Korrektur einer Transposition der großen Gefäße mit Ventrikelseptumdefekt und Pulmonalstenose. Kontrastmittelverstärkte MR-Angiografie. Totale kavopulmonale Anastomose. Stern: rechte Pulmonalarterie; unausgefüllte Pfeilspitze: extrakardiales Konduit; Pfeilspitze: obere Hohlvene.

## 113.6 Typische Fehler

**Merke**

Die standardisierte Volumetrie ist entscheidend für die longitudinale Beurteilung des Ventrikels.

**Praxistipp**

- **MRT:**
  - Eine koronare Cine-Sequenz erleichtert die visuelle Beurteilung der Funktion der totalen kavopulmonalen Anastomose.
  - Die direkte Flussquantifizierung in der rechten Pulmonalarterie kann Schwierigkeiten bereiten. Alternativ kann der Fluss als Differenz aus kavalem Rückfluss und Fluss in der linken Pulmonalarterie berechnet werden. Zusätzlich sollte der aortale Fluss bestimmt werden, um die Berechnung von QP/S zu ermöglichen (aortopulmonale Kollateralen).
  - Die Planung der Flussmessung kann auch anhand von multiplanaren Reformationen einer MR-Angiografie erfolgen – dies erleichtert das Auffinden der Strukturen bzw. Gefäße und die Planung der richtigen Angulationen.
- **CT/MRT:** Das Untersuchungsprotokoll sollte die Beurteilung sowohl der zentralen Venen als auch der unteren kavopulmonalen Anastomose erlauben (Vermeidung von Einstromphänomenen z. B. durch Akquisition von 2 Spiraldatensätzen mit unterschiedlichem Delay, biphasisches Kontrastmittelinjektionsprotokoll, späte MR-Angiografiephase).
- **CT:** Bei seriellen CT-Untersuchungen muss auf eine Dosisreduktion geachtet werden (z. B. biphasisches Kontrastmittelinjektionsprotokoll, Step-and-Shot).



## 113.7 Was der Kliniker von mir wissen will

- Größe und Funktion des Ventrikels (indiziert)
- Stenosen bzw. Thrombosierung der Anastomosen
- relevante aortopulmonale Shunts
- evtl. Quantifizierung des Lungengefäßbetts (Nakata-Index, McGoon-Ratio)

## 113.8 Literatur

### 113.8.1 Quellenangaben


[1] Ennker J, Falk V, Photiadis J et al., Hrsg. Referenz Herzchirurgie. 1. Aufl. Stuttgart: Thieme; 2022


### 113.8.2 Literatur zur weiteren Vertiefung


[1] Clift P, Celermajer D. Managing adult Fontan patients: Where do we stand? Eur Respir Rev 2016; 25 (142): 438–450. doi:10.1183/16 000 617.0091–2016

[2] Fredenburg TB, Johnson TR, Cohen MD. The Fontan procedure: anatomy, complications, and manifestations of failure. Radiographics 2011; 31 (2): 453–463. doi:10.1148/rg.312 105 027

[3] Gewillig M. The Fontan circulation. Heart 2005; 91 (6): 839–846. doi:10.1136/hrt.2 004 051 789

[4] Ginde S, Goot BH, Frommelt PC. Imaging adult patients with Fontan circulation. Curr Opin Cardiol 2017; 32 (5): 521–528. doi:10.1097/HCO.000 000 0000 000 422

[5] Hauser JA, Taylor AM, Pandya B. How to image the adult patient with Fontan circulation. Circ Cardiovasc Imaging 2017; 10 (5): e004 273. doi:10.1161/CIRCIMAGING.116 004 273

[6] Hong SH, Kim YM, Lee CH et al. CT and MRI evaluation of the Fontan pathway: pearls and pitfalls. Cardiovasc Imaging Asia 2017; 1 (2): 133–145. doi:10.22 468/cvia.2 016 00 157

[7] Iyengar AJ, Shann F, Cochrane AD et al. The Fontan procedure in Australia: a population-based study. J Thorac Cardiovasc Surg 2007; 134 (5): 1353–1354. doi:10.1016/j.jtcvs.2007.06.035

[8] Mendoza A, Albert L, Ruiz E et al. Fontan operation. Hemodynamic factors associated with postoperative outcomes. Rev Esp Cardiol (Engl Ed) 2012; 65 (4): 356–362. doi:10.1016/j.recesp.2011.11.018

[9] Ohuchi H. Adult patients with Fontan circulation: What we know and how to manage adults with Fontan circulation? J Cardiol 2016; 68 (3): 181–189

[10] Takawira F, Ayer JG, Onikul E et al. Evaluation of the extracardiac conduit modification of the Fontan operation for thrombus formation using magnetic resonance imaging. Heart Lung Circ 2008; 17 (5): 407–410. doi:10.1016/j.hlc.2008.01.001

[11] Yeong M, Loughborough W, Hamilton M et al. Role of cardiac MRI and CT in Fontan circulation. J Congenit Cardiol 2017; 1: 8. doi.org/10.1186/s40 949–017–0010-x

[12] Yoo SJ, MacDonald C, Babyn P. Glossary of pediatric cardiovascular surgical procedures. In: Yoo SJ, MacDonald C, Babyn P, eds. Chest radiographic interpretation in pediatric cardiac patients. New York: Thieme; 2010: 41–54


## 113.9 Wichtige Internetadressen

- Fontanherzen e. V.: https://www.fontanherzen.de

# 114 Blalock-Taussig-Shunt

*Marcel C. Langenbach*

## 114.1 Einleitung

- **Definition:** palliative, vorbereitend palliative oder überbrückende Operation bei bestimmten zyanotischen Herzfehlern (abnehmende Bedeutung mit rein palliativer Indikation)
- **Ergebnis:** Minderung der Zyanose durch Rückführung zyanotischen Blutes aus dem Körperkreislauf in die pulmonale Zirkulation
- **Technik:**
  - Anastomose eines Astes der A. subclavia mit der A. pulmonalis, um die Lungendurchblutung zu verbessern (▶ Abb. 114.1)
  - Formen:
    - *originaler Blalock-Taussig-Shunt:* End-zu-Seit-Anastomose zwischen der A. subclavia bzw. einem ihrer Äste und der Pulmonalarterie
    - *modifizierter Blalock-Taussig-Shunt:* Seit-zu-Seit-Interponat (Polytetrafluorethylen-Prothese) zwischen der A. subclavia und der Pulmonalarterie
- **Indikationen:**
  - Fallot-Tetralogie
  - hypoplastische Pulmonalarterien
  - hypoplastischer Klappenring
- **mögliche Komplikationen:**
  - Anastomoseninsuffizienz
  - Stenose des Shunts oder des Grafts
  - Subclavian-Steal-Phänomen
  - „Auswachsen" des Shunts
  - Endokarditis

## 114.2 Methode der Wahl

- Echokardiografie
- CT
- MRT

## 114.3 Pathognomonische Befunde

- Beurteilung des postoperativen Status, der Anastomosen und der Durchgängigkeit
- Quantifizierung des Flussvolumens

## 114.4 Befundbeschreibung

- Präoperativ:
  - Darstellung der kardialen Fehlbildung
  - präoperative anatomische Verhältnisse

### 114.4.1 Echokardiografie

- Postoperativ:
  - Offenheit des Shunts
  - Lage
  - Flussvolumina

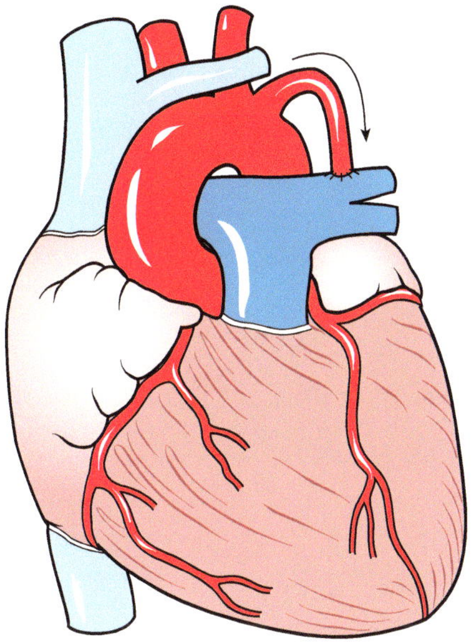

**Abb. 114.1 Blalock-Taussig-Shunt.** End-zu-Seit-Anastomose der linken A. subclavia auf die linke Pulmonalarterie. (Quelle: Claussen CD, Miller S, Fenchel M. Kramer U, Riessen R. Pareto-Reihe Radiologie. Herz. Stuttgart: Thieme; 2006)

### 114.4.2 CT

- Postoperativ:
  - anatomische Verhältnisse (▶ Abb. 114.2)
  - Stenosenachweis

### 114.4.3 MRT

- Postoperativ:
  - entsprechend der Echokardiografie
  - morphologische Darstellung mit T1w Turbo-Spin-Echo- und SSFP-Sequenz

### 114.4.4 Sonstiges

- Invasive Diagnostik:
  - postoperativ selten indiziert
  - Bestimmung der Druckverhältnisse

## 114.5 Radiologische Differenzialdiagnosen

- Persistierender Ductus ateriosus

114

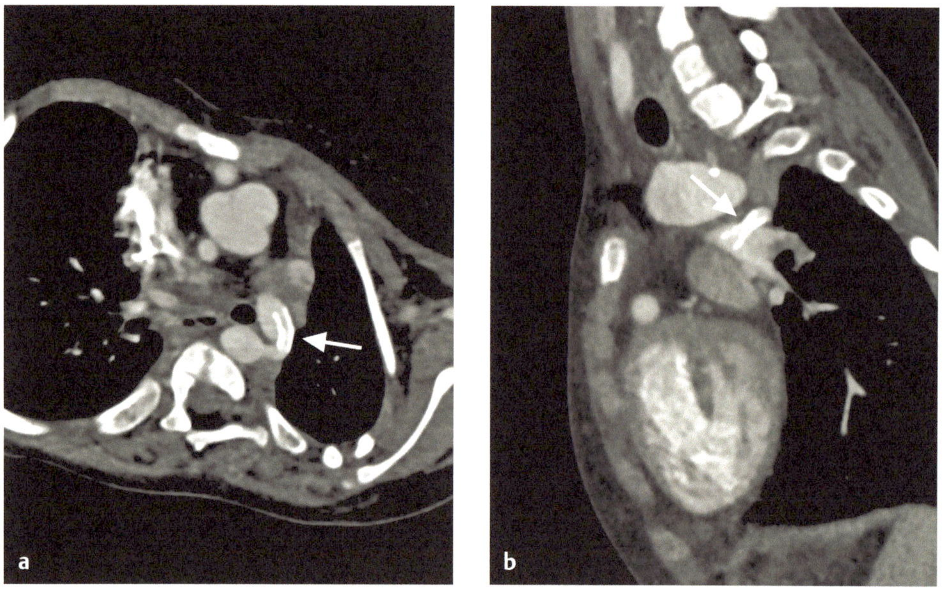


**Abb. 114.2 Blalock-Taussig-Shunt.** Zwölfjähriges Mädchen mit komplexem Herzvitium und modifiziertem Blalock-Taussig-Shunt (Pfeile).
**a** CT mit Kontrastmittel, paraaxiale Schichtführung.
**b** CT mit Kontrastmittel, parasagittale Schichtführung.

## 114.6 Typische Fehler

- Anastomoseninsuffizienz
- Stenose



## 114.7 Was der Kliniker von mir wissen will

- Korrekte Lage und Perfusion des Shunts
- Ausschluss einer Anastomoseninsuffizienz oder Stenose

## 114.8 Literatur

### 114.8.1 Quellenangaben

[1] Claussen CD, Miller S, Fenchel M. Kramer U, Riessen R. Pareto-Reihe Radiologie. Herz. Stuttgart: Thieme; 2006

### 114.8.2 Literatur zur weiteren Vertiefung

[1] Yuan SM, Shinfeld A, Raanani E. The Blalock-Taussig shunt. J Card Surg 2009; 24 (2): 101–108. doi:10.1111/j.1540–8 191 2008.00 758.x

# Teil X

## Erkrankungen der großen Gefäße



X

# 115 Aortenaneurysma

*Christian P. Houbois*

## 115.1 Einleitung

- **Definition:** fusiforme (symmetrische Dilatation) oder sakkuläre, fokale Aussackung der Aorta, bei der alle 3 Wandschichten beteiligt sind
- **Ätiologie:**
  - häufigste Ursachen: Atherosklerose und Hypertonie
  - daneben auch Gendefekte, Erbkrankheiten sowie infektiöse bzw. entzündliche Prozesse
  - Schwellenwert unterschiedlich je nach zugrunde liegender Ätiologie des Aneurysmas (z. B. ist der Schwellenwert wesentlich niedriger bei Patienten mit genetischen Erkrankungen im Vergleich zu solchen mit Atherosklerose)

### 115.1.1 Epidemiologie

#### Häufigkeit

- **Thorakales Aortenaneurysma:** ca. 10:100 000 Personen pro Jahr
- **Bauchaortenaneurysma:** ca. 3–9 % der Männer > 50 Jahren

#### Altersgipfel

- **Syndromal:** jüngere Patienten
- **degenerativ:** ältere Patienten > 50 Jahre

X

#### Geschlechtsverteilung

- Bauchaortenaneurysma: Männer häufiger betroffen als Frauen

#### Prädisponierende Faktoren

- **Risikofaktoren:**
  - Rauchen
  - Hypertension
  - Alter
  - chronisch-obstruktive Lungenerkrankung
  - koronare Herzkrankheit
  - familiäre Belastung
- **genetisch bedingte Bindegewebserkrankungen:**
  - Marfan-Syndrom
  - Ehlers-Danlos-Syndrom
  - Loeys-Dietz-Syndrom
  - Turner-Syndrom

### 115.1.2 Klinische Präsentation/Symptomatik

- In der Regel keine Symptomatik

## 115.2 Methode der Wahl

- **Akutdiagnostik:** CT-Angiografie.
- **Follow-up:**
  - Bei asymptomatischen Patienten sollte das Lebensalter berücksichtigt werden, da die Patienten häufig lange Jahre mittels Bildgebung überwacht werden und so mit der MRT eine unnötige Strahlenexposition vermieden werden kann.
  - Wenn allerdings Kontraindikationen für eine kontrastmittelverstärkte MRT bestehen, muss auf eine kontrastmittelgestützte CT-Angiografie ausgewichen werden.

## 115.3 Pathognomonische Befunde

- Aussackung aller 3 Gefäßwandschichten
- Schwellenwerte für das thorakale Aortenaneurysma:
  - degenerativ ≥ 5,5 cm
  - bikuspide Aortenklappe ≥ 5,5 cm
  - bikuspide Aortenklappe mit Risikofaktoren ≥ 5,0 cm
  - Marfan-Syndrom ≥ 5,0 cm
  - Marfan-Syndrom mit Risikofaktoren ≥ 4,5 cm
  - Loeys-Dietz-Syndrom 4,0–4,5 cm
  - familiäres Thorakales-Aortenaneurysma-Syndrom 4,0–4,5 cm
  - Turner-Syndrom > 2,5 cm/m²
- Schwellenwert für das Bauchaortenaneurysma: > 3,0 cm im axialen Durchmesser
- Differenzialdiagnosen bei akutem Aortensyndrom:
  - Aortendissektion
  - intramurales Hämatom
  - penetrierendes Aortenulkus
  - Limited intimal Tear
- Begleiterkrankungen z. B.:
  - Hämomediastinum
  - Hämoperikard
  - Pleuraerguss bzw. Hämothorax
  - retroperitoneales Hämatom

**Cave**

- Gefäßwandthromben erhöhen das Risiko für periphere Thromboembolien!
- Des Weiteren sind Gefäßwandverkalkungen, eine Entzündungsreaktion oder mykotische Veränderungen zu beachten.
- Es muss immer auf ein femorales und popliteales Aneurysma überprüft werden!

## 115.4 Befundbeschreibung

### 115.4.1 Röntgen

- Im Röntgen-Thorax verbreitertes Mediastinum, je nach Seite des Aortenbogens
- prominenter Aortenknopf
- Trachea-Shift

### 115.4.2 CT

- Dilatation der Aortenwurzel, der aszendierenden Aorta, des Aortenbogens oder der deszendierenden und abdominalen Aorta (▸ Abb. 115.1 und ▸ Abb. 115.2)
- qualitative Beschreibung von Größe, Ort, Morphologie und Komplikationen (Koarktation, Dissektion)
- Messung an definierten Punkten mit dezidierter Software und Bildung einer Centerline:
  - Aortenwurzel (Durchmesser von Tasche bis Tasche und Durchmesser von Tasche bis Kommissur)
  - sinutubulärer Übergang
  - proximale aszendierende Aorta (Level rechte Pulmonalarterie)

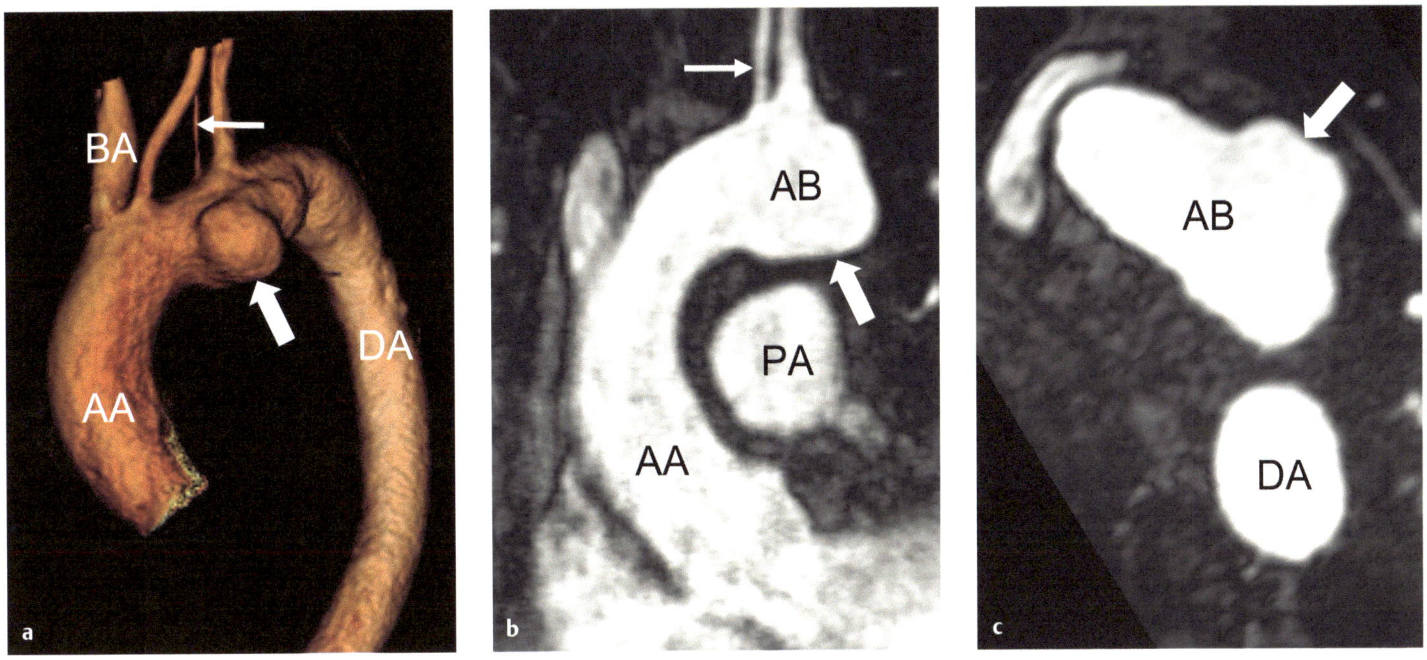


**Abb. 115.1 Aortenaneurysma.** Asymptomatischer 68-jähriger männlicher Patient mit Aortenbogenaneurysma (Verlaufskontrolle). Aneurysmasack ventral in der Mitte des Aortenbogens (**a–c**, dicke Pfeile). Anatomische Normvariante: Die linke A. vertebralis entspringt direkt aus dem Aortenbogen (**a**, **b**, dünne Pfeile).

AA = Aorta ascendens
AB = Aortenbogen
BA = rechter Truncus brachiocephalicus
DA = Aorta descendens
PA = A. pulmonalis

**a** 3-D-Rekonstruktion der thorakalen Aorta.
**b** Kontrastmittelverstärkte MR-Angiografie in sagittaler Rekonstruktion.
**c** Kontrastmittelverstärkte MR-Angiografie in axialer Rekonstruktion.

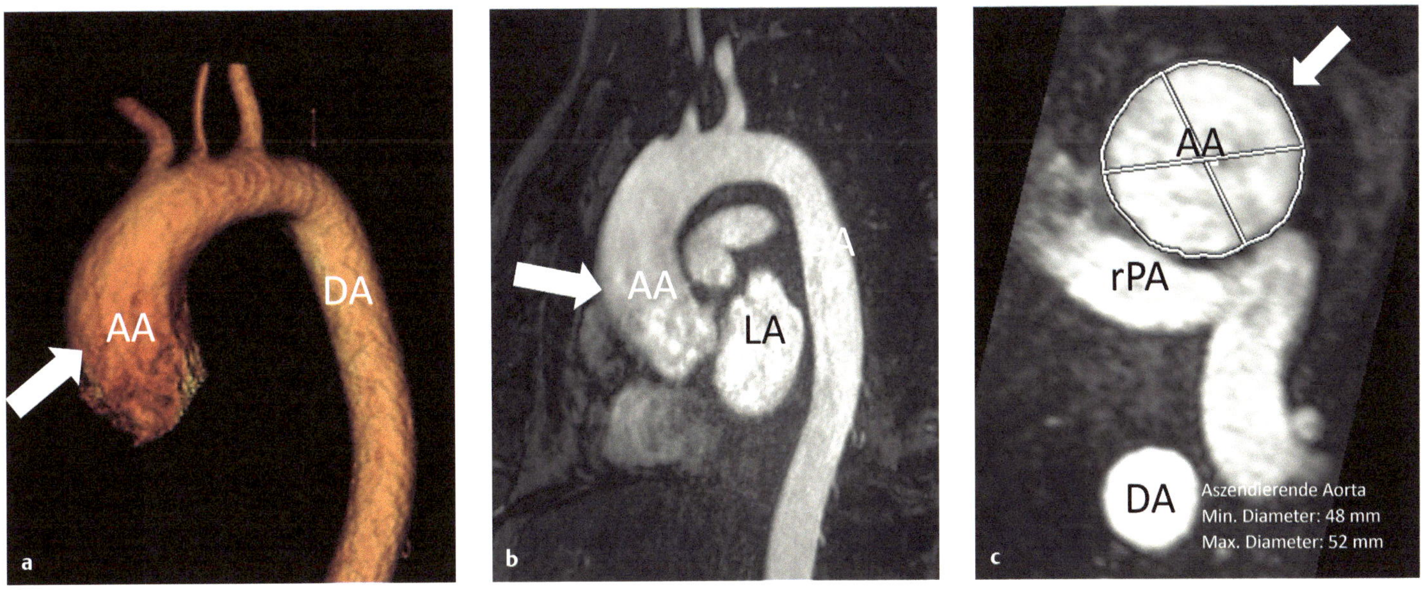


**Abb. 115.2 Aortenaneurysma.** Asymptomatischer 52-jähriger männlicher Patient mit thorakalem Aortenaneurysma (Verlaufskontrolle; **a–c**, Pfeile). Rekonstruktionen der Aorta zur qualitativen Analyse (**a**, **b**). Quantitative Analyse der proximalen aszendierenden Aorta mit maximalem Durchmesser von 52 mm.

AA = Aorta ascendens
DA = Aorta descendens
LA = linker Vorhof
rPA = A. pulmonalis dextra

**a** 3-D-Rekonstruktion der thorakalen Aorta.
**b** Kontrastmittelverstärkte MR-Angiografie in sagittaler Rekonstruktion.
**c** Kontrastmittelverstärkte MR-Angiografie in axialer Rekonstruktion, ausgerichtet an der Centerline des Gefäßes.

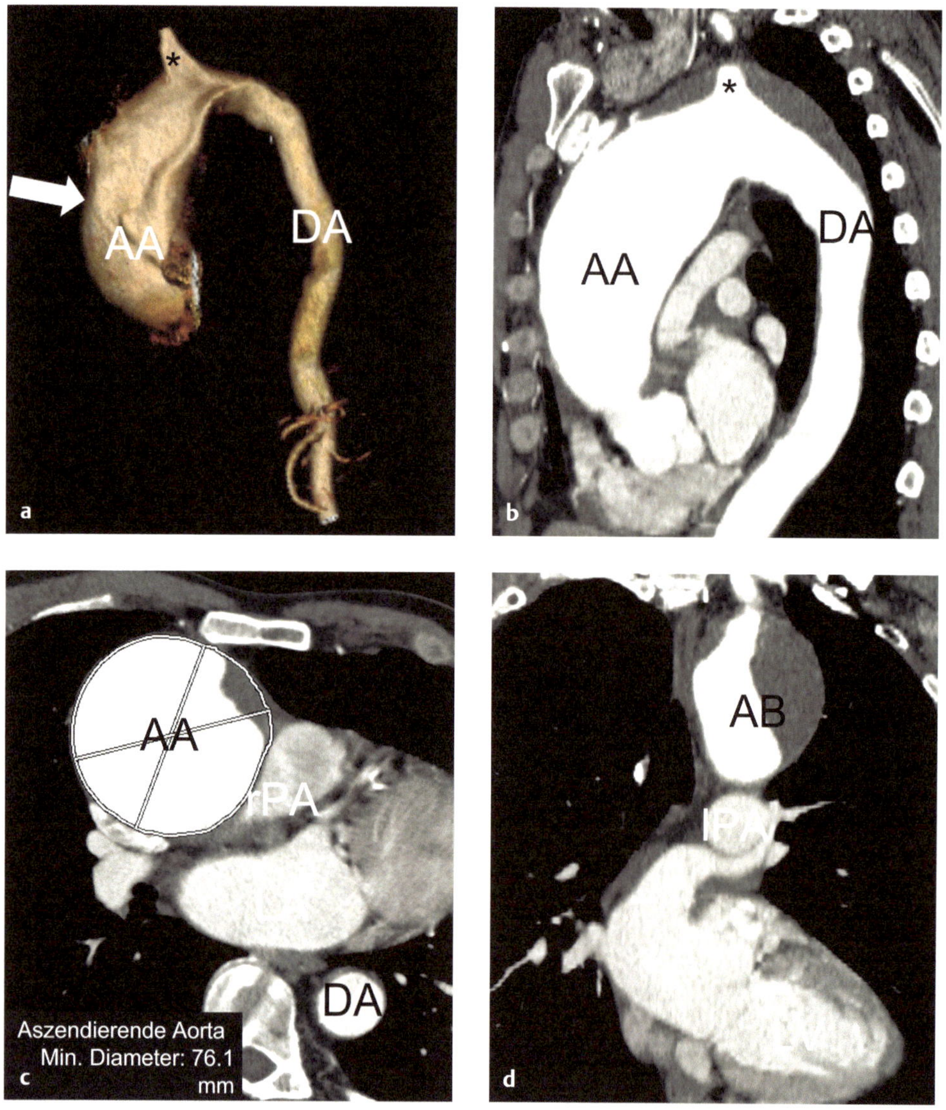


**Abb. 115.3 Aortenaneurysma.** Asymptomatischer 73-jähriger männlicher Patient mit thorakalem Aortenaneurysma (Verlaufskontrolle). Ausdehnung des Aneurysmas (**a**, Pfeil) von der aszendierenden bis zur proximalen deszendierenden thorakalen Aorta und mit ausgeprägtem Thrombosesaum. Die linke A. subclavia (**a**, **b**, Stern) wird von einem intramuralen Thrombus vollständig umschlossen, und die linke A. carotis communis wird hochgradig eingeengt.
AA = Aorta ascendens
AB = Aortenbogen
DA = Aorta descendens
lPA = A. pulmonalis sinistra
LA = linker Vorhof
LV = linker Ventrikel
rPA = A. pulmonalis dextra
**a** 3-D-Rekonstruktion der thorakalen Aorta.
**b** Kontrastmittelverstärkte CT-Angiografie in sagittaler Rekonstruktion.
**c** Kontrastmittelverstärkte CT-Angiografie in axialer Rekonstruktion, ausgerichtet an der Centerline des Gefäßes.
**d** Kontrastmittelverstärkte CT-Angiografie in koronarer Rekonstruktion.

- distale aszendierende Aorta (vor dem Abgang des Truncus brachiocephalicus)
- Mitte des Aortenbogens (zwischen dem Abgang der linken A. carotis communis und der linken A. subclavia)
- Isthmus
- proximale deszendierende Aorta
- Mitte der deszendierenden Aorta (Level linke inferiore Pulmonalvene)
- Hiatus
- suprarenal
- infrarenal

**Cave**

- Bei thorakalem Aortenaneurysma muss eine eventuelle Mitbeteiligung der supraaortalen Gefäße überprüft werden.
- Bei Bauchaortenaneurysma muss eine eventuelle Mitbeteiligung der Nieren-, Viszeral- oder Iliakalarterien überprüft werden.

### 115.4.3 MRT

- Gleichwertig wie die CT-Angiografie (S. 308) (▸ Abb. 115.3)

### 115.4.4 Sonstiges

- Echokardiografie bzw. abdominale Sonografie zum Screening

**Cave**

Die Echokardiografie misst den inneren Gefäßdurchmesser, während CT bzw. MRT den äußeren Durchmesser messen, der ca. 2–4 mm größer sein kann als der innere.

## 115.5 Radiologische Differenzialdiagnosen

- Zu den bildgebenden Differenzialdiagnosen s. in ▸ Tab. 115.1

## 115.6 Typische Fehler

- Über- bzw. Unterschätzen des Lumens aufgrund von Messungenauigkeiten (daher Empfehlung, an identischen Lokalisationen zu messen)
- postoperativ Übersehen von Komplikationen wie z. B. Endoleak oder Bildung eines Pseudoaneurysmas

Tab. 115.1 Radiologische Differenzialdiagnosen des Aortenaneurysmas. Akute Differenzialdiagnosen sind dem Krankheitsbild akutes Aortensyndrom zugeordnet und werden deshalb hier nicht aufgeführt.

| Differenzialdiagnose | Bemerkungen |
|---|---|
| Pseudoaneurysma | • falsches Aneurysma<br>• Blutung durch die Aortenwand, resultierend in einem periaortalen Hämatom (kontinuierliche Verbindung)<br>• Ursache möglicherweise Trauma, Aortenruptur, Dissektion oder penetrierendes Aortenulkus |
| Elephant Trunc | • Vortäuschen einer Aortendissektion möglich |
| postoperative Veränderungen | • Vortäuschen einer Blutung möglich |

## 115.7 Was der Kliniker von mir wissen will

- Maximaler Aortendurchmesser
- Komplikationen:
  - Pseudoaneurysma
  - Dissektion
  - penetrierendes Aortenulkus
  - intramurales Hämatom
  - Limited intimal Tear
  - bikuspide Aortenklappe
  - Aortenisthmusstenose
- Endoleak

## 115.8 Literatur

### 115.8.1 Literatur zur weiteren Vertiefung

[1] Erbel R, Aboyans V, Boileau C et al.; ESC Committee for Practice Guidelines. 2014 ESC Guidelines on the diagnosis and treatment of aortic diseases: Document covering acute and chronic aortic diseases of the thoracic and abdominal aorta of the adult. The Task Force for the Diagnosis and Treatment of Aortic Diseases of the European Society of Cardiology (ESC). Eur Heart J 2014; 35 (41): 2873–2926. doi:10.1093/eurheartj/ehu281. Erratum in: Eur Heart J 2015; 36 (41): 2779

115

# 116 Penetrierendes Aortenulkus

*Christian P. Houbois*

## 116.1 Einleitung

- **Definition:**
  - Ulzeration einer atherosklerotischen Plaque, die die Intima bis in die Media penetriert
  - Risiko der Weiterentwicklung zur Aortenruptur, zum intramuralen Hämatom oder zur Aortendissektion
- **Ätiologie:** Assoziation mit einem intramuralen Hämatom und/oder Aortenaneurysma möglich

### 116.1.1 Epidemiologie

#### Häufigkeit

- Etwa 5 % der Patienten mit akutem Aortensyndrom

#### Altersgipfel

- 6.–7. Lebensjahrzehnt

#### Geschlechtsverteilung

- Ältere Männer

#### Prädisponierende Faktoren

- Rauchen
- arterielle Hypertonie
- koronare Herzkrankheit
- chronisch-obstruktive Lungenerkrankung

### 116.1.2 Klinische Präsentation/Symptomatik

- Häufig Zufallsbefund bei asymptomatischen Patienten
- Symptomatik identisch mit der bei Aortendissektion und akutem Aortensyndrom

## 116.2 Methode der Wahl

- Kontrastmittelverstärkte CT

## 116.3 Pathognomonische Befunde

- Häufig in der A. thoracalis descendens lokalisiert
- ulzerierende atherosklerotische Plaque (auch multiple Plaques)
- begleitender Pleura- und/oder Perikarderguss möglich
- im Verlauf Ausbildung eines sakkulären oder fusiformen Aneurysmas
- Komplikationen:
  - intramurales Hämatom
  - gedeckte oder freie Aortenruptur
  - Hämatomediastinum
  - Aneurysmen
  - Pseudoaneurysmen
  - periphere arterielle Embolien

## 116.4 Befundbeschreibung

- Lokalisation und Größe des penetrierenden Aortenulkus
- Beteiligung des periaortalen Gewebes
- maximale Wanddicke des penetrierenden Aortenulkus
- Vorliegen von Komplikationen

### 116.4.1 CT

- In akuter Phase in nativer CT-Phase möglicherweise in Kombination mit intramuralem Hämatom
- in arterieller bzw. venöser Phase aneurysmatische Vorwölbung der Aortenwand und Penetration von Intima und Media
- Umgebungsreaktion möglich (▸ Abb. 116.1)

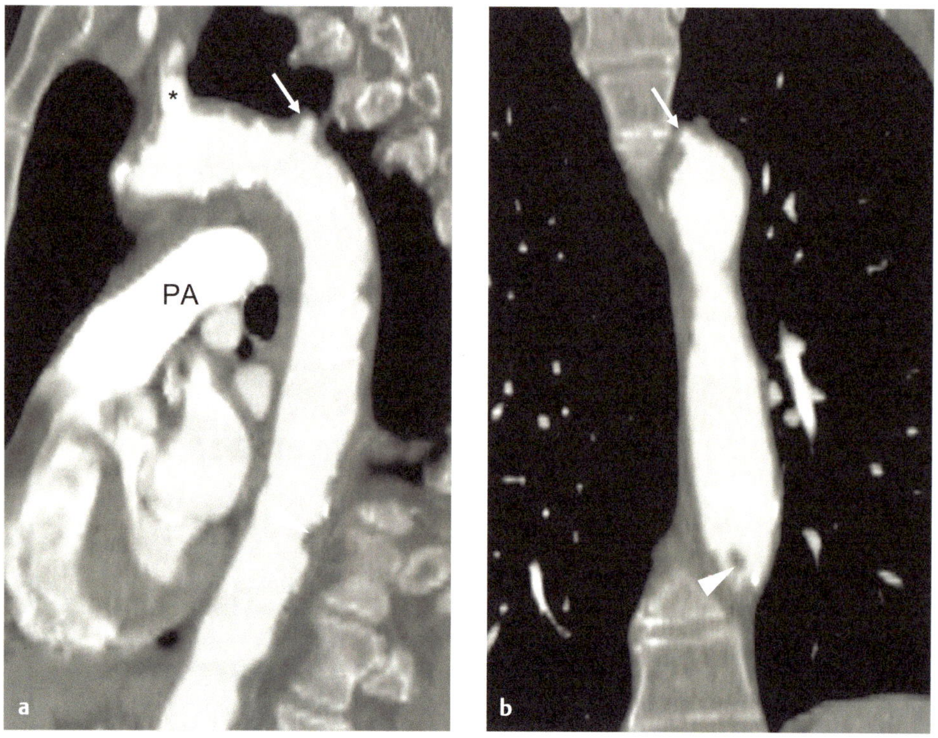


**Abb. 116.1 Penetrierendes Aortenulkus.** 71-jährige Patientin mit bekanntem penetrierendem Aortenulkus in der proximalen deszendierenden thorakalen Aorta (**a**, **b**, Pfeile). Ausgedehnte Atherosklerose (**a**, **b**, Pfeilspitzen), Abgang der linken A. carotis communis (**a**, Stern).
DA = Aorta descendens
PA = A. pulmonalis
**a** Kontrastmittelverstärkte CT der Aorta, sagittale Rekonstruktion.
**b** Kontrastmittelverstärkte CT der Aorta, koronare Rekonstruktion.

Tab. 116.1 Radiologische Differenzialdiagnosen des penetrierenden Aortenulkus.

| Differenzialdiagnose | Bemerkungen |
|---|---|
| Pseudoaneurysma | • Zustand nach vorangegangener Aortenoperation |
| klassische Dissektion | • sichtbarer Intima-Flap mit Ausbildung eines wahren und eines falschen Lumens |
| intramurales Hämatom | • meist kein erkennbarer Intima-Flap, Intima intakt<br>• Aortenlumen nicht kompromittiert<br>• fokale hyperdense Wandverdickung in der nativen CT-Untersuchung<br>• keine ulkusartige Läsion |
| thrombotische Wandauflagerungen | • keine erkennbare Disruption der Intima |
| intramuraler Blutpool | • ulzerierte, nicht kalzifizierte Plaque, manchmal mit sichtbarer Intima |

CT = Computertomografie

## 116.5 Radiologische Differenzialdiagnosen

- Übersicht der möglichen Differenzialdiagnosen s. in ▶ Tab. 116.1

## 116.6 Typische Fehler

- Ungenügende Differenzierung eines penetrierenden Aortenulkus von einer kurzstreckigen Dissektion
- fehlende native Untersuchungsphase im CT

## 116.7 Was der Kliniker von mir wissen will

- Lokalisation und Größe des penetrierenden Aortenulkus
- assoziierte Komplikationen:
  - Aortendissektion
  - Aortenruptur
  - arterielle Embolien

## 116.8 Literatur

### 116.8.1 Literatur zur weiteren Vertiefung


[1] Erbel R, Aboyans V, Boileau C et al.; ESC Committee for Practice Guidelines. 2014 ESC Guidelines on the diagnosis and treatment of aortic diseases: Document covering acute and chronic aortic diseases of the thoracic and abdominal aorta of the adult. The Task Force for the Diagnosis and Treatment of Aortic Diseases of the European Society of Cardiology (ESC). Eur Heart J 2014; 35 (41): 2873–2926. doi:10.1093/eurheartj/ehu281. Erratum in: Eur Heart J 2015; 36 (41): 2779

[2] Hiratzka LF, Bakris GL, Beckman JA et al. 2010 ACCF/AHA/AATS/ACR/ASA/SCA/SCAI/SIR/STS/SVM Guidelines for the diagnosis and management of patients with thoracic aortic disease. A Report of the American College of Cardiology Foundation/American Heart Association Task Force on Practice Guidelines, American Association for Thoracic Surgery, American College of Radiology, American Stroke Association, Society of Cardiovascular Anesthesiologists, Society for Cardiovascular Angiography and Interventions, Society of Interventional Radiology, Society of Thoracic Surgeons,and Society for Vascular Medicine. J Am Coll Cardiol 2010; 55 (14): e27–e129. doi:10.1016/j.jacc.2010.02.015. Erratum in: J Am Coll Cardiol. 2013 Sep 10;62(11):1039–40

[3] Zipes DP, Libby P, Bonow RO et al. Diseases of the aorta. In: Braverman AC, Schermerhorn M, eds. Braunwald's heart disease: a textbook of cardiovascular medicine. 11th ed. Amsterdam, Niederlande. Elsevier; 1297e1–1327e1


## 116.9 Wichtige Internetadressen

- European Society of Cardiology (ESC): https://www.escardio.org/
- Society for Vascular Surgery: https://vascular.org/

# 117 Aortenektasie

*Christian P. Houbois*

## 117.1 Einleitung

- **Definition:**
  - Teil der Aortenaneurysmaerkrankung
  - Dilatation Aortenwurzel der gesamten thorakoabdominellen Aorta oder von Teilen davon unterhalb der Schwelle eines Aneurysmas
  - Größe bis zu 50 % des normalen Aortendurchmessers
- **Ätiologie und Pathogenese:**
  - häufigste Ursachen: Bindegewebserkrankungen, kongenitale Herzerkrankungen oder entzündliche bzw. infektiöse Erkrankungen
  - sekundär Entwicklung einer Aortenklappeninsuffizienz möglich

### 117.1.1 Epidemiologie

#### Häufigkeit

- Thorakales Aortenaneurysma bei ca. 10:100 000 Personen pro Jahr

#### Altersgipfel

- **Syndromal:** jüngere Patienten
- **degenerativ:** ältere Patienten > 50 Jahre

#### Geschlechtsverteilung

- Ausgeglichen

#### Prädisponierende Faktoren

- **Risikofaktoren:**
  - Rauchen
  - Hypertension
  - Alter
  - COPD
  - koronare Herzkrankheit
  - familiäre Belastung
  - kongenitale Herzerkrankungen
- **genetisch bedingte Bindegewebserkrankungen:**
  - Marfan-Syndrom
  - Ehlers-Danlos-Syndrom
  - Loeys-Dietz-Syndrom
  - Turner-Syndrom

### 117.1.2 Klinische Präsentation/Symptomatik

- Häufig handelt es sich um Patienten mit angeborenen Aorten-, Aortenklappen- oder Bindegewebserkrankungen.
- Meistens sind Aortenektasien aber asymptomatisch.

## 117.2 Methode der Wahl

- **Akutdiagnostik:** Dabei kommt die CT-Angiografie zum Einsatz.
- **Follow-up:**
  - Bei asymptomatischen Patienten sollte das Lebensalter berücksichtigt werden, da die Patienten häufig lange Jahre mittels Bildgebung überwacht werden und so mit der MRT eine unnötige Strahlenexposition vermieden werden kann.
  - Wenn allerdings Kontraindikationen für eine kontrastmittelverstärkte MRT bestehen, muss auf eine kontrastmittelgestützte CT-Angiografie ausgewichen werden.

## 117.3 Pathognomonische Befunde

- Dilatation der Aorta, die nicht den Schwellenwert für ein Aneurysma überschreitet
- Schwellenwerte:
  - *thorakales Aortenaneurysma:*
    - degenerativ ≥ 5,5 cm
    - bikuspide Aortenklappe ≥ 5,5 cm
    - bikuspide Aortenklappe mit Risikofaktoren ≥ 5,0 cm
    - Marfan-Syndrom ≥ 5,0 cm
    - Marfan-Syndrom mit Risikofaktoren ≥ 4,5 cm
    - Loeys-Dietz-Syndrom 4,0–4,5 cm
    - familiäres Thorakales-Aortenaneurysma-Syndrom 4,0–4,5 cm
    - Turner-Syndrom > 2,5 $cm/m^2$
  - *Bauchaortenaneurysma:* > 3,0 cm im axialen Durchmesser

## 117.4 Befundbeschreibung

### 117.4.1 Röntgen

- In der Regel unauffällig

### 117.4.2 CT

- Dilatation der Aortenwurzel, der aszendierenden Aorta, des Aortenbogens oder der deszendierenden und abdominalen Aorta
- qualitative Beschreibung von Größe, Ort, Morphologie und ggf. Komplikationen (Koarktation, Dissektion)
- Messung an definierten Punkten mit dezidierter Software und Bildung einer Centerline:
  - Aortenwurzel (Durchmesser 1. Tasche bis 2. Tasche und 2. Tasche bis Kommissur)
  - sinutubulärer Übergang
  - proximale aszendierende Aorta (Level rechte Pulmonalarterie)
  - distale aszendierende Aorta (vor dem Abgang des Truncus brachiocephalicus)
  - Mitte des Aortenbogens (zwischen dem Abgang der linken A. carotis communis und der linken A. subclavia)
  - Isthmus
  - proximale deszendierende Aorta
  - mittig deszendierende Aorta (Level linke inferiore Pulmonalvene)
  - Hiatus
  - suprarenal
  - infrarenal

### 117.4.3 MRT

- Gleichwertig wie die CT-Angiografie (S. 314)
- Fallbeispiel s. ▶ Abb. 117.1

X

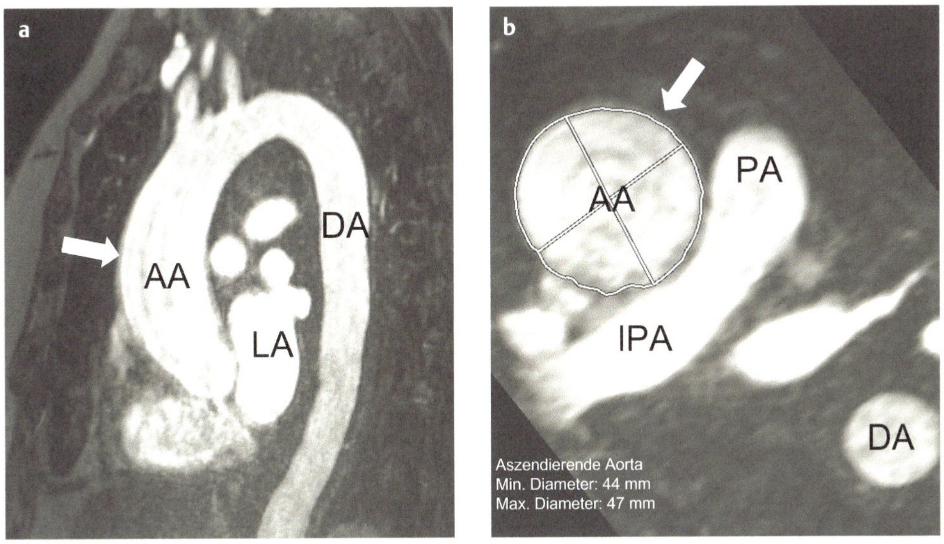


**Abb. 117.1 Aortenektasie.** 75-jähriger männlicher Patient mit thorakaler Aortenektasie (Verlaufskontrolle). Maximaler Durchmesser: 47 mm in der aszendierenden thorakalen Aorta (Pfeile).
AA = Aorta ascendens
DA = Aorta descendens
IPA = A. pulmonalis sinistra
LA = linker Vorhof
Max. = maximaler
Min. = minimaler
PA = A. pulmonalis
**a** Kontrastmittelverstärkte MR-Angiografie in sagittaler Rekonstruktion.
**b** Axiale Rekonstruktion, ausgerichtet an der Centerline des Gefäßes.

### 117.4.4 Sonstiges

- Echokardiografie bzw. abdominale Sonografie zum Screening

**Merke**

Die Echokardiografie misst den inneren Gefäßdurchmesser, während CT bzw. MRT den äußeren Durchmesser bestimmen. Dieser kann ca. 2–4 mm größer als der innere sein.

## 117.5 Radiologische Differenzialdiagnosen

- Aortenaneurysma

## 117.6 Typische Fehler

- Über- bzw. Unterschätzen des Lumens aufgrund von Messungenauigkeiten

**Praxistipp**

Es wird empfohlen, das Gefäßlumen der Aorta immer an identischen Lokalisationen zu messen.

## 117.7 Was der Kliniker von mir wissen will

- Maximaler Aortendurchmesser
- ggf. Komplikationen, z. B. Dissektion

## 117.8 Literatur

### 117.8.1 Literatur zur weiteren Vertiefung

[1] Erbel R, Aboyans V, Boileau C et al.; ESC Committee for Practice Guidelines. 2014 ESC Guidelines on the diagnosis and treatment of aortic diseases: Document covering acute and chronic aortic diseases of the thoracic and abdominal aorta of the adult. The Task Force for the Diagnosis and Treatment of Aortic Diseases of the European Society of Cardiology (ESC). Eur Heart J 2014; 35 (41): 2873–2926. doi:10.1093/eurheartj/ehu281. Erratum in: Eur Heart J 2015; 36 (41): 2779

117

# 118 Intramurales Hämatom

*Christian P. Houbois*

## 118.1 Einleitung

- **Definition:**
  - Einblutung in die Gefäßwandmedia
  - Vorstufe zur Aortendissektion (in ca. ⅓ der Fälle Übergang in eine Dissektion)
- **Einteilung:** Klassifikation nach Stanford (A/B)

### 118.1.1 Epidemiologie

#### Häufigkeit

- In 10–25 % der Fälle bei akutem Aortensyndrom

#### Altersgipfel

- 7. Lebensjahrzehnt

#### Geschlechtsverteilung

- Männer sind häufiger betroffen als Frauen (männlich : weiblich = 3:2).

#### Prädisponierende Faktoren

- Hypertonie
- Trauma
- Aortenisthmusstenose
- genetische bedingte Aortopathien (z. B. Marfan- oder Ehlers-Danlos-Syndrom)

### 118.1.2 Klinische Präsentation/Symptomatik

- Akutes Aortensyndrom mit starkem, in den Rücken ausstrahlendem Thoraxschmerz

## 118.2 Methode der Wahl

- **Notfall:** CT-Angiografie
- **Follow-up:** CT- oder MR-Angiografie

## 118.3 Pathognomonische Befunde

- Native CT-Untersuchungsphase: hyperdense Verdickung der betroffenen Gefäßwandabschnitte > 5 mm, die das intramurale Blut widerspiegelt
- A. thoracalis descendens häufig betroffen
- subtiler Intimaeinriss detektierbar
- je nach Lokalisation und Ausdehnung Aortenklappeninsuffizienz, Perikard- oder Pleuraergüsse



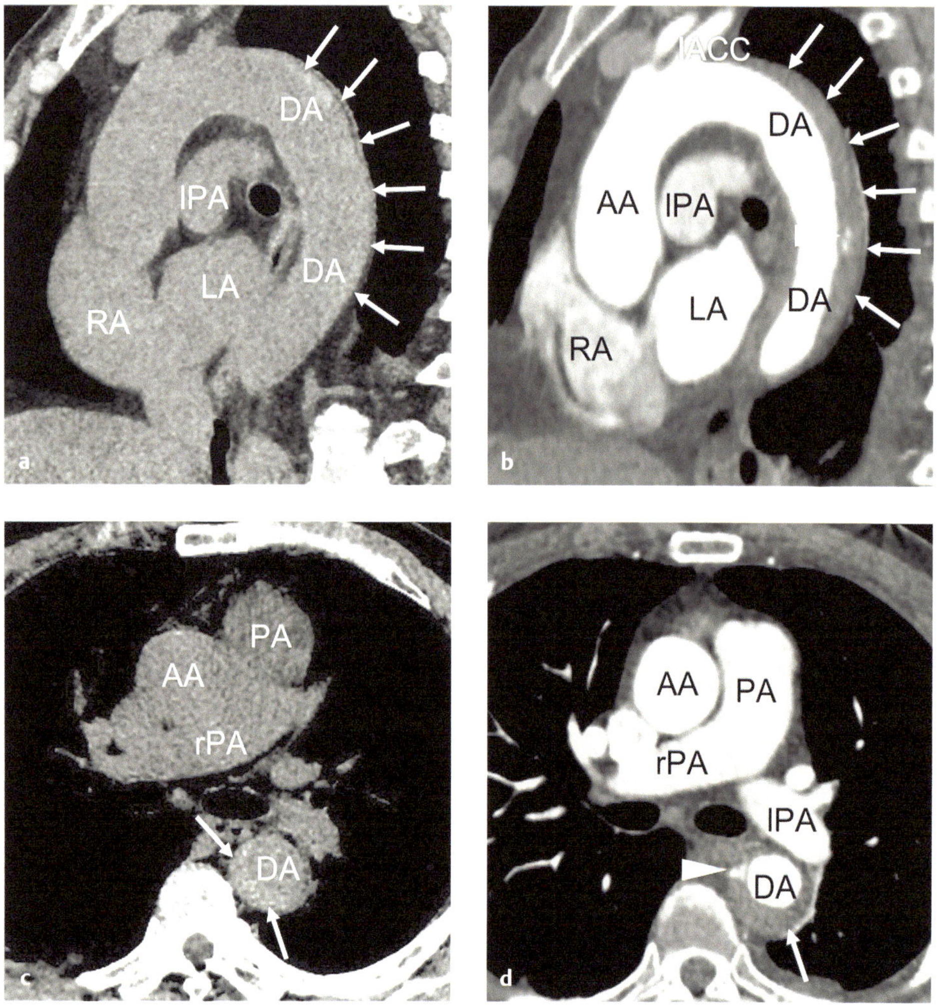


**Abb. 118.1 Intramurales Hämatom.** 72-jähriger männlicher Patient in der Verlaufskontrolle eines 2 Tage zuvor traumatisch bedingten intramuralen Hämatoms. Langstreckige, semizirkuläre, hyperdense Wandverdickung (**a**, **c**, Pfeile) im posterioren Aspekt der deszendierenden thorakalen Aorta. Nach intravenöser Kontrastmittelgabe deutlich sichtbare Ausdehnung des intramuralen Hämatoms (**b**, **d**, Pfeile). Blutpoolansammlungen (**b**, **d**, Pfeilspitzen).
AA = Aorta ascendens
DA = Aorta descendens
lACC = linke A. carotis communis
lPA = A. pulmonalis sinistra
LA = linker Vorhof
PA = A. pulmonalis
RA = rechter Vorhof
rPA = A. pulmonalis dextra
**a** Native CT der Aorta, sagittale Rekonstruktion.
**b** Kontrastmittelverstärkte CT der Aorta, sagittale Rekonstruktion.
**c** Native CT der Aorta, axiale Rekonstruktion.
**d** Kontrastmittelverstärkte CT der Aorta, axiale Rekonstruktion.

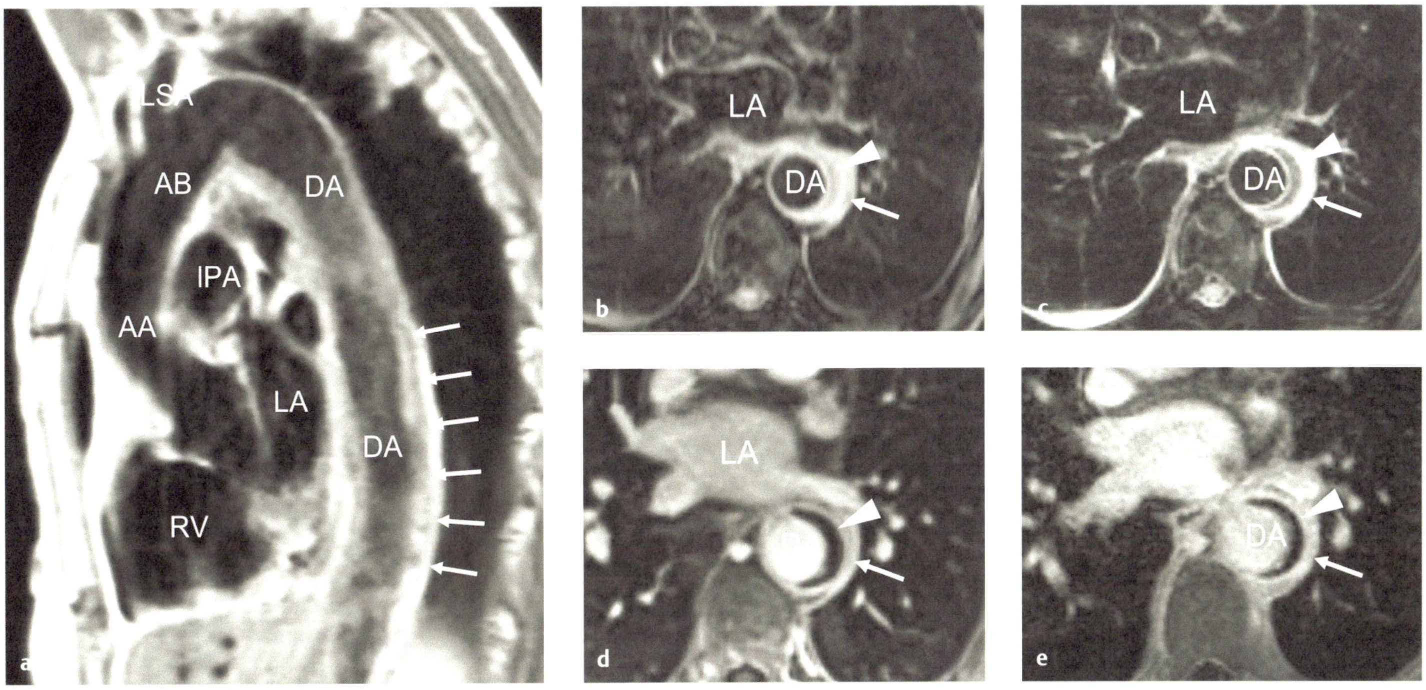


**Abb. 118.2 Intramurales Hämatom.** 82-jährige weibliche Patientin mit Verdacht auf Aortitis. Langstreckige Wandverdickung in der deszendierenden thorakalen Aorta (**a–e**, Pfeile), zusätzlich intramurales Hämatom (**b–e**, Pfeilspitzen). In T1w und T2w Sequenzen mit Fettsättigung (**b**, **c**) hyperintenses bzw. hypointenses Signal der Aortenwand, keine Kontrastmittelaufnahme (**d**, **e**).
AA = Aorta ascendens
AB = Aortenbogen
DA = Aorta descendens
IPA = A. pulmonalis sinistra
LA = linker Vorhof
LSA = linke A. subclavia
RV = rechter Ventrikel
**a** Sagittale T1w Inversion-Recovery-MRT-Sequenz.
**b** Axiale T1w Turbo-Spin-Echo-SPAIR-MRT-Sequenz.
**c** Axiale T2w Inversion-Recovery-SPAIR-MRT-Sequenz.
**d** Axiale T1w VIBE-MRT-Sequenz nach Kontrastmittelgabe.
**e** Axiale T1w Turbo-Flash-MRT-Sequenz nach Kontrastmittelgabe.

## 118.4 Befundbeschreibung

- Beschreibung der Lokalisation im Bereich der Aorta entsprechend der Stanford-Klassifikation
- Ausdehnung
- maximaler Aortendurchmesser (inklusive intramuralem Hämatom) und maximale Wanddicke des intramuralen Hämatoms
- Peri- und/oder Pleuraerguss

### 118.4.1 CT

- Triphasische Untersuchung, bestehend aus nativer, arterieller (▸ Abb. 118.1) und venöser Phase
- homogene zirkuläre oder semizirkuläre Aortenwandverdickung
- intramurales Hämatom in der nativen Untersuchungsphase hyperdens im Vergleich zum Aortenlumen
- keine Kommunikation zwischen wahrem und falschem Lumen

### 118.4.2 MRT

- Geeignet, um das Alter des intramuralen Hämatoms zu bestimmen (basierend auf Veränderungen des Methämoglobins)
- akute Phase:
  - in T2w Sequenzen Blut hyperintens
  - in nativer T1w Sequenz indeterminiert (▸ Abb. 118.2)
- subakut:
  - in T2w Sequenzen abnehmende Signalintensität von Blut
  - in nativer T1w Sequenz zunehmende Signalintensität

## 118.5 Radiologische Differenzialdiagnosen

- Wichtige bildgebende Differenzialdiagnosen s. in ▸ Tab. 118.1

Tab. 118.1 Radiologische Differenzialdiagnosen des intramuralen Hämatoms.

| Differenzialdiagnose | Bemerkungen |
|---|---|
| Aortendissektion mit thrombosiertem falschem Lumen | • Herausforderung in der Differenzierung<br>• Intimaeinriss aufgrund der Thrombosierung nicht erkennbar<br>• Anamnese und Vergleich mit Voruntersuchungen notwendig |
| Aortitis | • Takayasu-, Riesenzellarteriitis<br>• zirkuläre oder semizirkuläre Wandverdickung der Aortenwand<br>• keine Dissektionsmembran<br>• in der späten Kontrastmittelphase deutliche Wandanreicherung |
| intraluminale Thromben | • irreguläre Lumenoberfläche<br>• keine erhöhte Dichte in der nativen CT |
| Intimasarkom | • irreguläre Gefäßwand<br>• infiltrierendes Wachstum in das umgebende Gewebe |

CT = Computertomografie

## 118.6 Typische Fehler

- Fehlende native Untersuchungsphase im CT

**Merke**

Die Differenzierung eines intramuralen Hämatoms von einer Aortendissektion kann eine Herausforderung sein, und beide Entitäten können im selben Patienten parallel vorhanden sein.

## 118.7 Was der Kliniker von mir wissen will

- Lage und Ausdehnung des Hämatoms
- begleitend mitbetroffene Gefäße (z. B. Koronararterien, supraaortale Gefäße, Viszeralgefäße)
- akut versus nicht akut
- Vorliegen und Ausdehnung einer Atherosklerose
- Komplikation: Aneurysma oder Dissektion

## 118.8 Literatur

### 118.8.1 Literatur zur weiteren Vertiefung

[1] Erbel R, Aboyans V, Boileau C et al.; ESC Committee for Practice Guidelines. 2014 ESC Guidelines on the diagnosis and treatment of aortic diseases: Document covering acute and chronic aortic diseases of the thoracic and abdominal aorta of the adult. The Task Force for the Diagnosis and Treatment of Aortic Diseases of the European Society of Cardiology (ESC). Eur Heart J 2014; 35 (41): 2873–2926. doi:10.1093/eurheartj/ehu281. Erratum in: Eur Heart J 2015; 36 (41): 2779

[2] Hiratzka LF, Bakris GL, Beckman JA et al. 2010 ACCF/AHA/AATS/ACR/ASA/SCA/SCAI/SIR/STS/SVM Guidelines for the diagnosis and management of patients with thoracic aortic disease. A Report of the American College of Cardiology Foundation/American Heart Association Task Force on Practice Guidelines, American Association for Thoracic Surgery, American College of Radiology, American Stroke Association, Society of Cardiovascular Anesthesiologists, Society for Cardiovascular Angiography and Interventions, Society of Interventional Radiology, Society of Thoracic Surgeons,and Society for Vascular Medicine. J Am Coll Cardiol 2010; 55 (14): e27–e129. doi:10.1016/j.jacc.2010.02.015. Erratum in: J Am Coll Cardiol. 2013 Sep 10;62(11):1039–40

[3] Zipes DP, Libby P, Bonow RO et al. Diseases of the aorta. In: Braverman AC, Schermerhorn M, eds. Braunwald's heart disease: a textbook of cardiovascular medicine. 11th ed. Amsterdam, Niederlande: Elsevier; 1297e1–1327e1

## 118.9 Wichtige Internetadressen

- European Society of Cardiology (ESC): https://www.escardio.org/
- Society for Vascular Surgery: https://vascular.org/

# 119 Aortendissektion

*Jonas Dörner*

## 119.1 Einleitung

- **Definition:** Bei einer Aortendissektion kommt es zu einer Aufspaltung der Wandschichten der Aorta.
- **Ätiologie, Pathophysiologie und Pathogenese:**
  - Ein proximaler Intimariss führt zur fortschreitenden subintimalen Blutung (sog. Entry) und Dissektion; das Blut bildet ein 2., „falsches" Lumen zwischen dem mittleren und äußeren Drittel der Media.
  - Häufigste Ursachen sind atheromatöse Veränderungen der Aortenwand und langjährige arterielle Hypertonie.
  - Seltenere Ursachen:
    - Bindegewebserkrankungen (Marfan-, Ehlers-Danlos-Syndrom),
    - entzündliche Erkrankungen (Riesenzellarteriitis, Takayasu-Arteriitis, Morbus Behcet),
    - Traumen (Thoraxtrauma, Katheter),
    - Schwangerschaft.
  - Auslöser ist oft ein hypertensives Ereignis.
  - Man unterscheidet ein wahres (meist kleiner) und ein falsches Lumen (meist größer). Das falsche Lumen kann das wahre Lumen vollständig komprimieren und zur akuten Ischämie abhängiger Gefäßregionen führen.
- **Einteilung:** Die Einteilung erfolgt nach Stanford (klinisch besser etabliert) oder DeBakey (▸ Abb. 119.1).

### 119.1.1 Epidemiologie

#### Häufigkeit

- Inzidenz 0,5:100 000–3,0:100 000 Einwohner
- in 60–70 % der Fälle Beteiligung der Aorta ascendens (Stanford-Typ A)

#### Altersgipfel

- Zwischen 55 und 65 Jahren

#### Geschlechtsverteilung

- Männlich : weiblich = 3:1

### 119.1.2 Klinische Präsentation/Symptomatik

- **Akut:**
  - akut einsetzender thorakaler Schmerz, der in den Rücken ausstrahlt
  - akute Herzinsuffizienz
  - in 20 % der Fälle kardiogener Schock
  - Querschnittlähmung
- **chronisch:**
  - einseitiges Pulsdefizit
  - neurologisches Defizit (progrediente Paraplegie)
  - selten asymptomatisch

## 119.2 Methode der Wahl

- CT-Angiografie

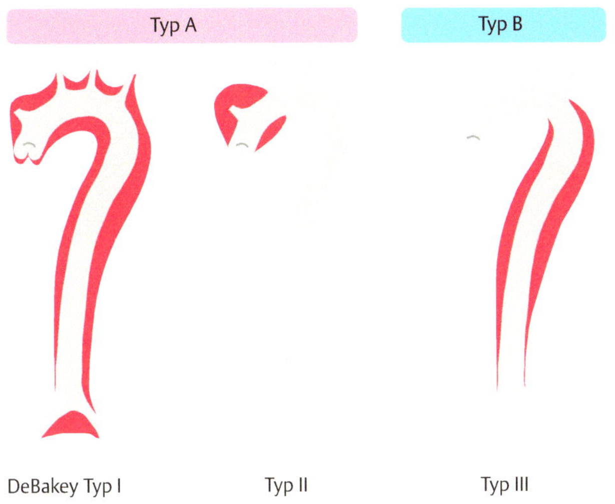


**Abb. 119.1 Aortendissektion.** Einteilung der Aortendissektion nach Stanford und DeBakey.
Stanford A = Dissektion mit Beteiligung der Aorta ascendens
Stanford B = Dissektion ohne Beteiligung der Aorta ascendens
DeBakey I = Beginn an der Aorta ascendens, Fortsetzung in Aortenbogen und Aorta descendens
DeBakey II = nur Aorta ascendens betroffen
DeBakey III = Beginn an der Aorta descendens, Fortsetzung nach distal, sehr selten retrogrades Fortschreiten in den Aortenbogen (Quelle: Wolf KJ, Grozdanovic Z, Albrecht T, Heidenreich JO, Schilling A, Wacker F. Pareto-Reihe Radiologie. Gefäße. Stuttgart: Thieme; 2008)

## 119.3 Pathognomonische Befunde

- Erweiterung der Aorta
- Identifikation der proximalen Intimaläsion
- genaue Identifikation des wahren, meist kleineren und kräftiger kontrastierten Lumens (im Aortenbogen kranial und im Bereich der viszeralen Achse ventral lokalisiert)
- Nachweis einer Mitbeteiligung der Koronararterien oder der supraaortalen Arterien sowie Minderperfusion von Bauchorganen
- (hämorrhagischer) Perikarderguss

## 119.4 Befundbeschreibung

### 119.4.1 Echokardiografie

- Erweiterung der Aorta
- im Falle einer Typ-A-Dissektion direkter Nachweis des Intima-Flaps zur Diagnosesicherung möglich
- Visualisierung eines Perikardergusses als möglicher Komplikation
- Klappen- und Herzfunktion
- zur Einschätzung einer Dissektion der supraaortalen Gefäße bzw. einer Minderperfusion der Bauchorgane jedoch nur eingeschränkt nutzbar

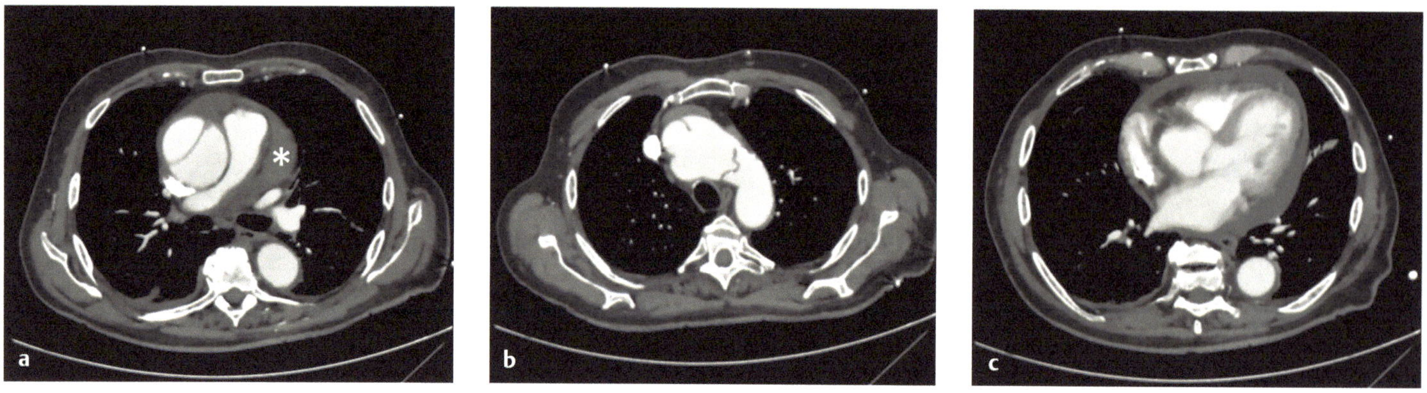


**Abb. 119.2 Aortendissektion.** 80-jähriger Patient mit Aneurysma der Aorta ascendens mit Stanford-A-Dissektion. CT-Angiografie.

**a** Kompression des rechten Pulmonalishauptstamms und begleitender Perikarderguss (Stern). (Quelle: Wolf KJ, Grozdanovic Z, Albrecht T, Heidenreich JO, Schilling A, Wacker F. Pareto-Reihe Radiologie. Gefäße. Stuttgart: Thieme; 2008)

**b** Umgeschlagene Dissektionsmembran mit partieller Kalzifikation. (Quelle: Wolf KJ, Grozdanovic Z, Albrecht T, Heidenreich JO, Schilling A, Wacker F. Pareto-Reihe Radiologie. Gefäße. Stuttgart: Thieme; 2008)

**c** Zirkulärer Perikarderguss. (Quelle: Wolf KJ, Grozdanovic Z, Albrecht T, Heidenreich JO, Schilling A, Wacker F. Pareto-Reihe Radiologie. Gefäße. Stuttgart: Thieme; 2008)

### 119.4.2 CT

- Erweiterung der Aorta
- Identifikation der proximalen Intimaläsion
- genaue Identifikation des wahren, meist kleineren und kräftiger kontrastierten Lumens (im Aortenbogen kranial und im Bereich der viszeralen Achse ventral lokalisiert)
- Nachweis einer Mitbeteiligung der Koronararterien oder der supraaortalen Arterien sowie Minderperfusion von Bauchorganen
- (hämorrhagischer) Perikarderguss (▶ Abb. 119.2)
- im selben Untersuchungsgang Darstellung der Zugangsgefäße für eine eventuelle endovaskuläre Therapie möglich

**Merke** M!

Bei Verdacht auf eine Typ-A-Dissektion ist eine EKG-Triggerung notwendig!

### 119.4.3 MRT

- Befunde wie in der CT
- MRT allerdings in der Akutdiagnostik zu aufwendig
- gut zur Verlaufsbeurteilung einsetzbar

## 119.5 Radiologische Differenzialdiagnosen

- Mögliche bildgebende Differenzialdiagnosen s. in ▶ Tab. 119.1

**Tab. 119.1** Radiologische Differenzialdiagnosen der Aortendissektion.

| Differenzialdiagnose | Bemerkungen |
|---|---|
| akuter Myokardinfarkt | – |
| Lungenembolie | • gleichzeitiger Ausschluss mittels Triple-Rule-out-Protokoll |
| Aortenruptur | • Differenzierung mittels CT-Angiografie möglich |
| Mesenterialinfarkt | – |
| Ulkusperforation | – |
| andere Ursachen des Thoraxschmerzes | – |

CT = Computertomografie

## 119.6 Typische Fehler

- Durchführung einer nicht EKG-getriggerten CT-Angiografie bei Typ-A-Dissektion mit falsch-negativem Befund

## 119.7 Was der Kliniker von mir wissen will

- Typ und Ausmaß der Dissektion
- Lage von Entry und Re-Entry
- Perfusion bzw. Thrombose des falschen Lumens
- Beteiligung der Koronararterien und der supraaortalen Gefäße
- sekundäre Komplikationen:
  - Pleuraerguss
  - Mediastinalhämatom
  - Perikardtamponade
  - renale oder viszerale Ischämie

## 119.8 Literatur

### 119.8.1 Quellenangaben

[1] Wolf KJ, Grozdanovic Z, Albrecht T, Heidenreich JO, Schilling A, Wacker F. Pareto-Reihe Radiologie. Gefäße. Stuttgart: Thieme; 2008

# 120 Karotisstenose

*Jonas Dörner*

## 120.1 Einleitung

- **Definition:**
  - Arteriosklerotische Gefäßwandplaques führen zu einer funktionell relevanten Stenose.
  - Typische Lokalisationen sind der Bulbus der A. carotis communis und das abgangsnahe Drittel der A. carotis interna.

### 120.1.1 Epidemiologie

#### Häufigkeit

- Prävalenz für eine asymptomatische Stenose in der Allgemeinbevölkerung zwischen 0 und 3,1 %
- deutliche Zunahme mit steigendem Alter und männlichem Geschlecht
- zerebrale ischämische Attacken in ca. 20 % der Fälle durch Stenosen der A. carotis interna bedingt

#### Geschlechtsverteilung

- Männlich > weiblich

#### Prädisponierende Faktoren

- Hypertonie
- Diabetes mellitus
- Nikotin
- Hypercholesterinämie
- genetische Prädisposition

### 120.1.2 Klinische Präsentation/Symptomatik

- Asymptomatisch in 5 % der Fälle
- rezidivierende transitorisch-ischämische Attacke oder Apoplex (Kopfschmerzen, Bewusstseinstrübung, neurologische Defizite, sensomotorische Hemiparese)

## 120.2 Methode der Wahl

- Duplexsonografie

## 120.3 Pathognomonische Befunde

- Reduktion des Gefäßlumens durch weiche und/oder kalzifizierte Plaques
- Flussbeschleunigung

## 120.4 Befundbeschreibung

### 120.4.1 Sonografie

- Reduktion des Gefäßlumens durch weiche und/oder kalzifizierte Plaques (▸ Abb. 120.1a)
- Flussbeschleunigung (▸ Abb. 120.1b)
- Stenosegraduierung nach Arning und Mitarbeitern (▸ Tab. 120.1)

### 120.4.2 CT

- Genaue Darstellung der Stenose und der anatomischen Strukturen
- Evaluation der Plaquekomposition (▸ Abb. 120.2)

### 120.4.3 MRT

- Genaue Darstellung der Stenose und der anatomischen Strukturen
- Evaluation der Plaquekomposition
- Nachweis bereits abgelaufener zerebraler Embolien in einer ergänzenden Darstellung des Gehirns

### 120.4.4 Angiografie

- In der Diagnostik weitgehend von nicht invasiven Verfahren abgelöst
- Anwendung heute zur Interventionsplanung vor Stent-Implantation

## 120.5 Radiologische Differenzialdiagnosen

- Zu berücksichtigende bildgebende Differenzialdiagnosen s. in ▸ Tab. 120.2

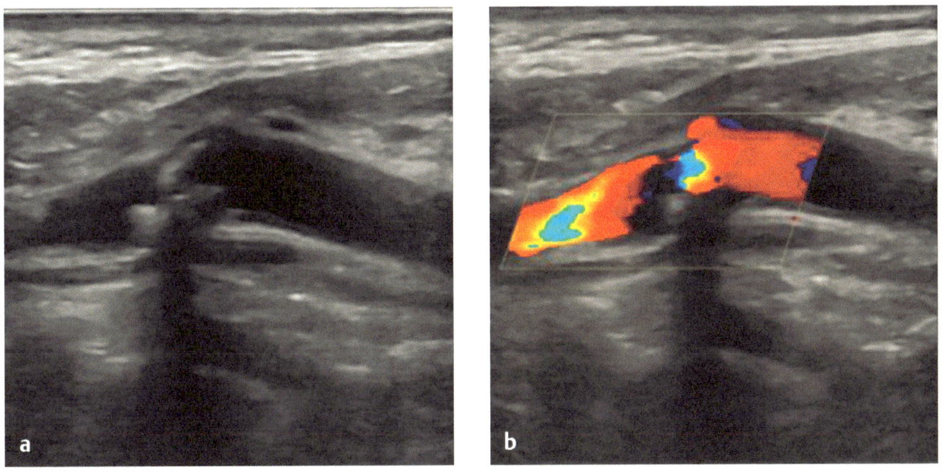


**Abb. 120.1 Karotisstenose.** Mittelgradige Stenose der abgangsnahen A. carotis interna bei einem 76-jährigen Patienten.

**a** B-Bild-Sonografie mit Darstellung von Plaque in der abgangsnahen A. carotis interna. (Quelle: Wolf KJ, Grozdanovic Z, Albrecht T, Heidenreich JO, Schilling A, Wacker F. Pareto-Reihe Radiologie. Gefäße. Stuttgart: Thieme; 2008)

**b** Farbduplexsonografie mit Nachweis einer entsprechenden Flussbeschleunigung und turbulentem Fluss. (Quelle: Wolf KJ, Grozdanovic Z, Albrecht T, Heidenreich JO, Schilling A, Wacker F. Pareto-Reihe Radiologie. Gefäße. Stuttgart: Thieme; 2008)

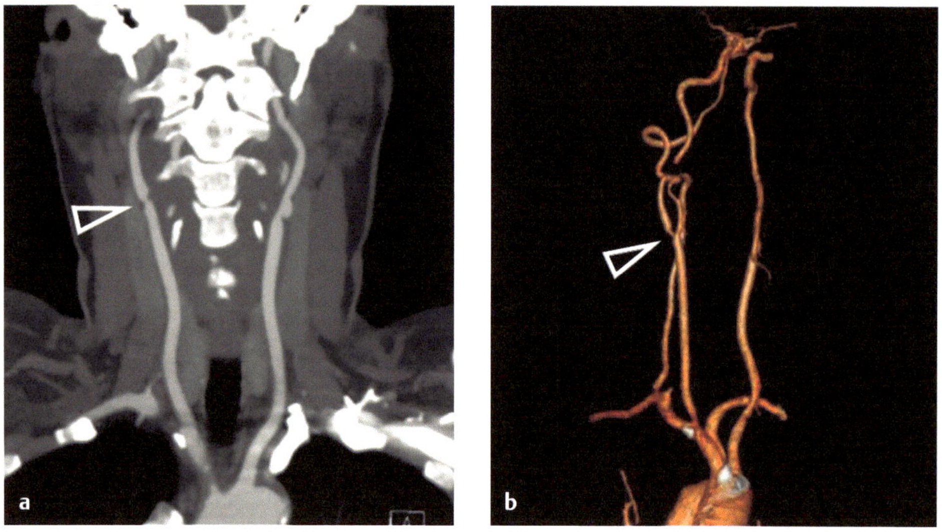

**Abb. 120.2 Karotisstenose.** 54-jährige Patientin mit mittelgradiger Stenose der A. carotis beidseits. Die Pfeilspitzen markieren die mittelgradige, plaquebedingte Stenose rechts. Keine höhergradige Kalzifikation nachweisbar.

**a** CT-Angiografie, MIP. (Quelle: Wolf KJ, Grozdanovic Z, Albrecht T, Heidenreich JO, Schilling A, Wacker F. Pareto-Reihe Radiologie. Gefäße. Stuttgart: Thieme; 2008)

**b** CT, Volume-Rendering-Technik. (Quelle: Wolf KJ, Grozdanovic Z, Albrecht T, Heidenreich JO, Schilling A, Wacker F. Pareto-Reihe Radiologie. Gefäße. Stuttgart: Thieme; 2008)

**Tab. 120.1** Stenosegraduierung der A. carotis interna.

| Stenosegrad (NASCET-Definition) | ≤ 10 % | 20–40 % | 50 % | 60 % | 70 % | 80 % | 90 % | Verschluss |
|---|---|---|---|---|---|---|---|---|
| **Hauptkriterien** | | | | | | | | |
| B-Bild | +++ | + | – | – | – | – | – | – |
| Farb-Doppler-Bild | + | +++ | + | + | + | + | + | +++ |
| systolische Spitzengeschwindigkeit im Stenosemaximum (ca.) ($V_{sys}$, cm/s) | – | – | 200 | 250 | 300 | 350–400 | 100–500 | – |
| systolische Spitzengeschwindigkeit poststenotisch ($V_{sys}$, cm/s) | – | – | – | – | > 50 | < 50 | < 30 | – |
| Kollateralen und Vorstufen (A. supratrochlearis bzw. A. cerebri anterior) | – | – | – | – | (+) | ++ | +++ | +++ |
| **Zusatzkriterien** | | | | | | | | |
| diastolische Strömungsverlangsamung prästenotisch (A. carotis communis) | – | – | – | – | (+) | ++ | +++ | +++ |
| Strömungsstörungen poststenotisch | – | – | + | + | ++ | +++ | (+) | – |
| enddiastolische Strömungsgeschwindigkeit im Stenosemaximum (ca.) (cm/s) | – | – | bis 100 | bis 100 | über 100 | über 100 | – | – |
| Konfettizeichen | – | – | – | (+) | ++ | ++ | – | – |
| Stenoseindex A. carotis interna bzw. A. carotis communis | – | – | ≥ 2 | ≥ 2 | ≥ 4 | ≥ 4 | – | – |

A. = Arteria
NASCET = North American Symptomatic Carotid End-Arterectomy Trial

**Tab. 120.2** Radiologische Differenzialdiagnosen der Karotisstenose.

| Differenzialdiagnose | Bemerkungen |
|---|---|
| Karotisdissektion | • Nachweis z. B. im MRT mittels T1w Sequenz mit Fettsuppression |
| Gefäßkompression durch Raumforderungen | • Glomustumor<br>• Lymphknoten<br>• laterale Halszyste<br>• Struma |

MRT = Magnetresonanztomografie
T1w = T1-gewichtet

## 120.6 Typische Fehler

**Praxistipp**

- Der Stenosegrad kann überschätzt werden, insbesondere beim Pseudoverschluss bei subtotaler Stenose. In dem Fall sollte der Befund mit einem anderen Verfahren (z. B. Duplexsonografie oder CT-Angiografie) kontrolliert werden.
- Gelegentlich treten beidseitige Karotisstenosen auf. Daher sollten immer beide Seiten untersucht werden.

## 120.7 Was der Kliniker von mir wissen will

- Lage, Länge und Grad der Stenose (NASCET-, ESCET- oder CC-Methode)
- Plaquekomposition
- singulär versus seriell (Tandemstenose)
- weitere Läsionen der supraaortalen Gefäße
- stumme Hirnischämie

## 120.8 Literatur

### 120.8.1 Quellenangaben

[1] Wolf KJ, Grozdanovic Z, Albrecht T, Heidenreich JO, Schilling A, Wacker F. Pareto-Reihe Radiologie. Gefäße. Stuttgart: Thieme; 2008

### 120.8.2 Literatur zur weiteren Vertiefung

[1] Arning C, Widder B, Von Reutern G et al. Ultraschallkriterien zur Graduierung von Stenosen der A. carotis interna – Revision der DEGUM-Kriterien und Transfer in NASCET-Stenosierungsgrade. Eur J Ultrasound 2010; 31 (03): 251–257

[2] de Weerd M, Greving JP, Hedblad B et al. Prevalence of asymptomatic carotid artery stenosis in the general population: an individual participant data meta-analysis. Stroke 2010; 41 (6): 1294–1297

# 121 Subclavian-Steal-Syndrom

*Claas P. Nähle*

## 121.1 Einleitung

- **Definition:** Das Subclavian-Steal-Syndrom ist eine Minderperfusion in der Regel eines Armes, nach Bypass der linken Brustwandarterie selten auch des Myokards.
- **Ätiologie und Pathogenese:**
  - Ein ipsilateraler Dialyse-Shunt kann zu einem Subclavian-Steal-Syndrom führen oder dieses verschlimmern.
  - Es besteht eine Prädisposition für die linke A. subclavia (4-mal häufiger als rechts).
  - Unter den Patienten haben 80 % darüber hinaus arteriosklerotische Veränderungen der zervikalen Gefäße.
  - Bei Kindern ist das Subclavian-Steal-Syndrom sehr selten und kommt dann fast ausschließlich im Rahmen von kongenitalen Vitien vor.
- **Graduierung:**
  - *Grad I:* okkultes Subclavian-Steal-Syndrom mit vermindertem, aber noch erhaltenem antegradem Fluss (ggf. Flussumkehr unter Belastung),
  - *Grad II:* partielles Subclavian-Steal-Syndrom mit partieller Flussumkehr,
  - *Grad III:* vollständiges Subclavian-Steal-Syndrom mit vollständiger Flussumkehr.

X

### 121.1.1 Epidemiologie

#### Häufigkeit

- Prävalenz 0,6–6,4 %, bei Patienten > 70 Jahren ca. 15 %
- Inzidenz 2,5 %, bei peripherer arterieller Verschlusskrankheit bis zu 18 %
- koronares (myokardiales) Subclavian-Steal-Syndrom nach Bypass der linken Brustwandarterie bei 0,2–6,0 % der Patienten

#### Geschlechtsverteilung

- Männlich : weiblich = 3:1

#### Prädisponierende Faktoren

- Ipsilateraler Dialyse-Shunt
- Aortenbogenanomalien, z. B. Isolation der A. subclavia sinistra oder rechtsseitiger Aortenbogen mit Kompression der rechten A. subclavia
- Arteriosklerose
- Takayasu- und Riesenzellarteriitis

### 121.1.2 Klinische Präsentation/Symptomatik

- Symptomatisch in der Regel erst ab einer mittelgradigen Stenose (> 50 %); ca. 44 % der Patienten mit einer Flussumkehr in der A. vertebralis asymptomatisch
- selten Klaudikatio des Armes (belastungsabhängige Schmerzen oder Erschöpfung), gelegentlich Parästhesien (7 %)
- im Falle einseitiger Flussumkehr bei Anstrengung ggf. vertebrobasiläre Insuffizienz mit transienten ischämischen Attacken, Drop Attacks, Schwindel (in 43 % der Fälle), Doppelbildern, Nystagmus und Tinnitus bis hin zum Hörverlust
- nach Anlage eines A.-mammaria-interna-Bypass auch Coronary-subclavian-Steal-Syndrom mit Angina pectoris bis hin zum Myokardinfarkt möglich (in 2 % der Fälle)

## 121.2 Methode der Wahl

- **Screening:** Ultraschall
- **erweiterte Bildgebung:** CT oder MRT

## 121.3 Pathognomonische Befunde

- Flussumkehr in der A. vertebralis (Ultraschall, MRT)

## 121.4 Befundbeschreibung

### 121.4.1 Sonografie

- Flussumkehr in der A. vertebralis, ggf. unter Provokation bzw. Belastung ipsilateral (▸ Abb. 121.1)

### 121.4.2 CT

- Gegebenenfalls verzögerte distale bzw. fehlende proximale Kontrastierung der A. vertebralis
- ggf. zugrunde liegende Pathologie (Aortenbogenanomalie, Stenose des proximalen A.-subclavia-Segments und Einschätzung der Genese [Arteriosklerose versus Vaskulitis]; ▸ Abb. 121.2a)

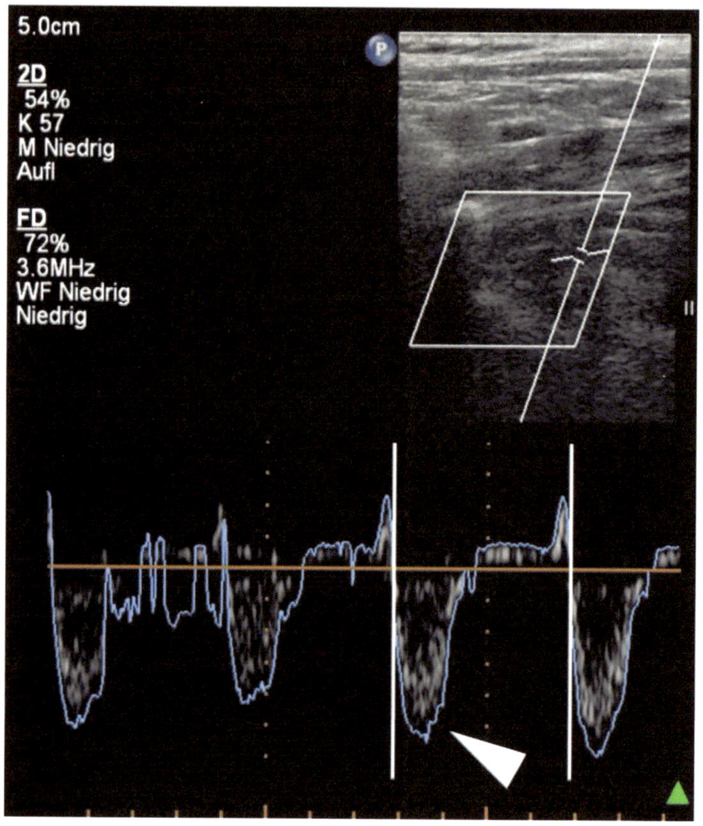


**Abb. 121.1 Subclavian-Steal-Syndrom.** 83-jährige Patientin mit Subclavian-Steal-Syndrom des linken Armes. Pulsed-Wave- und Farb-Doppler-Sonografie. Retrograder Fluss in der linken A. vertebralis (Pfeilspitze).

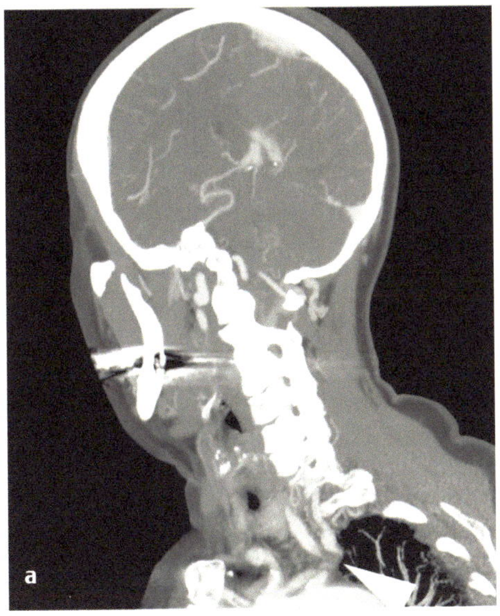


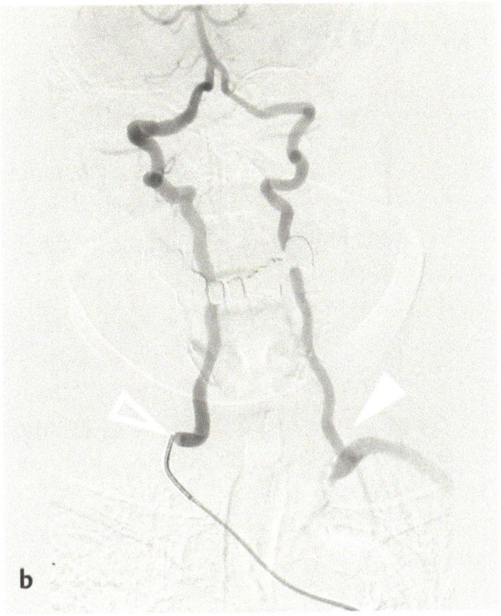


**Abb. 121.2 Subclavian-Steal-Syndrom.** 59-jährige Patientin mit einem Subclavian-Steal-Syndrom des linken Armes.

**a** Kontrastmittelverstärkte CT, parasagittale (linksanterior-oblique) MPR. Ursächlich für das Subclavian-Steal-Syndrom ist die hochgradige exzentrische, durch einen nicht verkalkten Plaque bedingte Stenose der proximalen A. subclavia links (Pfeilspitze).

**b** Nach Kontrastmittelinjektion in die A. vertebralis rechts zeigt sich in der DSA ein antegrader Fluss in der A. vertebralis rechts mit Flussumkehr in der A. vertebralis links und darüber Kontrastierung der A. subclavia links. Diagnostikkatheter in der A. vertebralis rechts (unausgefüllte Pfeilspitze), A. vertebralis links (ausgefüllte Pfeilspitze).

### 121.4.3 MRT

- MR-Angiografie:
  - *Time-of-Flight-MR-Angiografie:* vermindertes Blutsignal ipsilateral
  - *Phasenkontrast-MR-Angiografie:* Detektion des retrograden Flusses ipsilateral (Sensitivität 100 %, Spezifität 60 %, Genauigkeit 86,7 %)
  - *kontrastmittelverstärkte Mehrphasen-MR-Angiografie:* verzögerte Gefäßkontrastierung ipsilateral (Sensitivität 57,1 %, Spezifität 100 %, Genauigkeit 72,7 %)

**Praxistipp**

Zur Detektion der Flussumkehr eignet sich besonders die 2-D-Time-of-Flight-MR-Angiografie mit Sättigungsband kranial des Untersuchungsvolumens (Unterdrückung des venösen Signals und aufgrund der Flussumkehr auch der ipsilateralen A. vertebralis).

### 121.4.4 Angiografie

- Direkter Nachweis der Flussumkehr nach Kontrastmittelinjektion in die kontralaterale A. vertebralis (▶ Abb. 121.2b)
- ggf. zugrunde liegende Pathologie (Aortenbogenanomalie, Vaskulitis)

## 121.5 Radiologische Differenzialdiagnosen

- Keine Angaben

## 121.6 Typische Fehler

**Cave**

In der Time-of-Flight-MR-Angiografie können ein langsamer Fluss und venöse Sättigungsbalken ein Subclavian-Steal-Syndrom vortäuschen.

## 121.7 Was der Kliniker von mir wissen will

- Grad des Subclavian-Steal-Syndroms
- Genese

## 121.8 Literatur

### 121.8.1 Literatur zur weiteren Vertiefung


[1] Agarwal S, Schwartz L, Kwon P et al. Subclavian steal syndrome due to dialysis fistula corrected with subclavian artery stenting. Neurol Clin Pract 2018; 8 (5): e23–e25. doi:10.1212/CPJ.000 000 0000 000 510

[2] Ahmed MM, Yoon DY, Desai SS et al. Right-sided aortic arch with isolated left subclavian artery leading to subclavian steal syndrome. J Vasc Surg 2016; 64 (1): 233–234. doi:10.1016/j.jvs.2015.08.082

[3] Cua B, Mamdani N, Halpin D et al. Review of coronary subclavian steal syndrome. J Cardiol 2017; 70 (5): 432–437. doi:10.1016/j.jjcc.2017.02.012

[4] Kargiotis O, Siahos S, Safouris A et al. Subclavian steal syndrome with or without arterial atenosis: a review. J Neuroimaging 2016; 26 (5): 473–480. doi:10.1111/jon.12 371

[5] Mamopoulos AT, Luther B. Congenital subclavian steal syndrome with multiple cerebellar infarctions caused by an atypical circumflex retroesophageal right aortic arch with atretic aberrant left subclavian artery. J Vasc Surg 2014; 60 (3): 776–779. doi:10.1016/j.jvs.2013.06.086

[6] Niclauss L, Pfister R, Haller C et al. Acute peri-operative coronary subclavian steal syndrome: A diagnostic and treatment challenge. J Cardiol Cases 2018; 17 (5): 155–158. doi:10.1016/j.jccase.2017.12.010

[7] Policha A, Baldwin M, Lee V et al. Clinical significance of reversal of flow in the vertebral artery identified on cerebrovascular duplex ultrasound. J Vasc Surg 2018; 67 (2): 568–572. doi:10.1016/j.jvs.2017.07.113

[8] Potter BJ, Pinto DS. Subclavian steal syndrome. Circulation 2014; 129 (22): 2320–2323. doi:10.1161/CIRCULATIONAHA.113 006 653

[9] Rafailidis V, Li X, Chryssogonidis I et al. Multimodality imaging and endovascular treatment options of subclavian steal syndrome. Can Assoc Radiol J 2018; 69 (4): 493–507. doi:10.1016/j.carj.2018.08.003

[10] Tan X, Bai HX, Wang Z et al. Risk of stroke in imaging-proven subclavian steal syndrome. J Clin Neurosci 2017; 41: 168–169. doi:10.1016/j.jocn.2017.03.013

[11] Tay KY, JM, U-King-Im JM, Trivedi RA et al. Imaging the vertebral artery. Eur Radiol 2005; 15 (7): 1329–1343. doi:10.1007/s00 330-005-2679-z

# 122 Thoracic-Outlet-Syndrom

*Marcel C. Langenbach*

## 122.1 Einleitung

- **Definition:** undifferenzierte Bezeichnung für alle neurovaskulären Beschwerdebilder, bei denen Nerven (Plexus brachialis) oder Gefäße (A. subclavia, A. axillaris oder V. subclavia) im Bereich der oberen Thoraxapertur durch Druck geschädigt oder beeinträchtigt werden (▶ Abb. 122.1)
- **Ätiologie und Pathogenese:**
  - *kostoklavikulär:* Einengung zwischen Klavikula und erster Rippe nach Fraktur (Kallusbildung) oder bei Fehlstellung (nach Fraktur, Exostosen), Halsrippen
  - *Skalenussyndrom:* Einengung in der hinteren Skalenuslücke bei Muskelhypertrophie
  - *Hyperabduktionssyndrom:* Einengung unter dem M. pectoralis minor

### 122.1.1 Epidemiologie

#### Altersgipfel

- 20–50 Jahre

#### Geschlechtsverteilung

- Männlich : weiblich = 1:3

### 122.1.2 Klinische Präsentation/Symptomatik

- Kompression des Plexus brachialis bzw. der A. subclavia, der A. axillaris oder der V. subclavia
- symptomatisch typisch bei Überkopfarbeit und abhängig von der Leitstruktur:
  - *A. subclavia:*
    - Pulsdefizit
    - Blässe
    - kalte Haut
    - Raynaud-Syndrom
    - Klaudikatio
  - *V. subclavia:*
    - Armschwellung
    - Schweregefühl
    - Thrombose
  - *Plexus brachialis:*
    - Parästhesien
    - Schmerzen (unspezifisch)
    - Muskelschwäche

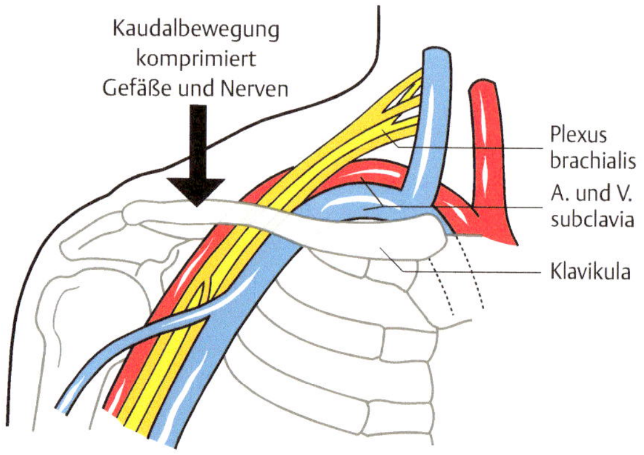


**Abb. 122.1 Thoracic-Outlet-Syndrom.** Anatomische Verhältnisse bei Thoracic-Outlet-Syndrom. Es kann nicht nur zur Kompression durch eine Halsrippe kommen, sondern auch zur Einklemmung der A. subclavia durch die Klavikula oder in der Skalenuslücke. Die Einklemmung des Plexus brachialis ist wesentlich häufiger als die der Arterie (Thoracic-Outlet-Syndrom) oder der Vene (Thoracic-Inlet-Syndrom).
A. = Arteria
V. = Vena (Quelle: Claussen CD, Miller S, Fenchel M. Kramer U, Riessen R. Pareto-Reihe Radiologie. Herz. Stuttgart: Thieme; 2006)

## 122.2 Methode der Wahl

- MRT mit MR-Angiografie

## 122.3 Pathognomonische Befunde

- Gefäßstenose bzw. -verschluss (arteriell oder venös) unter Provokation (MRT, Angiografie, CT)
- ossäre Pathologien (Röntgen, CT)

## 122.4 Befundbeschreibung

### 122.4.1 Röntgen

- Kardiopulmonaler Befund unauffällig
- Halsrippe
- Kallusbildung oder Fehlstellung nach Klavikulafraktur oder Fraktur der ersten Rippe

### 122.4.2 CT

- Keine generelle Indikation
- Kallusbildung oder Fehlstellung nach Klavikulafraktur oder Fraktur der ersten Rippe

**Merke** M!

Prinzipiell ist bei der Diagnostik eines Thoracic-Outlet-Syndroms auch eine arterielle oder venöse Angiografie möglich. Diese ist jedoch aufgrund der notwendigen Provokation in der Praxis limitiert.

### 122.4.3 MRT

- Mit MR-Angiografie, arteriell und/oder venös
- kurzstreckige Stenose oder Okklusion der Gefäße in Hyperabduktion
- Plexusdarstellung mit Nachweis eines nervalen oder paranervalen Ödems

### 122.4.4 Angiografie

- Keine Indikation mehr
- prinzipiell auch Darstellung des arteriellen und/oder venösen Systems mit Provokation möglich (▶ Abb. 122.2)

## 122.5 Radiologische Differenzialdiagnosen

- **Neurologische Erkrankungen:**
  - zervikale Radikulopathie bzw. Bandscheibenprolaps
  - Morbus Sudeck
  - Plexusverletzung
- **vaskuläre Erkrankungen:**
  - Aneurysma bzw. Dissektion
  - Thromboembolie
  - Vaskulitis (Morbus Raynaud)
- **Raumforderungen:**
  - Pancoast-Tumor
  - Hämatom mit Kompression
  - Raumforderung der Schilddrüse

## 122.6 Typische Fehler

- Insuffiziente Untersuchung bei ipsilateraler Applikation des Kontrastmittels und venöser Stauung (die Kontrastmittelgabe muss über die Gegenseite erfolgen)

## 122.7 Was der Kliniker von mir wissen will

- Lokalisation der Gefäßkompression
- Grad der Stenose oder komplette Okklusion
- anatomische Auffälligkeiten, ossär und vaskulär
- Thrombose
- Befund der Gegenseite und Auffälligkeiten der zentralen Gefäße und supraaortalen Gefäßabgänge

## 122.8 Literatur

### 122.8.1 Quellenangaben

[1] Claussen CD, Miller S, Fenchel M. Kramer U, Riessen R. Pareto-Reihe Radiologie. Herz. Stuttgart: Thieme; 2006

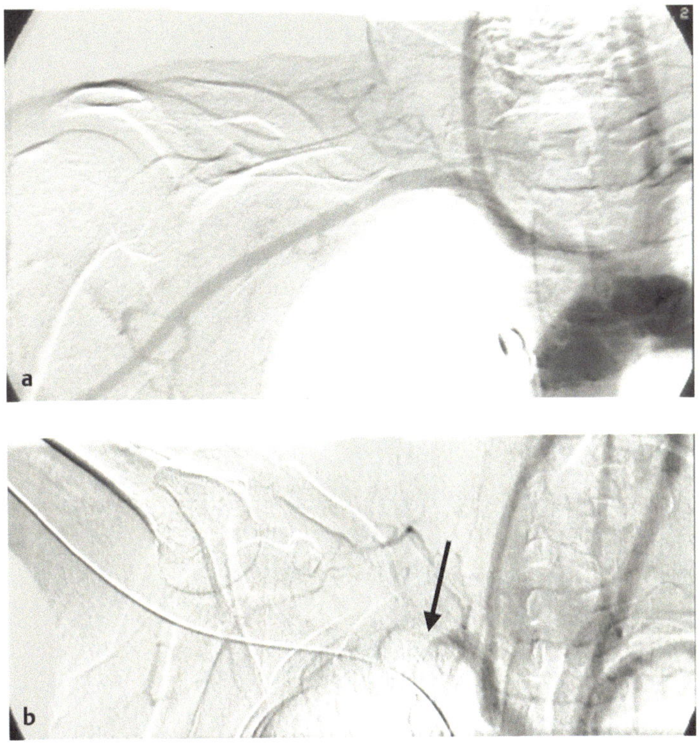

**Abb. 122.2 Thoracic-Outlet-Syndrom.** Intravenöse DSA in Ruhe und unter Provokation des rechten Armes (Elevation und Kopfdrehung nach links).

**a** In Ruhe normales Gefäßkaliber der A. subclavia rechts. (Quelle: Claussen CD, Miller S, Fenchel M. Kramer U, Riessen R. Pareto-Reihe Radiologie. Herz. Stuttgart: Thieme; 2006)

**b** Unter Provokation abrupter Kontrastmittelstopp (Pfeil) aufgrund der Gefäßkompression, in diesem Fall durch eine Halsrippe. (Quelle: Claussen CD, Miller S, Fenchel M. Kramer U, Riessen R. Pareto-Reihe Radiologie. Herz. Stuttgart: Thieme; 2006)

# 123 Takayasu-Arteriitis

*Lenhard Pennig*

## 123.1 Einleitung

- **Definition:** autoimmun vermittelte granulomatöse Großgefäßvaskulitis (der Aorta und ihrer Hauptäste) mit konsekutiver Stenosierung bzw. Okklusion oder aneurysmatischer Erweiterung

### 123.1.1 Epidemiologie

#### Häufigkeit

- 1:1 000 000–3:1 000 000

#### Altersgipfel

- 15.–30. Lebensjahr

#### Geschlechtsverteilung

- Weiblich : männlich = 3:1

### 123.1.2 Klinische Präsentation/Symptomatik

- Allgemeine Entzündungsreaktionen mit B-Symptomatik
- je nach betroffenem Gefäßgebiet vaskuläre Symptomatik (z. B. Durchblutungsstörungen der Extremitäten, Apoplex, Schwindel, Sehstörungen, Blutdruckdifferenz zwischen den Armen)

X

## 123.2 Methode der Wahl

- **Sonografie** (Doppler-Ultraschall): initiales Assessment
- **MRT:** Evaluierung der Entzündungsaktivität (akut versus chronisch) und Detektion sekundärer vaskulärer Komplikationen
- **PET/PET-CT:** sensitivstes Verfahren, jedoch Nachteil der Strahlenbelastung (bei fehlender intravenöser Kontrastmittelgabe auch keine Evaluation vaskulärer Komplikationen möglich)

## 123.3 Pathognomonische Befunde

- Langstreckige homogene, echoreiche, zirkumferenzielle Verdickung der Arterienwand (Makkaroni-Zeichen) bis hin zur Stenose bzw. Okklusion (Sonografie [Doppler-Ultraschall])
- zirkumferenzielle Verdickung, Ödem, Kontrastmittelanreicherung und Diffusionsstörung der Gefäßwand; vaskuläre Komplikationen (MRT)
- $^{18}$F-FDG-Uptake der betroffenen Gefäßwand (PET/PET-CT)

## 123.4 Befundbeschreibung

### 123.4.1 Sonografie

- Langstreckige homogene, echoreiche, zirkumferenzielle Verdickung der Arterienwand (Makkaroni-Zeichen) bis hin zur Stenose bzw. Okklusion oder zur Ausbildung von Thromben
- systolische Flussbeschleunigung
- ggf. (Pseudo-)Aneurysmen

### 123.4.2 MRT

- Verdickung der betroffenen Gefäßwand
- Detektion der Entzündung:
  - Kontrastmittelanreicherung der Gefäßwand (T1w Sequenz in Black-Blood-Technik oder LGE auf den Blutpool genullt)
  - Ödemdetektion (T2w Sequenz in Black-Blood-Technik oder Diffusionsbildgebung, Letztere hat höhere Sensitivität; ▸ Abb. 123.1)
- MR-Angiografie: sekundäre vaskuläre Komplikationen (z. B. Stenose, Thrombose, Aneurysma, Okklusion)

### 123.4.3 PET/PET-CT

- $^{18}$F-FDG-Uptake zur Evaluierung der Lokalisation und Graduierung der Entzündung
- höhere Sensitivität als MRT während einer immunsuppressiven Therapie, jedoch Strahlenbelastung

### 123.4.4 CT

- Primär als Zufallsbefund in der CT; nicht als initiales Diagnostikum
- irreguläre Wandverdickung und Kontrastmittelanreicherung der Gefäßwand
- CT weniger sensitiv als MRT und PET-CT

## 123.5 Radiologische Differenzialdiagnosen

- Zu den wichtigen Differenzialdiagnosen s. in ▸ Tab. 123.1

## 123.6 Typische Fehler

- Cave: Untersuchungsabhängigkeit der Sonografie.
- Übersehen der systemischen Komponente mit Entzündungsreaktion in der Gefäßwand und weiteren, bisher asymptomatischen Befundmanifestationen sowie vaskulären Komplikationen

## 123.7 Was der Kliniker von mir wissen will

- Betroffene vaskuläre Territorien
- vaskuläre Komplikationen, Entzündungsaktivität

## 123.8 Literatur

### 123.8.1 Literatur zur weiteren Vertiefung


[1] Kato Y, Terashima M, Ohigashi H et al. Vessel wall inflammation of Takayasu arteritis detected by contrast-enhanced magnetic resonance imaging: association with disease distribution and activity. PLoS One 2015; 10 (12): e0 145 855. doi:10.1371/journal.pone.0 145 855

[2] Tezuka D, Haraguchi G, Ishihara T et al. Role of FDG PET-CT in Takayasu arteritis: sensitive detection of recurrences. JACC Cardiovasc Imaging 2012; 5 (4): 422–429. doi:10.1016/j.jcmg.2012.01.013

[3] Yang H, Lv P, Zhang R et al. Detection of mural inflammation with low b-value diffusion-weighted imaging in patients with active Takayasu arteritis. Eur Radiol 2021; 31 (9): 6 666–6 675. doi:10.1007/s00 330-021-07 725-z

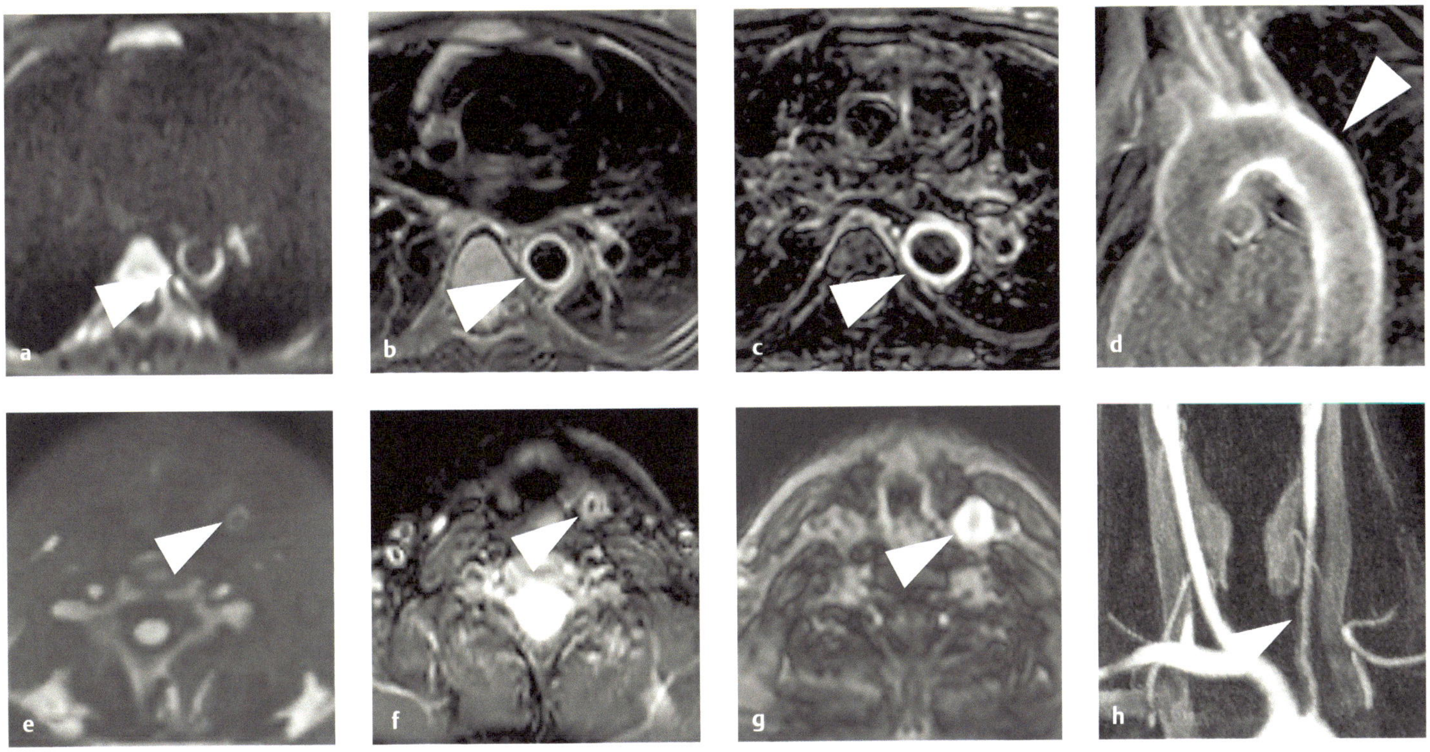


**Abb. 123.1 Takayasu-Arteriitis.** 20-jährige Patientin mit Takayasu-Arteriitis und sekundären vaskulären Komplikationen. Es zeigen sich diffuse ödematöse Veränderungen der wandverdickten Aorta thoracalis descendens (**a**, **b**, Pfeilspitzen) bei begleitendem, den gesamten Aortenbogen und die Aorta thoracalis descendens sowie die Abgänge der supraaortalen Arterien einnehmendem LGE (**c**, **d**, Pfeilspitzen). Zudem diffuse ödematöse Veränderungen der wandverdickten A. carotis communis links in der Diffusionsbildgebung (**e**, **f**, Pfeilspitzen) bei begleitendem LGE (**g**, Pfeilspitze) sowie Stenose (**h**, Pfeilspitze) als sekundäre vaskuläre Komplikation.

**a** Axiale MRT, Diffusionsbildgebung, Aorta descendens.
**b** Axiale T2w Black-Blood-MRT-Sequenz, Aorta descendens.
**c** Axiale LGE-MRT-Sequenz, auf den Blutpool genullt, Aorta descendens.
**d** Parasagittale LGE-MRT-Sequenz, auf den Blutpool genullt, Aorta descendens.
**e** Axiale MRT, Diffusionsbildgebung, A. carotis communis.
**f** Axiale T2w Black-Blood-MRT-Sequenz, A. carotis communis.
**g** Axiale LGE-MRT-Sequenz, A. carotis communis.
**h** Kontrastmittelgestützte koronare MR-Angiografie, A. carotis communis.

**Tab. 123.1** Radiologische Differenzialdiagnosen der Takayasu-Arteriitis.

| Differenzialdiagnose | Bemerkungen |
|---|---|
| Arteriosklerose | • kurzstreckige, inhomogene, oft verkalkte zirkumferenzielle Verdickung der Arterienwand in der Sonografie<br>• keine Kontrastmittelanreicherung und kein Ödem der Gefäßwand |
| fibromuskuläre Dysplasie | • multifokale perlschnurartige Mediahyperplasien bzw. Stenosen |
| andere Vaskulitiden | • z. B. Riesenzellarteriitis (A. temporalis, Halo-Sign) |

A. = Arteria

# Sachverzeichnis

## A



## B

## G



## H



## I

## Q



## R



## S